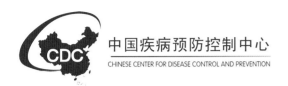

中国疾病预防控制中心
CHINESE CENTER FOR DISEASE CONTROL AND PREVENTION

科技支撑疾病防控

——中国疾病预防控制中心科技成果汇览

中国疾病预防控制中心　组织编写

北京大学医学出版社

KEJI ZHICHENG JIBING FANGKONG —— ZHONGGUO JIBING YUFANG KONGZHI ZHONGXIN
KEJI CHENGGUO HUILAN

图书在版编目（CIP）数据

科技支撑疾病防控：中国疾病预防控制中心科技成
果汇览 / 中国疾病预防控制中心组织编写. —北京：北京
大学医学出版社, 2022.12
　ISBN 978-7-5659-2739-3

　Ⅰ. ①科… 　Ⅱ. ①中… 　Ⅲ. ①疾病－预防(卫
生) －科技成果－汇编－中国 　Ⅳ. ①R4

　中国版本图书馆 CIP 数据核字 (2022) 第 168525 号

科技支撑疾病防控——中国疾病预防控制中心科技成果汇览

组织编写：中国疾病预防控制中心
出版发行：北京大学医学出版社
地　　址：（100191）北京市海淀区学院路38 号　北京大学医学部院内
电　　话：发行部 010-82802230；图书邮购 010-82802495
网　　址：http://www.pumpress.com.cn
E－mail：booksale@bjmu.edu.cn
印　　刷：北京信彩瑞禾印刷厂
经　　销：新华书店
责任编辑：刘　燕　　**责任校对**：靳新强　　**责任印制**：李　啸
开　　本：889 mm×1194 mm　1/16　**印张**：28.25　**字数**：839 千字
版　　次：2022 年12 月第1 版　2022 年12 月第1 次印刷
书　　号：ISBN 978-7-5659-2739-3
定　　价：180.00 元

编委会成员

序

自人类诞生以来，人类和疾病的斗争就从未停止。一部人类文明史，实际上就是一部同疾病斗争的历史。为了征服疾病，人类创造了医学；为了预防疾病，又将关口前移，开创了预防医学新领域。在探索生命和疾病奥秘、保障健康的道路上，人类依靠科技的力量，一路披荆斩棘，实现了一次又一次突破，取得了一个又一个胜利。时至今日，虽然科技在发展，人类在进步，但疾病和病毒也在迭代升级，还有许多困扰人类生命健康的重大威胁令人束手无策、一筹莫展。这条斗争之路注定曲折艰难、漫长艰辛。

自1983年成立中国预防医学中心和2002年成立中国疾病预防控制中心以来，几代疾控人坚守初心、努力探索、攻坚克难、砥砺前行，取得了一批既有理论创新、又有实践价值的研究成果，解决了一系列重大公共卫生问题。百年不遇的新型冠状病毒肺炎疫情发生后，中国疾病预防控制中心的科技人员在不到一周的时间，就确定了新型冠状病毒肺炎的全基因组序列并分离得到了病毒毒株，展示了多年来中国疾病预防控制中心培元固本、厚积薄发、奋楫笃行、久久为功的科研创新能力，体现了几代疾控人潜心科研的精神、革故鼎新的勇气、坚忍不拔的定力、使命担当的能力，成为科技支撑中国疾病防控的有力见证和中国疾病预防控制中心近四十载众多科研创新成果的闪耀之星。

当下，世界百年未有之大变局和新型冠状病毒肺炎疫情大流行相互交织，复杂多变的国际形势和日趋激烈的大国博弈并行不悖，新一轮科技革命和产业变革将对科技制高点的争夺推上了国际战略博弈的主战场。我国的经济社会发展和民生改善都在向科技创新要方案、求结果。在这种大环境下，实现高水平科技自立自强、加强基础性和应用性科学研究与技术创新比过去任何时候都更加迫切。

习近平总书记指出，科学技术是人类同疾病斗争的锐利武器，人类战胜大灾大疫离不开科学发展和技术创新。作为疾控科研战线的国家队和排头兵，中国疾病预防控制中心的科研工作必须要坚持"顶天立地"。"顶天"就是研究世界上最关键的、最难回答的预防医学科学问题；"立地"则是要抓好关键技术攻坚，解决人民生命健康的实际问题。这就需要广大科技人员在奋进新征程、建功新时代中，坚持人民至上、生命至上的理念，保持初心如磐的定力，巩固行稳致远的信心，坚守"十年磨一剑"的耐心，强化劈波斩浪的魄力，把握大势，抢占先机，瞄准疾病防控"卡脖子"乃至"卡脑子"的问题，迎难而上、集智攻关，勇攀科学高峰，既要着力解决"燃眉之急"，也要努力消除"心腹之患"，以实实在在的科研创新成果支撑中国疾病防控，持续守好人民群众生命健康的第一防线。

高　福

2022 年 3 月

前　言

中国疾病预防控制中心成立于 2002 年，前身是 1983 年成立的中国预防医学中心和 1986 年成立的中国预防医学科学院，包括 1953 年成立的中央人民政府卫生部流行病学研究所、1956 年成立的中国医学科学院卫生研究所、1964 年成立中国医学科学院病毒学研究所、1965 年成立的卫生部工业卫生实验所等。在科学防疫的征程中，中国疾病预防控制中心南征北战、冲锋陷阵、砥砺前行、千锤百炼，逐步建成了一支任劳任怨、无私奉献、百折不挠的疾控队伍。这支队伍秉承"以疾控为中心、以科研为依托、以人才为根本""一流科研支撑一流疾控、一流疾控推动一流科研"的理念。科学防疫是这支队伍的灵魂。只有依靠科学技术，才能从根本上找到战胜疫病的有效途径和解决方案。

在中国共产党的领导下，中国疾控人以鼠疫自然疫源地理论为指导，有效控制了甲类传染病鼠疫的流行；以两类菌株理论为指导，有效控制了甲类传染病霍乱的流行；通过加强病原学、免疫学、流行病学等研究，有效应对了艾滋病等重大传染病和多次新发突发传染病疫情等公共卫生事件的挑战。一代又一代疾控人坚持政府主导、多部门合作、全社会参与，建立健全疾病报告管理信息系统，经过逾半个世纪的努力，2006 年实现了全国消除丝虫病的目标，成为世界卫生组织确认的第一个实现消除该病的国家；2012 年 11 月，世界卫生组织西太平洋区消灭脊髓灰质炎证实委员会宣布中国成功保持了"无脊灰状态"；2021 年 6 月，世界卫生组织宣布中国通过消除疟疾认证。有效遏制艾滋病、病毒性肝炎等重大传染病传播，成功将疫情控制在低流行水平。

在新型冠状病毒疫情防控战斗中，中国疾病预防控制中心和兄弟单位合作，在第一时间分离到病毒，第一时间明确疫情的病原体，第一时间分享病毒基因序列，第一时间揭示新型冠状病毒肺炎的流行病学特征，向世界展示了中国疾控系统的攻关速度和科研实力。

中国疾病预防控制中心承担的任务异常艰巨繁重，涉及传染病、慢性病及公共卫生诸多领域。几代疾控人默默奉献、辛勤耕耘，为实现健康中国的宏伟目标不懈努力。

本书将中国疾病预防控制中心 1977—2022 年以第一完成单位获得的国家级和省部级科技奖项汇集成册，呈现了中国疾病预防控制中心 40 多年攀登科学高峰、科研报国、疾控报国的战斗历程和宏伟画卷。

必须指出的是，许多可歌可泣的疾控战绩没有能够以科研成果的方式展现出来，但它们对健康中国事业的贡献同样值得高歌。这是疾控系统的特点之一，也是中国疾控人的可贵之处。

在中国疾病预防控制中心成立 20 周年之际，中心党委决定组织专家编撰这本成果集，以总结经验、开拓未来。站在"两个一百年"奋斗目标的历史交汇点上，习近平总书记指出，现在，我国经济社会发展和民生改善比过去任何时候都更加需要科学技术解决方案，都更加需要增强创新这个第一动力，要求我们"以与时俱进的精神、革故鼎新的勇气、坚忍不拔的定力，面向世界科技前沿、面向经济主战场、面向国家重大需求、面向人民生命健康，把握大势、抢占先机，直面问题、迎难而上，肩负起时代赋予的重任，努力实现高水平科技自立自强！"应对新型冠状病毒疫情的核心需求说明，我们多年来建立的疾病预防控制的理论、方法、产品、策略及实践等必将迎来革命性的变化。期望在新的征程中，能够贡献我们的智慧并引领这场技术变革，为建设中国式疾病预防控制科技支撑和创新体系做出贡献。

中国疾病预防控制中心领导十分重视这部科技成果的编撰。中国疾控中心前主任高福院士专门召开会议，亲自部署工作，提出要求。在中心党委的统一领导和部署下，各单位、部门相关工作人员在本书筹备和资料收集过程中给予了全力支持，做了大量具体工作。我们邀请的顾问以及编委会所有成员在本书的编撰过程中尽心尽力，一丝不苟，对相关材料认真审阅。在此我们一并表示感谢。

本书编写时间紧，时间跨度长，成果数目多，涉及学科广。我们虽竭尽全力，但仍有不尽如人意之处。恳请各位同仁多提宝贵意见。

徐建国

2022 年 3 月

目　录

院士简介

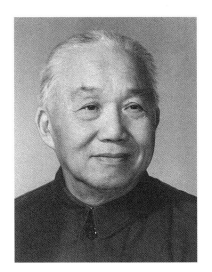

魏曦（1903—1989），中国科学院院士，湖南岳阳人，1933年毕业于上海医学院，获医学博士学位。研究回归热螺旋体和支原体，成绩卓著；研究斑疹伤寒立克次体组织培养，获哈佛大学研究院奖；二战期间研究滇缅英美军中流行的恙虫病，获哈佛大学考察团战时学术性功绩勋章；抗美援朝期间从美军投掷的细菌武器中分离出鼠疫耶尔森菌和霍乱菌，获朝鲜二级国旗勋章和中国国务院奖状。1955年被选为中国科学院院士（学部委员）。1956年在最高国务会议晚宴上，受到了毛泽东主席的亲切接见。

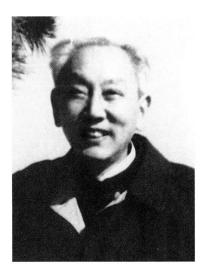

陈文贵（1902—1974），中国科学院院士，四川省永川县人，著名微生物学和流行病学专家，中国防疫先驱之一。20世纪40年代，对日本军国主义实施细菌战进行了实地调查，写出了《湖南常德鼠疫报告书》。在抗美援朝战争中，揭露了美国使用细菌武器的罪行，荣获朝鲜人民政府授予的二级国旗自由勋章。1955年被选为中国科学院院士（学部委员）。

院士简介

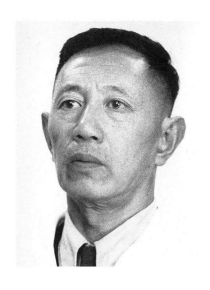

王善源（1907—1981），中国科学院院士，福建省福州市人，出生于印度尼西亚，微生物学家，精通英、法、德、日、荷兰、意大利、西班牙和马来西亚8国语言。1956年归国参加祖国建设，在国内较早地建立起小白鼠肿瘤模型，为宇宙辐射与肺结核、肿瘤的关系研究留下大量宝贵资料，曾多次受周恩来总理接见。1957年被选为中国科学院院士（学部委员）。

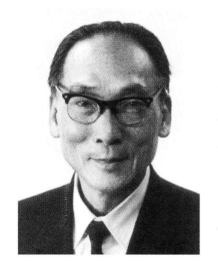

黄祯祥（1910—1987），中国科学院院士，福建省厦门市人，1930年毕业于燕京大学，获硕士学位；1934年毕业于北京协和医学院，获医学博士学位。曾任中国协和医科大学教授，中国医学科学院病毒学研究所研究员、名誉所长。1980年当选为中国科学院院士（学部委员），先后担任过中国微生物学会常务理事、中华医学会微生物学和免疫学会常务理事、中华医学会病毒学分会主任委员等职务。美国学术界把黄祯祥院士作为世界著名科学家，列入1982年及1983年出版的《世界名人录》。黄祯祥院士曾是美国实验生物医学会会员，苏联与东欧社会主义国家合办的《病毒学杂志》编委，还曾担任美国《国际病毒学》《传染病学论丛》杂志的编委。1983年，黄祯祥院士被选为美国传染病学会（Infectious Diseases Society of America，IDSA）名誉委员。

黄祯祥院士是世界著名病毒学家，中国医学病毒学奠基人。他在世界上首创病毒体外培养新技术，为世界病毒学界所公认，为现代病毒学奠定了基础；对流行性乙型脑炎及麻疹等病毒性传染病的病原、流行规律、免疫诊断、发病机制和疫苗研究，从理论和实践上给予指导，为中国控制乙型脑炎、麻疹的流行做出了重要贡献；首先发现自然界中存在着不同毒力的乙型脑炎病毒株，并对其生态学与流行的关系、变异的规律、保存毒株的方法及疫苗等进行了研究；发明了用福尔马林处理麻疹疫苗的新方法。他一生致力于医学病毒学研究，为新中国培养了大批医学病毒学人才，为我国医学病毒学事业的发展做出了杰出贡献，代表作有《常见病毒病实验技术》《中国医学百科全书·病毒学分卷》和《医学病毒学总论》等；主持开展的乙型脑炎及其疫苗的研究等众多科研项目成果曾获1978年全国科学大会奖等一系列奖项。

院士简介

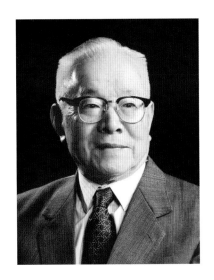

朱既明（1917—1998），中国科学院院士，江苏省宜兴市人，1939 年毕业于上海医学院，1948 年获剑桥大学哲学博士学位；曾任长春生物制品研究所副所长，中国医学科学院病毒学研究所副所长，中国预防医学科学院病毒学研究所所长、名誉所长，中国预防医学科学院科技顾问，中国卫生部生物制品标准化委员会主任委员，中国微生物学会理事长；1980 年当选为中国科学院院士（学部委员），1987 年当选为英国皇家内科学院院士；1997 年被授予美国微生物学会名誉会员。第三届全国人大代表和五、六、七届全国政协委员。

朱既明院士是我国著名的医学病毒学家和生物制品学家，在医学病毒学和生物制品学研究中取得了卓越的成就，是我国现代医学病毒学和生物制品学发展进步的重要奠基人之一。他首次在我国研制成功青霉素；首次发现流感病毒丝状体，并将一个动物病毒（流感病毒）裂解为有生物学活性的亚单位；发现甲型流感病毒的三个亚型；研制成功麻疹减毒活疫苗；发现流感病毒自然温度敏感株；领导并参与研制成功乙型肝炎哺乳动物细胞基因工程疫苗；领导并参与了以痘苗病毒为载体的多价疫苗研究。他的科研成果曾先后获得全国科技大会奖，国家科学技术进步奖一等奖和二等奖、国家自然科学三等奖、卫生部科学技术进步奖一等奖等多项奖励。1996 年获何梁何利基金奖。

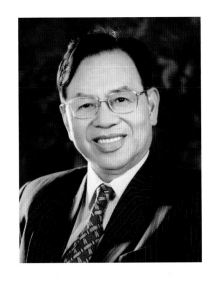

曾毅（1929—2020），中国科学院院士，广东揭西人，我国著名病毒学家，中国疾病预防控制中心病毒病预防控制所研究员；曾任中国预防医学科学院院长、北京工业大学生命科学与生物工程学院院长、中华预防医学会会长、中国预防性病艾滋病基金会理事长、中国合格评定国家认可委员会（CNAS）资深顾问和生物安全专业委员会主任、全球病毒网络中心（Global Virus Network）科学顾问委员、中国病毒网络中心主任、世界卫生组织全球顾问委员会和肿瘤专家顾问委员会委员、国际微生物学会执委等职务。

曾毅院士，1948 年 12 月参加革命工作，1952 年毕业于上海医学院，先后在上海医学院、中山医学院、中国医学科学院病毒学研究所及中国预防医学科学院病毒学研究所工作。1993 年当选为中国科学院院士，1995 年、2003 年分别当选俄罗斯和法国医学科学院外籍院士。

曾毅院士长期从事病毒学研究，首次在国际上证明了 EB 病毒是鼻咽癌发生的诱因，建立了鼻咽癌的早期诊断方法，极大提高了早期诊断率，挽救了众多患者的生命。曾毅院士是中国最早从事艾滋病研究的科学家之一，在我国首次分离出 HIV 毒株，率先研制出中国 HIV 的快速检测方法，证实了 HIV 最早是随血液制品从国外传入我国。针对艾滋病防治策略，他多次向党中央、国务院建言献策，为中国艾滋病防控做出了重要贡献。

曾毅院士把毕生精力奉献给了病毒学研究和疾病防控事业，为人民健康做出了巨大贡献，赢得了国内外的高度赞誉，荣获了 1978 年全国科学技术大会奖、公共卫生与预防医学发展贡献奖、全国预防与控制艾滋病性病先进个人以及多项国家科技进步奖、首届柯麟医学奖、陈嘉庚医药科学奖、英国 Barry-Martin 基金会艾滋病防治贡献奖、美国马里兰大学"公共卫生终身成就奖"等重要奖项。

院士简介

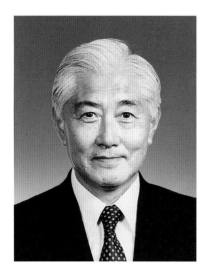

高守一（1927—2011），中国工程院院士，我国霍乱防治的奠基人和开拓者，致力于医学细菌学和霍乱防治研究 60 余年。在历史上他首次证实埃尔托霍乱在我国的存在，他所建立的针对 O1 群埃尔托型霍乱弧菌的噬菌体—生物分型方案以及"两类菌株"（"流行株"和"非流行株"）理论，为疫区的区别处理提供了理论依据和科学的防治对策，具有重大的现实意义。该方案也为 1990 年亚运会前夕北京某地一起由霍乱非流行株所致病例做出正确鉴定，为亚运会的安全顺利举行做出了重要贡献。

1973 年高守一院士研制出以庆大霉素为主要抑菌剂的霍乱选择性培养基——庆大霉素琼脂，大大提高了霍乱弧菌的检出率并用于快速检菌，其干燥制品更适于基层单位使用。

高守一院士有关埃尔托型霍乱弧菌的两类菌株的研究及其在霍乱防治中的应用，获得国家科学技术进步奖一等奖、全国科学大会奖以及卫生部科学技术进步奖一等奖。1978 年，全国科学大会荣获"中国科技先进工作者"荣誉称号，1993 年当选第八届全国政协委员，1997 年荣获何梁何利基金奖。高守一院士几十年如一日，把自己的一生都奉献给了中国的霍乱防治事业，并为此做出了突出贡献，1994 年当选为中国工程院院士。他光辉的一生，是我国霍乱防治史上永远不朽的丰碑。

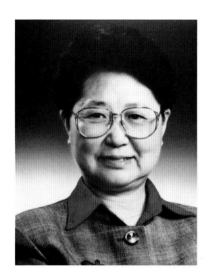

何凤生（1932—2004），中国工程院院士，我国职业医学著名专家。1955 年毕业于南京前中央大学医学院医学部，1955—1960 年任北京和平医院神经内科医师，1961 年起在中国疾病预防控制中心职业卫生所工作。1986—1991 年任所长，1991—2004 年任名誉所长。博士生导师，中国工程院院士，英国皇家内科学院名誉院士。1982—2003 年任 WHO 职业卫生合作中心（北京）主任。

何凤生院士曾担任中国工程院医药卫生学部副主任、全国卫生标准技术委员会职业病诊断标准委员会主任委员、WHO 职业卫生专家顾问委员会委员、国务院学位委员会学科评议组委员；在十多个国际和国内专业杂志任编委，并在多个国内外专业学会任委员或理事；长期从事职业病防治研究工作，并取得多项独创性成果和辉煌成就；多次获得国际及国家科技进步奖励，发表学术论文 200 余篇，主编了《中华职业医学》《神经系统中毒及代谢性疾病》和《职业中毒诊断培训教材》等学术著作。何凤生院士虚心待人、治学严谨、勇于开拓、鞠躬尽瘁，把毕生精力献给了保护劳动者健康的事业。1994 年当选为中国工程院院士，是迄今为止我国职业卫生专业唯一的院士。

院士简介

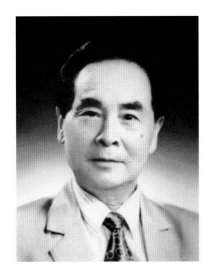

侯云德（1929—），中国工程院院士，江苏常州人，是我国杰出的战略科学家、卓越的科技工作者、著名的病毒学教育家。1955年毕业于同济大学医学院，1962年被苏联破格授予医学科学博士学位。曾任三届"国家高技术研究发展计划"（"863"计划）生物技术领域首席科学家、中国工程院医药卫生学部主任及副院长、"艾滋病和病毒性肝炎等重大传染病防治重大专项"专职技术总师等职务。1994年当选为中国工程院院士。2017年荣获国家最高科学技术奖。

侯云德院士在医学病毒学研究和基因工程药物研发方面取得巨大成就。他带领团队率先研发出国际独创的我国首个基因工程药物——重组人干扰素α1b，实现了我国基因工程药物从无到有的零突破，随后又相继研制出1个国家Ⅰ类和6个国家Ⅱ类基因工程新药。他还大力推动和布局医药生物技术及产业发展，使我国医药生物技术的研发和产业化取得了飞速增长。

侯云德院士在中国现代传染病防控技术体系建设上做出突出贡献。他带领专家组顶层设计了2008—2020年我国应对重大突发疫情和降低"三病两率"的总体规划。他特别强调大力提高我国应对新发突发传染病的能力，布局建立了多部门、多领域、覆盖全国的传染病检测平台和监测网络，使我国成功应对了近年来国内外发生的多次重大传染病疫情。

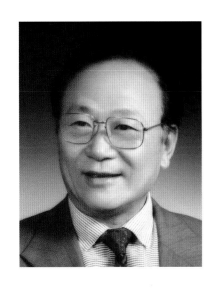

洪涛（1931—），中国工程院院士，医学博士，研究员，博士生导师，医学生物学专家，中国疾病预防控制中心病毒病预防控制所病毒形态学研究室主任；1986年被国家人事部评为"国家有突出贡献的中青年科学专家"，1990年起享受政府特殊津贴；1996年当选为中国工程院院士，2002年当选为第三世界科学院院士；兼任《中华实验和临床病毒学杂志》主编，太平洋科协公共卫生与医学科学委员会主席。

洪涛院士是中国生物医学电子显微镜学科的开创者，从事医学病毒学研究50多年，获何梁何利基金科学与技术进步奖、国家自然科学奖、国家科学技术进步奖、世界卫生组织功勋服务奖等省部级以上国内外奖励20项。著书11本，许多属于我国最早并广泛使用的主要教科书；发表论文300余篇，获美国专利2项；培养硕士、博士和博士后70余名。

洪涛院士留学回国后主持建立了我国第一个病毒病理和生物医学超微结构实验室，建立了一整套生物医学电子显微镜的研究方法，是我国电镜协会的创始人之一，为我国培养生物医学电镜人才200余名。主编的《医学生物学电子显微镜图谱》《生物医学超微结构与电子显微镜技术》成为我国最早并长期广泛使用的主要参考书和教科书。50年来，洪涛院士曾先后对沙眼衣原体、人传染性软疣病毒、疱疹病毒、白血病病毒、肝炎病毒、人类免疫缺陷病毒、轮状病毒、肾病综合征出血热病毒和慢病毒等进行研究，取得了显著成就。近年来，他主攻轮状病毒、出血热病毒和病毒疫苗、基因工程药物等，做出了多项成果，尤其是在成人腹泻轮状病毒和出血热病毒方面的两大发现，取得世界领先的成果。

院士简介

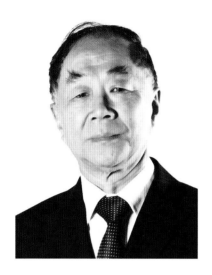

陈君石（1935—），中国工程院院士，营养与食品安全专家，曾任中国预防医学科学院营养与食品卫生研究所副所长，第七、八、九、十届全国政协委员；长期以来任中国疾病预防控制中心营养与食品安全所研究员、博士生导师；自2011年10月起任国家食品安全风险评估中心研究员、总顾问；2005年当选为中国工程院院士。

陈君石院士为我国食品毒理学学科的创始人之一，是国内外享有盛誉的营养和食品安全专家。1968—1976年从事硒与克山病研究，获1984年施瓦茨奖；1983—1993年与康奈尔大学和牛津大学合作开展"中国膳食、生活方式和疾病死亡率关系研究"获卫生部科学技术进步奖一等奖；1990年在中国开创中国总膳食研究，被WHO誉为发展中国家开展总膳食研究的典范；1994—1998年主持茶叶防癌研究重点项目，人群干预研究达国际领先水平；1998年开始系统研究和推广NaFeEDTA强化酱油预防贫血。他将健康管理的理念引入我国，并推动在我国的实施。2001年作为"十一五"国家重大科技专项"食品安全关键控制技术"专家组组长。2007—2017年代表中国政府任食品添加剂法典委员会主席。主要兼职有：国家食品安全标准审评委员会技术总师、国务院食品安全委员会专家委员会副主任、上海君石生命科学研究院院长、中国毒理学会名誉理事长等。

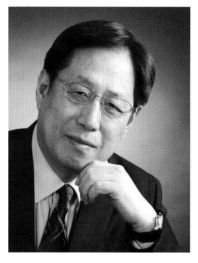

徐建国（1952—），中国工程院院士，微生物学家，从事新发、突发、不明原因性传染病疫情的病原学研究40余年，主持完成多起在我国有较大影响的传染病疫情或事件的病原学调查，包括1995年山东发生的多细菌协同性坏疽、1997年四川德州星状诺卡菌注射感染事件、1999年苏皖肠出血大肠杆菌O157: H7暴发、2003年人工饲养果子狸携带SARS病毒调查、2005年四川人感染猪链球菌暴发、2005年流脑耐瑟氏菌4821序列群暴发、2006年安徽人粒细胞无形体病院内传播、2010年玉树地震灾后鼠疫防控及新冠疫情处置等。在我国发现2种新发传染病（大肠杆菌O157: H7感染、人粒细胞无形体病），发现6种新的发生变异的具有重要公共卫生意义的病原体（脑膜炎奈瑟氏菌4821序列群、序列7型猪链球菌、福氏志贺氏菌Xv血清型、大肠杆菌O157: H7序列型96、产毒性集聚性黏附弗氏枸橼酸菌、巴黎链球菌等）。

近十余年来，徐建国院士开展青藏高原野生动物微生物研究，先后提出行为生态传染病观点和反向病原学理论，发现并命名了50余种新的细菌和一些新病毒，所取得的科研成果，提高了传染病疫情应急处置的科技水平和控制效果，也发表了多篇有影响力的论文，发表的杂志包括《美国医学会杂志》（*The Journal of the American Medical Association*，JAMA）、《柳叶刀》（*Lancet*）、《临床传染病》（*Clinical Infectious Disease*）、《新发传染病》（*Emerging Infectious Disease*）等。

院士简介

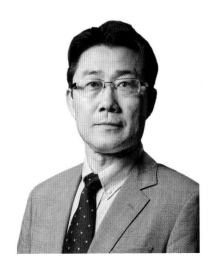

高福（1961—），中国科学院院士，美国、德国、巴西、俄罗斯等国家科学院外籍院士，英国皇家学会外籍院士，非洲、欧洲、第三世界科学院院士。2017—2022年任中国疾病预防控制中心主任，现任国家自然科学基金委员会副主任、中国科学院微生物研究所研究员（2004—2008年任所长）、中国科学院大学存济医学院院长。他是研发全球首个临床获批使用的新冠病毒中和抗体药物和第一个获批使用的新冠肺炎重组蛋白亚单位疫苗的先锋者。2013年当选中国科学院院士。

高福院士主要从事病原微生物跨宿主传播、感染机制与宿主细胞免疫、抗病毒手段等研究以及公共卫生政策与全球健康策略研究，为新发突发传染病防控提供重要支撑。先后主持多项国家重大科研项目，"973"项目首席科学家，国家自然科学基金委员会"创新研究群体"项目负责人。在SCI国际刊物上发表多篇论文（包括Cell，Nature，Science，Lancet，NEJM，PNAS等）。荣获第三世界科学院（TWAS）基础医学奖和讲演奖、日本日经亚洲奖（Nikkei Asia Prize）、谈家桢生命科学创新奖与成就奖、树兰医学奖、何梁何利基金科学与技术进步奖、俄罗斯"Gamaleya奖章"、香港大学百周年杰出中国学者、求是杰出科技成就集体奖、国家科学技术进步奖特等奖等。

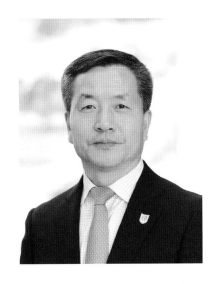

沈洪兵（1964—），中国工程院院士，国家疾病预防控制局副局长，中国疾病预防控制中心主任，南京医科大学教授、博士生导师，中国抗癌协会副理事长。曾任南京医科大学校长，兼任教育部 - 江苏省共建肿瘤个体化医学协同创新中心主任，科技部"环境与人类健康"国际联合研究中心主任，2019年当选中国工程院院士。

沈洪兵院士长期从事环境与肿瘤分子流行病学研究，在肿瘤基因组流行病学以及高危人群防治策略、出生队列、健康医疗大数据等方面取得了一系列具有国内外影响力的创新科研成果，为推动我国公共卫生与预防医学学科发展做出了重要贡献。主持国家自然科学基金创新研究群体项目、国家自然科学基金国际（地区）合作研究与交流项目、国家自然科学基金杰出青年基金项目、"863"计划、国家自然科学基金重点项目和集成项目、国家重点研发计划等多项国家级科研项目。在Nat Genet、Lancet oncology、Lancet Respir Med、Cancer Cell等国际重要刊物发表多篇代表性学术论文，连续八年（2014—2022）入选Elsevier"医学"高被引中国学者榜单，H- 指数71。先后担任Engineering、Lung Cancer、Int J Mol Epidemiol Genet、中华预防医学杂志等杂志编委。研究成果获国家发明专利授权25件，国家自然科学奖二等奖2项、何梁何利科技进步奖、国家教学成果二等奖1项以及多项省部级科技和教学奖励。

首席专家简介

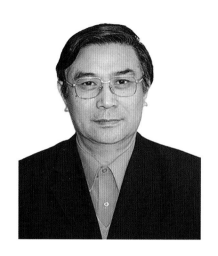

曾光（1946—），研究员，博士生导师，中国疾病预防控制中心流行病学首席专家。曾担任中华医学会公共卫生分会第七届主任委员、卫生部艾滋病专家咨询委员会委员、北京市政府参事、国家行政学院和清华大学兼职教授。1982年毕业于中国协和医科大学，长期开展公共卫生理论与实践研究。在2003年非典型肺炎猖獗流行和2020年新冠肺炎暴发的关键时刻，提出重要防治对策建议并被国家所采纳。2001年创立中国现场流行病学培训项目，先后担任执行主任、荣誉顾问，为国家培养了一大批实战型高级现场流行病学人才，成为国内应对突发公共卫生事件的先锋队，在新冠肺炎疫情防控中发挥了重要作用。自2005年曾光研究员率领多学科团队成功侦破云南原因不明传染性肺炎、甲氨蝶呤药害、云南原因不明猝死事件及"阴滋病"等国内重大公共卫生疑难案件。

曾光主编《资政文库：中国公共卫生与健康新思维》《中国公共卫生·理论卷》《现代流行病学与中国应用》等多部专著；多次获得卫生部、国家人口计生委、中华预防医学会科技成果奖；享受国务院政府特殊津贴，荣获全国五一劳动奖章、首都防治非典型肺炎工作先进个人、吴阶平医学研究奖-保罗·杨森药学研究奖特殊贡献奖。

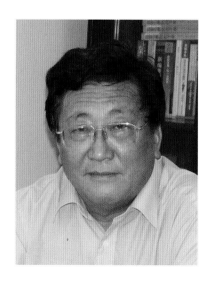

郑江（1941—），研究员，博士生导师，中国疾病预防控制中心血吸虫病首席专家。1965年毕业于安徽大学生物系，即入中国医学科学院寄生虫病研究所从事寄生虫病防治和科学研究工作。1979年起在中共中央血防领导小组办公室科研处从事科研管理。1987年至今，在中国预防医学科学院寄生虫病研究所从事血吸虫病流行病及防治策略的研究。

郑江曾任卫生部血吸虫病专家咨询委员会主任委员、中国地方病协会血吸虫病专业委员会主任委员、WHO/TDR/卫生部血吸虫病联合委员会（JRMC）委员，兼任《中国血吸虫病防治杂志》副主编、《中国寄生虫学与寄生虫病杂志》等杂志编委；先后负责国家重大科技公关项目（"七五""八五""十五"）、总理基金、卫生部抽样调查及JRMC等研究项目；主要研究领域为血吸虫病流行病学与防治以及相关的生态、社会和环境因素的影响。郑江在国内外发表论文110余篇；1994年被评为国家有突出贡献的中青年专家，享受国务院特殊津贴，两次获国家科学技术进步奖二等奖，一次三等奖，两次获卫生部科学技术进步奖二等奖，并获杜邦科技创新奖。

首席专家简介

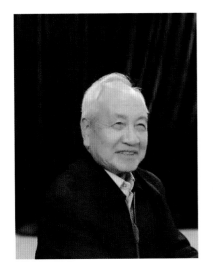

李德鸿（1943—），研究员，中国疾病预防控制中心职业卫生首席专家，历任中国疾控中心职业卫生与中毒控制所副所长、卫生部第三届和第四届全国卫生标准技术委员会职业病诊断标准委员会主任委员、中华预防医学会劳动卫生与职业病分会第三届和第四届主任委员、第一届和第二届国家职业病诊断与鉴定技术指导委员会职业病诊断与鉴定技术指导组副组长。承担国家科技攻关、国际合作等科研项目40余项，分别获卫生部科学技术进步一等奖1项，三等奖2项，发表论文40余篇。

李德鸿组织召开了全国第一次职业病报告大会，起草了我国第一个《职业病报告管理办法》。他是1986年全国尘肺病流调方案的主要制定者和组织者；他2次主持修订了《尘肺病诊断标准》，主编《尘肺病诊断医师培训教材》，研究制定的尘肺病诊断医师培训考核办法至今在全国广泛应用；负责制定了我国第1版《职业健康监护技术规范》；主持制订了符合国际惯例的《职业病诊断通则》标准。他起草了在我国推进基本职业卫生服务实施方案；2018年组织国内专家撰写了《尘肺病治疗中国专家共识》，并任大型学术专著《中华职业医学》第2版主编。他曾担任三届亚洲职业卫生学会副主席，参加国际学术会议30多次，曾多次受WHO聘请担任临时顾问；在第14届亚洲职业卫生学会大会和国际劳工组织（International Labour Organization, ILO）第十届国际职业性呼吸系统疾病大会担任学术委员会主席。

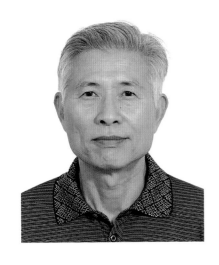

金水高（1945—），研究员，博士生导师，中国疾病预防控制中心卫生信息首席专家。1968年毕业于清华大学，1982年获得北京协和医科大学卫生统计硕士学位，1985-1986年赴美加州大学洛杉矶分校进修生物统计。曾任中国疾病预防控制中心公共卫生监测与信息服务中心主任，中国卫生统计学会、中国卫生信息学会副会长，中国卫生信息学会公共卫生信息专业委员会主任委员。

金水高主要从事卫生统计方法学研究及推广应用，负责并参与多个国家级重大课题，为原中国预防医学科学院及中国疾病预防控制中心各单位研究提供卫生统计方法学尤其是抽样方法、数据统计分析等支持。在卫生信息学研究方面组织进行中国公共卫生信息标准研究，制定中国公共卫生信息基本数据集标准。在卫生经济学领域，在国内首次对中国吸烟归因死亡及经济损失进行评估，为中国烟草控制提供决策支持。2000—2001年期间，任WHO东南亚地区办事处烟草控制顾问，组织该地区的烟草经济学研究，为制定该地区各国烟草控制策略提供依据。2003年，金水高负责全国SARS数据收集及趋势预测，为国家SARS控制提供决策依据，并组织完成中国传染病及突发公共卫生事件监测网络直报系统的建设。

首席专家简介

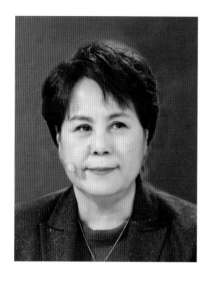

武桂珍（1959—），研究员，硕士生导师，中国疾病预防控制中心生物安全首席专家，亚太生物安全协会主席，WHO 生物安全咨询专家委员会委员，国家重点研发计划"生物安全关键技术研发"专家组组长。

武桂珍数十年致力于生物安全和重大传染病防控研究，是我国实验室生物安全工程管理体系的主要策划和创建者，强力支撑新冠肺炎、埃博拉出血热等重大疫情高效应对，为国家安全做出重大贡献。新冠疫情发生以来完成全基因组测定、核酸检测试剂研发、病毒成功分离三大贡献，奠定了全球新冠疫苗、试剂和药物研发科学基础，参与研发全球首个新冠灭活疫苗。2014 年主持整建制实验室应急与科研力量"援非抗埃"，实现"打胜仗、零感染"目标。武桂珍获得"全国抗击新冠肺炎疫情先进个人""卫生部有突出贡献中青年专家""全国三八红旗手"等荣誉，享受国务院政府特殊津贴。2022 年 1 月，入选全球顶尖前 10 万名科学家（公共卫生与预防医学领域国内排名第一）。获得国家科学技术进步奖特等奖 1 项（排名第），主持获得省部级科技奖 7 项。

武桂珍主持或参与制 / 修订了我国 10 余部生物安全法规标准，主持承担国家"863"计划等 15 项重大科研项目；主编 15 部专著；以通讯（含共同）作者在《自然》（ Nature ）、《科学》（ Science ）、《细胞》（ Cell ）、《新英格兰医学杂志》（ The New England Journal of Medicine ）、《柳叶刀》（ Lancet ）等期刊发表论文 100 余篇；创办我国首个生物安全专业英文期刊——《生物安全与健康》（ Biosafety and Health ）并任主编。

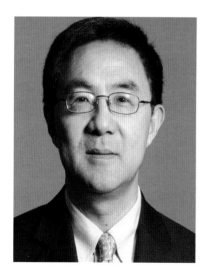

邵一鸣（1957—），研究员，博士生导师，中国疾病预防控制中心艾滋病首席专家。参与分离我国首例人类免疫缺陷病毒（HIV），建议并协助 WHO 组建全球 HIV 研究网络。他带领专家组协助卫生部建立全国 HIV 检测、分子流调和耐药监测网络，阐明我国 HIV 的起源、传播路线和流行特征；建成 WHO 区域耐药实验室，查明 HIV 耐药株的发生、传播和对治疗的干扰；以我国天花疫苗为载体研制 HIV 疫苗，完成国际首个复制型载体 HIV 疫苗 II 期临床试验，诱导持久性抗体和细胞免疫反应，正在推进 III 期临床试验；开展冠状病毒通用疫苗和广谱中和抗体研究。他作为联防联控机制疫苗研发专家组成员，推动了我国新冠疫苗的研发和应用。

邵一鸣发表论文 1000 多篇，引用 1 万多次；获国家自然基金委杰出青年基金、美国 NIH 综合性国际艾滋病研究基金和哈佛大学住校杰出科家基金。多次获学会、部委、省市级科技奖，两次获国家科学技术进步奖。他曾任中国微生物学会副理事长、中国微生物学会病毒学专业委员会主任委员、WHO 全球艾滋病规划及艾滋病战略和技术顾问、梅琳达·盖茨基金全球卫生大挑战计划顾问、英国发展研究院（ Institute of Development Studies, IDS ）董事；现任国家卫健委疾病防控咨询专家、WHO 疫苗研发和耐药监测顾问、国际病毒分类委员会成员，是北京大学和广西医科大学兼职教授，浙江大学和南开大学讲座教授和美国微生物科学院院士；获"全国科技系统抗击新冠肺炎疫情先进个人"、"全国先进工作者"和"全国优秀科技工作者"称号，获俄罗斯联邦公共卫生 Gamaleya 奖章。是第十、十一和十二届全国政协委员。

首席专家简介

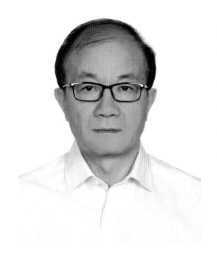

伍卫平（1962—），研究员，硕士生导师，中国疾病预防控制中心寄生虫病首席专家。2005年起任卫生部寄生虫病专家咨询委员会委员（至今）和WHO全球消除丝虫病联盟大湄公区项目评估组委员（至2010年）。

伍卫平一直致力于丝虫病、黑热病和包虫病的防治与研究工作。作为课题负责人先后承担了"十一五"支撑项目"包虫病综合防治技术研究"，WHO支持的"基于社区的包虫病防治模式研究"，科技部支持的"中国西部地区控制利什曼病的研究"，以及美国国立卫生研究院和美国疾病预防控制中心支持的寄生虫病研究课题等。伍卫平参与了国家科技重大传染病专项——重要寄生虫病监测技术研究和重要寄生虫病监测技术平台建设课题。2009年起任中央转移支付公共卫生包虫病防治项目办公室副主任，负责和参与包虫病防治相关的规划和技术方案的起草。近年发表论文50余篇，具有丰富的防治和科研的经验，特别是在丝虫病消除认证过程中，通过对一些有可能存疑区域的调查，证实我国消除了淋巴丝虫病，获得"全国消除淋巴丝虫病先进个人"荣誉称号。近年来，伍卫平作为主要技术负责人主持完成了全国包虫病流行情况调查和西藏包虫病流行情况的调查研究。

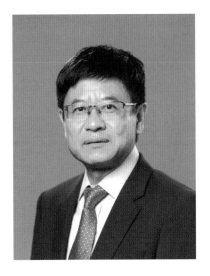

王华庆（1963—），主任医师、博士生导师，中国疾病预防控制中心免疫规划首席专家。现任中国科协预防接种首席科学传播专家、中华预防医学会疫苗与免疫分会主任委员、中国疫苗行业协会预防接种专业委员会主任委员。

从事预防接种工作和研究36年，作为主要技术负责人参与创建了疫苗不良反应监测体系，以优异成绩通过WHO对我国疫苗不良反应认证，为走向国际市场奠定重要基础；首次应用循证医学方法，完成7册、近100万字免疫规划策略论证报告，免疫程序建议全部被采纳；牵头制定我国甲流疫苗临床试验指导方案，推动甲流疫苗国际接轨；主持或参与《预防接种工作规范》等100余项国家级方案、规范的制定；指导脊髓灰质炎、麻疹、甲型肝炎、流行性乙型脑炎等20余起疫情处置；作为课题负责人主持传染病重大专项和国家"863"项目等国家级课题6项；作为主要贡献者获得省部级科技成果7项；以第一作者或通讯作者发表论文100余篇；作为联防联控督导组的专家，奔赴10余省份开展新冠督导工作，积极参与新冠疫苗相关方案制定、预防接种异常反应的诊断和现场调查；作为专家参加国务院新闻办公室联防联控30余场新闻发布会，接受媒体采访50余次，普及接种政策和相关知识。

首席专家简介

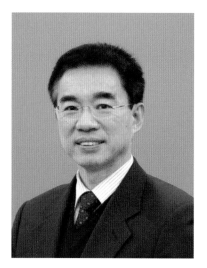

吴尊友（1963—），研究员，博士生导师，中国疾病预防控制中心流行病学首席专家。他从事重大传染病防控30多年，在基层进行了大量务实的艾滋病防治应用性科学研究，把科学引进高危人群行为干预，科学推进发现感染者、预防传播和治疗患者的综合防治措施；牵头推动吸毒人群艾滋病防控，使新诊断吸毒者HIV感染人数从2005年约2万人下降到2021年约1千人，占比从>50%下降到约1%，被联合国艾滋病规划署称赞为全球典范。他用中国防控实践证明，积极检测、主动发现HIV感染者是控制艾滋病流行的重要策略。这种理念，逐渐被国际社会所采纳，并成为UNAIDS全球艾滋病防控主要策略。新冠疫情发生后，他深入一线，探索新冠疫情源头，为认识新冠及更新防控策略做出了贡献。

吴尊友发表科学论文500多篇，包括在《科学》（Science）、《柳叶刀》（Lancet）及JAMA等国际顶尖杂志上发表文章，出版两本英文学术专著，被列为2022年全球顶尖前10万名科学家。吴尊友先后获国务院政府特殊津贴专家，被评为卫生部有突出贡献中青年专家，并获留学回国人员成就奖、UNAIDS金质奖章、中华医学科技奖一等奖等，被评为"典赞·2020科普中国"十大科学传播人物、2021年"最美科技工作者""为全面建成小康社会做贡献先进个人""全国科技系统抗击新冠肺炎疫情先进个人"，2022年获WHO颁发的纳尔逊·曼德拉健康促进奖。

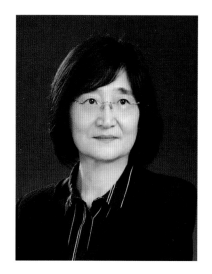

王临虹（1957—），教授、研究员、博士生导师，中国疾病预防控制中心慢性病首席专家，国务院政府特殊津贴专家。曾任中国疾病预防控制中心慢性非传染性疾病预防控制中心主任、中国疾病预防控制中心妇幼保健中心副主任、北京大学妇儿保健中心副主任；长期从事妇女保健、慢性病防控及公共卫生相关工作与研究；主持我国艾滋病母婴传播模式及综合预防策略的研究（科技部"十五"重大科技攻关项目）、"十三五"国家重点研发计划"精准医学研究"、国家重点专项"乳腺癌专病队列研究"等科研项目；作为专业技术专家，经常性参与国际、国家及卫生行政部门相关政策咨询和制定工作，作为科研和项目负责人主持WHO、联合国人口基金、联合国儿童基金会、世界银行等多项妇幼卫生项目及国内外慢性病综合防控、重点疾病及危险因素监测、干预与评价等科研项目。王临虹为妇幼健康和慢性病防控事业辛勤工作30余年，做出了卓越贡献。

王临虹在国内外学术期刊发表学术论文300余篇，主编专著40余部，培养博士和硕士研究生30余名；获得中华预防医学会科学技术奖一、二、三等奖以及华夏医学科技奖一等奖等多项科技奖项。荣获"全国三八红旗手""全国巾帼建功标兵""全国优秀科技工作者""公共卫生与预防医学发展贡献奖""全国妇幼健康科学技术奖杰出贡献奖"等多项荣誉称号。

首席专家简介

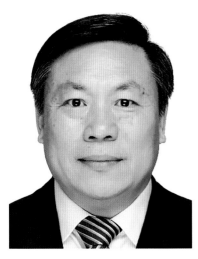

苏旭（1959—），研究员，博士生导师，中国疾病预防控制中心辐射防护首席专家。享受国务院政府特殊津贴专家，国家首批"新世纪百千万人才工程"国家级人选、卫生部有突出贡献中青年专家；曾任中国疾病预防控制中心辐射防护与核安全医学所所长、亚洲辐射研究协会主席、中国辐射防护学会副理事长、《中华放射医学与防护杂志》主编、国家卫生标准委员会放射卫生标准专业委员会主任委员；现任国务院健康中国行动推进委员会专家咨询委员会委员、亚洲辐射研究协会副主席、中国卫生监督协会副会长、国家处置核和辐射恐怖袭击事件专家咨询组副组长、中华医学会放射医学与防护学分会主任委员、中国辐射防护学会放射卫生分会主任委员、中国卫生监督协会放射卫生专业委员会主任委员及《中国辐射卫生》杂志主编等。

苏旭从事放射医学与放射卫生学研究与管理工作40余年，先后主持和承担了26项国家和部委级科学研究项目的研究，发表研究论文300余篇，主编专著15部；曾获国家科学技术进步奖二等奖、中华预防医学会科学技术奖二等奖、中华医学科学技术奖三等奖、北京市科学技术奖三等奖、亚洲辐射研究协会"辐射研究贡献奖"、吴阶平-保罗·杨森医学药学奖、中华预防医学会公共卫生与预防医学发展贡献奖等10余项成果奖及荣誉奖。

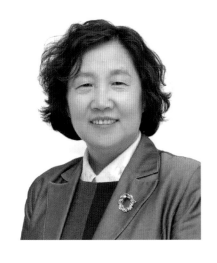

赵文华（1960—），研究员，博士生导师，中国疾病预防控制中心营养学首席专家。在预防医学与公共卫生一线从事科学研究与管理工作近40年。曾任中国疾病预防控制中心慢病处副处长、慢病中心常务副主任、出版处处长、营养所副所长。中国科协第九届全国委员会委员、WHO联合国儿童基金会营养监测技术顾问委员会委员。

赵文华率先开展我国肥胖经济负担、生命早期营养不良与成年慢性病关系研究；建立了"多部门合作促进社区人群身体活动中国模式""营养校园试点"；完成《慢性病健康管理规范》《中国人群身体活动指南（2021）》等；主编中国人群《血脂》《肥胖》专著；建立了"中国食物频率问卷法"，填补了我国营养流行病学膳食调查方法空白，被国家营养调查、慢病监测及40余项研究应用；为国家营养调查、慢病监测、全民健康生活方式行动、国家慢病综合防控示范区、国民营养计划及儿童肥胖防控等策略的制定与实施提供了重要技术支撑。

赵文华主持科技部等40余项国内外科研项目；以第一及通讯作者发表学术论文170余篇，主编或主译专著15部；获5项中华预防医学会科学技术奖、2项中华医学科技奖、5项专利和著作权；享受国务院政府特殊津贴，获第21届吴阶平-保罗·杨森医学药学奖，曾被北京市委市政府授予"北京市优秀青年知识分子"。

首席专家简介

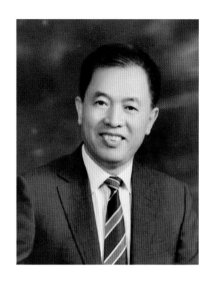

李涛（1957—），主任医师，博士生导师，中国疾病预防控制中心职业卫生首席专家。2002—2017年任职业卫生与中毒控制所所长，第五至七届国家职业卫生标准委员会主任委员；主持《中华人民共和国职业病防治法》《国家职业病防治规划》《职业病诊断与鉴定管理办法》等多部法律法规及规划等政策研究工作；组织《工业企业设计卫生标准》《工作场所有害因素职业接触限值》等多项国家职业卫生标准的制定；承担数十起重大职业病危害事件处理技术工作；主持国家科技攻关或支撑、"973项目"重大科技、社会公益、行业科研专项及国际合作项目20余项；出版专著30余部，发表论文200余篇；获省部级科技进步一等奖2项，二、三等奖4项；获得中华预防医学会科学技术奖，被评为卫生部有突出贡献中青年专家，享受国务院政府特殊津贴。

李涛现任中国卫生监督协会副会长、全国卫生标准技术委员会职业卫生专业委员会主任委员、中国职业安全健康协会常务理事、中国卫生监督协会职业卫生专业委员会主任委员、国家职业病诊断与鉴定技术指导委员会职业病诊断组组长、国家卫生计生委尘肺病诊疗专家委员会副主任委员，并任《工业卫生与职业病》杂志主编，《中国职业医学》执行主编，《中华劳动卫生与职业病杂志》副主编及10余种杂志编委。

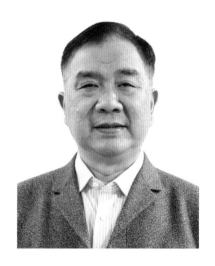

张流波（1962—），研究员，硕士生导师，中国疾病预防控制中心消毒学首席专家，兼任国家卫生健康标准委员会消毒标准专业委员会副主任委员、中国卫生监督协会消毒与感染控制专业委员会主任委员、中华预防医学会消毒分会名誉主任委员等职务。

主要从事传染病防控、消毒与感染控制等工作，先后参与了印尼海啸、汶川地震、SARS、西非埃博拉出血热及新冠肺炎等国内外多起重大突发事件处置，科学引导消毒工作。SARS期间，提出科学消毒理念，并成功对病毒病所实施终末消毒；汶川地震期间，避免了北川县城的飞机喷洒消毒，受到温总理高度认可；甘肃舟曲突发泥石流期间用消毒粉代替消毒水进行淤泥表面处理，成效显著；西藏墨竹工卡县滑坡应急处置期间表现出色，自治区党委和政府明传电报表彰。新冠疫情期间，他赴多地进行现场消毒工作指导，受到领导的表扬和肯定。他带领团队率先成功研发低温消毒剂，并免费向全社会公开配方，有效解决了低温消毒难题；研制的压力蒸汽灭菌器BD和微生物抗力测试系统、过氧化氢等离子体灭菌器微生物抗力测试装置填补了国内相关技术空白。

他牵头建立了全国医院消毒监测网络，有力地推动了医院消毒和医院感染控制工作；牵头起草国家标准和行业标准8项，作为主要负责人起草消毒标准24项。在国内外权威期刊发表文章100余篇，主编或参编专著30余部。

首席专家简介

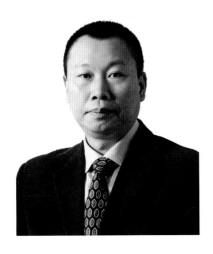

马家奇（1964—），主任医师，中国疾病预防控制中心卫生信息首席专家，软件工程硕士。中国卫生信息学会常务理事、公共卫生信息专业委员会主任委员；国家卫生健康委卫生信息标准专业委员会副主任委员；中华预防医学会健康大数据与人工智能应用专业委员会主任委员；中国社区卫生协会社区卫生信息化与网络安全专业委员会主任委员；中国疫苗行业协会疫苗与预防接种大数据应用专业委员会副主任委员。

从事公共卫生信息学工作30多年，是中国疾病预防控制卫生信息化的领军人物，在多个关键时期提出了创造性的信息化建设理念，带领团队建立了中国疾病预防控制信息系统，实现了全国传染病报告一网统管，实时直报，标志着中国公共卫生信息化重大发展。中国疾病预防控制信息系统的运行，彻底改变了以往逐级填表、上报传染病的信息管理模式，大大提高了信息的及时性、完整性，提高传染病报告的准确性，将法定传染病报告时间由5天缩短到4小时以内。目前系统已覆盖16.8万个医疗机构，有32.5万用户，成为我国卫生信息化建设的重要里程碑。在科研实践工作中，承担或参与了多项国家自然基金项目、科技部重大科技专项、科技支撑计划项目和"973"项目、国防科工委民口科研项目以及卫生部有关政策与标准研究课题。发表论文60多篇，出版5部专著，制修订3项卫生信息标准，取得1项专利和23项软件著作权。

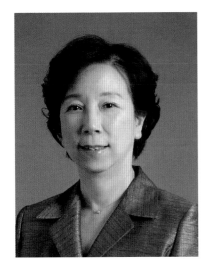

金曦（1960—），研究员，硕士生导师，中国疾病预防控制中心妇幼保健首席专家。从事妇幼卫生工作30余年，针对影响妇女儿童健康和妇幼卫生管理重点问题开展多方面、全国性研究和项目，主持国家科技部、国家卫生健康委（原卫生部、原国家卫生计生委）、WHO等国际组织研究课题和项目100余项，特别是在妇女儿童保健服务规划与管理、预防疾病母婴传播策略研究、妇幼保健机构建设与管理等研究工作中均取得重大进展，从国家层面提出使妇幼保健服务体系更好地适应国家医疗卫生体制改革需要的各项政策建议，使其切实履行公共卫生服务职能，为建设具有中国特色的妇幼卫生体系做出突出贡献。

金曦主编学术专著和指导手册20余部，撰写科普书籍累计100万字。2007年荣获中华预防医学会公共卫生与预防医学发展贡献奖，2020年荣获WHO阿拉伯联合酋长国卫生基金奖，负责及参与的项目获得多个省部级科技奖项。

金曦现任国务院妇女儿童工作委员会智库专家、中国妇幼保健协会常务副理事兼副秘书长、中国性病艾滋病防治协会常务理事及预防母婴传播和女性关爱分会主任委员，《中国妇幼卫生杂志》主编、《中国妇幼健康研究》副主编、《中国艾滋病性病》杂志常务编委。

首席专家简介

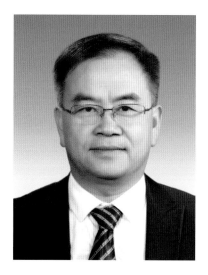

刘起勇（1963—），研究员，博士生导师，中国疾病预防控制中心病媒生物首席专家，传染病预防控制所媒介生物控制室主任。刘起勇从事媒介生物控制学、媒介生物传染病、气候变化健康适应研究；主持完成国家"973"项目、重点研发、国家自然基金及国际合作等20余项重大项目课题；提出了"媒介生物可持续控制"创新策略，并被WHO全球和区域策略及行动指南吸纳；研究构建了生态学、病原学和抗药性"三位一体"的全国病媒生物监测预警网络，研制了媒介生物监控方案、标准和指南，促进了全国媒介生物可持续、精准控制；作为首席科学家，牵头完成气候变化与健康"973"项目，研究确定了气候敏感疾病谱、脆弱人群特征、超额疾病负担和公共卫生风险，转化研制气候变化健康风险评估指南、《国家适应气候变化战略2035》健康与公共卫生规划，参与完成联合国联合国政府间气候变化专门委员会（Intergovernmental Panel on Climate Change，IPCC）第五次、第六次气候变化全球评估。

刘起勇主编、副主编10余部专著，发表学术论文500余篇，包括《柳叶刀》（*Lancet*）《美国科学院院报》（*Proceedings of the National Academy of Sciences，PNAS*）等上发表SCI论文200余篇。获得国家发明专利8项，多项部级成果。入选"全国优秀科技工作者""全球顶尖前10万名科学家"。

刘起勇现任WHO媒介生物监测与管理合作中心主任，全国公共卫生与预防医学名词审定委员会媒介生物控制学分委会主任，《中国媒介生物学及控制杂志》主编。

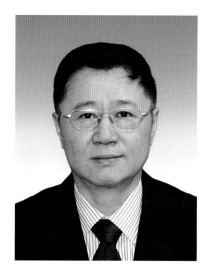

董小平（1961—），研究员，博士生导师，中国疾病预防控制中心病毒学首席专家。第十二、十三届全国政协委员，传染病预防控制国家重点实验室副主任，中国疾病预防与控制中心全球公共卫生中心前任主任。1982年毕业于西安医学大学，1991—1994年就读于德国埃尔朗根·纽伦堡大学并获博士学位。1995—1998年在德国科隆大学病毒学研究所任博士后、助理研究员。

董小平长期致力于朊病毒病的流行病学和发病机制的研究、HPV致癌机制研究，新发突发传染病的应急处置、流行病学研究及检测技术的开发，全球公共卫生合作；担任10多个国家及部委的专业委员会副主任委员、常务委员、委员；担任10余个英文和中文杂志的主编、副主编及编委；曾获得"新世纪百千万人才工程"国家级人选、中国留学回国人员成就奖、全国五一劳动奖、吴阶平医学研究奖-保罗·杨森药学研究奖、卫生部有突出贡献中青年专家，享受国务院政府特殊津贴；7次获得省部级科技进步奖；作为课题负责人承担过国家"863"项目、"973"项目、国家自然科学基金重点及面上项目、科技部国际合作项目、国家科技攻关项目、传染病防治重大专项、国家重点研发计划，以及美国国立卫生研究院（National Institutes of Health，NIH）、欧盟第5及第6框架、日本厚生省等30余项科研项目。截至2023年1月，发表SCI收录英文文章258篇（其中第一和通讯作者231篇），在《柳叶刀》（*Lancet*）等国际知名杂志上发表多篇文章。

首席专家简介

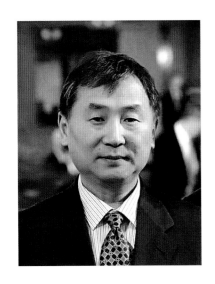

孙承业（1962— ），研究员，博士生导师，中国疾病预防控制中心中毒控制首席专家，任中国人民政治协商会议第十三届全国委员会委员。

孙承业为我国中毒预防控制主要推动者之一；创建国家级毒物数据库、有毒生物标本库，参与 WHO 国际化学品安全规划（International Programme on Chemical Safety，IPCS），INTOX 的开发应用工作；任 WHO《国际卫生条例》化学品安全问题专家、中国毒理学会中毒与救治委员会副主任、中华医学会急诊分会中毒组副组长、国家食品安全风险评估专家委员会委员等。

孙承业为《突发公共卫生事件应急条例》起草人之一，主持近百起各类中毒事件现场应急工作，参与近 20 年来国家主要的重大活动保障，现任国家卫健委突发事件卫生应急专家咨询委员会中毒处置组组长；主持完成卫生部《重金属污染诊疗指南（试行）》；参与尘肺 X 线诊断标准（1996）和儿童铅中毒预防控制等多项文件标准的制定；现任中华预防医学会职业病专业委员会主任委员；提出的病因调查"板凳"模型及中毒病因研究方案在中毒事件调查和患者诊断中被广泛应用。孙承业自 2001 年起任中国现场流行病学培训项目（Chinese Field Epidemiology Training Program，CFETP）"中毒病因研究方法"主讲教师；承担并完成科技部、基金委等项目近 20 项；以第一作者或通讯作者发表论文 70 余篇，主编专著 3 部，撰写科普书 1 部。

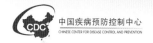

推广布鲁氏菌病防控快速有效的检测手段，为疫情研判、溯源调查及生物安全防御提供重要的基础数据支撑

项目名称：布鲁氏菌病快速诊断及溯源关键技术的建立与应用

项目完成单位：中国疾病预防控制中心传染病预防控制所、中国动物卫生与流行病学中心、辽宁迪浩生物科技有限公司

项目完成人：姜海、赵鸿雁、肖迪、崔步云、田国忠、朴东日、张雯、田莉莉

　　布鲁氏菌病的临床症状和体征极不典型，在诊疗过程中易造成误诊和漏诊。项目组率先获得了具有我国知识产权的虎红平板凝集法、试管凝集法和胶体金法注册证批号，并获得发明专利 1 项，补齐了该领域的短板，为布鲁氏菌病的防控提供了快速有效的检测手段，成为我国布鲁氏菌病防控事业的里程碑事件。

　　项目组基于全基因组测序，发现了鉴别疫苗株 S2 和野毒株的 SNP 位点，首次成功建立疫苗株 S2 与野毒株感染快速鉴别诊断的 RT-PCR 方法，已获得发明专利 1 项，解决了菌株溯源的关键技术难题；基于质谱技术，首次开发了基于人血清的质谱布鲁氏菌疫苗株感染及野毒株感染甄别技术，已获得发明专利 2 项，解决了自然感染和疫苗感染抗体鉴别诊断的关键技术难题，为布鲁氏菌病的突发事件应急处置提供了关键技术支撑。

　　项目组创建了中国最完善的流行菌株病原特征数据库，阐明了菌株的进化特征和可能的传播路线，已获得发明专利 1 项。基于病原的溯源关键技术已在全国布鲁氏菌病监测系统广泛应用，为疫情研判、溯源调查及生物安全防御提供了重要的基础数据支撑。

　　总之，本项目创建的技术体系解决了布鲁氏菌病防控现有的技术难题，在重大疫病"同一健康"（One Health）防控领域具有广阔的应用前景，具有显著的社会效益和经济效益（图 1、图 2）。

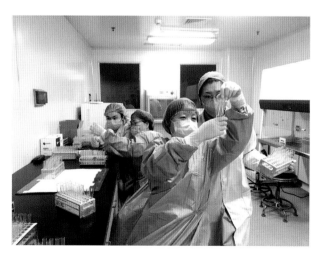

图 1　兰州布病阳性事件检测工作

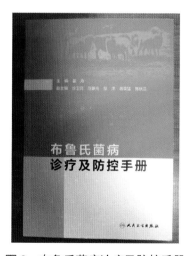

图 2　布鲁氏菌病诊疗及防控手册

（本项目获 2021 年中华预防医学会科学技术奖三等奖）

我国人类朊病毒病病例流行特征及发病机制研究成果

项 目 名 称：人朊病毒病流行特征和脑损伤分子机制研究

项目完成单位：中国疾病预防控制中心病毒病预防控制所

项目完成人：董小平、石琦、陈操、高晨、周伟、肖康、韩俊、张瑾、王晶、高利萍、王吉春、许尹、郭燕军、陈利娜、王荟

　　本研究的成果有：①系统、准确地阐述了中国人朊病毒病的特征，显著提升了我国人朊病毒病的诊断识别处置能力，系统、准确地阐述了我国散发型朊病毒病的流行、临床和实验室特征；②首次在中国人群中发现了 19 种不同突变基因类型的遗传型朊病毒病，其中一种为国际上首次发现；③首次阐述了中国人遗传型朊病毒病 PRNP 基因突变构成谱的独特性，其不仅不同于欧美人群，也显著有别于日本和韩国人群；④ T188K 突变为我国最多见的突变类型，在世界其他国家和地区罕有报道，E196A 突变则为国际上首次发现；⑤以朊病毒感染导致中枢神经损伤为切入点，系统阐明了感染后中枢神经系统细胞损伤和病理形成分子机制，创立朊病毒的 PMCA 和 RT-QuIC 实验技术平台、朊病毒感染细胞和动物模型平台及神经组织病理技术平台等；⑥在国际上首次发现自噬参与了朊病毒的感染和发病过程；⑦揭示了朊病毒病患者和朊病毒感染动物脑组织转录谱、蛋白表达谱及修饰谱的变化规律，阐明了宿主脑组织微环境 9 种重要功能通路和 12 种重要因子在疾病发生过程中发挥关键作用；⑧主持制定了我国首个克－雅病诊断卫生行业标准，建立了针对多种组织的朊病毒病原学诊断方法和标准操作程序；⑨建立了我国样本种类最多、数量最大和临床资料最完备的人朊病毒病资源样本库，为提升我国朊病毒病的诊断和科研能力奠定了重要基础（图 1、图 2）。

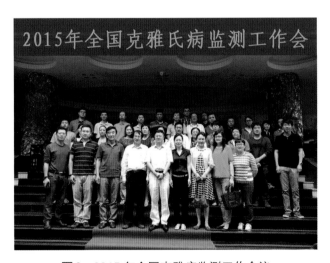

图 1　2015 年全国克雅病监测工作会议

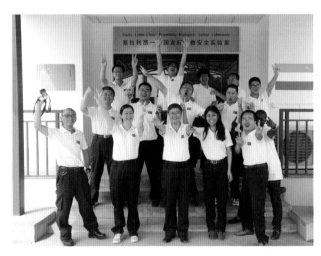

图 2　2015 年赴塞拉利昂抗击埃博拉疫情

（本项目获 2021 年中华预防医学会科学技术奖二等奖）

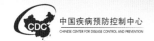

巴贝虫病、疟疾等重要媒传疾病防控新技术已应用于现场

项 目 名 称： 巴贝虫病、疟疾等重要媒传疾病早诊、溯源和防控技术创新与应用

项目完成单位： 中国疾病预防控制中心寄生虫病预防控制所（国家热带病研究中心）、中国医学科学院基础医学研究所、复旦大学、中国农业科学院上海兽医研究所

项目完成人： 周晓农、王恒、郑直、陈家旭、周金林、胡薇、陈木新、程训佳

       巴贝虫病及疟疾是我国重点防治的重大媒传原虫病。疟疾属于严重危害我国人民健康的乙类法定传染病，其中输入性恶性疟呈逐年增多趋势，常有非洲回归人员因患恶性疟死亡的相关报道。蜱是传播巴贝虫和多种细菌、病毒的重要传播媒介，近年有关"蜱虫病"的暴发及蜱虫"咬死"人的报道屡见不鲜，人们可谓谈蜱色变。在经济贸易日益开放的今天，巴贝虫病和输入性疟疾等媒传原虫病的报道病例频繁发生，严重威胁着我国人民的身体健康。因此，研发快速、敏感、高通量检测媒传原虫病病原以及相关的防控技术尤为迫切。该项目联合多单位、多学科攻关，取得了重要成果，部分技术有重大突破。主要有：①筛选有效的生物标识分子；②研发早诊试剂盒；③建立溯源新技术；④研制监测新工具；⑤构建防控网络；⑥形成国际先进技术标准并建立了高水平的队伍（图1、图2）。

       该项目成果已在云南、河南等8个省推广应用，创建的我国最大血液原虫病检测和监测技术平台为疾病防控、科研教学、进出口检疫及食品安全风险监测等多个领域提供了技术支撑体系。该平台为基层开展大规模、大样本监测工作提供了新手段，为我国重大血液原虫病传播阻断及疟疾消除目标的实现发挥了不可或缺的作用，取得了显著的社会效益和经济效益。

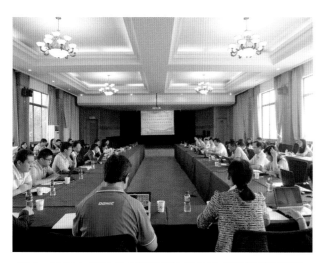

图1　巴贝虫病及疟疾等重要血液原虫病防控进展报告

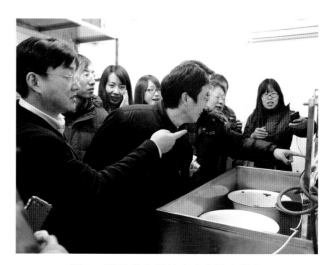

图2　现场考察媒传疾病实验室情况

（本项目获2021年中华医学科技奖三等奖、2021年中华预防医学会科学技术奖三等奖）

研究创新型艾滋病传递检测关键技术并推广应用，推动感染者检测发现

项目名称：创新型艾滋病传递检测关键技术研究及推广应用

项目完成单位：中国疾病预防控制中心性病艾滋病预防控制中心、北京快易检创新技术有限公司、清华大学、北京市疾病预防控制中心、北京仁爱康联网络科技有限公司

项目完成人：蒋岩、戚本昊、韩孟杰、张林琦、吕毅、卢红艳、姚均、金聪

　　为推动 HIV 感染者的检测发现，解决因担心隐私暴露而不愿到机构检测的瓶颈问题，本项目创新性建立了 HIV 匿名自我采样传递检测新策略，即个人自己采集样品后匿名传递到专业实验室检测，经互联网查询结果并获得后续服务。这种新型检测策略不仅可高度保护个人隐私，而且实现了无创采样和专业检测。

　　该项目的主要成果包括：①研发高敏感性、高特异性的尿液 HIV 抗体酶联免疫检测试剂，并获国家药监局批准；②研制发明的尿液样本一体化采集器可实现样本无创采集、固态存储和常温运输，并获国家发明专利；③创建匿名自我采样传递检测策略，利用无线移动 HIV 检测服务综合信息系统，可有效实现传递检测结果的录入、查询、咨询和后续转介服务；④建立匿名自我采样传递检测策略的全流程技术标准和质控体系，保证了全国规模推广后的检测质量；⑤经多中心多人群的现场验证，自我采样匿名传递检测模式具有良好的可接受性、可及性和有效性，促进了高危人群主动检测（图 1、图 2）。

　　该项目的研究成果填补了国内空白，为国内首创，在国际上也是十分先进的，直接促进了国家艾滋病防治相关政策的制定，被国家卫健委、中宣部等 10 个部门联合下发的《遏制艾滋病传播实施方案（2019—2022 年）》《教育部办公厅国家卫生健康委办公厅关于切实加强新时代学校预防艾滋病教育工作的通知》等重要政策文件采纳，为促进艾滋病检测提供了创新手段。本项目的研究成果也为全球艾滋病检测发现提供了新型技术和策略，在国际上得到了高度认可和广泛好评，具有重大的应用价值。

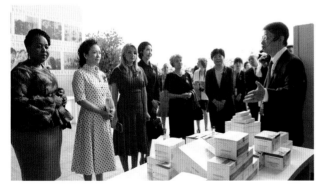

图 1　试剂展示

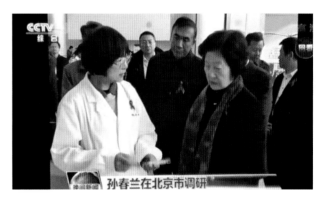

图 2　领导调研

（本项目获 2021 年中华预防医学会科学技术奖三等奖）

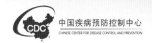

探索研究适宜我国医疗救治的新技术和新策略，
秉承"治疗即预防"技术理念分类指导并推广，起到了积极的预防效果

项 目 名 称：我国艾滋病"治疗即预防"核心策略的关键技术研究与应用

项目完成单位：中国疾病预防控制中心性病艾滋病预防控制中心、首都医科大学附属北京地坛医院、首都医科大学附属北京佑安医院，广州市第八人民医院、中国人民解放军空军军医大学第二附属医院、郑州市第六人民医院、云南省传染病医院

项目完成人：张福杰、刘中夫、马烨、赵红心、赵燕、张彤、蔡卫平、孙永涛、肖江、豆智慧

　　2000年以来，为进一步降低艾滋病的危害，本课题团队将"治疗即预防"作为核心策略，探索关键技术和解决问题的方法，降低生物学传播风险，在临床医学、公共卫生及社会学等层面，发挥抗反转录病毒药物在多维度的积极作用。课题首先提出科学问题，开展系列研究，从治疗预防死亡、治疗预防机会性感染或肿瘤和治疗预防免疫缺陷三个方面，系统性开展"治疗即预防"研究工作，探索关键技术和解决问题的方法，将科学研究得到的科研成果及论文转化为技术指南和国家政策，最后推广作为全国实施的策略，并作为降低艾滋病病死率及发病率的重要手段。

　　本项目秉承"治疗即预防"的技术理念，从艾滋病抗病毒治疗策略、机会性感染和肿瘤的诊断、信息监测系统的建立以及治疗后的免疫重建规律四个方面探索了适宜我国医疗救治的新技术和新策略，分类指导并推广，起到了积极的预防效果，包括挽救了患者的生命，提高了生活质量，延长了预期寿命，有效降低了生物学风险，以及减少了HIV传播（图1、图2）。

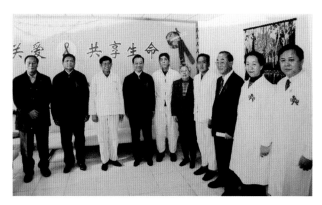

图1　领导调研

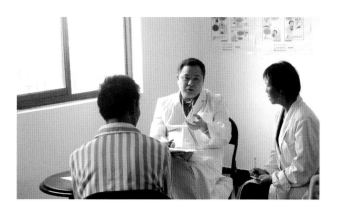

图2　患者诊疗

（本项目获2021年中华预防医学会科学技术奖二等奖、2021年中华医学科技奖三等奖）

构建和完善伤害监测体系，奠定伤害防控实践基石

项 目 名 称：基于医疗机构的全国伤害监测体系构建与应用推广研究
项目完成单位：中国疾病预防控制中心慢性非传染性疾病预防控制中心、中国标准化研究院、浙江省疾病预防控制中心
项目完成人：段蕾蕾、吴凡、王临虹、吴静、汪媛、邓晓、叶鹏鹏、耳玉亮

  伤害是全人群的第五位死亡原因、1～44岁人群的第一位死亡原因。为了全面掌握我国伤害的流行特征、变化趋势和疾病负担，明确我国重点伤害类型和脆弱人群以及相关影响因素，客观评价我国伤害防控研究项目和政策实施效果，研究团队以WHO《伤害监测指南》为指导，借鉴发达国家伤害监测系统构建经验，采用文献回归、专家咨询和可行性研究等方法，研究并构建了以医疗机构为基础的伤害监测内容和监测指标体系，搭建了多层次的监测信息管理平台和数据质量控制体系，运用多阶段分层概率抽样方法确定了监测医疗机构，并通过数据模拟研究明确了适用于不同等级、门诊及急诊规模的医疗卫生机构监测信息漏报估算方法，建成了中国首个以医疗机构为基础的伤害监测体系，并具备对全国医疗机构的代表性（图1、图2）。

  全国伤害监测体系的构建填补了我国非致死性伤害数据收集的空白，为完善我国伤害防控工作证据体系奠定了基础。全国伤害监测系统收集的信息为确定我国伤害防控优先领域提供了依据，为开展伤害防控干预实践研究工作提供了基础，实现了部门间数据共享和科研合作，推动了中国伤害防控研究的发展，对提高政府、社会和公众对相关领域的关注和意识发挥了重要作用，为近20年中国伤害疾病负担下降40%做出了重要贡献。

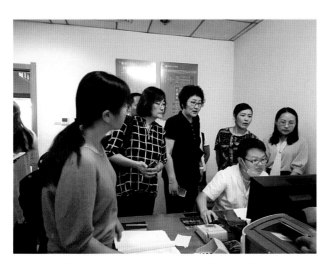

图1 2019年安徽省伤害监测工作督导

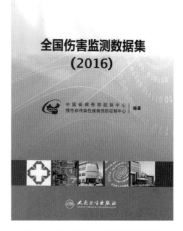

图2 全国伤害监测数据集

（本项目获2021年中华预防医学会科学技术奖三等奖）

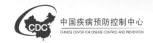

中国人群血脂规范化管理关键技术系列研究与应用

项 目 名 称：中国人群血脂规范化监测、营养干预及管理关键技术研究与应用

项目完成单位：中国疾病预防控制中心营养与健康所、深圳市慢性病防治中心

项目完成人：张坚、赵文华、徐健、宋鹏坤、满青青、倪文庆、贾珊珊、王春荣

  血脂是评价心脑血管疾病风险和控制效果的重要指标，但其干预和管理相对落后。21 世纪初，我国尚无全国代表性的人群血脂谱数据。项目组通过对血液样本现场采集与处理、冷链运输、样本库信息管理、实验室检测及质量控制等关键环节进行了筛选、论证、应用验证和优化，建立了用于大型流行病学研究的血脂规范化监测技术体系，于 2002 年首次获得有全国代表性的 9.4 万人的血脂数据，为《中国成人血脂异常防治指南》(2007、2016 版)和《中国防治慢性病中长期规划（2017—2025)》的制定提供了重要的数据支撑。

  自 2005 年，项目组采用人群随机对照试验方法，开展了基于食物的营养干预关键技术系列研究，证明了针对居民膳食特点，用部分全谷类食物（燕麦）替代等量精制主食、海水鱼替代等量畜禽肉可显著降低血脂异常者的血清总胆固醇和甘油三酯水平，为开展我国人群膳食指导和血脂管理提供了有力的科学证据。同时，项目组从 2013 年起在深圳市开展了为期 1 年的实证研究，证明将血脂管理融入现有高血压和糖尿病患者管理具有"2+1＞3"的效果，促成了深圳市部分区将血脂检测纳入基本公共卫生服务——高血压和糖尿病患者健康管理，被国家卫健委疾控局收入《中国慢性病防治最佳实践特色案例》，并进行推广应用（图 1、图 2）。

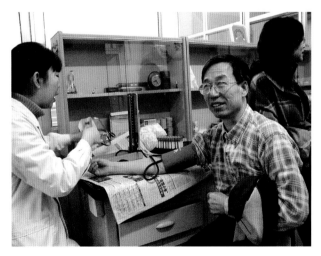

图 1   膳食干预项目中给受试者测量血压

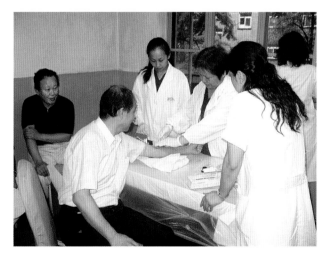

图 2   项目实施现场

（本项目获 2021 年中华预防医学会科学技术奖三等奖）

空气污染健康影响监测与风险评估技术及应用

项 目 名 称：空气污染健康影响监测与风险评估技术及应用
项目完成单位：中国疾病预防控制中心环境与健康相关产品安全所、中国人民解放军军事科学院军事医学研究院、华中师范大学
项目完成人：徐东群、徐东刚、杨旭、王秦、陈明清、夏文戎、邢微微、徐春雨、韩京秀、刘悦

　　本项目构建了从监测和评价指标的筛选、创建信息系统实现多源数据整合及数据质量控制、到建立基于效应机制的健康风险评估方法的全链条技术体系，开发了"雾霾天气人群健康影响综合信息平台"和"空气污染人群健康影响监测数据清理审核工具包软件"，将其转化应用于覆盖全国 31 个省、84 个城市、164 个监测点的国家卫生健康委"空气污染对人群健康影响监测与防护"基本公共卫生服务项目。本项目阐明了我国典型室内外空气污染物暴露对气道和血管损伤的分子机制，为筛选空气污染健康影响监测指标，评估空气污染的暴露及健康影响提供了科学、系统的生物学证据。本项目综合了建筑物特征、渗透系数、人群 24 h 活动模式以及微环境空气污染物浓度，建立了精确评估 $PM_{2.5}$ 个体暴露的评估模型。通过系统集成形成了基于效应机制的健康风险评估方法，制定了国家首个卫生行业标准——《大气污染人群健康风险评估技术规范》（ WS/T 666-2019 ），推动了大气污染对人群健康风险评估工作的广泛开展，促进了相关标准的立项。该项目解决了我国亟须的空气污染健康风险评估的关键技术及方法，也为国际相关领域的应用提供了重要借鉴。本项目成果不仅对行业科技进步具有引领作用，加强了空气污染与健康领域监测、调查、评估的学科建设、体系建设和人才培养，推动了多行业、多部门的协调工作机制，而且进行了广泛的推广应用，取得了显著的社会效益。本项目为大气污染防治相关政策的制定、环境空气质量标准的修订以及有针对性的人群防护措施提供了科学依据，对推动建立风险评估制度、加强环境健康风险管理、降低空气污染的归因疾病负担以及保护人群健康做出了重要贡献（图1、图2）。

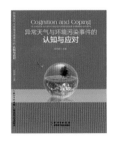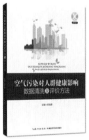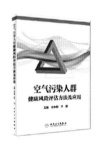

图 1　科普图书及专著

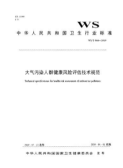

图 2　项目成果——《大气污染人群健康风险评估技术规范》

（本项目获 2021 年中华预防医学会科学技术奖二等奖）

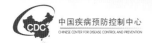
加强蘑菇中毒防控，保卫人民健康安全

项 目 名 称：中国蘑菇中毒防控技术体系构建及应用研究

项目完成单位：中国疾病预防控制中心职业卫生与中毒控制所、中国科学院昆明植物研究所、湖南师范大学、楚雄彝族自治州人民医院、云南省疾病预防控制中心

项目完成人：孙承业、杨祝良、陈作红、余成敏、闵向东、邓旺秋、图力古尔、李海蛟

　　监测数据显示，蘑菇中毒在我国突发公共卫生事件报告系统、食源性疾病监测系统和伤害监测系统数据分析中均排在食物中毒类疾病死亡人数的第一位。在过去的近 20 年里，由中国疾病预防控制中心职业卫生与中毒控制所牵头，针对蘑菇中毒防控中的突出问题开展了基础应用和防控研究，逐步构建起了由预防和医疗、蘑菇生物学及分析化学等多机构的专家构成的、与防治实践结合密切的防控技术体系，建立起了上下联动、相互配合的蘑菇中毒防控网络工作模式；打造了首个预防蘑菇中毒防控交流平台，持续开展蘑菇中毒事件和病例的流行病学调查、发病机制、临床分型、诊疗技术评价、物种鉴定、毒素检测及毒素基因分析等系列研究工作，开发了系列科普产品，提升了我国蘑菇中毒的科研、防控和诊疗水平。其成果不断推广应用，有效降低了重点地区蘑菇中毒的发病率，明显提高了蘑菇中毒事件病因查明率和抢救成功率，使我国蘑菇中毒的科研、防控和诊疗水平达到国际领先水平，为保卫人民健康、实现健康中国做出了重大贡献（图1、图2）。

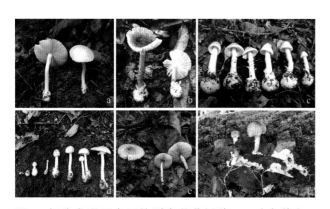

图1　部分发现于中国的剧毒蘑菇新种。a.致命鹅膏；b.拟灰花纹鹅膏；c.假淡红鹅膏；d.裂皮鹅膏；e.毒环柄菇；f.亚毒环柄菇

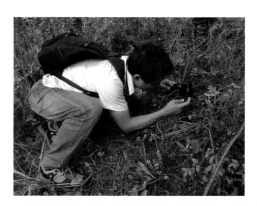

图2　孙承业首席专家在蘑菇中毒事件现场开展调查

（本项目获 2021 年中华预防医学会科学技术奖三等奖）

工业化学物三氯乙烯对人类的贡献及危害

项目名称：三氯乙烯药疹样皮炎的发现、病因及防治研究

项目完成单位：中国疾病预防控制中心职业卫生与中毒控制所、广东省职业病防治院、深圳市职业病防治院

项目完成人：戴宇飞、郑玉新、黄汉林、李来玉、黄先青、李海山、夏丽华、贾强、周伟、段化伟、黄永顺、牛勇、易娟、沈美丽、陈慈珊

　　随着中国制造业的兴起，三氯乙烯作为一种优良的物品表面去污剂在工业中大量使用，在促进经济发展的同时，也带来了环境污染和健康危害。典型病例是三氯乙烯药疹样皮炎，以严重的全身性皮肤损害和肝损害为主要临床表现，病死率高达 50%，被列为新中国成立以来不明原因突发公共卫生事件之一。本项目针对这一中国特有的职业卫生新问题，阐明了疾病的流行规律和临床特征，制定了疾病的国家诊断标准和临床治疗规范，使病死率从 50% 下降到 7% 左右。在暴露人群中发现了与疾病强关联的易感基因 HLA-B*1301，并在前瞻性队列和转基因疾病动物模型中进行了验证，深入阐述了发病机制。其研究成果被写入了教科书，提出了疾病综合防治策略，并在全国进行推广应用，有效控制了发病人数，解决了职业病防治的技术瓶颈，实现了从 0 到 1 的突破（图 1、图 2）。

　　项目团队在国内率先构建"现场—实验室—临床"相结合的职业病研究模式，对未知疾病的防治和研究具有示范效应；发现并命名的"三氯乙烯药疹样皮炎"这一新的职业病种类被国际劳工组织采纳，提升了国际影响力；提出了三氯乙烯药疹样皮炎发生的环境—基因交互作用模式，具有重要的理论创新；对全球应用广泛的工业化学物三氯乙烯，完善了毒性作用证据链，对中国及其他国家的环境污染治理提供了科学依据。

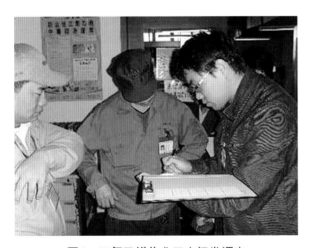

图1　三氯乙烯作业工人问卷调查

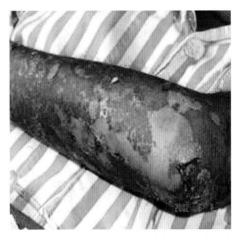

图2　三氯乙烯药疹样皮炎病例的皮肤损害

（本项目获 2021 年中华预防医学会科学技术奖一等奖）

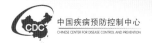
中国疾病预防控制中心
CHINESE CENTER FOR DISEASE CONTROL AND PREVENTION

• 2020 年科技成果 •

推广应用慢性病疾病负担研究成果，助力国民健康和经济发展

项目名称：中国人群慢性病疾病负担及危险因素研究与应用
项目完成单位：中国疾病预防控制中心慢性非传染性疾病预防控制中心
项目完成人：周脉耕、殷鹏、王丽敏、王黎君、张梅、王临虹、黄正京、赵振平、张笑、刘江美

　　目前，慢性病疾病负担严重。为阐明我国主要慢性病及危险因素的流行状况，我中心开展了课题"中国人群慢性病疾病负担及危险因素研究与应用"。项目组在整合死因和慢性病及危险因素信息的基础上，进一步汇聚相关慢性病调查、环境监测和社会经济发展等数据，创新性地发展了与全球可比、符合中国国情的慢性病疾病负担测算技术和方法，系统、科学、全面地量化全生命周期人群的死亡水平及变化趋势，成人高血压和糖尿病等重点慢性病患病状况及变化趋势；吸烟、饮酒、体重指数（body mass index，BMI）、血压和血糖升高等危险因素流行特征以及对患病和死亡的影响，产出了时间跨度最长、覆盖地域最广、指标体系最完备、病种最多的中国及分省疾病负担结果，并创新性地提出中国五大健康分区理论，对于分类指导慢性病防控起到了关键作用（图 1、图 2）。

　　本项目填补了历史数据的空白，建立了中国首套疾病负担测量体系，在 WHO 慢性病监测框架和目标制定过程中发挥了中国的影响力，并在《"健康中国 2030"规划纲要》等国家战略性规划和政策制定中充分应用。本项目推动了我国慢性病防控工作，既而可降低慢性病早死概率，居民期望寿命得以提高，综合改善国民健康水平。本项目在产生巨大社会效益的同时，减少了慢性病造成的直接和间接卫生费用支出，助力我国经济发展。

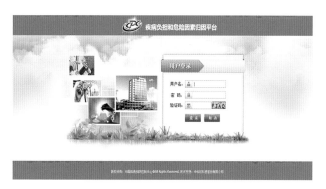

图 1　疾病负担和危险因素归因平台登录界面

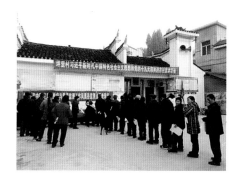

图 2　中国慢性病及其危险因素监测现场

（本项目获 2020 年中华医学科技奖二等奖）

创新阻断HIV传播预防新方法，转化我国艾滋病防控策略

项目名称：中国高危人群HIV经性传播综合防治措施创新与集成应用

项目完成单位：中国疾病预防控制中心性病艾滋病预防控制中心、复旦大学、云南省疾病预防控制中心、
北京蓝城兄弟文化传媒有限公司、浙江省疾病预防控制中心

项目完成人：吴尊友、何纳、柔克明、赵燕、贾曼红、米国栋、徐杰、潘晓红

1996—2017年，本项目在预防HIV性传播的方法创新以及研究成果转化应用等方面取得了五项重大成果。

1. 率先将多学科技术综合应用于卖淫妇女艾滋病高危性行为干预。项目组综合运用流行病学、社会学及行为学等多学科知识，设计完成了卖淫妇女人群综合干预技术方法并制定干预指南，奠定了我国HIV经异性传播持续30多年低感染率（<1%）的防控基础。

2. 将HIV检测作为干预措施实施应用，推广以互联网为基础的HIV检测干预措施。率先利用互联网在男男同性性行为人群（MSM）中推广HIV检测，发展MSM自我检测策略，摸索以HIV检测为引擎的危险性行为干预技术并制定指南，提高了MSM人群HIV检测和安全性行为发生率。

3. 创新推广"药物治疗"的预防措施，为预防HIV传播提供了新方法。将"HIV单阳家庭中治疗感染者以预防配偶感染"的研究成果转化为国家策略，使全国单阳家庭HIV年新发感染率从2.61%降到0.78%。将"MSM人群预防性服药减少HIV感染"防控策略纳入国家防控规划。

4. 率先探索"HIV感染者全员即时治疗"干预策略的有效性，重建"从检测到治疗一站式服务"流程，加快感染者纳入治疗进度，降低HIV病死率。优化了从HIV初筛到治疗流程的一站式模式，确定了HIV早治疗和全员治疗的预防效果，全国新诊断HIV感染者年病死率下降62%。

5. 创新了断面研究、监测哨点数据与数学模型的整合研究，科学评价了高危人群HIV感染率和新发率。2010年我国卖淫妇女HIV感染率和新发率分别为0.36%和0.02/百人年，MSM人群两率分别是5.98%和0.98/百人年；MSM的HIV新发率从2011年的0.74/百人年下降到2014年的0.53/百人年。

上述研究成果转化应用，使我国HIV感染率30多年维持在低水平，为保障人民健康做出了重大贡献（图1、图2）。

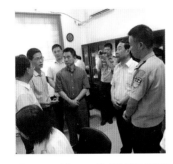

图1　阻断HIV传播现场调研

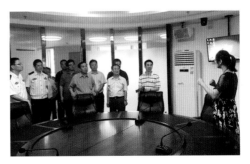

图2　阻断HIV传播现场调研

（本项目获2020年中华医学科技奖三等奖）

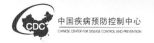

• 2019 年科技成果 •

成功应对猪链球菌疫情，针对中国的问题开展深入研究，提出假说，形成理论，指导防治，在国际上独树一帜，为我国应对新发传染病的典型案例

项 目 名 称：序列 7 型猪链球菌在中国的显现、暴发和应对研究

项目完成单位：中国疾病预防控制中心传染病预防控制所、中国疾病预防控制中心、四川省疾病预防控制中心、首都医科大学附属北京地坛医院

项目完成人：徐建国、杨维中、郑翰、叶长芸、景怀琦、杜华茂、罗隆泽、杜鹏程、余宏杰、陈晨、白雪梅、郑宵、李伟、陈志海、刘红露

　　序列 7 型猪链球菌在猪链球菌中毒力最强，仅在中国显现，2005 年在四川省引发重大疫情。项目依靠 2004 年开始建立的诊断技术储备，出色应对了突发疫情，后续开展了病原学、致病机制、流行病学及临床特征等一系列研究，取得了四个重要创新和科学发现：①及时确认四川疫情的病原体是猪链球菌，为卫生行政部门制定决策提供了科学依据，在国际上首次提出将猪链球菌分为"流行型""高致病型"和"中致病型"，指导疫情判断；②在国际上首次提出猪链球菌的"二阶段致病机制"，揭示序列 7 型猪链球菌刺激机体产生细胞因子风暴的机制，为临床治疗提供理论指导；③在国际上首次提出猪链球菌的"多点平行传播"模式，揭示了序列 7 型猪链球菌在中国的显现过程和 2005 年四川疫情的发生机制；④在国际上首次建立了猪链球菌的检测和分析新方法，为疫情防控提供了坚实的指导防治的技术保障。

　　本项目针对中国的问题开展深入研究，提出假说，形成理论，指导防治，在国际上独树一帜。项目在《新发传染病》（*Emerging Infectious Diseases*）等传染病和微生物领域权威期刊上发表代表性论文 20 篇，其中 SCI 论文 19 篇，累计影响因子 79，总引用 934 次，他引 762 次。他引百次以上的论文有 2 篇，单篇论文他引高达 315 次。《传染病学杂志》（*Journal of Infectious Diseases*）配发了评论文章。这是我国成功应对新发传染病的典型案例（图 1、图 2）。

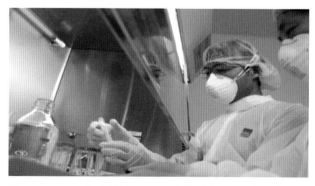

图 1　2005 年徐建国院士团队在实验室开展猪链球菌分离培养工作

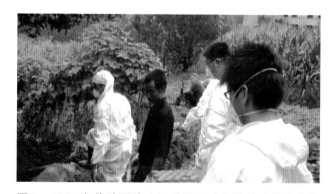

图 2　2005 年徐建国院士团队开展感染猪链球菌的病猪处置与采样工作

（本项目获 2019 年中华医学科技奖二等奖、2019 年中华预防医学会科学技术奖一等奖）

我国重要新发肠道原虫检测技术取得突破

项 目 名 称：我国重要新发肠道原虫病原和分子检测关键技术研究及应用

项目完成单位：中国疾病预防控制中心寄生虫病预防控制所、哈尔滨医科大学

项目完成人：曹建平、沈玉娟、刘爱芹、尹建海、刘华、张唯哲、姜岩岩、凌虹、曹胜魁、袁忠英、杨凤昆、孙磊

　　隐孢子虫、贾第鞭毛虫等为重要的人兽共患肠道原虫，感染人体后可引起严重腹泻，其中隐孢子虫感染引起的腹泻为六大腹泻之一。该类疾病主要通过水和食物传播，全球屡有暴发，造成严重突发公共卫生事件和重大社会影响与经济损失。目前我国因缺乏有效检测或诊断工具，远不能对该类原虫开展系统的监测，以掌握其人体感染基线数据，进而制定行之有效的防控策略。故本项目立足研发高效灵敏的核酸检测技术，从全健康理念出发，在人 - 动物 - 环境界面开展该类原虫监测和研究，相关技术应用于现场和临床等的检测和监测。主要成果有：

　　1. 建立标准化新发肠道原虫分子检测关键技术，高效鉴定虫种、基因型及亚型　建立我国隐孢子虫等重要新发肠道原虫标准化的 PCR 和 LAMP 等核酸检测和基因分型技术；率先建立具自主知识产权的基于多重 PCR 和基因芯片技术的该类原虫多病原检测技术，适用于疾控、临床等机构开展肠道原虫筛查与研究。

　　2. 分子检测关键技术应用与病原研究获新发现　首次从人、动物和水源层面阐明我国不同地区该类原虫虫种和基因型 / 亚型分布、优势虫种、分子遗传特性及种群结构，包括一批新的优势虫种、基因型 / 亚型和宿主。

　　3. 分子检测关键技术被应用于包括国家科技支撑计划—世博专项等国家相关重大科技项目与重大活动，对过境口岸食物和腹泻病例检测等，获重大社会效益。

　　4. 牵头制定国家卫生行业标准—《隐孢子虫病的诊断》，建立该类疾病监测系统等，指导全国各级医疗及疾控等机构，提升对该类原虫的监测能力（图 1、图 2）。

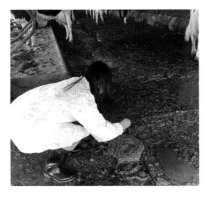　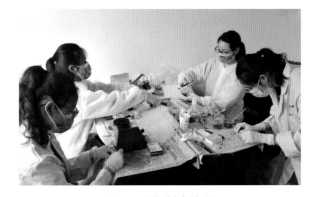

图 1　采样　　　　　　　　　　　　　　　　图 2　现场样本处理

（本项目获 2019 年上海市科学技术进步奖二等奖、2019 年中华医学科技奖二等奖）

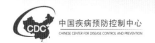
中国疾病预防控制中心
CHINESE CENTER FOR DISEASE CONTROL AND PREVENTION

中国艾滋病综合防治实践与对策研究

项 目 名 称：HIV新发感染监测实验室关键技术建立与推广应用

项目完成单位：中国疾病预防控制中心性病艾滋病预防控制中心、北京金豪制药股份有限公司、德宏傣族景颇族自治州疾病预防控制中心、四川省疾病预防控制中心、江西省疾病预防控制中心

项目完成人：蒋岩、汪宁、张誌、肖瑶、邱茂锋、邢文革、金聪、段松、王月华、马春涛

　　本团队历时10余年，在引进国际先进技术的基础上，创新性地突破了我国监测HIV新发感染的实验室检测技术瓶颈，实现了通过检测横断面样本监测HIV新发感染，并在全国规模化推广应用。主要研究成果包括：①引进并建立了监测HIV新发感染的实验室关键技术，研究获得适合我国人群的HIV新发感染检测窗口期和校正系数；②研究证实通过检测横断面样本监测HIV新发感染的结果在多个人群中与队列法均较好地吻合，引领实验室方法在全国范围规模化推广；③研发国产亲和力法HIV新发感染检测试剂，填补了国内空白，结束了该产品的国际垄断；④创建完整的HIV新发感染检测实验室质控体系，为在全国有效应用该技术提供了质量保障；⑤应用实验室检测横断面样本的方法监测HIV新发感染，有效地发现了艾滋病流行热点地区、热点人群和新的流行趋势，并将新发感染检测技术与病毒学、免疫学研究手段相结合，为HIV的精准防治提供科学依据；⑥成果纳入全国艾滋病检测技术规范和HIV新发感染监测操作手册等技术指南；⑦通过哨点人群新发感染检测，为艾滋病疫情估计提供了重要参考；⑧提高了我国监测HIV新发感染的能力，获得了队列研究方法无法达到的规模化效果，每年节约经费上亿元，且国产试剂替代进口试剂带来了低价、快速采购、运输方便和及时售后服务等优势，取得了显著的经济效益（图1、图2）。

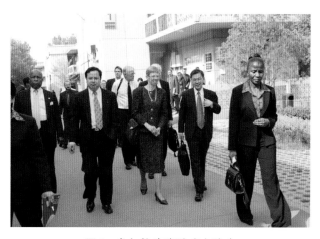

图1　参与抗病毒治疗交流会

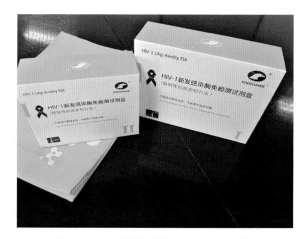

图2　HIV-1 新发感染酶免检测试剂盒

（本项目获2019年中华预防医学会科学技术奖二等奖）

查明我国HIV的传播规律耐药特征免疫因素，为防治工作提供支撑

项目名称：我国HIV的传播规律耐药特征免疫因素和疫情动态研究及应用

项目完成单位：中国疾病预防控制中心性病艾滋病预防控制中心、北京市疾病预防控制中心、广西壮族自治区疾病预防控制中心、安徽省疾病预防控制中心、河南省疾病预防控制中心

项目完成人：邵一鸣、邢辉、冯毅、廖玲洁、阮玉华、卢红艳、沈智勇、苏斌、王哲、辛若雷、唐振柱、洪坤学、任莉、王铮、郝彦玲

本项目研究从2004年开始，到2016年结束，历时12年，是在"国家高技术研究发展计划"（"863"计划）和国家自然基金委重点国际（地区）合作项目以及国际科技合作项目的支持下完成的。本项目的研究成果有：①依托疾控网络开展全国性研究，查明我国HIV及其耐药毒株的起源、分布和传播路线，为国家和地方政府制定防治规划提供了技术支持，为艾滋病诊断、治疗和疫苗研发提供了技术保障；②揭示了我国主要流行HIV毒株的传播和进化，证明重组型HIV流行毒株（CRF）推动了我国艾滋病疫情的持续蔓延；③建立了WHO区域耐药实验室，为我国及周边国家甚至包括非洲国家提供耐药服务的技术支持，系统监测耐药毒株的变异规律，揭示耐药发生时序，并发现减少首年耐药率可大幅降低病死率；④筛选出我国艾滋病疫苗候选株，同时获得可中和全球90% HIV毒株的超广谱单克隆抗体。该项目与国内外同行分享HIV基因序列和代表流行毒株，技术成果在国内外研究院所和疾控机构得到了广泛应用。该研究成果促进了我国诊断及防治药品的发展，指导我国HIV诊断标准、监测指南和干预策略的制定。项目研究结果优先服务防治工作，提交国家年度HIV耐药监测报告和分子流行病学调查报告，支持了政府防治规划的科学评价和防治策略的科学决策，同时领衔亚洲艾滋病疫苗临床试验，提高了我国艾滋病的防治水平和国际影响力（图1、图2）。

该项目的获奖是对研究团队常年致力于艾滋病的传播规律、耐药特征、免疫因素以及疫情动态研究方面工作取得成绩的表彰，更是对我国通过基础研究推动疾病控制模式的充分肯定。

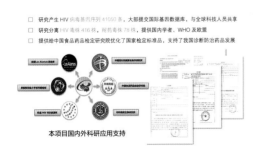

图1　与国内外同行分享数万条HIV序列，促进艾滋病研究

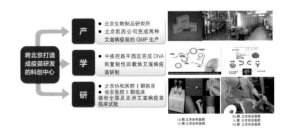

图2　将北京打造成疫苗研发的科创中心

（本项目获2019年北京市科学技术奖一等奖）

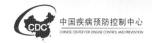
摸清感染人群流行规律和免疫反应特征

项目名称：我国HIV的流行起源传播规律和免疫应答研究与应用

项目完成单位：中国疾病预防控制中心性病艾滋病预防控制中心、广西壮族自治区疾病预防控制中心、安徽省疾病预防控制中心、河南省疾病预防控制中心、北京市疾病预防控制中心

项目完成人：邵一鸣、冯毅、廖玲洁、邢辉、阮玉华、马丽英、沈智勇、苏斌

本项目依托疾控网络开展全国调查和系统研究，查明我国HIV及其耐药毒株的起源、分布和传播路线，摸清感染人群的流行规律和免疫反应特征，协助国家准确把握疫情、加强防治，为艾滋病的诊断、治疗和疫苗研发提供了有力的技术保障。本项目的创新点有：①查明了我国HIV毒株的种类起源传播和进化变异规律，发现我国有20多个亚型及流行重组型（CRF），是HIV种类最多的国家；②查明我国HIV耐药株的种类、分布传播及对治疗效果的影响；③建立新方法，及时发现我国艾滋病疫情的新动向，并科学地评价了艾防效果；④针对判断HIV新发感染的难题，建立队列研究与感染时间测定、分类概率计算和数学模型相结合的方法，及时发现我国HIV新发感染人数在吸毒人群中下降，在男男同性性行为人群上升；科学判定我国新报告献血员感染为既往感染，卫生部将这些显示我国艾滋病由经血传播向经性传播转化结果及时上报；⑤经系统研究发现抗艾滋病细胞的免疫因素、广谱中和抗体以及疫苗候选株（图1、图2）。

本研究获得授权专利5项，制定行业和技术指南各1项，出版专著1部，发表20篇SCI代表论文，他引合计900次，SCI引用681次，其中SCI他引512次，影响因子117.413分。该项目针对我国艾滋病预防控制的关键科学问题开展研究，取得了系列创新性成果，并在全国推广应用，为我国艾滋病防控提供了有力的科学支撑和技术保障，并在国际上产生一定的影响。

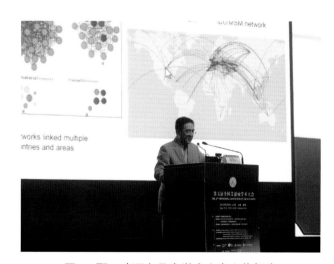

图1　邵一鸣研究员在学术大会上作报告

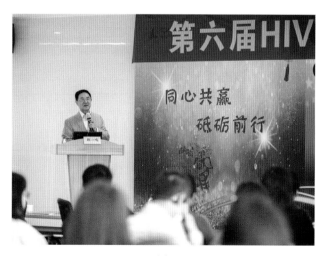

图2　授课现场

（本项目获2019年中华医学科技奖三等奖）

开展我国艾滋病传播路线、流行规律和免疫研究，
建立科学评估新方法

项目名称： 我国艾滋病分子流行病耐药监测和免疫学研究与技术

项目完成单位： 中国疾病预防控制中心性病艾滋病预防控制中心、广西壮族自治区疾病预防控制中心、四川省疾病预防控制中心、安徽省疾病预防控制中心、北京市疾病预防控制中心

项目完成人： 邵一鸣、阮玉华、邢辉、廖玲洁、冯毅、唐振柱、滕涛、梁姝、沈智勇、汪宁、任莉、苏斌、郝彦玲、卢红艳、李丹

　　本项目开展全国调查研究，查明我国 HIV 的起源、分布、传播路线、人群流行规律和免疫特征，协助国家准确把握疫情，为艾滋病的诊断、治疗和疫苗提供技术保障。

　　本项目的创新点有：①查明了我国 HIV 毒株的种类起源传播路线和变异进化规律，发现我国有 20 多个 HIV 亚型及其流行重组型（CRF）和众多独特重组型（URF），查明三大 HIV 感染的人群分布和传播线；②查明我国 HIV 耐药株种类、分布传播和对治疗效果的影响，查明我国 HIV 原发耐药株种类、耐药谱和对疗效的影响；揭示降低首年耐药率可大幅降低病死率；发现耐药发生的相关因素，为预防耐药提供干预靶点，提高了治疗的科学性和可持续性；③发现抗艾滋病细胞免疫因素、广谱中和抗体和疫苗候选株；④发现延缓艾滋病疾病进展的先天免疫和继发免疫的细胞组分及其作用靶点；⑤从艾滋病长期存活者中分离到中和谱 >90% 的超广谱中和抗体并剖析了其进化成熟规律，其结果以封面论文发表于顶级免疫杂志——《免疫》（*Immunity*）；⑥研究建立了及时发现和科学评估艾滋病疫情及防治效果的新方法；⑦开展队列研究，建立了感染时间测定、分类概率计算和数学模型新方法，最早发现我国 HIV 新发感染人数在吸毒人群持续下降，在男男同性性行为人群快速上升，新报告献血员感染为既往感染。卫生部将这些证明我国艾滋病由经血传播向经性传播转化的结果及时上报。这些新方法还成功地用于评估广西艾滋病攻坚工程，为全国推广提供了示范（图1、图2）。

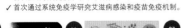
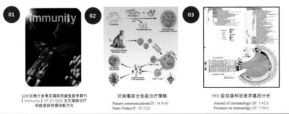

图1　建立国际水准中和抗体 GCLP 平台，探索发现艾滋病治愈新技术

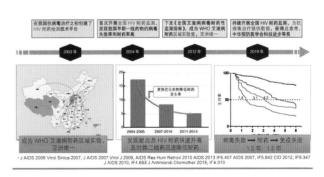

图2　建立全国 HIV 耐药监测网络，为我国抗病毒治疗可持续发展提供科学数据

（本项目获 2019 年中华预防医学会科学技术奖一等奖）

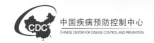

推广应用慢性病及危险因素监测技术体系，
助力健康相关政策制定和健康中国行动效果评估

项目名称：中国慢性病及危险因素监测技术体系构建与应用研究

项目完成单位：中国疾病预防控制中心慢性非传染性疾病预防控制中心、上海市内分泌代谢病研究所

项目完成人：王临虹、吴凡、赵文华、王丽敏、宁光、周脉耕、张梅、姜勇、李镒冲、黄正京、毕宇芳、赵振平、王志会、尹香君

在多项科研基金的支持下，课题组率先建立世界首个规模最大、具备全国和省级代表性，涵盖问卷、体测和实验室检测全部三阶段内容的监测技术体系，在监测抽样、调查及分析等领域开展多个开创性研究，以确保监测数据更好地估计人群水平。本课题在国内首创信息化程度较高的监测数据收集和管理平台，以及自动化多中心实验室检测质控信息平台，填补了我国乃至世界空白。该研究支撑的国内最大规模高质量流行病学调查平台，实现脑血管病及消化系统疾病等全国代表性数据"零"的突破。监测数据首次揭示我国成年人主要慢性病及其危险因素流行特征、疾病风险等主要公共卫生问题；比较了壮族、满族等糖尿病和糖尿病前期的患病差异，以及省级糖尿病患病分布差异；填补了大部分省份慢性病及危险因素流行状况数据历史空白。监测数据在 WHO 慢性病监测框架和目标制定过程中发挥中国的影响力，助力《"健康中国" 2030 规划纲要》《中国防治慢性病中长期规划（ 2017—2025 ）》《健康中国行动（ 2019—2030 ）》以及基本和重大公共卫生服务项目等慢性病相关目标、评价指标和策略的制定（图 1、图 2 ）。

项目研究出版 7 部报告、20 篇代表论文，他引 3021 次；SCI 收录 11 篇，他引 1444 次，影响因子单篇最高 47.661，累计 171.911。

总之，该项目成果已广泛应用于各省慢性病及危险因素监测和慢性病综合示范区建设，取得了巨大的社会效益，并已达到国内领先、国际先进水平。

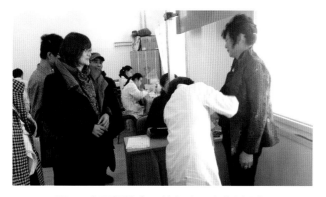

图 1　中国慢性病及其危险因素监测现场

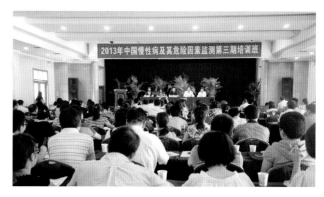

图 2　中国慢性病及其危险因素监测培训

（**本项目获 2019 年中华医学科技奖一等奖**）

适应气候变化保护人群健康，中国在行动

项目名称：高温热浪健康风险早期预警体系和应对关键技术研究及应用

项目完成单位：中国疾病预防控制中心环境与健康相关产品安全所、深圳市疾病预防控制中心、江苏省疾病预防控制中心、哈尔滨市疾病预防控制中心、重庆市疾病预防控制中心

项目完成人：金银龙、程义斌、李永红、彭朝琼、汪庆庆、兰莉、罗书全、余淑苑

　　气候变化是 21 世纪最大的全球健康威胁，气候变化带来的健康问题是全球重要的公共卫生问题。由中国疾病预防控制中心环境与健康相关产品安全所牵头，在全球环境基金（Global Environment Facility, GEF）项目的资助下，作为 WHO 在 7 个发展中国家开展的首个全球性适应气候变化、保护人类健康项目试点之一，自 2011 年开始，针对我国城市日益频发的高温热浪，研发了多气候带城市高温热浪健康风险早期预警体系和关键应对技术。

　　该项目成果主要包括：①首次在我国开展多气候带高温热浪健康风险早期预警研究，创建了不同气候类型城市高温热浪健康风险分级早期预警体系并开发了应用软件；②创建了以社区为基础的应对高温热浪综合干预模式及试点基地，形成了一整套应对高温热浪、保护人群健康的策略和工具，并首次在我国不同气候带人群中进行了应用，为今后国内外应对气候变化提供了重要的模式和经验。本项目对落实《国家环境与健康行动计划（2007—2015）》和"一带一路"政策、推进地方和国家相关气候变化新政策和措施的制定起到了重要作用，并作为经典范例被 WHO 引用。本项目成果与经验视频在第 69 届世界卫生大会上播放宣传，提高了我国在适应气候变化领域的国际声誉（图 1、图 2）。

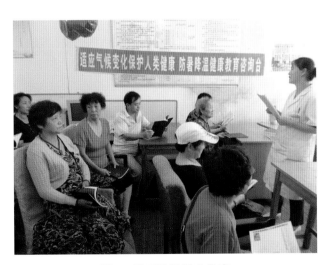

图 1　社区防暑健康教育

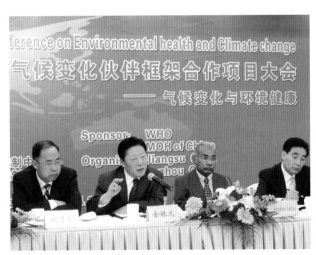

图 2　国际交流

（本项目获 2019 年中华预防医学会科学技术奖三等奖）

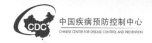
在海外推广应用重大传染病疫情紧急应对援外创新模式，助力非洲等欠发达地区开展疾病防控工作

项 目 名 称：海外重大传染病疫情紧急应对援外创新模式建立与实践
项目完成单位：中国疾病预防控制中心
项目完成人：梁晓峰、李中杰、施国庆、尹遵栋、王晓春、安志杰、郑灿军、孙校金

1. 背景　2014 年西非发生埃博拉出血热疫情后，由中国疾控中心牵头的 4 批次共 50 余人的专家团队紧急赶赴埃博拉出血热流行最为严重的塞拉利昂执行公共卫生援助任务。面对塞拉利昂社会经济发展严重落后、传染病防控能力薄弱、社会秩序被严重破坏等特殊状况，如何帮助当地实现埃博拉出血热控制目标？如何避免援外人员感染埃博拉病毒？援塞专家团队创建和实践了一系列援外模式。

2. 创新点与主要贡献　①首次在海外创建以全民动员为核心的大规模基层人员培训和宣教模式。②在疫区创造性建立了基于社区的埃博拉病毒传播干预综合防控模式。③成功建成以实现海外重大传染病援助队伍"零感染"为目标的风险管理与保障模式。此外，项目组还首次形成整建制援外队员和队伍两级物资保障清单，建立海外援助应急物资流程管理的机制，包括队员 5 个单元 56 种物资和队伍 6 个单元 36 种保障物资，为我国海外大规模援助行动奠定了保障基础。

3. 应用推广情况　项目组发表代表性论文 4 篇，影响因子累计 11.1，他引 18 次。在塞拉利昂采取的社会动员与培训模式应用于被我国援助的其他多个西非国家。在三个疫区实施的基于基层综合干预模式，是应急状态下防控体系薄弱地区短期内阻断埃博拉出血热传播的有效解决方案，为非洲欠发达地区开展埃博拉出血热防控工作提供了宝贵的经验。本项目建立的风险管理和队伍保障模式，为近年我国援助尼泊尔地震及马达加斯加鼠疫等应急援外任务所借鉴和应用。

4. 社会及经济效益　通过在塞拉利昂创造性地实施全民动员、试点综合干预和风险管理模式，有效地传播了埃博拉出血热防控知识，提高了民众的防病意识，促进了当地埃博拉出血热疫情的最终控制，并成功实现了我国援外队伍"零感染"的目标（图 1、图 2）。

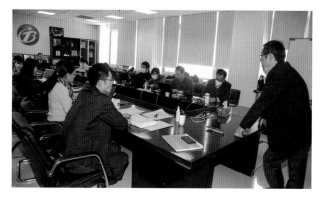

图 1　研究讨论现场

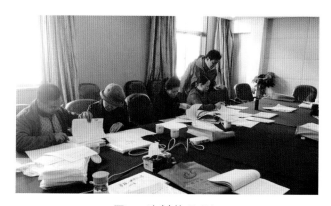

图 2　资料整理现场

（本项目获 2019 年中华预防医学会科学技术奖三等奖）

推广应用儿童伤害防控策略与技术，助力儿童健康

项目名称：防控儿童伤害策略及关键技术研究

项目完成单位：中国疾病预防控制中心、中国疾病预防控制中心慢性非传染性疾病预防控制中心、中南大学、江苏省疾病预防控制中心、北京市疾病预防控制中心、江西省疾病预防控制中心

项目完成人：梁晓峰、吴静、殷召雪、胡国清、武鸣、曾晓芃、范为民、段蕾蕾、郭欣、周金意

    伤害是导致全球儿童死亡、残疾和失能的首位原因，也是中国1~17岁儿童的首位死因。研究防控儿童伤害策略及关键技术是履行《儿童权利公约》和实现《中国儿童发展纲要（2021—2030年）》的必然要求。本项目通过定量统计、文献对比、访谈分析、风险研判以及信息传播等技术开发防控儿童伤害策略与关键技术。

    通过项目实施，完成了首部《中国儿童伤害报告》；完成《中国预防与控制儿童伤害行动计划（2013—2020）》；首次系统开发系列儿童伤害预防技术指南；研发首本少数民族语言《预防儿童伤害指南》(蒙汉双语版)；依托教育部门因病缺课系统建立儿童伤害监测系统；构建儿童伤害风险预测模型；首次将C4D理念应用到伤害防控，并制定工作指南；建立了"政府牵头、部门联手、专家支撑、公众参与、儿童受益"机制（图1、图2）。

    项目在国家和地方层面推动了儿童伤害防控策略的制定，多部门合作综合防控取得了显著成效。项目得到了家长、学校和社会的充分认可，也获得国务院妇女儿童工作委员会及联合国儿童基金会（United Nations International Children's Emergency Fund, UNICEF）等机构的广泛好评。

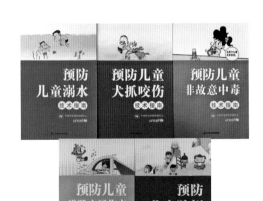

图1　儿童伤害预防技术指南——溺水、犬抓咬伤与非故意中毒

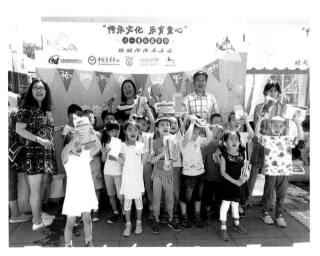

图2　项目现场活动

（本项目获2019年中华预防医学会科学技术奖二等奖）

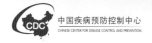

发展质谱技术在传染病防控领域的应用，推进质谱微生物分析系统国产化进程

项目名称：病原菌质谱识别鉴定新型技术体系的创建与应用
项目完成单位：中国疾病预防控制中心传染病预防控制所、北京鑫汇普瑞科技发展有限公司
项目完成人：肖迪、张建中、卢金星、张慧芳、姜海、叶长芸、赵飞、孟凡亮

项目开始时，基于基质辅助激光解吸电离飞行时间质谱（MALDI-TOF MS）的肽质量指纹谱（PMF）微生物质谱识别技术处于起步阶段，国内质谱设备及检索数据库系统市场被国外公司垄断。这种情况持续发展，会威胁我国的关键信息和重要数据安全。本项目的成果有：①针对国家生物安全、传染病防控、临床诊断及食品安全等领域对病原菌快速准确识别鉴定的重大需求，提出了我国PMF系统使用分析标准，解决了PMF系统在我国使用识别率低和误判等关键技术问题；②创建了基于PMF的病原菌新型分型、溯源技术方法、人工改造微生物的快速分类识别方法及体液中病原菌快速检测技术等一系列新型技术方法并推广应用；③开发了我国第一套具有自主知识产权的微生物检测软件系统，解决了国产微生物质谱系统高水平集成的关键问题，推动了国产化质谱的应用进程；④开发的质谱检测样本生物安全快速处理试剂盒及仪器校正标准品试剂盒，解决了确保生物安全的标本处理的关键技术难题，打破了我国没有商品化微生物检测质谱校正试剂的局面。

项目创建的技术体系属于国际首创，切实解决了现有技术难题，推进了PMF技术的发展，维护了国家信息及数据安全，并且取得了良好的经济效益和社会效益（图1、图2）。

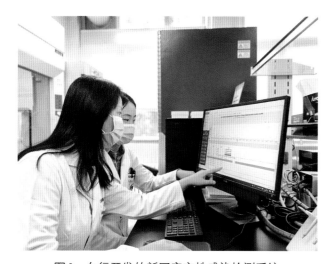

图1 自行开发的新冠突变株感染检测系统

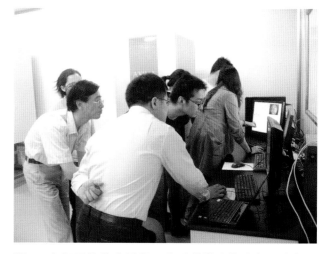

图2 自行开发的我国第一套质谱微生物鉴定系统安装调试

（本项目获2018年中华医学科技奖三等奖）

40　科技支撑疾病防控——中国疾病预防控制中心科技成果汇览

推广鼠疫等致病性耶尔森菌的流行规律
及防控关键技术研究成果，保障公共卫生安全

项目名称：鼠疫等致病性耶尔森菌的流行规律及防控关键技术研究

项目完成单位：中国疾病预防控制中心传染病预防控制所、贵州省疾病预防控制中心、云南省地方病防治所、甘肃省疾病预防控制中心、北京市东城区疾病预防控制中心、广西壮族自治区疾病预防控制中心

项目完成人：王鑫、景怀琦、宋志忠、韦小瑜、席进孝、汪静

  本项目围绕鼠疫等致病性耶尔森菌的流行传播规律及防控关键技术开展了系统的研究：①在国际上首次证实鼠疫耶尔森菌的内源性保藏机制，创新性地提出了鼠疫等三种致病性耶尔森菌在自然界中传播的"同心圆分布"理论；②首次发现并证实农家犬是致病性耶尔森菌感染的重要储存宿主，揭示了鼠疫自然疫源地复燃与静息交替的原因，为鼠疫等致病性耶尔森菌防控策略的制定提供了有力的理论支持；③在国际上首次发现 OmpA 是鼠疫等三种致病性耶尔森菌的共同抗原，为鼠疫新型疫苗的研发提供了新的候选组分；④建立了双基因和单克隆抗体快速检测技术和基因分型技术，为耶尔森菌病的监测、检测和溯源提供了关键技术；⑤创建了覆盖我国 20 余个省、市、自治区百余个县市的综合监测体系；⑥建立了全球最大的致病性耶尔森菌资源库。经过长达 34 年的监测，我国对鼠疫等致病性耶尔森菌的防控达到国际先进水平（图 1、图 2）。

  项目建立了我国致病性耶尔森菌完善的监测体系，建立的检测技术广泛应用于我国疾控、临床及出入境检验检疫等领域，为鼠疫等致病性耶尔森菌的防控提供了强有力的科技支撑，在北京市冬奥会等大型活动的公共卫生保障、重大传染病防控及保护首都的安全稳定等方面发挥了关键作用，具有重大的公共卫生意义，取得了显著的社会效益。

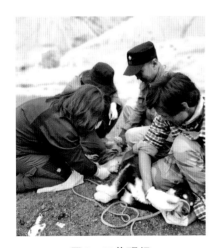

图 1　工作现场

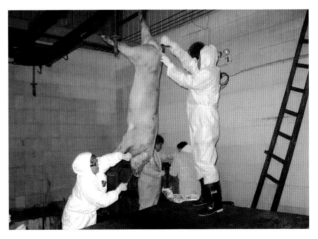

图 2　在屠宰场采集猪咽拭子

（本项目获 2018 年北京市科学技术奖三等奖）

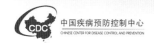

一批创新性重大媒传与食源性寄生虫病检测技术投入现场应用

项 目 名 称：重大媒传与食源性寄生虫病检测关键技术研究与应用

项目完成单位：中国疾病预防控制中心寄生虫病预防控制所、复旦大学、中国医学科学院基础医学研究所、中山大学、江苏省血吸虫病防治研究所、南京医科大学、中国农业科学院上海兽医研究所

项目完成人：周晓农、陈家旭、胡薇、王恒、汪俊云、陈木新、陈军虎、黄艳、秦志强、余传信

血吸虫病和疟疾是我国重点防治的重大媒传寄生虫病，近来我国输入性血吸虫病和疟疾等报告病例越来越多，严重威胁着国家安全。因此，研发快速、敏感、高通量的此类寄生虫病检测技术尤其重要。在国家科技重大专项的资助下，"重大媒传与食源性寄生虫病检测关键技术研究与应用"科技项目取得了重要成果。

1. 构建了日本血吸虫基因组多态性数据库、病原体变异和进化分析模型以及虫种溯源新技术，为血吸虫病的控制与消除技术研究奠定了基础。

2. 筛选鉴定了日本血吸虫和恶性疟原虫等一批生物标识分子，为重大寄生虫病的免疫学、分子生物学检测技术和疫苗研究奠定了基础。

3. 优化了检测感染性钉螺体内的血吸虫幼虫的 LAMP 技术，实现了快速、大规模现场应用，弥补了 LAMP 血吸虫病流行区现场规模化应用的难题，为血吸虫病监测工作提供了可靠工具。

4. 建立了日本血吸虫及恶性疟原虫等多种重大寄生虫病快速免疫检测技术和食源性寄生虫病组合蛋白芯片检测技术，原创性研发了血吸虫病和黑热病快速诊断试剂盒，已在现场应用。

5. 创建的寄生虫生物标志物及重大寄生虫病快速检测试剂已在多个国家和地区推广应用，推进了我国血吸虫病、疟疾及黑热病诊断网络的构建，取得了显著的社会和经济效益（图1、图2）。

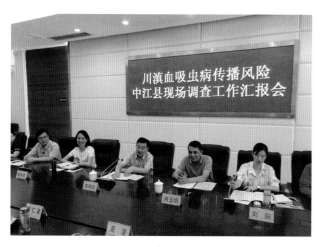

图1　血吸虫病现场调查研究

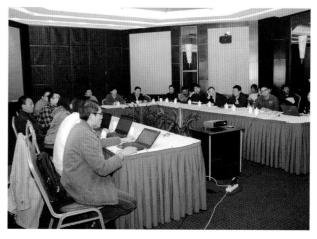

图2　重大媒传与食源性寄生虫病检测数据分析

（本项目获 2018 年中华医学科技奖二等奖）

促进高龄老人重要健康相关指标政策转化

项目名称：高龄老人重要健康相关指标的流行病学研究与应用

项目完成单位：中国疾病预防控制中心、北京大学、国家卫生计生委北京老年医学研究所

项目完成人：施小明、曾毅、杨泽、吕跃斌、雷晓燕、孙亮、殷召雪、陆杰华、朱小泉、石文惠

自2008年开始，本项目组提前布局老龄健康研究工作，整合了公共卫生与预防医学、人口学、老年医学及基础医学等跨学科优势资源，在全国23个省600多个区县开展了高龄老人重要健康相关指标流行病学调查，将面上调查与典型调查相结合、传统流行病学与分子流行病学相结合，建立了全球最大规模的高龄老人多中心、前瞻性队列及生物样本库，围绕中国高龄老人疾病、功能、健康、死亡4类重要健康相关指标的分布规律、影响因素和相关机制进行了近10年的研究。项目组进行了技术创新、方法创新、阐释性理论创新、实践和应用创新，并取得多项代表性研究成果。①首次阐明了我国高龄老人疾病、功能、健康、死亡的发生发展规律和变化特征；②揭示了区别于一般人群的高龄老人健康结局事件的社会、行为、环境及遗传因素等多维度流行病学病因；③探索了"基因—表型—健康结局"作用通路和病因链，判别关键分子事件，并进行动物模型的机制验证；④发明了衰老和糖尿病相关线粒体基因、阿尔茨海默病易感性基因的检测方法，以构建客观和易测量的"健康老龄化指数"，应用于高龄老人健康状况的评估；⑤基于老人尤其是高龄老人重要健康相关指标的流行态势及其所带来的照料和养老问题，积极推动"普遍允许二孩"政策的制定（图1、图2）。

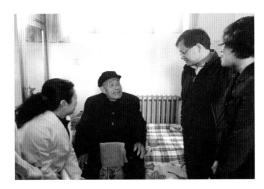

图1 环境所施小明所长在山东省莱州市项目现场督导

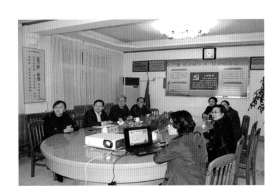

图2 环境所施小明所长在山东省莱州市项目现场培训

（本项目获2018年中华医学科技奖二等奖）

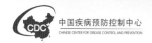
援塞拉利昂高等级生物安全实验室的建设及投入使用后的科研工作开展情况

项 目 名 称： 援塞拉利昂高等级生物安全实验平台的构建及应用
项目完成单位： 中国疾病预防控制中心、中国疾病预防控制中心病毒病预防控制所、中国建筑科学研究院
项目完成人： 高福、梁晓峰、武桂珍、王子军、蒋晋生、董小平、王鑫、马立东、刘军、魏强、赵赤鸿、张勇、薄珊珊、陈杰云

　　2014年西非出现埃博拉出血热疫情，疫情形势不断恶化。8月初，WHO发表声明，宣布埃博拉出血热疫情为国际突发公共卫生事件。应塞拉利昂政府关于参与埃博拉疫情实验室检测、提供疫情防控技术支撑的请求，党中央、国务院高度重视，积极回应，迅速成立了22个部委组成的"国家应对埃博拉出血热联防联控机制工作组"，积极应对埃博拉出血热疫情，并组织开展援非抗疫工作。在联防联控机制工作组的部署和安排下，国家卫生计生委迅速研究并提出了"短期和长期相结合、移动和固定实验室相结合"的实验室检测援助工作方案。因我国在公共卫生应急方面尚无对外援建的先例，全球亦无可供借鉴的模式，所以在固定实验室的建设上，有不少专家持保守态度。然而，中国疾病预防控制中心积极请战，承担了建设援塞高等级生物安全实验室这一历史重任，开创性地在海外建立了具有中国公卫体系的高等级生物安全实验平台；在疫情持续升级、物资匮乏、时间紧迫等不利条件下研究攻克了在西非热带地区建立高等级生物安全实验室的难题，实验室用时87天竣工并投入使用。基于此平台建立了传染病防控的援非长效工作机制，以确保该平台持续稳定运行。该实验室于2015年获得抗击埃博拉出血热疫情期间最佳P3实验室荣誉称号，塞拉利昂卫生部授权该平台为"病毒性出血热国家参比实验室"和"病毒检测与生物安全国家培训中心"。目前，该实验室已更名为"塞中友好生物安全实验室"，在指导当地新冠肺炎疫情防控中发挥着不可替代的重要作用（图1、图2）。

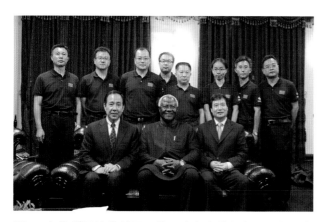

图1　塞拉利昂总统科罗马接见驻塞大使赵彦博和中国专家

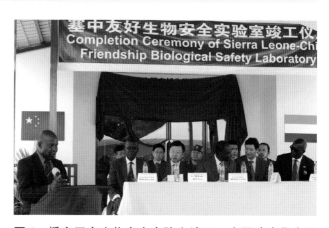

图2　援塞固定生物安全实验室竣工，中国政府代表团任明辉司长、中心梁东明书记，以及塞国卫生部长、外交部长出席仪式

（本项目获2018年北京市科学技术奖三等奖）

侯云德60余年专注于科技创新和防病事业，科研成果根植于祖国大地和人民健康

获 奖 人 ：侯云德
获奖人单位：中国疾病预防控制中心病毒病预防控制所

　　侯云德，江苏常州人，1929 年出生，中共党员，1994 年当选中国工程院院士。他是我国生物医学领域杰出的战略科学家和卓越的科技工作者，我国分子病毒学和基因工程药物的开拓者，我国现代医药生物技术产业和现代传染病综合防控技术体系的主要奠基人。

　　侯云德 1955 年毕业于同济大学医学院。20 世纪 60 年代，因研究仙台病毒取得了开创性成就，他被苏联高教部破格越过副博士学位直接授予苏联医学科学博士学位。1962 年归国后，他投身于我国医学病毒学事业，在分子病毒学领域取得了一系列原创性成果，相继获得 8 个基因工程产品新药证书并实现了技术成果的转化。他成功研制了我国首个基因工程创新药物——重组人 α1b 型干扰素，开创了我国基因工程创新药物研发的先河。2008 年，侯云德被国务院任命为"艾滋病和病毒性肝炎等重大传染病防治"科技重大专项技术总师，领导设计了我国 2008—2020 年降低"三病两率"和应对重大突发疫情的传染病预防控制的总体科技规划。他始终强调传染病能力建设的重要理念，提出了应对突发急性传染病的"集成"防控体系的思想，使我国成功应对了近年来的历次重大疫情，为我国现代传染病防控技术体系的构筑做出了特殊贡献。他曾任中国预防医学科学院病毒学研究所所长、三届"国家高技术研究发展计划"（简称"863 计划"）生物技术领域专家委员会首席科学家、中国工程院医药卫生学部主任及副院长等职务（图 1、图 2）。

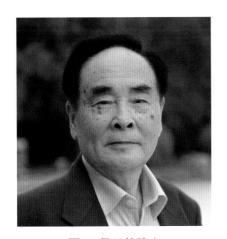

图1　侯云德院士

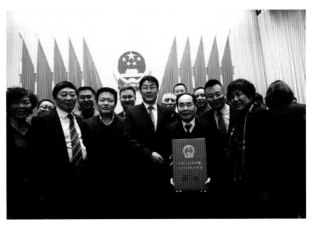

图2　2018 年 1 月 8 日，国家最高科学技术奖颁奖后合影

（侯云德获 2017 年国家最高科学技术奖）

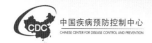
具有中国自主知识产权的新型多重PCR技术平台被用于多种病原体监测和突发疫情病原快速应急筛查

项 目 名 称：新型多重PCR检测技术平台的建立及其应用

项目完成单位：中国疾病预防控制中心病毒病预防控制所、北京卓诚惠生生物科技股份有限公司、陕西省疾病预防控制中心、湖南省疾病预防控制中心、甘肃省疾病预防控制中心

项目完成人：马学军、毛乃颖、王佶、张益、崔爱利、张勇、申辛欣、王雷

　　本项目围绕我国上呼吸道感染发热、腹泻、发热伴出疹和发热伴脑炎脑膜炎症候群的主要病原体监测及病原构成分析，以及新发、突发不明原因疫情中病原快速应急筛查所急需的技术，建立了一种新型多重PCR检测技术平台，其创新性是在设计上采用嵌合引物引导和通用引物主导的温度转换扩增策略，以全自动毛细管电泳作为终端检测系统提高检测通量和灵敏度；采用自主研发的智能软件系统自动化分析多重PCR产物，提高了结果判读的准确性，克服了传统多重PCR过程中的扩增偏爱性和通量局限性，具有经济、快速、高灵敏度、高特异性和高通量等特点。与国外同类技术相比，该平台具有更快速和成本低的优势。该平台满足了我国不同层次的疾控机构、食品安全和出入境检验检疫等科研机构对多病原检测技术和快速应急筛查技术的迫切需求，已经在我国省、市不同层次疾控机构、食品安全和出入境检验检疫等科研机构中广泛应用，其中呼吸道和腹泻症候群多重PCR实用检测技术为阐明发热呼吸道和腹泻症候群的病原构成及其动态变化提供了重要的科学手段，不同组合的细菌类多重PCR实用检测技术为致病菌的准确分型和毒力基因分析、快速处置突发事件提供了可靠的工具，取得了较好的社会效益和经济效益（图1、图2）。

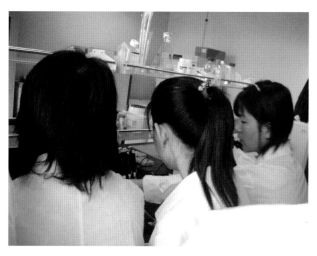

图1　实验室培训

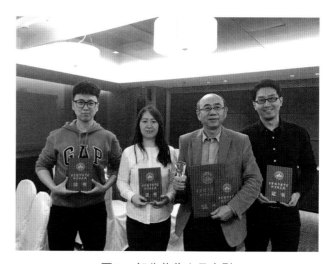

图2　部分获奖人员合影

（本项目获2017年中华预防医学会科学技术奖三等奖、2017年北京市科学技术奖三等奖）

建立推广应对输入脊髓灰质炎野病毒关键技术体系，达到国际先进水平

项 目 名 称： 应对输入脊髓灰质炎野病毒关键技术体系的研究及其应用

项目完成单位： 中国疾病预防控制中心病毒病预防控制所，中国疾病预防控制中心，新疆维吾尔自治区疾病预防控制中心，中国医学科学院病原生物学研究所，北京市疾病预防控制中心

项目完成人： 许文波、罗会明、杨维中、温宁、武桂珍、王宇、王新旗、汪海波等

　　本研究建立的应对输入性脊髓灰质炎（简称"脊灰"）野病毒（WPV）的关键技术体系达到了国际先进水平，为迅速鉴定新疆 I 型 WPV 及其来源、阐明 WPV 的地域和年龄组分布、为在新疆采取差异化的补充免疫策略、在 45 天内迅速阻断输入 WPV 的传播和挽救群众生命提供了关键的科学技术支撑，被 WHO 称为"应对输入性 WPV 疫情的国际典范"。本成果的推广应用，使全国具备了及时发现 WPV 病例的能力。项目的主要成果有：

　　1. 在全球首次建立了从临床标本或环境标本中快速检测和鉴定 WPV 的实验室检测技术，并在全国 31 个脊灰网络实验室中推广应用，使 WPV 的检测时限从 WHO 要求的 35 天缩短到 24 h；优化环境监测技术，在我国首次建立了外环境监测、预测和预警技术体系，为早期鉴别或判断 WPV 是否已经从环境中消失提供了关键的科学依据，并实现了对我国脊灰疫情的预测预警。

　　2. 建立了全球规模最大和国际领先的实时 AFP 网络报告系统，覆盖了全国将近 7 万多家医疗机构，病例报告时间由原来的 1 个月缩短到 12 h 内，并创建了我国特有的 WPV 输入传播风险评估工具。该工具建立了人群免疫、AFP 监测质量和输入风险 3 个一级指标、14 项二级指标，以综合判定输入传播风险水平。项目还研制了 WPV 输入疫情一系列应急处置技术指南，包括应急预案和技术方案，并确定了不同疫情级别的响应原则和疫情处置措施。

　　3. 首次阐明我国研制的减毒活疫苗（OPV）和 Sabin 株灭活疫苗 (sIPV) 免疫后血清对新疆输入 WPV 具有交叉保护效果，为使用国产 OPV 阻断输入性野病毒传播提供了重要的科学依据并加速了国产 sIPV 的上市（图 1、图 2）。

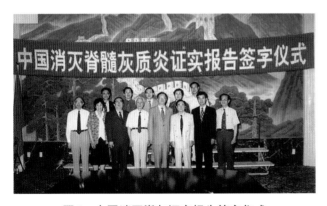

图 1　中国消灭脊灰证实报告签字仪式

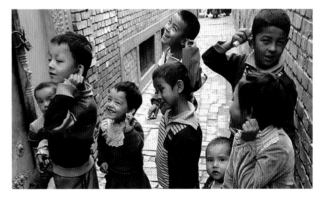

图 2　新疆脊灰疫苗强化免疫

（本项目获 2017 年中华预防医学会科学技术奖三等奖）

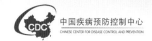
两型包虫病检测试纸为包虫病防控奠定基础

项 目 名 称：快速特异检测两型包虫病试纸条方法的研制和应用

项目完成单位：中国疾病预防控制中心寄生虫病预防控制所、上海生物信息技术研究中心、中国科学院上海
应用物理研究所、上海人类基因组研究中心

项目完成人：汪俊云、高春花、杨玥涛、石锋、朱慧慧

　　包虫病是我国疾病负担最严重的寄生虫病，严重威胁人们的生命和健康。两种检测方法——影像学和以酶联免疫吸附试验（enzyme linked immunosorbent assay，ELISA）为主的免疫检测各有缺点，且不适合现场应用和大规模病例筛查。本项目通过创新棘球蚴囊液（hydatid cyst fluid，HCF）抗原纯化方法和EM18抗原重组表达方法提高其检测效能，比较了几种抗原的检测效能，选取2种检测效能高的抗原及先进免疫检测技术进行包虫病诊断产品的研发。本项目取得了以下成果：

　　1. 建立了HCF抗原新的纯化方法，显著提高了该纯化抗原检测包虫病的特异性。

　　2. 设计了一组新的引物以克隆表达截短的EM18抗原基因，从而显著提高了该重组抗原诊断泡型包虫病的特异性。

　　3. 应用纯化HCF和重组截短EM18抗原及免疫层析技术成功研制出胶体金免疫层析试纸条，且一次检测可区分诊断囊型和泡型包虫病。

　　4. 通过在试纸条样品垫中应用滤血膜，使研制产品可应用全血样本进行检测，省略了分离血清过程，使检测更简便，且可现场即时检测。研制产品实验室检测囊型和泡型包虫病的敏感性分别为90.97%和98.04%，特异性分别为95.71%和100%；临床试验的敏感性分别为93.31%和96.04%，特异性为98.49%。因此，研制产品具有敏感、特异、简便、快速、现场即时检测等特点，适合于基层包虫病诊断及大规模病例筛查，产生了显著的社会和经济效益（图1、图2）。

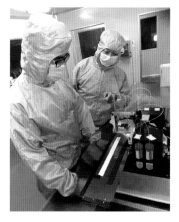

图1　检测试剂的制备

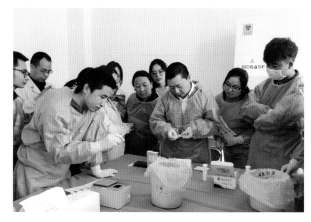

图2　检测试剂使用培训

（本项目获2017年中华预防医学会科学技术奖三等奖）

预包装食品营养标签的科学立法和实施推广

项 目 名 称：预包装食品营养标签和技术支撑体系的建立及推广应用
项目完成单位：中国疾病预防控制中心营养与健康所、国家食品安全风险评估中心、北京市营养源研究所
项目完成人：杨月欣、韩军花、何梅、王竹、陆颖、王国栋、门建华、杨晶明、沈湘

　　围绕着我国食品营养标签法规建设，历时 15 年，本项目就食品营养支撑共性技术标准化建设、法规建设和应用推广及效果评估开展了系统研究工作，推动了我国食品营养的革命，创造了我国标签法规"营养"层面从无到有、从自愿到强制的科学立法进程和实施推广，填补了我国预防医学和营养学领域的重大实践和空白。

　　在调研基础上，本项目从检测方法技术层面、数据表达及换算的科学层面加以研究，结合公共卫生需求和企业可执行性确定"1+4"的核心营养素标示、33 个营养素声称以及标签格式等关键技术近百个参数。本项目明确了判断监管产品质量的允许误差、"0"界限值和声称条件，逐步推进自愿执行的《食品营养标签管理规范》到强制执行《食品安全国家标准预包装食品营养标签通则》的转变。通过加强《NL标准实施指南》《分析方法手册》以及标准问答、标准数据库等法规实施相关技术性文件，启动"中国营养标签宣传教育行动计划"，开展"预包装食品营养标签监测研究""预包装食品营养标签效果评估"。通过制作动漫及科普节目等一系列手段，促进我国营养标签法规的稳步实施，为健康中国建设打下良好基础。目前正在不断加强营养标签数据 APP 手机软件和监测数据库建设，促成食品营养健康化发展，获得了巨大的社会效益和经济效益（图 1、图 2）。

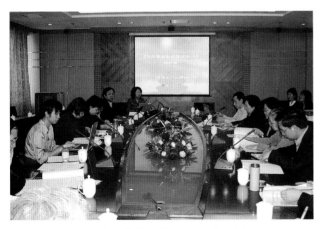

图 1　食品营养标签管理办法研讨会

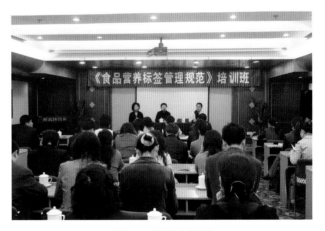

图 2　培训班授课

（本项目获 2017 年中华预防医学会科学技术奖三等奖）

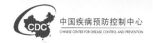

研究整合策略，推广关键技术，助力消除艾滋病、梅毒和乙肝母婴传播

项目名称：预防艾滋病、梅毒和乙肝母婴传播关键技术与整合策略研究
项目完成单位：中国疾病预防控制中心妇幼保健中心、中国疾病预防控制中心性病艾滋病预防控制中心、
中国医学科学院皮肤病研究所、北京妇幼保健院、云南省妇幼保健院、首都医科大学附属佑
安医院
项目完成人：王爱玲、金曦、张彤、王临虹、尹跃平、王潇滟、王前、乔亚萍

  母婴传播是儿童感染艾滋病、梅毒和乙肝的主要途径。本研究在预防母婴传播关键技术与整合策略方面进行了系统性探索，主要创新点包括：首次建立了"预防母婴传播管理信息系统"，进行了孕产妇及所生儿童的疫情评估及流行病学分析；制定并推广应用了适合我国国情的预防母婴传播关键技术；建立了孕产妇艾滋病、梅毒和乙肝整合检测的策略，采取预防母婴传播服务与常规妇幼保健服务相结合的策略，以及与传染病综合防治工作整合的策略；了解艾滋病感染孕产妇及所生儿童的健康现状，掌握了高流行地区艾滋病感染育龄妇女的生殖健康相关状况，明确艾滋病感染孕产妇及所生儿童的耐药基因分布及亚型；揭示了5岁以下艾滋病暴露儿童的生存状况，评估了梅毒感染孕产妇妊娠结局及所生儿童的健康状况。该研究已陆续在全国所有县区应用（图1、图2）。

  2011—2015年期间，累计避免约5600名儿童艾滋病感染以及约15 600名儿童梅毒感染，研究过程中制定的《预防艾滋病、梅毒和乙肝母婴传播工作实施方案》已成为我国预防母婴传播领域的规范性文件，相关的整合策略与服务流程标准也作为WHO等国际组织的典型案例在全球范围推广。本项目进一步推动了下一阶段国家消除母婴传播试点项目的实施，以及消除母婴传播相关策略的制定。

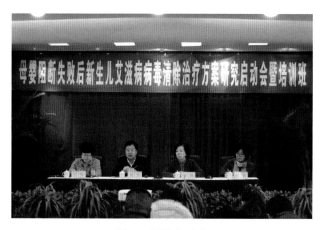

图1　项目启动会

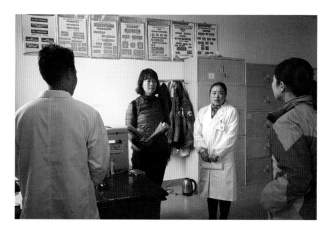

图2　调研医疗卫生机构预防母婴传播服务流程

（本项目获2017年中华医学科技奖三等奖、2017年北京市科学技术奖三等奖）

推广应对输入脊髓灰质炎关键技术体系，维持我国无脊髓灰质炎状态

项目名称：应对输入脊髓灰质炎野病毒关键技术体系的研究及其应用

项目完成单位：中国疾病预防控制中心、中国疾病预防控制中心病毒病预防控制所、新疆维吾尔自治区疾病预防控制中心、新疆生产建设兵团疾病预防控制中心、山东省疾病预防控制中心

项目完成人：罗会明、杨维中、王华庆、余文周、张勇、王宇、冯玉明、严冬梅

  2000 年，WHO 证实我国实现了无脊髓灰质炎（简称"脊灰"）目标，但仍面临输入性脊灰野病毒转为当地流行的风险。为了及时发现并采取措施阻断输入性脊灰野病毒的传播，中国疾病预防控制中心开展了本研究。项目组在创建急性弛缓性麻痹（acute flaccid paralysis，AFP）病例实时网络直报系统、脊灰野病毒输入传播风险评估工具、脊灰野病毒快速检测方法和外环境监测技术的基础上，建立了输入性疫情应急处置技术应对体系。本项目迅速鉴定和确认了新疆输入性脊灰野病毒疫情，运用此应对体系的研究结果，在时间上以"中国模式"创纪录地阻断了输入性脊灰野病毒的传播，经国内外专家鉴定，为输入性疫情应对处置的国际典范。

  本项目建立了全球规模最大和国际领先的 AFP 病例监测系统，建立了 24 h 内实验室快速诊断脊灰野病毒方法以及外环境脊灰病毒检测技术和监测网络，创建了我国特有的脊灰野病毒输入传播风险评估工具，并制定了脊灰野病毒输入疫情一系列应急处置技术指南。本项目首次开展了全人群 AFP 病例的监测和成人脊灰疫苗的应急接种，首次使用单价脊灰疫苗，开展了强化免疫前后人群免疫水平评估，揭示了输入性脊灰疫情新的流行病学特征和不同人群的带毒情况，并卓有成效地开展了疫情防控国际合作以及与国内公众的沟通（图1、图2）。

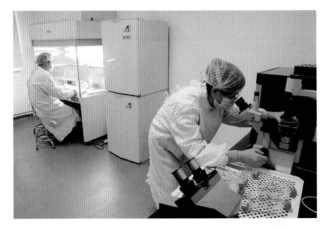

图1　疾控中心脊灰疫情防控实验室工作人员及时完成疑似病例标本检测

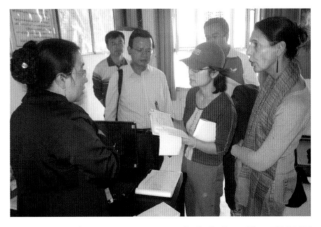

图2　2011 年 10 月 7 日 WHO 专家在和田地区现场调研督导当地脊灰疫苗强化免疫活动

［本项目获 2017 年中华医学科技奖三等奖、中华预防医学会科学技术奖三等奖（第一完成单位是免疫规划中心）］

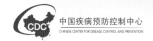

探索并推广适合中国国情的新生儿乙肝疫苗接种关键技术，促进中国乙肝防控工作

项目名称：中国新生儿乙肝疫苗预防接种关键技术的研究和应用

项目完成单位：中国疾病预防控制中心

项目完成人：梁晓峰、崔富强、杨维中、王宇、王富珍、张国民、郑徽、缪宁、孙校金、尹遵栋、周玉清、龚晓红、吴振华

  本项目的研究成果有：①通过开展大样本人群的队列研究，证实 10 μg 乙肝疫苗的免疫效果优于 5 μg，在新生儿中应用具有更高的成本效益比，为更新我国新生儿乙肝疫苗免疫策略奠定了科学基础；②对预防接种部门与妇幼部门的合作模式进行了创新，通过提高住院分娩率、乙肝疫苗进产科和"谁接生、谁接种"等关键技术创新，显著提高了新生儿乙肝疫苗首针及时接种率及保护效果；③建立了妇幼部门和预防接种单位新生儿三针乙肝疫苗免疫接种的三联单等运转模式，从而保证了乙肝疫苗首针接种与第二、三针接种的顺畅衔接，有效提高了乙肝疫苗全程接种率；④创新筹资渠道，有效推动了我国中西部贫困地区新生儿乙肝疫苗接种，快速消除了儿童预防接种的地区差异，实现了免疫服务均等化和公平性；⑤首次在乙肝疫苗预防接种中引入安全注射理念，并在预防接种中推广使用，全面提高了我国疫苗预防接种的安全性。该项目是我国根据国际惯例进行公共卫生领域循证决策的具体体现，也是为解决我国不同地区乙肝疫苗接种工作中的实际困难所做的应用性研究，开创了公共卫生领域不同部门间合作、有效整合资源的成功模式。WHO 高度肯定该项目，并积极向其他发展中国家分享中国经验（图1、图2）。

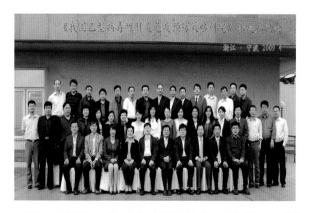

图1 《我国乙型肝炎免疫预防策略研究》课题启动会

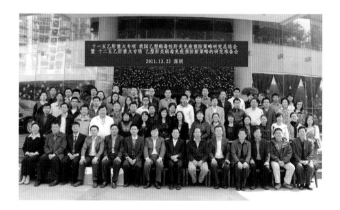

图2 《我国乙型肝炎免疫预防策略研究》课题总结会

（本项目获 2017 年中华预防医学会科学技术奖二等奖）

推进国家疫苗不良反应监测体系建设成果的应用，
助力疫苗接种安全升级

项目名称：中国疫苗上市后不良反应监测体系的建立和应用研究
项目完成单位：中国疾病预防控制中心
项目完成人：王华庆、刘大卫、李克莉、杨维中、武文娣、李黎、许涤沙、梁晓峰、冯子健、王宇、
郑景山、曹雷、曹玲生、刘燕敏、叶家楷

　　本项目参照国际预防接种后不良事件（AEFI，即疑似预防接种异常反应）监测的标准和指南，逐步建立完善中国疫苗上市后不良反应监测体系并在全国推广应用，确保疫苗使用安全和免疫规划工作的可持续发展。项目主要运用专家咨询法和循证方法，建立疫苗上市后不良反应监测的系列技术规范和流程；利用"互联网+AEFI"信息技术，逐步建立从C/S模式到B/S模式的AEFI信息管理系统，实现了AEFI个案实时网络直报、多部门共享信息及多维度统计分析等功能，培养专业队伍开展AEFI监测报告、调查诊断及鉴定等工作，及时采集监测数据分析AEFI的发生特征，进行数据挖掘和疫苗安全性信号侦测，系统开展疫苗上市后安全性评价。

　　本项目填补了我国疫苗上市后安全性监测与评价的空白，建立了国内唯一、国际领先的疫苗上市后安全性监测体系，通过了WHO对我国国家疫苗监管体系（National Regulatory Authority, NRA）的评估，提升了我国疫苗安全性监测的评价能力，促进了国产疫苗的WHO预认证。各级疾控机构、药品不良反应监测机构、疫苗生产企业、医疗机构及接种单位等可共享该系统AEFI监测数据并开展监测评价和信息沟通。监测数据还用于重大事件应对、疫苗免疫策略制定及异常反应补偿等领域，维护了公众使用疫苗的安全和正当权益，促进了预防接种的可持续发展和疾病防控措施的落实（图1、图2）。

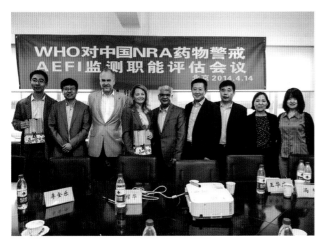

图1　2014年WHO对我国开展疫苗国家监管体系（NRA）警戒板块评估中国疾控中心评估现场

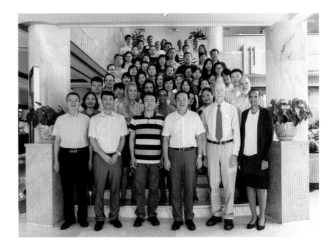

图2　2016年免疫规划风险沟通策略培训班合影

（本项目获2017年中华预防医学会科学技术奖三等奖）

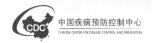
中国疾病预防控制中心
CHINESE CENTER FOR DISEASE CONTROL AND PREVENTION

开展结核病信息融合分析，预测评价疫情发展态势和防控效果

项 目 名 称：中国结核病信息融合分析技术及应用研究
项目完成单位：中国疾病预防控制中心
项目完成人：王黎霞、成诗明、张慧、陈伟、夏愔愔、黄飞、杜昕、成君

　　本项目应用网络信息技术，构建了基于互联网的以个案信息为基础的结核病实时报告系统，并与传染病网络直报系统有机融合，实现实时信息交换，实时监控结核病患者发现、治疗管理和转归结果，全面评价结核病防治规划的实施效果；采用多阶段分层整群抽样方法，于2000年和2010年分别在全国开展了36.5万和25.3万人群的结核病流行病学抽样调查，科学评价了中国结核病患病率的变化趋势及《全国结核病防治规划（2001—2010年）》的实施效果；利用大数据融合分析技术，对结核病发病、患病、死亡的数据进行多维度分析，掌握了中国结核病的流行特征、变化趋势及影响因素，明确了中国结核病防治的优先领域和关键技术；采用空间地理学、传播动力学等分析方法构建多种预测模型，对中国未来20年结核病发病、患病和死亡的发展变化趋势及不同控制策略的预期效果进行了科学预测（图1、图2）。

　　本项目在全面采集信息、全程管理结核病患者和跨区域信息管理方面处于全球领先水平，被WHO作为范例向全球推荐。开展的全国结核病流行病抽样调查获得WHO的充分肯定，其组织实施、调查流程和质量控制的经验被WHO写入《结核病流行监控手册》（*Tuberculosis Prevalence Surveys: A Handbook*），并作为其他国家学习和借鉴的典范。本项目首次利用多来源数据系统分析和掌握了中国结核病的流行规律和影响因素，为制定《全国结核病防治规划（2011—2015年）》和《"十三五"全国结核病防治规划》提供了科学依据。

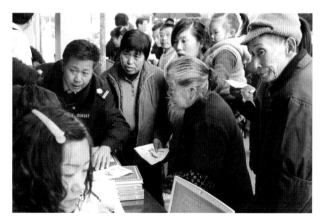

图1　2010年结核病流行病学抽样调查现场信息采集

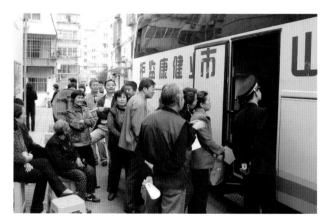

图2　2010年结核病流行病学抽样调查体检

（本项目获2017年中华医学科技奖三等奖）

建立完善的烟草流行监测体系，评估我国控烟履约进程

项目名称：中国烟草流行监测体系的建立及应用
项目完成单位：中国疾病预防控制中心、北京市疾病预防控制中心、河南省疾病预防控制中心
项目完成人：姜垣、杨焱、肖琳、冯国泽、梁晓峰、南奕、王继江、王立立、刘秀荣、周刚、冯薇薇、王聪晓、屠梦吴、熙子、谢莉

2006 年 1 月 WHO《烟草控制框架公约》(简称《公约》)在中国生效，开展烟草流行监测是履行《公约》的要求。中国烟草流行监测体系的建立旨在评估我国履约进展，为控烟和慢性病防控政策制定及修订提供依据。该监测体系是由定期开展的成人烟草调查、青少年烟草调查、国际烟草控制政策评估研究、城市烟草调查、无烟环境监测及其他烟草相关监测构建。项目历时 10 年，将横断面调查方法与纵向队列研究方法互补，现场调查与实验室技术相结合，覆盖了城市和农村、青少年和成人，参加调查人数达 23 万人。本项目全面描述了中国人群烟草流行水平，评估了各项控烟政策的执行效果，为全国及城市水平控烟工作提供了详实可靠的数据支撑（图 1、图 2）。

监测结果揭示了我国控烟履约工作的薄弱环节，明确了重点干预领域，推动了多项控烟政策的出台和实施。监测结果被国务院制定《公共场所控制吸烟条例》和全国人大修订《中华人民共和国广告法》作为立法依据，为制定和评估《"健康中国 2030"规划纲要》、中国慢性病防治工作规划以及国家控烟规划提供基础数据。城市烟草流行监测的结果被多个城市健康白皮书引用，推动了城市水平的控烟立法和执法工作，18 个城市制定了达到或接近《公约》要求的地方性控烟法规，1.4 亿人受到无烟法律的保护。

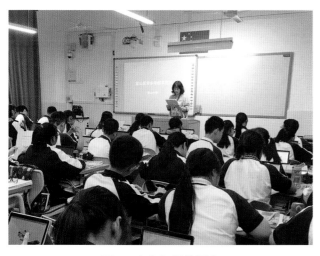

图 1 青少年烟草调查

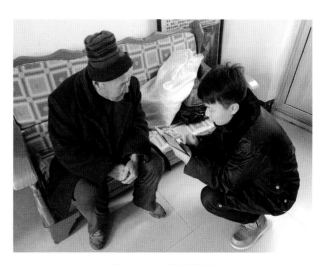

图 2 成人烟草调查

（本项目获 2017 年中华预防医学会科学技术奖二等奖）

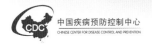

已建立重要寄生虫病功能基因组科研平台并投入应用

项 目 名 称：基于功能基因组的重要寄生虫病防治基础科研支撑平台及应用

项目完成单位：中国疾病预防控制中心寄生虫病预防控制所、上海生物信息技术研究中心、中国科学院上海
应用物理研究所、上海人类基因组研究中心

项目完成人：胡薇、李园园、樊春海、陈军虎、张皓冰、徐斌、张颋、于复东、陈家旭、汪俊云

寄生虫病在我国仍然是一个古老而重要的公共卫生问题，现阶段由于诊断和治疗等技术的落后，严重阻碍了防治工作的进展。因此，迫切需要发展一个新型的现代化高通量科研支撑平台，推动我国寄生虫病防治关键技术的革新。本项目针对上述问题进行了如下的开创性研究：

1. 设计并建立了我国首个重要寄生虫开放式多组学综合数据库。该数据库包含 22 个重要寄生虫的基因组数据库及 24 个转录组数据库等，为寄生虫病的基础研究及其向实用性的防治技术转化奠定了基础。

2. 建立了寄生虫生物信息学的分析系统，推进了对寄生虫组学数据的深入挖掘和有效应用。

3. 创建了基于组学的重要寄生虫病诊断抗原高通量筛选和初步评价体系，为我国重要寄生虫病诊断技术的突破和创新提供了有力支撑。

4. 应用和推广了研发的新型诊断试剂。

5. 创建了基于组学技术的抗寄生虫药物靶点预测与小分子化合物的筛选体系，开辟了抗寄生虫药物研发的新途径（图1、图2）。

综上，本项目开创了我国基于组学技术开展寄生虫病防治研究的先河，突破和优化了一系列关键技术和操作规范，其研究成果提升了我国在本领域的国际影响力，为寄生虫病防治关键技术研究提供了新思路、新策略，也为跨学科、跨领域合作研究提供了成功借鉴。

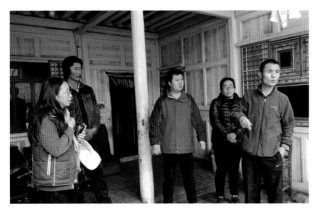

图1　现场采样

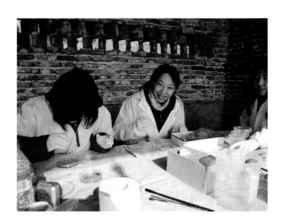

图2　日本血吸虫牛疫苗现场实验

（本项目获 2016 年上海市科学技术进步奖二等奖、2017 年中华预防医学会科学技术奖三等奖）

我国重要寄生虫虫种资源库持续提供保障和服务

项 目 名 称：我国重要寄生虫虫种资源库的构建与应用

项目完成单位：中国疾病预防控制中心寄生虫病预防控制所、中国农业科学研究院上海兽医研究所、中国农业科学研究院兰州兽医研究所、第二军医大学、东北农业大学

项目完成人：周晓农、黄兵、陈韶红、董辉、沈海默、罗建勋、胡薇、朱淮民、张仪、刘金明、宋铭忻、段玉玺、吕志跃、陈盛霞、李莉莎

　　本项目的成果有：①建立了我国原虫、吸虫、绦虫、线虫、医学节肢动物、医学软体动物、医学甲壳动物及其他重要寄生虫8大生物样本库，首次构建了我国寄生虫领域最大的、唯一的寄生虫虫种资源数据库，创建了中国寄生虫虫种资源网（http://psic.net.cn）；②建立了寄生虫病和热带病种资源中心共享平台（http://www.tdrc.org.cn）；③制定了包含人体、动物和植物所有寄生虫虫种资源的描述规范和保藏规程；④系统完成了中国绦虫名录及中国家畜家禽的寄生虫名录，为寄生虫的分类与致病的研究奠定了基础。

　　本项目发现了肺吸虫的中间宿主蟹新种10个，并发现了1种罕见食源性寄生虫，为保障我国食品安全和人民健康做出了贡献；发现了1种植物寄生线虫新种，为植物病虫害的防治提供了新依据。项目发表研究论文288篇，其中SCI收录106篇，出版专著12部，获得授权专利28项，发行了重要食源性寄生虫病健康科普片5部，开发了寄生虫虫卵图像识别系统和中国畜禽寄生虫虫种查询系统网络版软件。在我国寄生虫领域创建了数量最多、信息量最全的寄生虫虫种资源库和数据库，构建的平台已经成为教学科研、疾病预防控制、动植物检疫及食品安全等多个领域的坚实保障（图1、图2）。

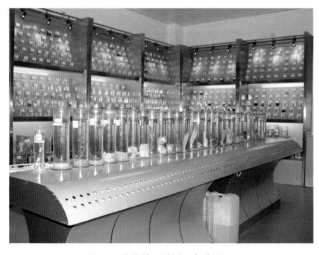

图1　联盟体系的标本库展示

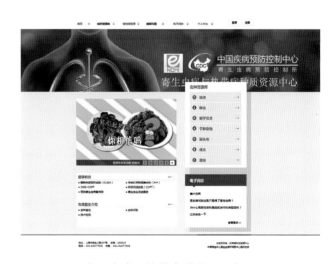

图2　寄生虫病和热带病种资源共享平台网页

（本项目获2016年上海市科学技术进步奖一等奖、2016年中华医学科技奖三等奖）

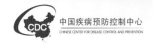

针对我国艾滋病防治重点地区和防治洼地探索创新适宜的综合防治技术及推广应用，取得重大社会效益

项目名称：我国艾滋病重点地区综合防治适宜技术创新性研究与应用

项目完成单位：中国疾病预防控制中心性病艾滋病预防控制中心、四川省疾病预防控制中心、四川大学、凉山彝族自治州疾病预防控制中心、中国疾病预防控制中心妇幼保健中心、凉山州第一人民医院

项目完成人：刘中夫、吴尊友、张灵麟、张福杰、栾荣生、马烨、龚煜汉、蒋岩、王爱玲、柔克明、赖文红、毛宇嵘、王启兴、张石则、叶少东

为解决艾滋病防治（简称"艾防"）综合防治技术瓶颈问题，本研究在我国艾滋病流行最为严重的地区——凉山州历时艰苦卓绝的"六年抗艾"，创新性地探索出以下艾滋病综合防治技术：①采用全人群大筛查与经典流行病学调查相结合的方法，发现凉山州艾滋病重大疫情，吹响凉山州艾防工作集结号；②自2007年即在该州开展医疗机构主动提供艾滋病检测与咨询（provide initiated HIV testing and counseling，PITC）和覆盖全部乡镇的HIV快速检测模式，HIV扩大检测策略为全国首次采用；③于2009年创新性地探索出"人盯人"HIV感染者/艾滋病患者综合管理模式和美沙酮延伸点技术策略，"应治尽治"，为全国领先；④推动当地政府建立艾防"七大工程"和"一批中心"，将艾防纳入民生工程和绩效考核并在全国推广；⑤恢复当地医疗卫生服务网络建设，建立起适合当地州县乡村一体化的艾防基层医疗卫生综合服务体系；⑥结合民族特点，创新性地开发出本土化大众人群健康教育模式和高危人群干预策略，探索出适合当地并可在全国推广的医防一体化精准艾防综合防控模式，为当地健康扶贫和精准艾防做出了重大贡献（图1、图2）。

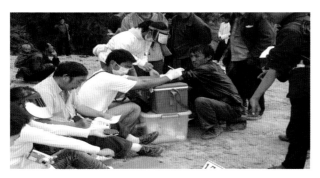

图1　2008年为发现重大疫情在重点县开展全人群筛查与流行病学调查的现场

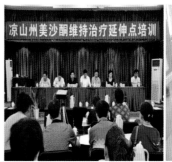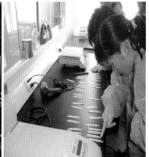

图2　积极探索戒毒药物维持延伸点和乡级快诊技术策略，扩大检测干预覆盖面和可及性的强化培训

（本项目获2016年中华医学科技奖三等奖）

通过研制全球最大规模的、目前国内唯一的国家级急性传染病早期预警分级应用平台和技术体系，助力国民健康和经济发展

项目名称：急性传染病预警技术体系的建立与应用

项目完成单位：中国疾病预防控制中心、四川大学、中国科学院地理科学与资源研究所、上海市浦东新区疾病预防控制中心、广西壮族自治区疾病预防控制中心

项目完成人：杨维中、兰亚佳、王劲峰、马家奇、孙乔、李中杰、赖圣杰、廖一兰

2003—2014 年，在国家科技重大专项与国家科技支撑计划等项目的支持下，中国疾病预防控制中心开展了传染病暴发早期时空探测模型及动态传染病报告大数据预警技术集成研究，成功研制了全球最大规模的、目前国内唯一的国家级急性传染病早期预警分级应用平台和技术体系，并实现了全国推广应用。主要研究成果有：

1. 原创建立了基于传染病空间传播特点的区域发病率估算模型和有偏样本总体估算模型，极大提高了传染病预警数据源的代表性。自主研发了探索疾病与相关风险因子关系的地理探测分析模型（Geodetector）（PLoS NTD 2013）。

2. 创造性地将移动百分位数法时间预警模型（MPM）与空间扫描统计量（SatScan）集成为时空聚集性探测预警技术，探索疾病的时空分布特征，建立适用于我国的传染病暴发预警模型及其最优参数。

3. 在全球率先成功研发了一套完整的涵盖近 1 亿传染病个案的大数据处理、预警模型运算、预警结果自动发送、预警信号响应以及预警效果评价的传染病预警体系，填补了国内空白，处于国际领先水平，并首次在我国成功研制覆盖全国范围的国家传染病自动预警系统（CIDARS）。

4. CIDARS 的推广应用极大提高了我国急性传染病暴发应对的及时性。投入运行后，全国每年急性传染病暴发事件数量平均减少了 50.7%。缩小了传染病暴发规模（WHO Bulletin）。

5. 主编了我国首部传染病预警专著——《传染病预警理论与实践》，发表科研论文 59 篇，SCI 收录英文文章 25 篇，影响因子累计 71.6，他引 198 次。（图1、图2）。

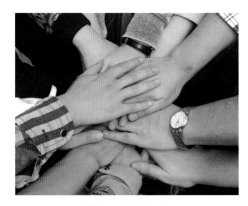

图1　努力加油

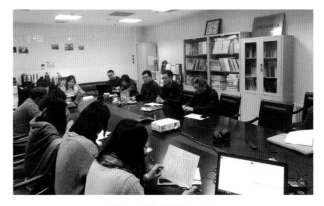

图2　研究讨论工作

（本项目获 2016 年北京市科学技术奖二等奖、2016 年中华医学科技奖三等奖）

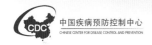

人感染H7N9禽流感流行病学关键参数和防控措施评价研究

项 目 名 称：人感染H7N9禽流感流行病学关键参数和防控措施评价研究

项目完成单位：中国疾病预防控制中心

项目完成人：余宏杰、冯录召、廖巧红、赖圣杰、秦颖、姜慧、郑建东、李昱、李中杰、王丽萍

本项目属于传染病流行病学领域。在人感染 H7N9 禽流感暴发初期，国际科学界对该病的认识存在较大争议，严重制约了疫情的有效防控。项目组针对潜伏期、疾病严重性、传播风险等关键流行病学参数以及定量评价活禽市场关闭的效果等亟须攻克的科学问题，开展了系统深入的研究，加深了对疾病的认识，取得了国际领先的重大科技创新和突破，对采取相应防控措施具有重要的指导意义。主要成果有：

1. 率先对 H7N9 和 H5N1 禽流感的重要流行病学参数进行比较分析，创建了"反转"时间序列模型等方法，精确计算了 H7N9 的潜伏期，中位数为 3.1～3.4 天（*Lancet*，2013a；*Lancet*，2014；*American Journal of Epidemiology*，2015），平息了国际科学界的争议，并被国家卫生计生委的诊疗和防控方案及时采纳。

2. 发现 H7N9 禽流感存在轻症病例，即其疾病谱存在"冰山现象"[*Britrsh Medical Jourral*，2013]。利用 bootstrap 和生存分析技术，克服了正在治疗患者的最终结局不确定、轻症患者漏报等因素的影响，证明了 H7N9 疾病严重性低于 H5N1，但比季节性流感和 A(H1N1)pdm09 高 [*Lancet*，2013b；*Europe Surveillance*，2014]，为大流行的风险评估提供了直接的科学证据。

3. 构建了大空间尺度 H7N9 传播动力学预测预警模型，预测了 H7N9 在亚洲未来传播与扩散的地理范围（*Communications*，2014），为 H7N9 禽流感疫情预警提供了重要的技术支撑。

4. 建立了 Bayesian 模型，首次定量证明了关闭活禽市场对阻断 H7N9 病毒从禽到人传播的有效性（*Lancet*，2014；*Emerging Infectious Diseases*，2014），为国家卫生计生委"禽流感 H7N9 防控方案"中明确要求采取关闭活禽市场的措施以控制 H7N9 传播提供了有力的科学依据。

上述研究成果发表论文 17 篇，SCI 收录 15 篇，发表在柳叶刀（*The Lancet*）（3 篇）《柳叶刀传染病》（*Lancet Infectious Diseases*）、《英国医学杂志》（*BMJ*）《自然通讯》（*Nature Communications*）（2 篇）等国际权威杂志，累计影响因子 241.3 分，他引 268 次。3 篇《柳叶刀》论文均为最近 10 年 ESI 高被引论文（图1、图 2 ）。

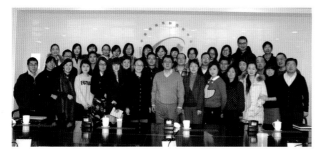

图1 工作合影

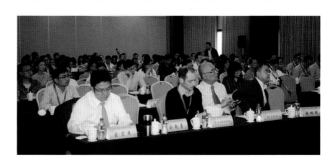

图2 会议研讨

（本项目获 2016 年北京市科学技术奖二等奖、2016 年中华医学科技奖二等奖）

• 2015 年科技成果 •

促进中国小肠结肠炎耶尔森菌监测体系建立
与流行传播规律研究，助力国民健康和经济发展

项 目 名 称：中国小肠结肠炎耶尔森菌监测体系建立与流行传播规律研究
项目完成单位：中国疾病预防控制中心传染病预防控制所、中国疾病预防控制中心、河南省疾病预防控制中心、徐州市疾病预防控制中心、宁夏回族自治区疾病预防控制中心
项目完成人：景怀琦、王鑫、杨维中、夏胜利、童晶、郝琼、邱海燕、肖玉春

　　小肠结肠炎耶尔森菌是一种重要的食源性疾病病原体，与鼠疫的流行关联密切，但该菌在我国尚缺乏系统研究。本项目通过在全国大范围、长期、系统的监测研究，使用先进的多学科技术，建立了完善的监测体系，阐明了该菌在我国的流行特征。项目成果有：①通过连续19年、覆盖全国22个省、市、自治区80余个地市的监测网络，阐明了该菌在我国流行的优势型、动物带菌与生态气候的关系，建立了中国小肠结肠炎耶尔森菌菌株标本库与分子分型数据库；②确认了在我国的主要宿主、传播媒介与易感人群，在国际上首次提出该菌在鼠疫疫源地中"同心圆分布"的理论；③解析了我国流行株的基因组特征，并对其进化路径进行解读，阐释了菌株流行传播生物学机制；④建立了标准化检测系统与疾控、临床及出入境检验检疫行业标准，研制了一系列快速诊断试剂，并已被广泛应用于各级疾控中心、临床医院与海关检疫部门（图1、图2）。

　　本项目填补了多项国内外空白，传播规律的新发现为该病的防控指明了以猪、犬为主要控制传染源以及婴幼儿为重点人群的关键点，建立的监测网络、菌株数据库及检测监测技术方法等对我国的小肠结肠炎耶尔森菌感染防控具有重要意义，创造了巨大的社会效益与间接的经济效益。

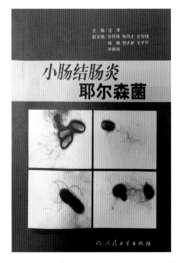

图1　主编《小肠结肠炎耶尔森菌》

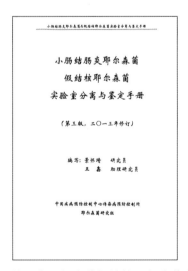

图2　《小肠结肠炎耶尔森菌假结核耶尔森菌实验室分离与鉴定手册》

（本项目获 2015 年中华预防医学会科学技术奖三等奖）

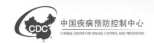
针对手足口病开展系统病原学监测和研究，保护我国儿童生命健康

项 目 名 称：我国手足口病病原学研究和关键防控技术的建立及推广应用

项目完成单位：中国疾病预防控制中心病毒病预防控制所、中国医学科学院病原生物学研究所、北京贝尔生物工程有限公司、北京金豪制药股份有限公司、江苏硕世生物科技有限公司

项目完成人：许文波、张勇、胡永峰、张燕、吴志强、崔爱利、杜江、祝双利、苏浩翔、檀晓娟、朱贞、邵育晓、张誌、毛乃颖、王显军

本研究是国内外唯一连续多年针对手足口病开展系统病原学监测和研究的项目，对我国手足口病防控、保护我国儿童的生命健康有非常重要的科学意义，并取得了较好的社会效益和经济效益。

本项目在 24 h 内迅速鉴定出 EV-A71 是引起安徽阜阳"幼儿不明原因重症肺炎"疫情的病原，该病毒也是随后引起全国手足口病重症和死亡病例的绝对优势病原体，为本土流行株，属于 EV-A71 C4 基因亚型；通过病原学回顾性研究，证实其由 1998 年深圳株 C4 基因亚型衍生而来；全基因组序列证实该病毒与 CVA16 病毒发生了重组，重组现象最早可溯源至 1998 年。通过连续多年、系统的手足口病病原学研究，阐明了我国手足口病肠道病毒病原学构成随年代和地域存在着动态变化；EV-A71 在手足口病病原的构成比例与当地出现重症和死亡病例的多少呈高度正相关。本研究为卫生行政机构集中优势医疗资源、开展重症早期救治、降低病死率提供了关键的病原学依据。

本研究建立了我国手足口病病原学三级监测网络体系，实现了对我国手足口病疫情的实时动态监控；率先研制了针对我国手足口病防控所急需的检测和监测系列关键技术。通过培训和技术推广应用，使全国省、市、县级实验室以及老挝、越南等东南亚国家具备了手足口病病原的检测和监测能力。上述关键技术已被国家卫计委制定的《手足口病预防控制指南》所采纳并在网站上公布，用于指导全国手足口病病原学监测，为各个省市手足口病防控提供了关键技术体系（图1、图2）。

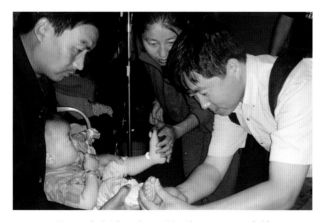

图 1　许文波研究员现场处置 HFMD 疫情

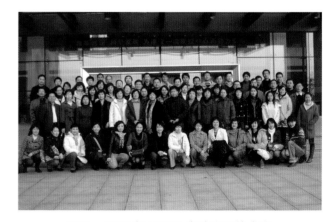

图 2　2008 年 HFMD 实验室网络会议

（本项目获 2015 年北京市科学技术奖三等奖）

人感染新型H7N9禽流感病毒的发现及其病原学研究

项目名称：人感染新型H7N9禽流感病毒的发现及其病原学研究

项目完成单位：中国疾病预防控制中心病毒病预防控制所、中国疾病预防控制中心、复旦大学、香港大学、上海市疾病预防控制中心、首都医科大学附属北京朝阳医院、复旦大学附属上海市第五人民医院、中国科学院生物物理研究所

项目完成人：舒跃龙、管轶、袁正宏、王大燕、朱华晨、周剑芳、高荣保、胡芸文、张曦、曹彬、王宇、高福、武桂珍、揭志军、蒋太交

　　本项目的研究成果有：①首次发现一种新型三源重配H7N9禽流感病毒可导致人的感染和死亡，同时首次发现对禽类低致病性的禽流感病毒可以导致人严重的临床感染；②阐明了新型H7N9禽流感病毒是2011—2012年，在我国长江三角地区，由来自野禽与家禽中流行的病毒通过至少两次重配而产生的；③阐明了H7N9禽流感病毒HA基因关键位点的突变使其获得"双受体"结合能力是其突破种属屏障、比H5N1禽流感病毒更容易感染人的重要分子机制；④揭示了低致病性H7N9禽流感病毒导致人严重临床感染的机制："细胞因子风暴"所引起的免疫病理损伤以及人群对其缺乏预存免疫力是导致H7N9感染临床重症的重要机制；⑤系统评价了H7N9禽流感病毒的传播力：该病毒在哺乳动物中经空气传播的能力有限，因此导致有效人际传播的风险较低，但可通过接触传播，故导致流感大流行的潜能不容忽视；⑥首次研发成功检测试剂，为及时采取有效的临床治疗和疫情防控提供了技术保障。本项目为我国成功防控H7N9疫情提供了理论基础和关键技术支撑，被国际社会评价为传染病防控的典范（图1、图2）。

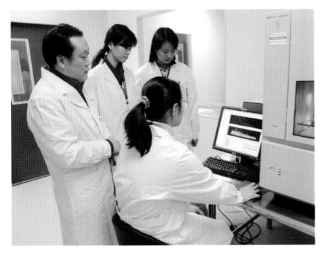

图1　舒跃龙研究员指导流感实验数据分析

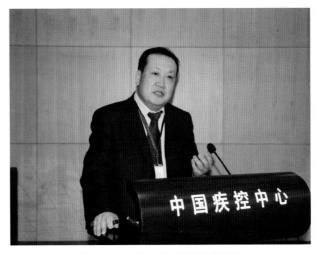

图2　舒跃龙研究员做学术报告

（本项目获2015年中华医学科技奖一等奖、2015年中华预防医学会科学技术奖一等奖）

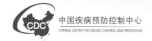
实验室生物安全创新管理模式的建立

项 目 名 称：我国病原微生物实验室生物安全风险控制和管理体系的建立及应用
项目完成单位：中国疾病预防控制中心病毒病预防控制所
项目完成人：武桂珍、韩俊、李振军、魏强、赵赤鸿、王健伟、梁米芳、瞿涤、卢金星、王子军

　　本项目在生物安全管理体系、法规标准及风险控制措施等方面进行了建设，建立健全了我国病原微生物实验室生物安全管理模式，推动了我国生物安全管理建设和生物安全三级实验室认可体系建立，使我国生物安全管理由分散、无序状态提升至集中、规范、科学的全方位管理体系。本项目首次创新性地提出了分层管理体系和"金字塔"式文件体系构建架构，制定了国内首套实验室生物安全管理体系文件；率先开展了生物安全领域风险量化的研究，建立了我国实验室生物安全风险评估体系；首次研制并推广了集实验室检测质量和生物安全一体化管理的实验室信息管理系统（LIMS）和菌（毒）种保藏管理软件，并首次建立了我国感染性物质运输规范管理制度。

　　本项目发表论文 33 篇，主编及参编法规文件和专著等 15 部，建立示范实验室 200 余家。项目的实施为全国培养了实验室生物安全师资和骨干万余人次，编制了首套实验室生物安全培训教材和 DVD 培训教材，用于全国 36 万余人次的培训，为普及生物安全知识和人才培养提供了有力支撑。本项目成果为禽流感等重大突发疫情应对及奥运会、世界博览会等重大国际活动提供了实验室生物安全保障，为我国政治、经济和社会的稳定发挥了重要的支撑作用（图 1、图 2）。

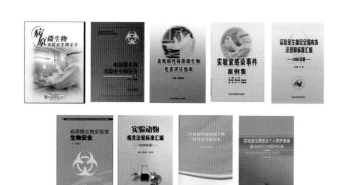

图 1　主编的专著

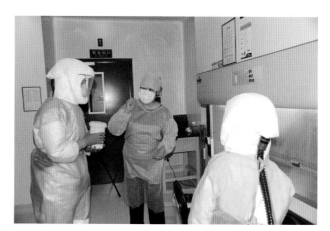

图 2　武桂珍研究员在实验室现场做培训

（本项目获 2015 年中华预防医学会科学技术奖二等奖）

建立我国手足口病系列组合检测和监测技术，满足了我国省、市不同层次网络实验室和临床医疗机构对手足口病防控的迫切需求

项目名称：我国手足口病病原学研究和关键防控技术的建立及推广应用

项目完成单位：中国疾病预防控制中心病毒病预防控制所、中国医学科学院病原生物学研究所、中国疾病预防控制中心、山东省疾病预防控制中心、北京贝尔生物工程有限公司、北京金豪制药股份有限公司、江苏硕世生物科技有限公司

项目完成人：许文波、杨帆、张勇、胡永峰、张燕、杜江、崔爱利、吴志强、张静、薛颖

　　本项目围绕安徽省阜阳县 2008 年"幼儿不明原因重症肺炎"重大突发疫情和随后我国手足口病（hand，foot，and mouth disease，HFMD）大规模暴发流行所面临的重大科学问题，率先开展了 HFMD 病原学和流行病学系统研究，建立了我国 HFMD 系列组合检测和监测技术，满足了我国省、市不同层次网络实验室和临床医疗机构对 HFMD 防控的迫切需求。

　　本项目的成果有：①建立了我国 HFMD 病原学三级监测网络体系，实现了对我国 HFMD 疫情的实时动态监控；②率先研制了针对我国 HFMD 防控所急需的检测和监测系列关键技术；③通过培训和技术的推广应用，全国省、市级实验室和柬埔寨等部分东南亚国家具备了 HFMD 病原的检测和监测能力；④率先证实了 EV-A71 在 HFMD 病原的构成比例与当地出现重症和死亡病例的多少呈高度正相关；⑤为卫生行政机构集中优势医疗资源、开展重症早期救治、降低病死率提供了关键的病原学依据；⑥首次在国际上依据 C4 基因亚型在人群流行传播 10 年间的基因组变异变迁，将 C4 基因亚型划分为 C4a 和 C4b，2007 年之后 C4a 完全替代 C4b 成为我国 EV-A71 绝对优势流行株，EV-A71 C4a 的流行与我国 HFMD 重症和死亡病例增多密切相关；⑦完成了 EV-A71 灭活疫苗种子毒株的筛选，并将其转让给疫苗研制公司；⑧建立了中国本土特色的 HFMD 相关病毒毒株资源库和基因数据库，积累了大量 HFMD 相关肠道病毒分子流行病学研究数据，为 HFMD 早期诊断方法的建立、疫苗研制、临床救治和重症预警提供了重要的资源保障（图 1、图 2）。

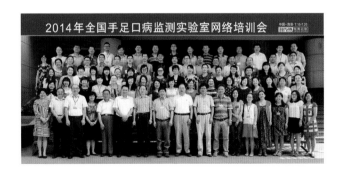

图 1　2014 年 HFMD 实验室网络会

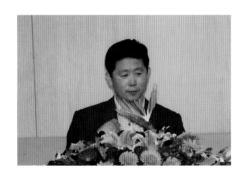

图 2　许文波研究员授课

（本项目获 2015 年中华预防医学会科学技术奖二等奖）

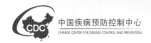
血吸虫病监测预警体系的建立为疾病防控提供技术支撑

项 目 名 称：我国血吸虫病监测预警体系的建立与应用
项目完成单位：中国疾病预防控制中心寄生虫病预防控制所、江苏省血吸虫病防治研究所
项目完成人：周晓农、杨国静、李石柱、杨坤、许静、孙乐平、梁幼生、贾铁武、洪青标、曹淳力

　　血吸虫病是我国重要传染病之一。由于受到多种因素的影响，血吸虫病的流行极具反复性。如何综合运用现代信息和疾病控制技术，构建一套能够预测血吸虫病的监测预警体系以及优化防控模式，已成为当务之急。

　　本项目综合运用空间流行病学、现代统计学和遥感等技术开展研究，获得以下成果：①构建了血吸虫病检测参比实验室体系，建立了我国血吸虫病血清学诊断试剂评价系统，提出了不同防治阶段的最优诊断与疗效评估策略；建立了基于贝叶斯模型的人群感染率推算新方法，是血吸虫病疫情评估方法的新突破；②建立了估算血吸虫病传播阈值的方法，为我国制定血吸虫病消除标准奠定了基础；③建立了影响血吸虫病传播的系列模型，阐明了血吸虫病的时空分布格局与传播规律；④构建了我国血吸虫病预警响应体系，为我国血吸虫病突发疫情的应急处置提供了技术支撑；建立的血吸虫病检测评价系统推进了我国血吸虫病检测试剂的标准化和产业化；建立的血吸虫病传播因素监测体系已在 12 个流行省应用，并为评估国家重大项目对血吸虫病传播的影响提供了重要技术支撑；建立的血吸虫病传播风险预警体系等模型已在 7 个主要流行省得到了应用，加速推进了控制和消除血吸虫病的进程，取得了显著的社会经济效益（图1、图2）。

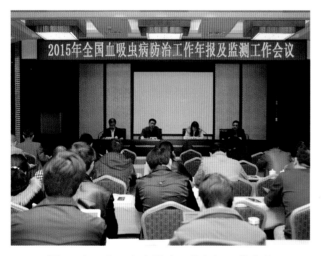

图1　全国血吸虫病防治工作年报工作会议

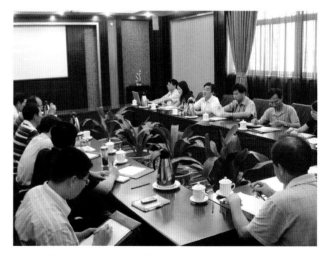

图2　血吸虫病免疫诊断试剂盒现场评估会议

（本项目获 2015 年中华医学科技奖二等奖、2015 年中华预防医学会科学技术奖三等奖）

我国隐孢子虫的研究和技术应用取得新进展

项 目 名 称：我国隐孢子虫核酸检测和基因分型技术的研究及应用
项目完成单位：中国疾病预防控制中心寄生虫病预防控制所、哈尔滨医科大学
项目完成人：曹建平、沈玉娟、尹建海、姜岩岩、刘爱芹、袁忠英、刘华、汤林华

　　本项目建立了我国隐孢子虫巢式 PCR 和 LAMP 等核酸检测和基因分型技术，快速、灵敏，并制定了相应的标准操作规程。应用这些技术，从人源、动物源和水源三个方面开展了我国不同地区不同宿主来源隐孢子虫分子流行病学等研究：①分离得到了 1200 多个隐孢子虫虫株；②明确了我国部分地区隐孢子虫的虫种分布、基因型和亚型、分子遗传特性以及种群结构特征；③首次发现安氏隐孢子虫在人群的流行，为新的感染人的优势虫种；④首次在牛犊体内发现重要的人兽共患优势虫种——火鸡隐孢子虫，且为新亚型Ⅲ eA22G2R1；⑤获得了重要的人兽共患虫种——兔隐孢子虫的新亚型 VbA21。本项目为进一步研究人隐孢子虫病的传染源或污染源及可能的传播途径提供了依据，并提出了隐孢子虫跨种传播的科学问题（图1、图2）。

　　本项目率先建立了具有自主知识产权的基于多重 PCR 技术和基因芯片技术的多病原和高通量检测技术。前者可同时检测隐孢子虫、贾第鞭毛虫、环孢子虫和微孢子虫，与单虫检测吻合率达 90% 以上；后者可同时检测隐孢子虫、贾第鞭毛虫、环孢子虫及微孢子虫等 10 多种肠道原虫，具有检测病原多、高通量、快速等优点。这两种技术适用于疾控现场、临床、院校及口岸检验检疫等机构开展肠道原虫筛查及研究，已申请国家发明专利。

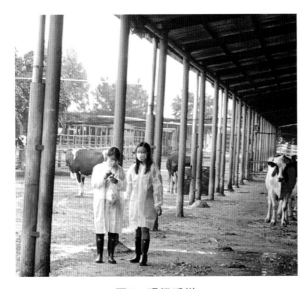

图1　现场采样

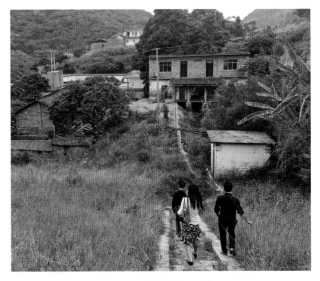

图2　调查农村水源情况

（本项目获 2015 年中华预防医学会科学技术奖三等奖）

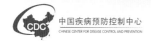
研究30年中国艾滋病流行规律与特征，提出多项防控策略建议

项 目 名 称：30年中国艾滋病流行特征与防控对策研究

项目完成单位：中国疾病预防控制中心性病艾滋病预防控制中心、中国疾病预防控制中心病毒病预防控制所、中国疾病预防控制中心、云南省疾病预防控制中心、河南省疾病预防控制中心、四川省疾病预防控制中心、天津市疾病预防控制中心

项目完成人：吴尊友、曾毅、王宇、王陇德、郑锡文、贾曼红、王哲、汪宁、张灵麟、朱效科

该项目历时 30 年，对 HIV 传入我国并发生流行的规律与特征进行研究，提出了多项防控策略建议。

1. 首次报告我国不同人群艾滋病重大疫情　1985 年首次报告我国 4 名血友病患者使用进口血制品感染 HIV，标志 HIV 传入我国；1989 年在云南瑞丽 175 名吸毒者中检测出 79 名 HIV 感染者 (45%)，为我国首次报告的 HIV 感染暴发流行；1995 年发现有偿供血和浆员 HIV 感染大规模暴发流行，查明采浆污染是造成暴发流行的原因；2008 年首次报告四川凉山布托常住人口 HIV 感染率达 7%，为我国感染率最高的地区；2008 年首次开展全球规模最大的男男同性恋者 HIV 感染率调查，查明我国该人群的 HIV 流行状况。

2. 创建了全球规模最大、覆盖面最广、功能最全的艾滋病综合防治信息系统　通过数据连接，使疫情报告、监测、检测、干预及治疗等多个数据系统整合为一体。应用模型对我国艾滋病疫情进行参数估计和规模估计，总结出我国艾滋病的流行特点。

3. 率先提出将检测发现 HIV 感染者作为控制艾滋病策略，并采用实名制管理，进而成为全球艾滋病控制的重要策略。

本研究成果促进了将艾滋病纳入《中华人民共和国传染病防治法》以及《中华人民共和国献血法》和《艾滋病防治条例》的出台，检测发现 HIV 感染者作为控制艾滋病策略被纳入国务院文件和国家艾滋病防治"十二五"计划，并成为联合国艾滋病规划署全球消灭艾滋病的三大策略之一。创新检测策略促使我国艾滋病病死率在 2005—2013 年下降 63%，HIV 新发感染率下降 31.4%（图1、图2）。

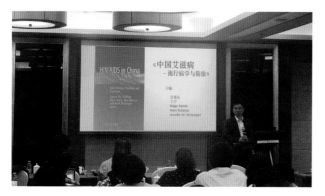

图1　回顾中国艾滋病防治 30 年

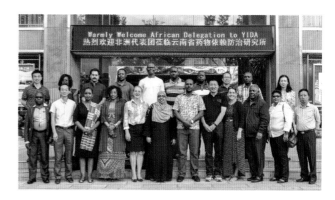

图2　中国经验走向世界

（本项目获 2015 年中华预防医学会科学技术奖二等奖）

药品集采模式研究及应用

项目名称：重大公共卫生疾病药品供给模式的研究及应用

项目完成单位：中国疾病预防控制中心性病艾滋病预防控制中心、中国疾病预防控制中心妇幼保健中心、北京市疾病预防控制中心、云南省艾滋病关爱中心、四川省疾病预防控制中心

项目完成人：刘中夫、晋灿瑞、张福杰、王强、赵燕、吴尊友、刘霞、崔岩、马春涛、刘世亮

　　该项目通过对全国艾滋病免费抗病毒治疗药品集采模式的不断探索、研究、优化与实践，首创了全国重大公共卫生疾病药品"集中采购、分散签约"的采购模式以及进口专利药和独家仿制药谈判关键技术策略，应用于全国艾滋病药品采购供给与管理实践，为全国艾滋病患者免费提供了持续、安全、有效的治疗药物，成功降低了艾滋病的病亡率，延长了患者的寿命，提高了患者的生存质量，充分实现了全国艾滋病抗病毒治疗药品可及、价格可控以及财政资金社会和经济效益最大化。截至2015年，累计保障治疗了30余万艾滋病患者，患者的病死率从2002年的39%下降到2013年的6.6%，母婴传播率由2003年前的34.8%下降到2014年的6.1%，避免了近7000名新生儿和约1.5万名毒品滥用者感染HIV，减少海洛因滥用逾100吨、毒资交易逾650亿元，节省财政资金21.7亿元，有效遏制了艾滋病的流行与蔓延，为将我国艾滋病持续控制在低水平流行发挥了重要作用（图1、图2）。

　　本研究发表SCI论文15篇，总影响因子114.843，SCI他引129次；发表中文12篇，他引156次。

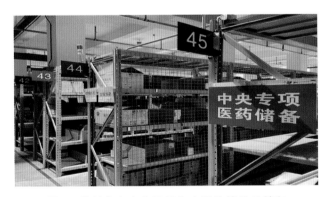

图1　艾滋病中央药品储备库零头箱药品储备

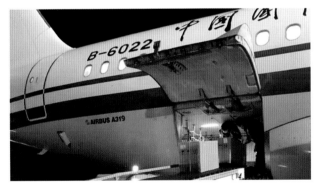

图2　2020年初紧急调拨抗病毒药品到武汉抗疫一线

（本项目获2015年北京市科学技术奖二等奖）

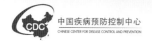

多学科联合攻关，揭开云南山区不明原因猝死之谜

项 目 名 称：云南不明原因猝死病因和干预评价研究

项目完成单位：中国疾病预防控制中心、云南省地方病防治所、中国科学院昆明植物研究所、中国医学科学院阜外心血管病医院、中国医学科学院医学实验动物研究所

项目完成人：曾光、黄文丽、刘吉开、施国庆、张健、赵红、申涛、高虹

　　为查明 20 世纪 70 年代以来云南省西北山区连年夏季不明原因猝死的发生原因，于 2005 年启动多学科联合攻关研究。首次制订了云南不明原因猝死监测报告病例定义，建立监测系统，开展新发和既往病例调查，收集发病村和发病家庭的基础信息，描述疾病分布特征，开展病例对照研究分析发病危险因素，采集人体和环境标本，解剖新发猝死者遗体。根据流行病学、临床和病理研究结果，排除了克山病、病毒性心肌炎和遗传性疾病等可能致病因素，提出食用毒沟褶菌（*Trogia venenata*）是云南不明原因猝死的直接病因。通过动物实验证实这种既往不为国际学术界认识的野生菌可致小鼠急性死亡，并分离到其毒性成分，研究了致病机制。在开展干预活动后，2006—2009 年云南全省报告病例数（33 例）较既往 4 年（112 例）下降 71%，其中既往病村下降 92%。该研究成果已被国家卫生计生委、云南省卫生厅和四川省推广应用。2013 年云南省已无新发病例报告；2012 年四川省发现相同原因的聚集性猝死，并采取了干预。本项目发表的 SCI 论文被引用 20 余次，影响因子合计超过 25。培养博士生 3 人，硕士生 3 人（图1、图2）。

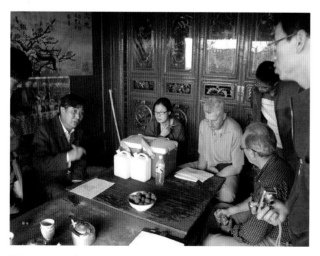

图1　2007 年 CFETP 在云南省鹤庆县开展不明原因猝死现场调查

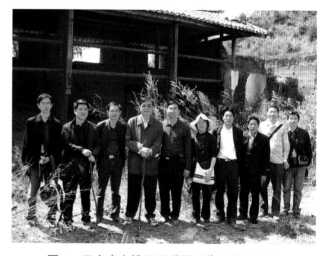

图2　云南省大姚县不明原因猝死现场调查

（本项目获 2015 年中华预防医学会科学技术奖三等奖）

通过流感传播动力学、疾病负担和疫苗保护效果研究成果，指导全国的流感防控工作，取得了显著的社会效益

项目名称：流感传播动力学、疾病负担和疫苗保护效果研究
项目完成单位：中国疾病预防控制中心、北京市疾病预防控制中心
项目完成人：余宏杰、王全意、冯录召、杨鹏、姜慧、段玮、杨娟、张莉

在科技部传染病防治科技重大专项及 WHO 援助项目等科技项目的支持下，项目组通过流感传播动力学、疾病负担和疫苗保护效果研究成果，指导全国的流感防控工作，取得了显著的社会效益。流感疫苗上市后的效果评价难度大，国际上研究结果差异明显。项目组对普通人群、老年人、医务人员和学生连续多个季节接种流感疫苗的保护效果进行了评价，显示流感疫苗对确诊流感和呼吸道感染有较好的保护作用（*Emerging Infectious Diseases*, 2013; *IRV*, 2013; *Vaccine*, 2014），为 WHO 和我国流感疫苗应用策略的制定和预防接种实施提供了有力的证据，检测呈阴性病例对照的研究设计也获得了国际科学界的认可。流感在密闭空间内可否通过空气传播，口罩对阻断流感病毒传播是否有效一直是国际研究的热点。项目组在国际上首次对环境密闭的国际长途商业航班内佩戴口罩对感染流感病毒的防控效果进行了定量评价，证明了佩戴普通外科口罩能有效阻断流感病毒传播，也进一步证明了流感可通过呼吸道飞沫而非气溶胶传播（*Emerging Infectious Diseases*, 2013），为流感预防和暴发疫情处置的感染控制措施提供了科学证据。项目组发表文章 40 余篇，其中 SCI 收录 20 余篇。本项目成果指导全国的流感防控工作，降低了流感发病和死亡负担，圆满完成了国家各项重大活动的公共卫生保障任务（图1、图2）。

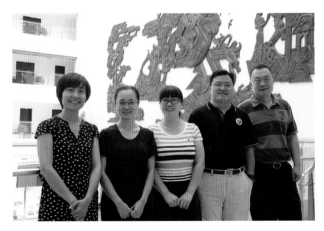

图1　工作合影

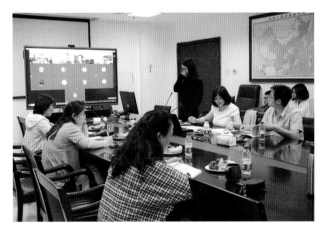

图2　现场视频会议

（本项目获 2015 年中华医学科技奖三等奖）

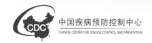

项目组围绕流感时空变化规律、疾病负担和干预措施效果研究，取得了重大科技创新，指导全国的流感防控工作，取得了显著的社会效益

项目名称：流感时空变化规律、疾病负担和干预措施效果研究
项目完成单位：中国疾病预防控制中心、北京市疾病预防控制中心
项目完成人：余宏杰、杨鹏、冯录召、王全意、彭质斌、吴双胜、杨娟、张代涛、郑建东、张奕、姜慧、张莉、秦颖、段玮、叶楠

  在科技部传染病防治科技重大专项、美国 NIH 及 WHO 等科技项目的支持下，项目组围绕流感的时空变化规律及其驱动因素、健康危害、疫苗和非药物干预措施效果评价等国际上亟须解决的关键科学问题，运用经典流行病学、传染病学和现代统计学等多学科交叉技术，取得了重大科技创新。国际科学一直以来认为 A 型和 B 型流感的季节性相同。项目组在全球首次揭示 A 型和 B 型流感截然不同的时空变化规律，定量测量了各区域流感病毒活动的周期、振幅、流行高峰和持续时间，明确了纬度和气候因素是其季节性的主要驱动因素。该研究彻底改变了国际学术界对 A 型和 B 型流感具有相同季节性的结论，受到 WHO、NIH 和全球流感学术界的一致好评。A 型流感的临床严重性和疾病负担比 B 型流感重是国际科学界的长期共识。项目组系统阐述了流感导致的死亡、住院和门急诊就诊负担，在全球首次发现了 B 型流感较 A 型流感可导致更为严重的死亡和住院负担［Bulletin WHO，2012；Influenza Other Respir Viruses（IRV），2013/2014］。此研究受到 WHO 流感负责人 Sylvie Briand 的高度肯定："研究结果凸显了 B 型流感对重症流感负担的重要意义，为 WHO 在推荐三价流感疫苗的基础上同时推荐四价疫苗（含 B 型流感 2 个系）提供了直接科学证据。"项目组发表文章 49 篇，其中 SCI 收录 22 篇，发表在《公共科学图书馆·医学》、《新兴传染病》、《世界卫生组织简报》等国际权威杂志上，影响因子总计 90.2 分。主编流感专著 1 部。WHO 和国家卫生计生委根据项目成果制订了流感监测、暴发控制及疫苗应用等方案 20 项，指导全国的流感防控工作，降低了流感发病和死亡负担，圆满完成 APEC 及两会等重大活动的公共卫生保障任务，取得了显著的社会效益（图 1、图 2）。

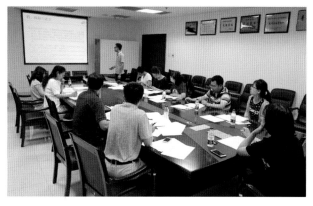

图1　研究讨论工作

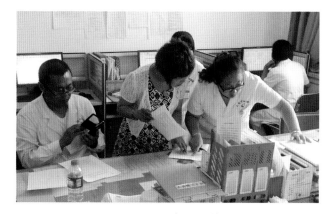

图2　现场督导工作

（本项目获 2015 年北京市科学技术奖一等奖）

甲型H1N1流感大流行的有效防控及集成创新研究

项目名称：我国首次对甲型H1N1流感大流行有效防控及集成创新性研究
项目完成单位：中国疾病预防控制中心、首都医科大学附属北京朝阳医院、中国疾病预防控制中心病毒病预防控制所、北京市疾病预防控制中心、浙江大学医学院附属第一医院、中国医学科学院病原生物学研究所、中国科学院微生物研究所、中国检验检疫科学研究院、中国人民解放军军事医学科学院、中国中医科学院
项目完成人：侯云德、王宇、王辰、王永炎、李兰娟、赵铠、李兴旺、杨维中、刘保延、舒跃龙、金奇、高福、胡孔新、梁晓峰、钟南山

　　在重大传染病防治科技重大专项、科技部和国家自然科学基金委多个科技项目的支持下，我国建立了举国体制集成创新性的传染病防控综合技术平台。2009 年初，一种新型流感在全球暴发流行，来势凶猛。在国务院的领导下，我国及时实施举国体制，建立了由国家卫生计生委牵头、科技部等多部委参与的联防联控机制，针对防控各个阶段中的关键性科学问题，开展全国多学科集成大协作攻关研究，有效保障了人民健康、社会稳定和经济发展。本项目以机制创新促进科技创新，以科技创新支撑疫情防控，使我国在人类历史上首次实现了对流感大流行的有效干预和控制；首先研制成功诊断试剂，获得了发明专利，被 WHO 采纳并推广全球；首次证明基本传播系数的假说是正确的；精确揭示了甲型流感的临床特征及影响因素，建立了国际上最大的甲型流感临床数据库；第一次通过现代循证医学方法确证传统中药汤剂治疗甲型流感安全有效，是中医药防控传染病走向世界的里程碑；在国际上首先研发成功甲型流感疫苗，率先提出打一针裂解无佐剂疫苗的研究策略，为全球疫苗的生产和使用提供了重要的科学依据。该项目取得了 8 项名列世界前茅的研究成果，对我国和全球的疫情控制做出了特殊贡献（图1、图2）。

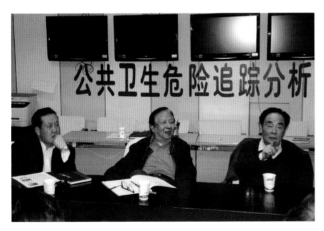

图1　侯云德院士在研讨会现场

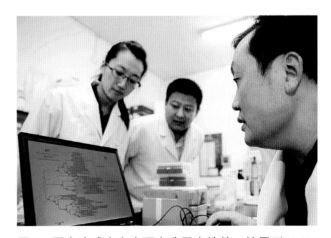

图2　国家流感中心在研究我国内地第一株甲型 H1N1 流感病毒进化树图

（本项目获 2014 年国家科学技术进步奖一等奖）

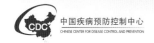
推广应用人感染高致病性禽流感H5N1的流行病学研究成果，助力国民健康和经济发展

项 目 名 称：人感染高致病性禽流感H5N1的流行病学研究及应用

项目完成单位：中国疾病预防控制中心、北京大学人民医院、中国疾病预防控制中心病毒病预防控制所、湖南省疾病预防控制中心、浙江省疾病预防控制中心

项目完成人：余宏杰、王宇、杨维中、冯子健、高占成、廖巧红、高立冬、陈恩富

　　2003年年底以来，高致病性禽流感H5N1在全球禽间广泛循环，2005年以来，项目组围绕人感染H5N1这一新发传染病开展了多学科集成的协作攻关研究，科技成果有：①在世界上率先设计并建立了不明原因肺炎监测系统，成功发现并确认我国首例H5N1人间病例，并通过该系统及时发现了后续所有H5N1病例，为我国大流行应对准备和后续新型流感病毒的发现和确认奠定了坚实的技术基础并创建了监测平台。该监测系统和技术体系被WHO应用于全球禽流感H5N1监测标准和指南中。②在全球首次开展流行病学、病毒学和血清学等多学科集成创新性研究，精确揭示了H5N1病毒可通过长时间、无保护性的密切接触，在有血缘关系的家庭成员中引起有限的、非持续性的人际间传播；首次揭示了遗传易感因素在H5N1感染发病中的重要作用。③全球首次发现，除农村暴露于病死禽可引起H5N1病毒感染发病外，还存在暴露于活禽市场而感染发病的风险，并首次应用分析流行病学方法定量证明了人感染H5N1病毒发病的危险因素。研究结果得到WHO的高度评价，认为本研究回答了H5N1病毒感染发病的根本科学问题。研究结果为制定我国和WHO的H5N1关键防控技术指南提供了重要科学证据。④在全球首次全面阐述了人感染禽流感H5N1的自然史、基本临床特征和潜伏期等重要流行病学参数，并首次报道了抗流感病毒药物和恢复期血浆治疗对H5N1预后的临床疗效，研究结果为制定H5N1病例诊断标准和密切接触者医学观察时限以及重症病例救治策略等提供了重要的科学证据，成为WHO制定全球防控技术指南和诊疗方案的重要依据。⑤以上研究结果直接转化，应用于制定WHO和我国H5N1的防治技术方案，以指导禽流感H5N1疫情防控，也为我国流感大流行应对、H7N9和H10N8等新型流感病毒的监测和防治奠定了重要的技术和理论基础。项目组发表论文29篇，其中SCI收录10篇，发表在《柳叶刀》（*The Lancet*）、《新英格兰医学杂志》、《传染病学杂志》、《新兴传染病》等国际权威杂志，累计160.964分，SCI他引128次（图1、图2）。

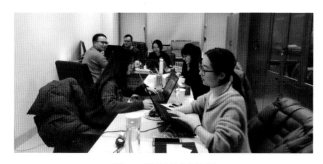

图1　数据分析现场

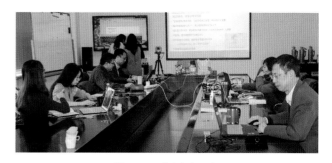

图2　研究讨论现场

（本项目获2014年北京市科学技术奖三等奖、2014年中华医学科技奖三等奖）

探索我国耐药结核病流行情况，开展创新关键防治技术研究

项　目　名　称： 我国耐药结核病流行状况及关键防治技术的研究
项目第一完成单位： 中国疾病预防控制中心
项　目　名　称： 赵雁林、许绍发、何广学、逄宇、王宇、程京、金奇、高微微、邢婉丽、郭永

　　在全国首次系统、大规模地开展了创新性的耐多药结核病防控研究。建立了我国科学的、标准化的结核病耐药监测方法，开展了全球样本量最大并具有全国代表性的结核病耐药流行病学调查研究，为我国有效防治耐药结核病提供了科学依据，并为多学科领域的研究提供了重要的参考。本项目建立了集耐药结核病快速诊断新产品、适宜的防治措施以及规范的感染控制手段为一体的创新性的耐药结核病防治重要举措，为国家有效的防治耐药结核病做出了重大贡献，减少了感染和发病，产生巨大的社会效益。

　　一、以科技攻关和创新为依据，指导耐药结核病的控制，为我国科学防控耐药结核病提供重要的基础性科学依据和防治方向。

　　二、首次分析我国结核病主要流行株的生物学特性和基因型特点，绘制了我国具有代表性的耐药结核分枝杆菌系统发生图谱，阐述了中国主要耐药流行株的在全国不同区域的时空分布特点，建立了适用于我国的结核分枝杆菌溯源的分子标记物。

　　三、率先开发出适于我国流行菌株类型并具有自主知识产权的耐药结核病快速诊断设备及配套试剂盒，该试剂具有灵敏度高和特异性好的特点。将耐药结核病的诊断时间由原先的3个月缩短为6小时。

　　四、在全国首次开展了结核感染控制的系统研究，率先在我国建立了结核感染控制新技术研发平台，制订出相应感染控制专业技术文件，广泛应用于全国结核病防治系统（图1、图2）。

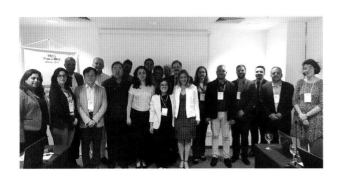

图1　结核病综合防治技术国际交流

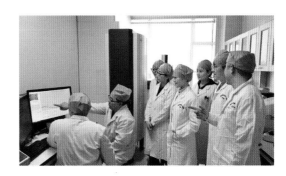

图2　分析结核病流行菌株的分布特征

（本项目获 2014 年中华医学科技奖二等奖）

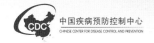
创新结核病诊疗关键技术研究与应用，助力我国耐药结核病防治

项 目 名 称：结核病诊疗关键技术的创新研究与应用
项目完成单位：中国疾病预防控制中心
项目完成人：赵雁林

  该研究集中优势团队，建立了集耐多药结核病诊断新产品、适宜的防控措施以及感染控制新工具为一体的创新性耐药结核病防治模式，为我国有效地防治耐药结核病做出了较大贡献，减少了感染和发病人数，取得了显著的社会效益和经济效益。本项目的主要成果有：①首次在我国开展了全球规模最大的结核病耐药性基线调查研究，初步阐明了我国耐药结核病的发病机制和流行规律；②分析了我国结核病主要流行株的生物学特性和基因型特点，阐述了中国主要流行株在全国不同区域的时空分布特点；③首次在全国开展了结核病感染控制的系统研究，制定了《中国结核感染预防控制手册》和《中国结核感染控制标准操作程序》；④率先开发出适于我国流行菌株类型并具有自主知识产权的耐药结核病快速诊断设备及配套试剂盒，将耐药结核病的诊断时间由原先的3个月缩短为6小时，目前已用于百余万结核病患者的早期诊断；⑤首次建立了适用于我国的结核病快速诊断技术的筛选和评估方法；⑥首次大规模调查了全国二线抗结核药物的使用情况，对初治患者进行结核分枝杆菌培养及药敏检测，选用敏感药物，尽早采取干预，以提高普通结核病及耐药结核病的治愈率（图1、图2）。

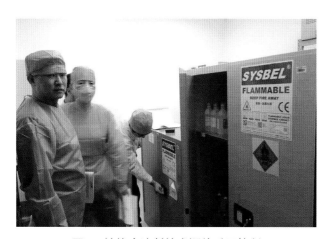

图1　结核病诊断技术评估质量控制

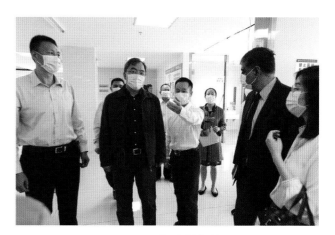

图2　现场资料复核

（本项目获2014年北京市科学技术奖二等奖）

我国虫媒病毒分布及其与疾病关系研究

项 目 名 称：我国虫媒病毒分布及其与疾病关系研究
项目完成单位：中国疾病预防控制中心病毒病预防控制所
项目完成人：梁国栋、付士红、王环宇、李铭华、吕志、朱武洋、王力华、吕新军、曹玉玺、高晓艳

　　本课题组自 20 世纪 80 年代起利用 20 余年的时间在我国 29 个省（市、自治区）采集蚊虫、蜱虫、蠓虫和白蛉等媒介以及人畜动物标本 897 369 份（只），开展虫媒病毒分布及其与疾病关系的研究。通过病毒学及分子生物学等技术与方法分离鉴定出隶属于 7 科 10 属 23 种 512 株虫媒病毒，其中 6 种为国际首次报道，13 种为国内首次报道，4 种为国内已知虫媒病毒。首次发现我国虫媒病毒可以由多种蚊虫、蝙蝠和蠓虫携带；我国各地广泛分布的蚊虫、蜱虫、蠓虫和白蛉等吸血昆虫携带和传播多种虫媒病毒。研究发现蚊虫中存在 21 种虫媒病毒，三带喙库蚊、中华按蚊、骚扰阿蚊和刺扰伊蚊是我国携带虫媒病毒最多的蚊种。本研究还在国际上首次报道从屑皮伊蚊和背点伊蚊中分离到 Tahyna 病毒，首次从我国尖音库蚊标本中分离到西尼罗病毒。本研究还首次证实我国存在西尼罗病毒和 Tahyna 病毒的人畜感染。通过大量临床病毒性脑炎患者标本检测，发现我国病毒性脑炎患者中存在乙脑病毒等 8 种病毒感染。

　　根据本研究结果所绘制的我国虫媒病毒分布图、我国虫媒病毒与传播媒介种类及地区分布图等填补了我国虫媒病毒研究领域的空白。本项目对我国相关疾病预防控制、疫情处理及疾病预警预测等提供了强有力的技术支撑，对该类疾病的国际联防联控等也具有重要的长远和现实意义（图 1、图 2）。

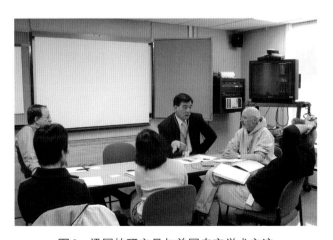

图 1　梁国栋研究员与美国专家学术交流

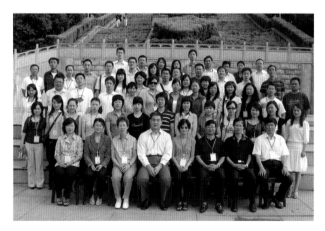

图 2　2008 年全国虫媒病毒病监测技术培训班

（本项目获 2013 年北京市科学技术奖二等奖）

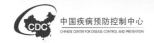

我国虫媒病毒分布及其与疾病关系研究

项 目 名 称：我国虫媒病毒分布及其与疾病关系研究

项目完成单位：1. 中国疾病预防控制中心病毒病预防控制所

2. 中国疾病预防控制中心病毒病预防控制所、云南省地方病防治所

项目完成人：1. 梁国栋、付士红、王环宇、李铭华、吕志、朱武洋、王力华、吕新军、曹玉玺、张海林

2. 梁国栋、付士红、王环宇、李铭华、吕志、朱武洋、王力华、吕新军、高晓艳、张海林、曹玉玺、何英、唐青、李浩、陶晓燕

　　本项目首次发现了我国虫媒病毒的分布特征。从蚊虫、蜱、螨、蝙蝠以及患者的血清标本中分离鉴定出多株虫媒病毒。其中6种为国际上首次报道，13种为国内首次报道，4种为国内已知虫媒病毒。本研究还在国际上首次报道从屑皮伊蚊和背点伊蚊分离到Tahyna病毒，首次从我国尖音库蚊标本分离到西尼罗病毒。

　　本项目在国际上首次研究了重要虫媒病毒的分子变迁及分子遗传进化，阐明乙脑病毒的起源时间约为1700年前并发现了乙脑病毒分子的变迁规律；阐明辽宁病毒的起源时间约为300年前；阐明盖塔病毒、巴泰病毒、版纳病毒及辽宁病毒的全基因组分子遗传进化特征；阐明国际上首次发现并命名的多种虫媒病毒系统进化地位；发现西藏为乙脑病毒的新疫源地；首次证实我国存在西尼罗病毒和Tahyna病毒人畜感染；揭示了虫媒病毒与疾病关系研究的重要公共卫生意义。项目组开展了我国临床上对病毒性脑炎患者虫媒病毒感染的研究，通过对大量临床病毒性脑炎患者的标本检测，发现我国病毒性脑炎患者中存在乙脑病毒等8种病毒感染；阐明乙脑病毒是我国儿童病毒性脑炎患者最重要的病原体；我国边境地区存在登革病毒感染输入性病例。

　　本课题组自20世纪80年代起，在我国开展了虫媒病毒分布及其与疾病关系的研究，系统阐明了我国虫媒病毒的分布及其与人畜动物疾病的关系。本项目为构建我国虫媒病毒性疾病的信息资源和技术平台提供了基础数据，其研究结果对于我国疾病预防控制、媒介传播疾病的预警预测以及应对国际突发或新发传染病的传入等具有重要的现实和长远意义（图1、图2）。

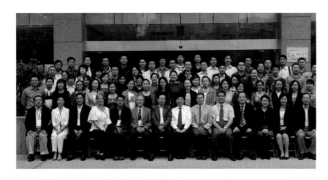

图1　2011年全国虫媒病毒病监测技术培训班

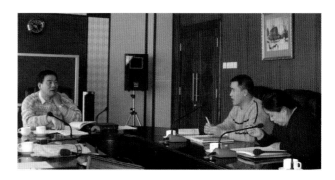

图2　梁国栋研究员与课题组人员工作交流探讨

（本项目获2013年中华预防医学会科学技术奖一等奖、2013年中华医学科技奖二等奖）

在我国建立适合无脊灰状态下的脊髓灰质炎疫苗衍生病毒监测体系

项目名称：我国维持无脊髓灰质炎状态10年间疫苗衍生病毒的研究

项目完成单位：中国疾病预防控制中心病毒病预防控制所、中国疾病预防控制中心、贵州省疾病预防控制中心、安徽省疾病预防控制中心、广西壮族自治区疾病预防控制中心、山东省疾病预防控制中心、四川省疾病预防控制中心

项目完成人：许文波、张勇、祝双利、梁晓峰、李黎、严冬梅、朱晖、王东艳、温宁、李杰

1. 项目的创新点和主要贡献

（1）在我国建立了适合无脊髓灰质炎（简称"脊灰"）状态下的脊灰疫苗衍生病毒（VDPV）监测体系。该监测体系及时发现了我国2001—2010年由脊灰疫苗变异株或VDPV引起的脊灰病例，并证实无脊灰野病毒输入病例，为中国连续10年向WHO提交维持无脊灰状态证实报告提供了详实的科学依据。

（2）在国际上首次阐明了中国脊灰疫苗变异株和VDPV循环早期的重要生物学性状。发现Ⅱ型脊灰疫苗病毒VP1编码区变异3～4个核苷酸即可引起2个已知的毒力位点完全回复突变并引起聚集性急性弛缓性麻痹病例；证明循环的VDPV和人肠道病毒重组与其神经毒力的升高和传播力的增强没有必然的联系。

2. 应用推广情况　研究结果为我国卫生行政部门制定脊灰疫苗强化免疫策略所针对的人群、年龄组和地理区域提供了重要的科学依据，为早期控制和阻断疫苗变异株或VDPV的循环和传播赢得了时间，保证我国维持了无脊灰状态。

3. 社会及经济效益　本研究成果对支持了我国VDPV相关事件应急预案的制定，推动了我国自主研发脊灰病毒灭活疫苗的决策和进程，同时也为全球和我国在维持无脊灰阶段疫苗使用策略的制定、疫苗种类的选择和新型脊灰减毒活疫苗的研制提供了重要的科学依据（图1、图2）。

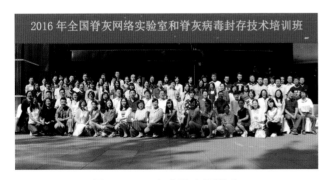

图1　2016年实验室网络会

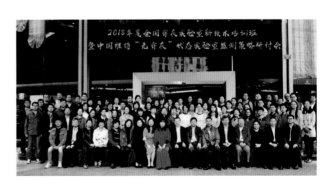

图2　2018年实验室网络会

（本项目获2013年中华预防医学会科学技术奖二等奖）

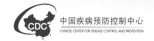
明确新发传染病发热伴血小板减少综合征的病因

项 目 名 称：新发传染病发热伴血小板减少综合征及其病原研究

项目完成单位：中国疾病预防控制中心病毒病预防控制所、中国疾病预防控制中心、江苏省疾病预防控制中心、山东省疾病预防控制中心、湖北省疾病预防控制中心、辽宁省疾病预防控制中心、安徽省疾病预防控制中心

项目完成人：李德新、于学杰、王宇、汪华、梁米芳、李建东、王显军、金聪、占发先、鲍倡俊、王世文、毕振强、姚文清、刘红、冯子健

　　2009 年以来在我国湖北、河南和山东等地出现临床表现为发热、血小板减少、白细胞减少及多脏器功能损伤的不明原因新发传染病病例，引起社会关注。本研究团队利用重大传染病未知病原筛查、应急处置检测和监测技术平台体系首次发现新布尼亚病毒，获得全基因组序列，确定发热伴血小板减少综合征（severe fever with thrombocytopenia syndrome，SFTS）病毒是 SFTS 的病原，发现蜱虫为 SFTS 病毒的主要传播媒介，羊、牛、狗等可能是中间扩增宿主，且可发生人 - 人传播。本研究首次阐述 SFTS 的临床特征和进程分期，发现与疾病严重程度和预后相关的生物标识分子；首次分离新病毒，观察病毒的超微结构和形态特点；建立了 SFTS 病毒感染动物模型，发现脾巨噬细胞对黏附病毒的血小板的大量清除是导致血小板减少的发病机制；首次建立了 SFTS 病毒的实验室检测方法，研制核酸检测试剂盒，并获得证书文号［国食药监械（准）字 2011 第 3401666 号］，完成疫苗前期研究。本研究为国家卫生主管部门制定《发热伴血小板减少综合征防治指南（2010 版）》提供了理论依据和技术支撑。研究成果先后发表在《新英格兰医学杂志》（*The New England Journal of Medicine*）、《美国国家科学院院报》（*Proceedings of the National Academy of Sciences of the United States of America*）等国际顶尖医学杂志，产生了重要的国际影响（图 1、图 2）。

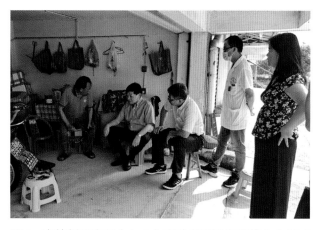

图 1　李德新研究员（左 2）在滁州调研发热伴血小板减少综合征

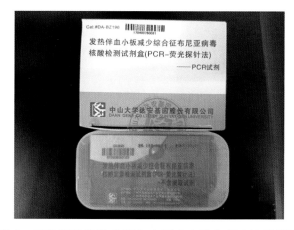

图 2　团队研发的发热伴血小板减少综合征病毒检测试剂盒

（本项目获 2013 年中华预防医学会科学技术奖一等奖）

土源性、食源性寄生虫病防控取得重大成效

项 目 名 称：土源性、食源性寄生虫病防控策略与应用成效
项目完成单位：中国疾病预防控制中心寄生虫病预防控制所
项 目 完 成 人：王宇、李华忠、陈颖丹、许隆祺、方悦怡、田洪春

  寄生虫病在我国农村广泛流行。2004年寄生虫病调查表明，我国土源性线虫和华支睾吸虫的感染率分别为19.56%和2.40%，推算全国分别有1.29亿人和200余万人感染土源性线虫和华支睾吸虫。为此，卫生部于2006年发布《2006—2015年全国重点寄生虫病防治规划》(简称"规划")，要求在2004年的基础上，土源性线虫的感染率到2010年底下降50%以上，到2015年底下降80%以上。广东、广西等重点流行区华支睾吸虫感染率在2004年的基础上，到2010年底下降30%以上，到2015年底下降50%以上。完成上述"规划"的防治目标任务十分艰巨，亟须策略与技术上的突破。本项目旨在探索符合我国国情的土源性、食源性寄生虫病的防控策略和措施，优化与规范我国寄生虫病预防控制技术中的各项措施，推进防治工作，为实现"规划"的目标提供技术支撑（图1、图2）。

  本项目通过建立数学模型，了解干预与传播的动态变化关系，为优化防控措施提供依据；通过疾病负担研究，为确定防治重点提供依据；结合理论研究成果和流行现状，提出适合我国当前经济发展阶段的防控策略并通过现场验证；将理论研究和现场实验成果转化为技术方案和标准，规范和推进面上防治工作。

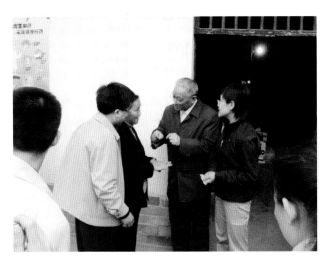

图1 专家现场调查

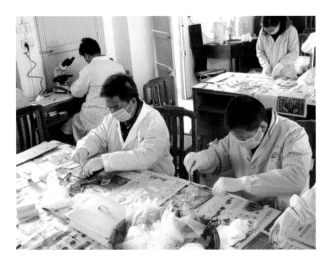

图2 实验室检测

（本项目获2013年中华预防医学会科学技术奖三等奖）

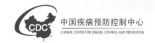
建立我国HIV耐药检测技术平台，为抗病毒药物更换提供科学依据

项 目 名 称：我国HIV耐药检测技术平台的建立及推广应用

项目完成单位：中国疾病预防控制中心性病艾滋病预防控制中心、北京大学、复旦大学

项目完成人：邵一鸣、马丽英、邢辉、刘俊义、廖玲洁、王孝伟、汪宁、姜世勃、阮玉华、赵全璧

本项目利用分子生物学、流行病学及生物信息等手段对我国HIV耐药的检测技术及耐药的发生进行了系统研究。

1. 建立标准化、实用性的HIV耐药检测技术，并在全国推广应用。建立适合我国基层单位应用的准确、快速、稳定和廉价的耐药基因型检测方法，已在全国7个省、市疾控系统以及1家医院推广和应用，为我国的HIV耐药检测和监测提供了技术平台。在国内首先建立了由WHO认证的HIV耐药检测实验室，并于2012年成为WHO全球HIV耐药网络西太区唯一的区域级耐药监测实验室（图1、图2）。

2. 明确阐述了HIV耐药在我国抗病毒治疗人群中的发生和发展模式。发现抗病毒治疗失败患者依次出现病毒学反应、耐药的产生、免疫学反应和死亡四个事件，并且前三个事件出现的时间间隔为1.5年，建立了我国耐药发生与抗病毒治疗失败的时空关系，为今后药物的更换提供了科学依据。

3. 开发了我国HIV耐药分析软件，丰富了国际HIV耐药毒株序列库。本研究以HIV基因变异为切入点，开发耐药分析软件。在国际上首先报道了我国HIV-1流行毒株的耐药基因型和表型特征，指出我国使用国际耐药数据库的可行性和局限性。该研究为我国HIV耐药数据库的建立提供了科学数据。

4. 通过耐药检测，指导HIV药靶研究，促进国内外的合作和交流。

通过该研究的实施已发表文章102篇，申报国家发明专利3项（授权1项，实审2项），培养研究生20名。在全国范围内培养了一批耐药检测队伍，为我国HIV耐药检测和监测工作奠定了坚实的基础。研究成果对于了解我国HIV的耐药谱和评价抗病毒治疗效果、协助政府制定有效的艾滋病防治策略、提高我国艾滋病防治工作水平提供了重要的科学依据，产生了一定的社会效益。

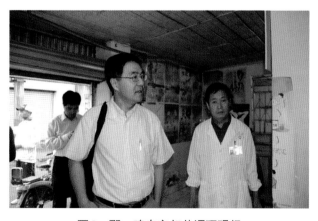

图1　邵一鸣专家赶赴调研现场

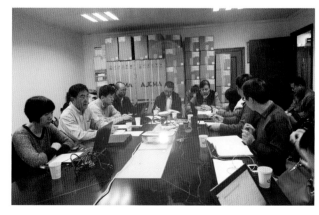

图2　研究项目研讨会

（本项目获2013年北京市科学技术奖三等奖、2013年中华预防医学会科学技术奖二等奖）

中国食物频率法（CFFQ）的建立与应用

项目名称：中国食物频率法（CFFQ）的建立及其在国家慢性病防控中的应用
项目完成单位：中国疾病预防控制中心营养与食品安全所、中国疾病预防控制中心
项目完成人：赵文华、陈君石、何丽、张馨、杨正雄、孟丽苹、张坚、王俊玲

  自20世纪50年代Stephanik等发明了食物频率问卷法（food frequency questionnaire, FFQ）并用于膳食评估以来，FFQ逐渐被接受和使用，并成为国际流行病学研究中膳食评价的首选方法。在1996年前，我国已发表的营养流行病学研究大多采用24 h膳食回顾法评价个体一日或多日食物摄入量。

  课题组历时十几年，于1996年首次建立了包括17类食物的简化中国食物频率问卷（CFFQ），对1.2万名40岁以上的南北方农村居民进行调查；1998年建立了包括16类84种食物的CFFQ，对川、鲁、粤及淮扬菜四大菜系地区540名城市中老年人进行膳食与健康研究；1999—2001年，对南北方271名成人进行了CFFQ信度与效度研究，所用CFFQ包括17类149种食物，信度和效度与国际研究结果一致（图1、图2）。

  本研究建立并验证了适合中国膳食特点的、可用于不同规模、不同目的的CFFQ膳食调查法，创立了膳食摄入数据转化为营养素摄入量的食物聚类分析系统及其数据库，并发表了系列研究文章。

  CFFQ的建立和应用推动了我国膳食评价方法的进步，为评价长期膳食习惯和营养状况对健康的影响建立了科学、可行的方法。CFFQ成为2002年中国居民营养与健康调查的一种膳食调查方法，2010年起成为中国慢性病及行为危险因素膳食因素的监测方法。2002年以来，课题组支持CFFQ在40余项各种研究中应用，CFFQ已成为国内营养流行病学研究的首选方法。

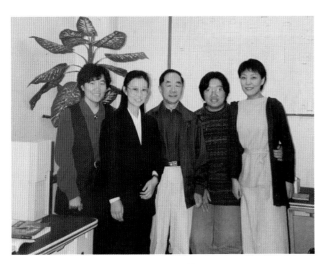

图1　项目组工作人员

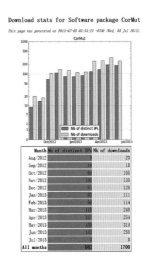

图2　CFFQ问卷及专著

（本项目获2013年中华预防医学会科学技术奖三等奖）

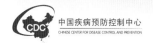

培养健康饮食行为，促进儿童少年健康成长

项 目 名 称：我国城市儿童少年饮食行为及健康影响的研究
项目完成单位：中国疾病预防控制中心营养与食品安全所
项 目 完 成 人：马冠生、胡小琪、刘爱玲、张倩、潘慧、段一凡、杜松明

　　儿童少年时期是生长发育的重要阶段，也是行为习惯和生活方式形成的关键时期。饮食行为对其身体、智力发育和健康起着重要作用。良好的饮食行为不仅有利于当前的健康，如预防肥胖、缺铁性贫血、食欲不振及龋齿等，而且可能对成年后的一些慢性病如心脏病、肿瘤、脑卒中、糖尿病及骨质疏松等的预防起重要作用。本项目开展儿童少年膳食营养及饮食行为调查，不仅及时了解儿童少年的营养现状及影响其营养状况的饮食行为，发现了存在的问题及对健康的影响，同时在学校建立营养知识推广平台，推广营养教育，帮助学校教育相关人士更好地指导儿童少年从小养成健康的饮食及生活习惯。本项目描述了我国儿童少年饮食行为的变化趋势及存在的问题，为改善我国儿童少年的饮食行为、未来开展饮食行为干预提供依据，为儿童少年营养相关政策的制定和实施提供科学、客观的支撑（图1、图2）。

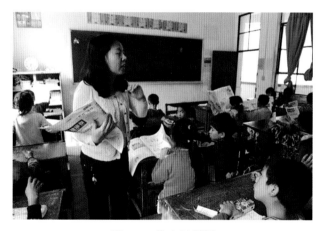

图1　工作人员授课

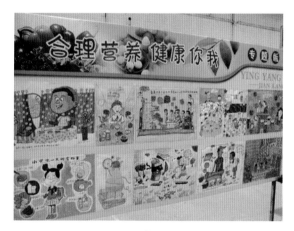

图2　学生展板

（本项目获2013年中华预防医学会科学技术奖三等奖）

氡-220的测量方法、水平、分布特征及剂量估算

项目名称：氡-220的测量方法、水平和分布特征及剂量估算研究

项目完成单位：中国疾病预防控制中心辐射防护与核安全医学所、清华大学工程物理系、广西壮族自治区卫生监督所

项目完成人：尚兵、崔宏星、武云云、毕垒、陆有荣、王宏涛、曹吉生、张庆召

　　氡及其子体是诱发人类肺癌的第二大危险因素。氡-220是氡的重要同位素，由于氡-220的半衰期只有55 s，因而长期以来室内氡-220被认为剂量学意义不大而被忽略。本项目组在我国传统土结构房屋中发现高水平氡-220，对室内氡-220剂量可以忽略的观点提出质疑。在日本召开的人类环境氡-222和氡-220研讨会上，首次将室内氡-220的问题提到了议事日程。此后，氡-220的问题引起国内外的广泛关注，成为新的研究热点。

　　本项目结合我国独特的现场（土结构房屋和较高钍-232土壤背景）开展研究，首次发现并证实人类居住环境存在有剂量意义氡-220的照射问题；研制出小型、实用的氡-220/氡-222分辨型探测器，分辨效果和可靠性达到国际先进水平；建立完善了氡-220剂量评估方法，为大规模准确评估室内氡-220的照射水平和居民受照剂量开辟了新的途径；初步弄清了我国室内氡-220的水平、来源和分布特点，对深入了解氡-222和氡-220的致癌机制、研究室内氡-220的控制与治理对策具有重要的参考价值（图1、图2）。

　　此项成果密切结合我国实际问题和国际氡-220研究最新进展，取得的成果具有明显的创造性和先进性。氡-220—氡-222分辨型探测器已在我国居室、矿山氡调查和地质潜势预测中得到了广泛应用。研究论文被WHO和联合国原子辐射效应科学委员会（UNSCEAR）技术报告引用。本项目的研究成果有力地推动了国内外室内氡-220的研究。

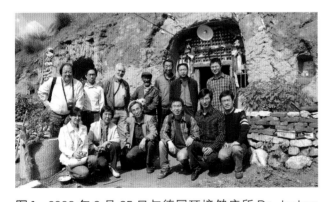

图1　2008年9月25日与德国环境健康所 Dr. Jochen T、日本名古大学饭田孝夫研究员、美国 Durridge 公司 Lane-Smith Resume 博士以及北京大学、复旦大学、山西浑源县疾控中心同行和学生在大同窑洞进行氡 –222 和氡 –220 及其子体、未结合态份额现场测量

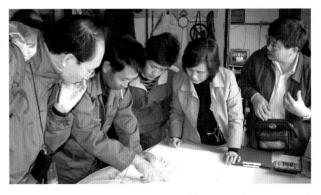

图2　2006年5月，尚兵研究员等在我国高氡 –220 地区云南锡矿进行现场选点

（本项目获2013年中华预防医学会科学技术奖三等奖）

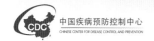
核辐射突发事件医学应急关键技术研究及其推广应用

项 目 名 称：核辐射突发事件医学应急关键技术研究及其推广应用
项目完成单位：1. 中国疾病预防控制中心辐射防护与核安全医学所、中国医学科学院放射医学研究所
　　　　　　　2. 中国疾病预防控制中心辐射防护与核安全医学所、中国医学科学院放射医学研究所
项目完成人：1. 苏旭、刘青杰、刘建香、吉艳琴、拓飞、秦斌、张伟、周强、杨昌跃、范瑶华
　　　　　　 2. 苏旭、刘青杰、刘建香、吉艳琴、拓飞、秦斌、张伟、周强

随着我国经济建设的快速发展和科学技术的不断进步，核能核技术已广泛地应用于工农业生产、医学事业、科学研究和军事等各个领域，极大地促进了社会进步和经济发展，造福于人类。然而，核能核技术及辐射是一把双刃剑，在开发利用核能核技术的同时，开展核辐射突发事件医学应急关键技术研究及其推广应用具有重要的现实意义。

本项目顺应国家需求和社会需要，开展了核辐射突发事件医学应急关键技术研究，并推广应用。本项目研究建立了一系列快速高通量生物及生物物理剂量估算和剂量重建方法；研究建立了集信号核素判定、γ实时成像及核辐射车载监测技术为一体的核事件现场识别与判定技术和信号核素数据库；建立了我国核电站周边和敏感地区食品和饮用水放射性基线数据库、全国饮用水总 α 和总 β 放射性活度数据库；研究建立了萃取色层快速分离低水平钚和电感耦合等离子体质谱（inductively coupled plasma mass spectrometry, ICP-MS）放射性核素分析方法；研制了一套集健康基线数据系统、后果评价信息系统、技术支持系统和辅助指挥系统为一体的决策支持系统（图1、图2）。

该项目研究成果已转化为多项国家标准，并在多起放射事故处置以及日本福岛第一核电站事故和历次朝核监测与风险评估中发挥了重要作用。

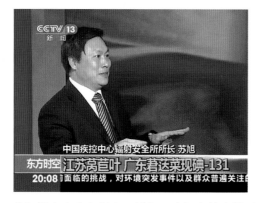

图1 苏旭做客中央电视台，讲解日本福岛核事故对我国蔬菜极微量放射性污染的健康影响

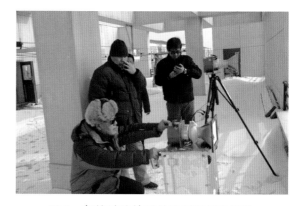

图2 朝核试验放射性监测与风险评估

（本项目获 2013 年中华预防医学会科学技术奖二等奖、2013 年中华医学科技奖三等奖）

核辐射事故公众防护与医学应急科学知识普及与宣传

项 目 名 称：核和辐射事故公众防护与医学应急系列科普作品
项目完成单位：中国疾病预防控制中心辐射防护与核安全医学所、科学普及出版社
项目完成人：苏旭、刘英、侯长松、秦斌、李凤藻、马卫东

  2005 年 10 月，《核与辐射事故医学应急》公众版和医务人员版以及配套的宣传挂图由光明出版社正式出版发行。第 1 版第 1 次印刷的 1000 册广受欢迎，很快发放完毕。2006 年第二次印刷，印刷数量为 10 000 套（2 册）。同期推出宣传挂图，印刷数量为 10 000 套（4 张/套）。2008 年《核与辐射事故医学应急》公众版和医务人员版的蒙文版正式印刷出版。2011 年 3 月，日本福岛突发地震并引起严重的核泄漏事故。项目组根据需要，联合科学普及出版社推出《核事故公众防护问与答》宣传册并向全国发行。据不完全统计，在首批发行后，多次进行加印，发行量已达 10 万余册。27 个省、自治区、直辖市的省级放射卫生机构利用本项目的科普宣传材料在辖区内开展了科普宣传工作（图1、图2）。

  本项目研制的系列科普宣传作品为我国对公众开展核和辐射科普知识宣传发挥了重要的作用。尤其在 2011 年日本福岛发生核电站事故后，宣传册被电视、报纸及网络等媒体广泛转载。据不完全统计，网络转载量达 50 余万次，在化解公众恐慌情绪、有效平息"碘盐抢购"风波、平抑公众对菠菜等蔬菜表面沾染极微量放射性碘 -131 的恐慌心理以及维护国家安全和社会稳定等方面起到了十分重要的作用并做出了显著贡献，取得了重大社会效益。

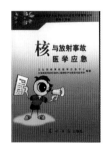 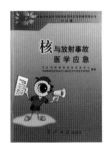

《核与放射事故医学应急》(医务人员版)《核与放射事故医学应急》(公众版)

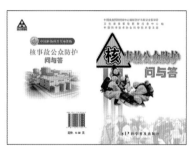

《核事故公众防护问与答》

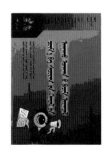

《核与放射事故医学应急》(蒙语版)

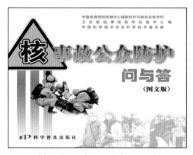

《核事故公众防护问与答》(图文版)

图1 《核与放射事故医学应急》宣传科普画册

图2 《核事故公众防护问与答》公众宣传作品

（本项目获 2013 年北京市科学技术奖三等奖）

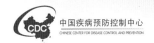
中国疾病预防控制中心
CHINESE CENTER FOR DISEASE CONTROL AND PREVENTION

应用农村饮水安全与环境卫生研究成果，
助力健康中国建设、农村人居环境改善及厕所革命

项 目 名 称：中国农村饮水安全与环境卫生现状及影响因素研究
项目完成单位：中国疾病预防控制中心农村改水技术指导中心
项目完成人：张荣、付彦芬、李洪兴、姚伟、张琦、魏海春、樊福成、张娟

　　本研究深入探讨了农村饮水安全和环境卫生的影响因素及控制策略，覆盖全国 31 个省份和新疆建设兵团。本项目首次立足我国农村及农村学校开展了大规模现状调查，涉及饮用水、厕所、垃圾及污水等诸多方面；首次应用了 WHO 的风险评估与管理的方法，开展了水和环境卫生干预措施的效益评估和关键影响因素的风险评估。研究成果全面地了解和掌握全国农村及农村学校饮水水质、卫生厕所、垃圾及污水等现状及存在问题，客观评估了农村饮水安全和环境卫生对促进农村生活环境改善和居民健康的作用及效果，为国家《卫生事业发展"十二五"规划》《全国农村饮水安全工程"十二五"规划》"健康中国 2020"战略等的制订提供了技术支持；建立和完善了全国农村饮用水与环境卫生监测体系，系统提出了农村供水风险评估方法与控制策略，为卫生部三年医改（2009—2011）重大公共卫生服务项目之一——农村改水改厕项目的建立和制订农村饮用水与环境卫生的规划和发展目标提供了科学依据（图 1、图 2）。

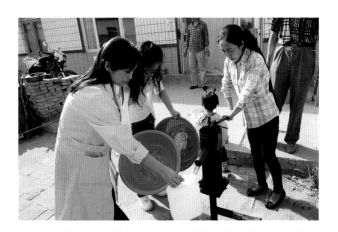

图 1　中国疾病预防控制中心农村改水技术指导中心专家在内蒙古自治区某地农户家中采集分散式供水水样

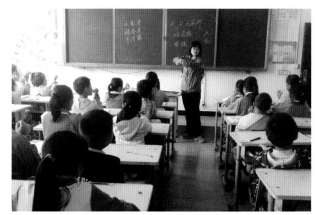

图 2　中国疾病预防控制中心农村改水技术指导中心专家在贵州某少数民族农村学校开展饮水安全与环境卫生健康教育

（本项目获 2013 年中华预防医学会科学技术奖三等奖）

系统开展群体性不明原因药害事件的病因学研究，
保障肿瘤患者用药安全

项 目 名 称：鞘内注射甲氨蝶呤、阿糖胞苷患者发生群体性截瘫事件的病因学研究
项目完成单位：中国疾病预防控制中心、中国食品药品检定研究院
项目完成人：曾光、马会来、李波、江滨、王向波、闫慧芳、沈连忠、徐昌、万新华、刘慧慧

　　为查明 2007 年白血病等癌症患者鞘内注射甲氨蝶呤（MTX）及阿糖胞苷（Ara-C）发生截瘫的原因，受卫生部委托，本项目组织多个学科专家开展研究。通过制定病例诊断标准，开展回顾性队列研究，确定与患者截瘫有关的可疑批号药品，对药品生产企业进行现场调查，提出"可疑批号药品在生产过程受到硫酸长春新碱污染"的病因学假设。项目分析了可疑批号药品使用与发生截瘫风险的剂量-反应关系，采用液相色谱-质谱定性分析比对和超高相液相色谱定量分析检测可疑批号药品中硫酸长春新碱的含量，建立食蟹猴和比格犬两个种属的动物试验模型，验证病因学假设。该研究将流行病学研究思路和方法成功地运用于群体性不明原因药害事件的病因学研究，证实鞘内注射受微量硫酸长春新碱污染的 MTX 或 Ara-C 与截瘫发生的因果关系，为政府和司法部门依法处置事故责任方，妥善处理患者康复、治疗、理赔等善后工作以及平息事件影响提供了强有力的科学证据。本项目至少避免了 130 例患者因继续鞘内注射问题药品而发生截瘫，减少了 5200 万至 9100 万的经济损失，促使国家有关部门及时修订了抗肿瘤药品生产质量管理规范，以避免类似事件再次发生。本项目培养了 1 名博士生，发表多篇研究论文（最高影响因子 18.372），对国内外开展类似研究具有广泛的借鉴意义（图 1、图 2）。

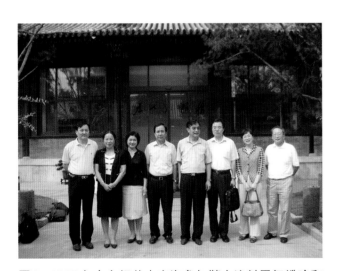

图 1　2007 年专家组赴中南海参加鞘内注射甲氨蝶呤和阿糖胞苷患者发生群体性截瘫事件研讨会

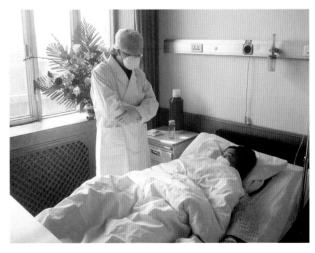

图 2　2007 年 CFETP 指导教师马会来调查鞘内注射甲氨蝶呤和阿糖胞苷患者群体性截瘫事件

（本项目获 2013 年中华预防医学会科学技术奖二等奖）

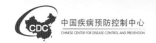
系统评价我国甲型H1N1流感应对的主要策略及研究成果，助力国民健康和经济发展

项 目 名 称：我国2009年甲型H1N1流感大流行的流行病学和防控策略研究及应用
项目完成单位：中国疾病预防控制中心、北京大学人民医院
项目完成人：杨维中、冯子健、余宏杰、高占成、冯录召、廖巧红、向妮娟、许真

    在国家多部委联防联控工作机制和卫生部的领导下，项目组针对甲型H1N1流感流行病学和防控策略中的关键性科技问题开展了系统研究，丰富了国内外医学界对甲型H1N1流感感染、排毒、传播和流行规律的认识，取得了国际领先的科技创新和突破。①首次系统建立了流感大流行防治技术规范体系，使我国传染病大流行应急能力实现历史性的突破；②指导全国疾控系统开展甲型H1N1流感防控工作，为呼吸道传染病疫情的防控和应急处置树立了典范；③系统评价了我国甲型H1N1流感应对的主要策略及其效果，为我国及国际社会应对将来的流感大流行或其他突发公共卫生事件提供了重要借鉴；④项目成果对我国和全球的流感大流行应对做出了突出贡献（图1、图2）。

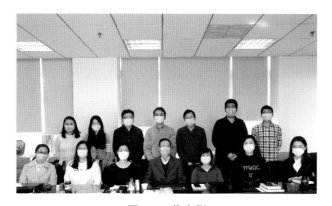

图1　工作合影

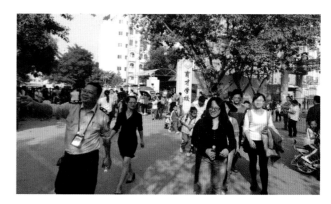

图2　现场工作

（本项目获2013年中华医学科技奖三等奖、2013年中华预防医学会科学技术奖二等奖）

建立全国结核分枝杆菌及艾滋病病毒双重感染防控策略

项 目 名 称：结核分枝杆菌及艾滋病病毒双重感染防控策略的研究

项目完成单位：中国疾病预防控制中心

项目完成人：成诗明、周林、赖钰基、刘二勇、王冬梅、李涛、王倪、王黎霞

结核分枝杆菌及艾滋病病毒（TB/HIV）双重感染是我国结核病控制面临的重大挑战。本研究采用描述流行病学的方法，通过TB/HIV双重感染流行病学特征和双重感染防控策略应用研究，首次在全国用大样本获得了我国肺结核患者HIV感染率的数据，填补了全球TB，HIV双重感染疫情估算中我国数据的空白，同时在国际上首次提出对结核病患者HIV检测采取符合成本效益的分类指导原则，提出了具有我国特点的双重感染防控策略，建立了全国双重感染疫情监测体系。本研究提供的防控策略被写入国务院下发的《全国结核病防治规划（2011—2015年）》《中国遏制与防治艾滋病"十二五"行动计划》和卫生部制定下发的《全国结核菌/艾滋病病毒双重感染防治工作实施方案》中，并在全国推广应用（图1、图2）。同时，2008年和2011年世界卫生组织在修订TB/HIV双重感染防控策略时借鉴了本研究的经验。本研究在国际和国内核心期刊上发表文章20篇；出版图书13本，并下发至全国所有区县。本策略的实施推动了TB/HIV双重感染患者的早期发现和治疗，对控制结核病和艾滋病的传播、降低患者的死亡率以及提高患者的生存质量具有十分重要的意义，促进了人民群众身心健康与社会的和谐发展。

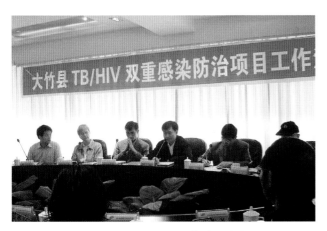

图1　TB/HIV双重感染防治试点

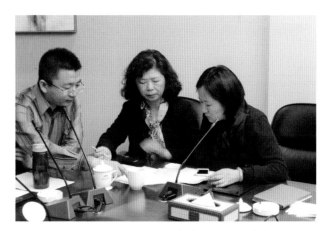

图2　TB/HIV双重感染防治策略研讨会

（本项目获2013年中华预防医学会科学技术奖三等奖）

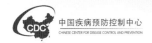
探索耐多药肺结核治疗管理策略，助力国家结核病防治规划

项　目　名　称：耐多药肺结核流行特征和治疗管理策略研究
项目第一完成单位：中国疾病预防控制中心
项　目　完　成　人：王黎霞、张慧、李仁忠、成君、阮云洲、赵津、王胜芬、谢彤

　　耐多药肺结核（MDR-TB）是我国结核病防治面临的最重要的挑战，我中心于 2009—2012 年在 5 个省的 5 个地市开展集"发现、治疗、管理及监测"为一体的 MDR-TB 控制策略的干预研究。项目组通过建立实时的信息监测系统，分析研究地区 MDR-TB 的疫情和分布特点，对世界卫生组织推荐和我国自主研发的 MDR-TB 快速诊断技术进行同步比对验证，系统评价干预措施的实施效果。通过项目的实施，确立了适宜我国的 MDR-TB 治疗管理策略，构建了 MDR-TB 控制综合评价指标体系，建立了以个案为基础的、可与"全国结核病管理信息系统"中的肺结核患者数据库进行对接并实时交换的 MDR-TB 监测系统，掌握了 MDR-TB 患者的流行特征，阐述了与 MDR-TB 发生相关的主要因素，对于确立我国 MDR-TB 防治工作体系和技术策略奠定了坚实的基础（图 1、图 2）。

　　该项目填补了我国 MDR-TB 控制策略研究和 MDR-TB 控制工作监控与评价方面的空白，首次对世界卫生组织推荐和我国自主研发的 MDR-TB 快速诊断技术进行同步比对验证，在国际上首次发现了人 IRGM 的 11 个基因多态性位点，并验证该基因启动子区域基因多态性与结核病患病的关系。项目实施过程中，还获得了"一种从血块中快速提取基因组 DNA 的方法"发明专利。研究成果已纳入《中国结核病防治规划系列 - 监控与评价指标》《耐多药肺结核病防治管理工作方案》和《全国结核病防治规划（2011—2015 年）》中，并在全国推广。为每年近 10 万 MDR-TB 患者带来救治的希望，有效切断耐多药结核菌的传播，降低我国 MDR-TB 的疫情负担，为解决健康不平等的问题和小康社会做出贡献。

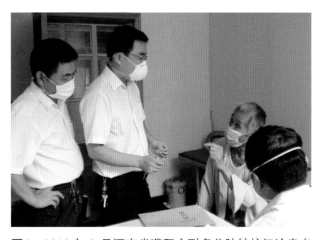

图 1　2010 年 8 月河南省濮阳市耐多药肺结核门诊患者访谈

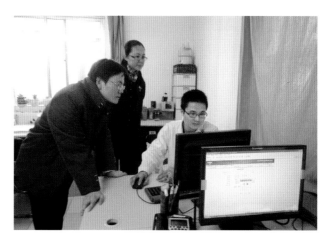

图 2　天津市课题质控

（本项目获 2013 年中华预防医学会科学技术奖三等奖）

推广应用小肠结肠炎耶尔森菌分子特征研究成果，
守护人民群众健康和食品安全

项目名称：中国流行的小肠结肠炎耶尔森菌分子特征研究

项目完成单位：中国疾病预防控制中心传染病预防控制所、宁夏回族自治区疾病预防控制中心、河南省疾病
预防控制中心、徐州市疾病预防控制中心、天津市蓟县疾病预防控制中心

项目完成人：景怀琦、王鑫、郝琼、夏胜利、杨晋川、陈继永、肖玉春、邱海燕

　　小肠结肠炎耶尔森菌是世界范围广泛分布的一种重要的肠道病原体。本项目在全国 20 个省市开展了小肠结肠炎耶尔森菌感染病例调查和宿主动物感染状况监测，在国际上首次提出致病性小肠结肠炎耶尔森菌的传播过程以猪为中心、啮齿动物感染率向外递减的"同心圆分布"假说，并首次提出除猪以外在我国部分地区农家犬是潜在传染源。本项目基于分子生物学技术与生物信息学分析，发现了一个新的 ail 基因型和Ⅲ型分泌系统，首次解析了小肠结肠炎耶尔森菌 Palearctica 亚种 O: 9 型菌株全基因组序列（图 1），证实 Tat 系统与菌株形态、生化代谢的密切联系，构建了国内最大的菌株资源库与分子分型数据库。

　　本项目获得了我国小肠结肠炎耶尔森菌在腹泻患者感染的初步概况和病原学特征，掌握了动物及食品等携带该菌和造成传播的危险性，从分子水平阐明了动物传染源、传播途径及感染人群等传染病各环节的菌株特征，掌握了我国小肠结肠炎耶尔森菌流行的分子特征，发现了新的传播因素，对我国小肠结肠炎耶尔森菌的感染防控和食品安全管理均有重要贡献。项目还建立了新的检测监测技术方法，规范了检测体系，在该疾病的传染病监测、危险因素分析、病原体研究和技术体系建立方面取得了多项发现并获得了创新认识（图 2）。

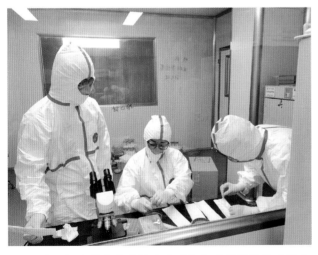

图 1　在现场生物安全实验室内进行鼠疫菌株的分离鉴定

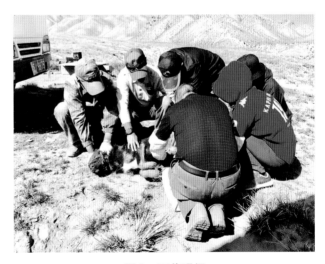

图 2　工作现场

（本项目获 2012 年中华医学科技奖三等奖）

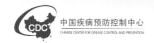
支持我国脊髓灰质炎疫苗衍生病毒相关事件应急预案的制定，推动我国自主研发脊髓灰质炎病毒灭活疫苗的决策和进程

项 目 名 称： 中国维持无脊髓灰质炎十年间脊髓灰质炎疫苗衍生病毒的研究

项目完成单位： 中国疾病预防控制中心病毒病预防控制所、中国疾病预防控制中心、贵州省疾病预防控制中心、安徽省疾病预防控制中心、广西壮族自治区疾病预防控制中心

项目完成人： 许文波、张勇、祝双利、梁晓峰、李黎、严冬梅、朱晖、王东艳

1. 本项目的创新点和主要贡献有

（1）建立了高质量的脊髓灰质炎（简称"脊灰"）病毒监测体系。国家脊灰实验室作为 WHO 西太平洋地区脊灰参比实验室，对省级脊灰网络实验室开展技术培训和质量控制构建了敏感、特异的脊灰实验室监测网络体系。

（2）连续 10 年开展急性弛缓性麻痹（AFP）病例的脊灰病毒学监测。在全国 8000 余所医院监测到 51 032 例 AFP 病例，共采集 102 064 份大便标本，同时采集了 12 000 多份 AFP 病例接触者和健康人的大便标本，并对上述标本系统地开展了脊灰病毒学监测和研究。

（3）开展脊髓灰质炎疫苗衍生病毒（VDPV）基因变异或重组与其神经毒力关系的研究。在国际上首次阐明了脊灰疫苗变异株和 VDPV 循环早期的重要生物学性状；证明循环的 VDPV 和人肠道病毒重组与其神经毒力的升高和传播力的增强没有必然的联系；确认 I 型脊灰病毒 5' 非编码区 G-480 位点不是其最重要的神经毒力决定位点。

2. 应用推广情况 研究结果为我国卫生行政部门针对性地制定脊灰疫苗强化免疫策略所针对的人群、年龄组和地理区域提供了重要的科学依据，为早期控制和阻断疫苗变异株或 VDPV 的循环和传播赢得了时间，保证了我国维持无脊灰状态。

3. 社会及经济效益 本研究成果支持了我国 VDPV 相关事件应急预案的制定，推动了我国自主研发脊灰病毒灭活疫苗的决策和进程，同时也为全球和我国在维持无脊灰阶段疫苗使用策略的制定、疫苗种类的选择和新型脊灰减毒活疫苗（OPV）的研制提供了重要的科学依据（图1、图2）。

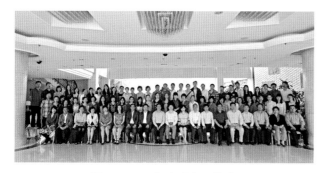

图1 2013 年实验室网络会

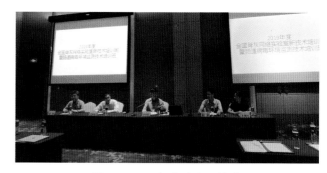

图2 2019 年实验室网络会

（本项目获 2012 年中华医学科技奖三等奖）

舌尖上的诱惑——预防肺吸虫病

项目名称：出版《谨防肺吸虫病》
项目完成单位：中国疾病预防控制中心寄生虫病预防控制所
项目完成人：周晓农、陈韶红、陈家旭、顾承文、张永年、洪加林

　　近年来人们的饮食习惯发生了很大的变化，由此造成了一些寄生虫病谱也随之发生了改变，从卫生部在全国31个省、市、自治区组织开展的人体重要寄生虫病现状调查发现，肺吸虫病、华支睾吸虫病、带绦虫病、囊虫病和旋毛虫病等食源性寄生虫病的发病率呈急剧上升趋势，并已经成为影响我国食品安全和人民健康的主要因素之一。

　　2000—2002年在北京和上海等一些大中城市出现了数千例肺吸虫病患者。肺吸虫病又名并殖吸虫病（Paragonimiasis），是由并殖吸虫寄生于组织、器官而引起的一类人兽共患食源性寄生虫病。人因食入含有并殖吸虫活囊蚴的溪蟹、蝲蛄等水产品而感染患病，引起患者咳嗽、胸痛、痰中带血或咳铁锈色痰、头晕、头痛、癫痫、偏瘫、视力障碍及游走性皮下包块等症状，给患者带来了很大痛苦，甚至有时被误认为患了肺癌。在这样的背景下，食源性寄生虫病的科普教育是当下迫在眉睫之事，科普教育片《谨防肺吸虫病》经过剧本撰写、脚本形成、拍摄及后期制作，于2007年11月由中华电子音像出版社正式出版发行（图1、图2）。

　　该科普教育片采用了动画与实物相结合的原则，把肺吸虫的传染源及生活史的每个环节、传染方式、传播途径、如何预防以视频的形式充分展示在人们的眼前，不仅让人们了解肺吸虫病的传播途径，更重要的是让人们知道如何切断传播途径，以减少肺吸虫病的发生。

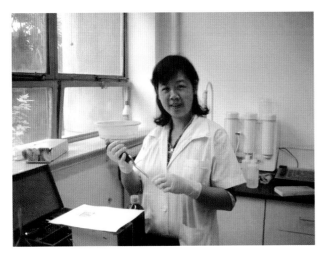

图1　提取肺吸虫囊蚴

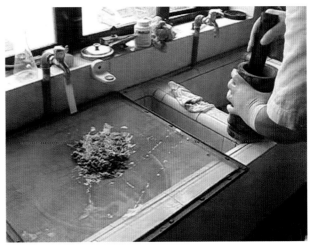

图2　采用捣碎法分离肺吸虫囊蚴

（本项目获2012年中华医学科技奖医学科普奖）

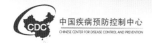
探索创新中国艾滋病综合防治的服务和管理模式，科学指导艾滋病防治的有效开展

项 目 名 称：中国艾滋病综合防治实践与对策研究——全国艾滋病综合防治示范区
项目完成单位：中国疾病预防控制中心性病艾滋病预防控制中心、中国疾病预防控制中心性病控制中心、中国疾病预防控制中心妇幼保健中心
项目完成人：韩孟杰、陈清峰、孙江平、刘康迈、张福杰、吕繁、吴尊友、王晓春、刘中夫、汪宁、王冬梅、张国成、王临虹、蒋岩、高燕

　　2001—2003年我国艾滋病患者数量快速增长，部分地区既往采供血感染者进入集中发病和死亡的阶段，疫情从高危人群向一般人群传播扩散。针对这种严峻的形势，为探索适合我国国情的防治机制和模式，2003年初卫生部在全国艾滋病防治示范区探索我国艾滋病综合防治模式。

　　本项目以示范区工作为平台，从公共卫生领域转化医学角度，边研究，边实践，边总结，边推广，早期运用探索研究法，中期运用经验总结法，全程贯穿行动研究法，开展我国艾滋病综合防治实践和对策研究。本项目成果有：①探索了"一个机制，两个模式"——艾滋病防治工作机制、综合服务模式和科学管理模式。示范区探索建立了"政府领导、卫生牵头、部门协作、社会参与"的防治工作机制，并通过《艾滋病防治条例》固定下来；②确立了符合我国实际的宣传教育、高危行为干预、监测检测、抗病毒治疗、预防母婴传播和救助关怀服务模式；③按照疫情的分布和特点，从能力建设入手，注重质量和效果，采取以县为基础的四级分级管理、分类指导及分片包干的科学管理模式（图1、图2）。

　　示范区的经验和成果作为最佳实践纳入2009年联合国艾滋病承诺进展报告。这是我国公共卫生领域第一次大规模应用转换医学模式开展艾滋病防治的实践和对策研究，成效显著，为我国艾滋病防治工作机制、防治政策和策略的确立提供了坚实的实践基础。

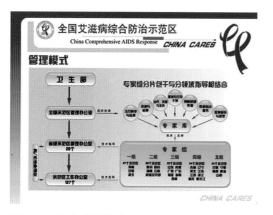

图1　全国艾滋病综合防治示范区管理模式

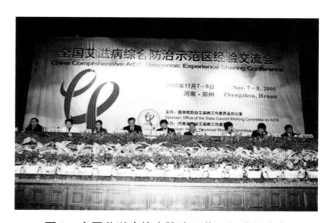

图2　全国艾滋病综合防治示范区经验交流会

（本项目获2012年中华医学科技奖卫生管理奖）

我国食品污染物限量标准和监测检测技术的完善

项 目 名 称：化学污染物分析技术与暴露评估及其食品安全监控标准
项目完成单位：中国疾病预防控制中心营养与食品安全所、国家食品安全风险评估中心、中国科学院生态环境研究中心、浙江省疾病预防控制中心
项目完成人：吴永宁、李敬光、周群芳、任一平、章宇、闻胜、刘稷燕、赵云峰、李筱薇、苗虹

　　食品安全风险评估是食品安全管理的科学依据，也是国家公共安全领域最重要的民生科技。污染监测中分析表征与暴露评估技术是制定化学污染限量与配套检测国家标准等重要食品安全保障措施的重大科学需求。该项目在近 10 年中一直致力于完善我国食品污染物监测检验技术与建立降低污染控制限量措施，主要成果有：①通过建立和使用持久性有毒污染物一体化检测技术，获得我国履行国际公约所必需的膳食暴露与机体负荷基础数据；②开发先进的热点污染物和真菌毒素多残留分析技术，提升了我国食品安全检测能力；③采用中国人群食物消费和污染数据构建膳食暴露评估模型，制定出符合中国实际并使健康充分受保护的污染物限量标准，极大提高了我国食品安全标准的科学性和实用性；④成功开展中国总膳食研究，作为风险评估依据参与制定国际食品法典标准和操作规范，所获得的数据提交国际组织后被采纳，如 WHO 技术报告（technical report series，TRS）（图 1、图 2）。

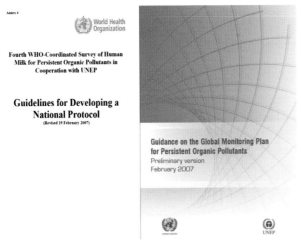

图 1　WHO 技术文件

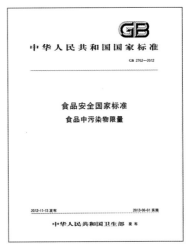

图 2　国家标准

（本项目获 2012 年中华医学科技奖二等奖）

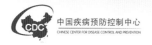
• 2011 年科技成果 •

甲型H1N1流感大流行的病原学研究和防控

项 目 名 称：甲型H1N1流感病原学研究及其在流感大流行防控中的应用

项目完成单位：中国疾病预防控制中心病毒病预防控制所、北京金豪制药股份有限公司

项目完成人：舒跃龙、王大燕、张誌、徐翠玲、高荣保、温乐英、白天、周剑芳、张彦平、曹健荣、李晓丹、张陆明、赵翔、李希妍、王伟

本项目紧密围绕 2009 年流感大流行疫情输入前、大流行和流行后不同阶段国家联防联控的需求开展研究。在疫情随时会传入我国而我们对该病尚有许多未知的情况下，项目组率先建立了诊断方法。在疫情传入我国之后，项目组开展系统病原学研究，及时为防控策略的制定提供科学依据。本项目成果入选《"十一五"国家重大科技成就展成果汇编》。

项目组率先建立了诊断方法及国家标准，获得我国首个由国家食品药品监督管理局颁发的批准文号，通过对全国各级疾控中心、检验检疫和军队疾控部门等提供培训和试剂，使我国迅速具备了甲型流感病毒的检测能力，为我国及时确诊病例、明确暴发疫情和指导临床治疗提供了关键的技术手段。通过大规模病原学分析及人群易感性评估等研究，为疫情传入后及时掌握疫情动态、制定和调整监测方案及防控措施提供了科学依据和技术支撑。在第一个流行高峰结束后，项目组开展了大规模全国甲型流感人群感染状况血清学横断面调查。本研究为国际社会提供了技术援助，提高了我国的国际影响力和话语权，疫情初期及时向 13 个国家和地区提供了检测试剂并开展了培训。2010 年 10 月，WHO 批准国家流感中心成为全球第五、发展中国家首个 WHO 流感参比和研究合作中心，使我国进入全球流感防控领域领导者的行列（图1、图2）。

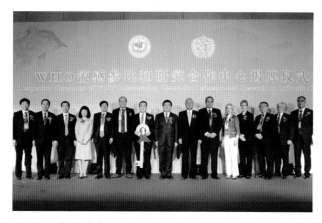

图1 国家流感中心成为 WHO 流感参比和研究合作中心揭牌仪式

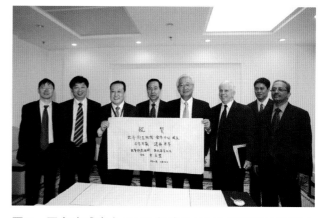

图2 国家流感中心 2010 年成为 WHO 流感参比和研究合作中心，WHO 西太区主任题词

（本项目获 2011 年中华预防医学会科学技术奖一等奖）

假病毒技术平台助力相关病毒研究

项目名称：假病毒技术平台在流感和丙肝病毒研究及药物/免疫评价中的应用
项目完成单位：中国疾病预防控制中心病毒病预防控制所
项目完成人：王岳、周剑芳、赵洪兰、鲁健、郭敏卓、伊瑶、舒跃龙、谭文杰

　　病毒性传染病的预防控制技术是维护人类健康、捍卫国家安全的重要手段。本研究对流感和丙肝病毒建立了假病毒技术平台，解决了预防控制工作中面临的生物安全及研究手段的问题，为新生突发包膜病毒研究提供了安全的操作系统。该平台成功地应用于流感病毒包膜蛋白（血凝素 HA 和神经氨酸酶 NA）重配预测研究，初步阐明了 HA 和 NA 重配的相互匹配模式，解决了流感病毒重要抗原间重配预测依赖于高等级生物安全实验室的问题。证明该平台在人群免疫背景的研究与筛查中具有快速、安全的优点，为流感大流行应急处置提供了一个重要的手段。同时，该平台为丙肝病毒疫苗评价、药物筛选和感染机制研究提供了一种新的技术手段，解决了丙肝病毒无法分离培养带来的体外研究的"瓶颈"问题（图1、图2）。

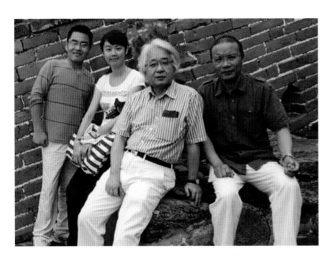

图 1　王岳研究员及课题组成员

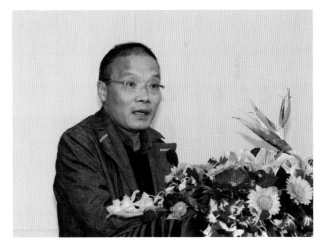

图 2　王岳研究员作学术报告

（本项目获 2011 年中华预防医学会科学技术奖三等奖）

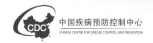
中国艾滋病综合防治实践与对策研究

项 目 名 称：中国艾滋病综合防治实践与对策研究——全国艾滋病综合防治示范区
　　　　　　我国艾滋病早期感染检测策略及其应用研究
项目完成单位：中国疾病预防控制中心性病艾滋病预防控制中心、云南省疾病预防控制中心、中国疾病预防
　　　　　　控制中心妇幼保健中心、德宏傣族景颇族自治州疾病预防控制中心、新疆维吾尔自治区疾病
　　　　　　预防控制中心
项目完成人：蒋岩、贾曼红、肖瑶、潘品良、姚均、邱茂锋、王临虹、汪宁

　　本团队针对常规 HIV 抗体检测策略不能解决的早期诊断问题开展攻关研究，建立了艾滋病窗口期诊断策略，为早发现、早干预提供了有效的科学工具，特别是针对男性性接触人群建立了集合 PCR 检测技术平台及检测策略，在保持检测敏感性不降低的同时大幅降低检测成本，有效提高了该人群的早期发现率。本项目建立了婴儿感染早期诊断策略，阐明了我国感染和未感染婴儿 HIV 抗体的消长规律，提出了 12 个月抗体检测阴性可以排除感染，比传统检测策略早了 6 个月；创新性建立了干血斑同时进行多重 PCR 扩增 HIV-1 的三个基因片段诊断婴儿感染的方法，出生后 48 h 即可开始检测，为感染婴儿尽早接受抗病毒治疗以及降低婴儿病死率奠定了基础，同时使用干血斑样本开展检测，也解决了边远地区高风险血液样本的运输难题。本项目建立了 HIV 新发感染检测策略，为开展新发感染检测提供了有效的技术平台。本课题组研究成果被纳入"全国艾滋病检测技术规范"，在全国推广应用，并建立了有关技术平台的质量保证体系，为艾滋病防治提供了不可或缺的技术支撑（图 1、图 2）。

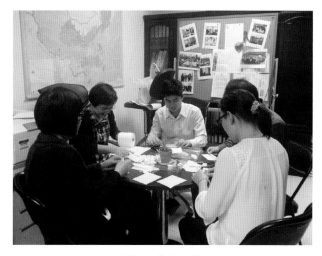

图 1　准备工作

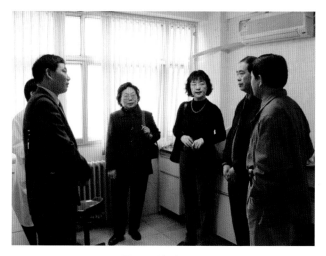

图 2　防治现场

（本项目获 2011 年中华预防医学会科学技术奖三等奖、2010 年中华医学科技奖三等奖）

饮茶可预防癌症、心血管疾病和糖尿病

项　目　名　称：饮茶对癌症、心血管疾病和糖尿病的预防作用
项目完成单位：中国疾病预防控制中心营养与食品安全所
项目完成人：韩驰、李宁、贾旭东、宋雁、张坚、周宇红、张晓鹏、王伟、刘泽钦、张馨

　　本项目系统地研究饮茶对癌症、心血管疾病和糖尿病的预防和保护作用，具体开展了如下研究：①茶叶防癌作用研究。通过多种动物肿瘤模型试验，证实多种茶以及成分能抑制动物食管癌、肺癌、肝癌、口腔癌和结肠癌癌前病变形成和肿瘤发生；对茶叶中18种主要成分进行筛选，确定了主要成分是茶多酚及其儿茶素单体，并首次证明茶多酚的氧化产物茶色素与茶多酚同样有效；通过人群干预试验，在国内外首次证明茶对人类有防癌作用，为茶对人类癌症的预防作用提供了直接证据；②茶对心血管疾病的预防作用。从体外、整体动物、人体试验三个层面进行了系统、深入的研究，为茶对心血管系统的保护作用提供了直接证据，为茶色素的临床应用提供了重要基础；③茶的辅助降血糖作用。从动物试验和人体试验两个方面证实白茶具有一定辅助的降血糖功能，是迄今为止国内外唯一针对饮茶进行的降血糖研究。该项目从天然食物中寻找预防慢性病的有效成分，对推动和支持利用我国传统饮品预防肿瘤、心血管疾病和糖尿病的发生，改善人们的健康水平和提高全社会的生活质量意义深重。本项目培养博士后1名、博士生5名、硕士生9名；在专业核心期刊发表文章70篇，其中SCI收录18篇，被引用799次；国内学术会议交流20次，国外学术会议交流9次（图1、图2）。

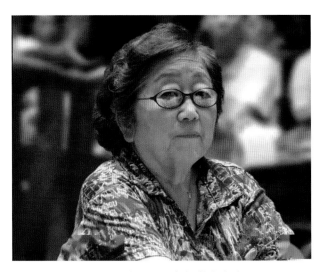

图1　韩驰研究员参加学术会议

图2　在大众媒体介绍项目研究成果

（本项目获2011年中华预防医学会科学技术奖二等奖）

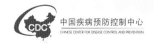

采用多种营养素强化小麦粉控制我国微量营养素缺乏状况

项 目 名 称：中国小麦粉营养强化关键技术及应用推广研究

项目完成单位：中国疾病预防控制中心营养与食品安全所、兰州市疾病预防控制中心、南阳市宛城区疾病预防控制中心、围场满族蒙古族自治县卫生监督所、兰州市粮食局

项目完成人：霍军生、孙静、李文仙、黄建、王丽娟、于波、万丽萍、王安绪

　　本项目完成了强化面粉工艺研究，建立了已被面粉企业广泛采用的连续和批量配粉的面粉强化工艺，分析并解决了多种微量营养素强化后面粉的品质、加工特性以及营养素稳定性、均匀度和颗粒度等一系列技术问题。

　　本项目建立了强化面粉质量保障体系及相关检验方法，研发了快速检测箱，解决了中国面粉厂缺乏营养素检测能力问题。通过对生产企业的培训和现场指导，保障质量体系的有效实施。

　　改善贫血效果的研究显示，在我国膳食条件下 NaFeEDTA 改善贫血的效果优于 FeSO4 和电解质铁。大规模贫困地区人群干预的研究显示，强化面粉不仅对人群改善营养状况具有显著作用，同时其中的叶酸也有助于新生儿出生缺陷的预防，证明了强化面粉改善居民微量营养素缺乏的有效性和可接受性（图1、图2）。

　　本项目建立了通过公共卫生系统和中小面粉企业合作推动强化面粉的模式，推动 1 年后监测结果显示强化面粉在试点地区覆盖率达 100%，目标人群知晓率达 60%，食用率达 50%，为我国开展市场方式的广泛性面粉强化摸索了方法。采用卫生部门与中小面粉企业联合开展面粉强化市场推动的成本效益为1∶6，说明强化面粉在经济上是可行的。本项目开展的强化食品宣传及社会营销活动推动了强化面粉的市场化进程。

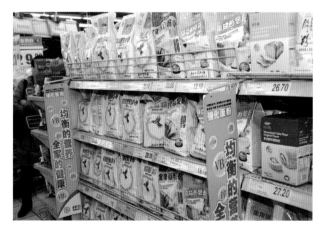

图1　超市强化面粉专柜

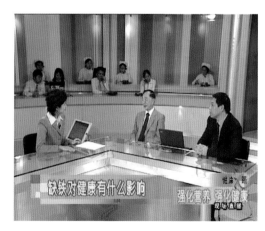

图2　参与《健康之路》电视节目录制

（本项目获 2011 年中华预防医学会科学技术奖三等奖）

制定食品化学污染物限量，发展配套检测技术，有力保障我国食品安全

项 目 名 称：食品化学污染物限量标准与检测技术
项目完成单位：中国疾病预防控制中心营养与食品安全所、中国科学院生态环境研究中心
项目完成人：吴永宁、李敬光、赵云峰、史建波、阴永光、苗虹、尚晓红、周萍萍、李筱薇、张磊、陈惠京、杨欣

  本项目由国家科技支撑计划食品安全关键技术重点项目资助。化学污染物限量与配套检测国家标准是重要的食品安全保障措施，污染监测与暴露评估是食品安全标准的科学基础。本项目的成果有：①成功开展中国总膳食研究，将所获得的数据作为风险评估依据，用于制定国际食品法典食品安全标准；②构建符合中国实际情况的膳食暴露评估模型，建立食品污染物和真菌毒素限量国家标准（GB2761和GB2762）；③发展食品中持久性有毒污染物一体化检测技术，获得中国居民膳食暴露与机体负荷水平基础数据；④建立甲基汞及无机砷限量配套的色谱-原子荧光联用形态分析技术，升级我国的重金属污染检测技术（图1、图2）。

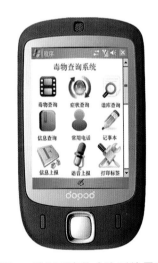

图1　手机型毒物查询系统界面

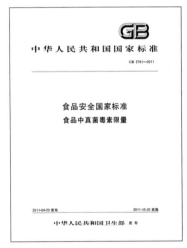

图2　国家标准

（本项目获 2011 年北京市科学技术奖二等奖）

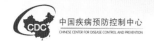

艾滋病母婴传播模式及综合预防策略的研究奠定了
中国预防母婴传播的工作基础

项 目 名 称：我国艾滋病母婴传播模式及综合预防策略的研究

项目完成单位：中国疾病预防控制中心妇幼保健中心、中国疾病预防控制中心性病艾滋病预防控制中心、云南省妇幼保健院、新疆维吾尔自治区疾病预防控制中心、广西壮族自治区妇幼保健院、河南省疾病预防控制中心

项目完成人：王临虹、方利文、张燕、张伟、莫云、孙丁勇、王前、姚均、王芳、王爱玲

　　该研究首次大规模地进行艾滋病母婴传播流行病学调查，揭示了我国孕产妇艾滋病流行状况、孕产妇感染人类免疫缺陷病毒（human immunodeficiency virus, HIV）的传播途径及影响因素、艾滋病母婴传播水平及变化的基本特征；首次在全国大规模开展预防艾滋病母婴传播干预技术研究，率先研究和评估了预防艾滋病母婴传播技术的干预效果，形成了适合我国国情和特点的一系列综合干预技术，包括孕产妇 HIV 检测技术、孕早期及孕中期应用联合抗逆转录病毒药物方案、实施安全自然分娩、人工喂养、生长发育监测及儿童 HIV 早期诊断等，并率先建立了一套适合我国国情的准确、敏感、特异的婴儿 HIV 感染的早期诊断及筛查方法。该方法一经推广使用，不仅可早期确定儿童 HIV 感染状态，尽早解除和预防艾滋病母婴传播成为家庭的心理负担，并且能尽早对确诊的 HIV 感染儿童及时给予治疗和关怀，还将大量节省预防艾滋病母婴传播的投入成本，大大提高艾滋病防治工作的效率。

　　本研究以妇幼保健网络为基础，开展综合、适宜的针对孕期、产期及产后三阶段的预防艾滋病母婴传播措施的服务模式，建立干预措施与服务模式相结合的综合预防策略（图1、图2）。该策略及措施的推广，使受益群众覆盖全国的孕产妇、HIV 感染孕产妇及其所生婴儿，极大提高了我国预防艾滋病母婴传播措施的效果，减少了我国艾滋病儿童的发生，不仅为提高我国的人口素质做出贡献，同时也将对我国的艾滋病控制发挥重要作用，并带来巨大、直接和潜在的经济及社会效益。

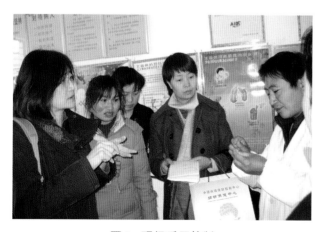

图 1　现场质量控制

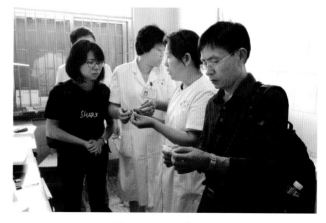

图 2　现场工作指导

（本项目获 2011 年中华预防医学会科学技术奖二等奖）

创立中国现场流行病学培训项目，谱写公共卫生骨干人才培养新篇章

项 目 名 称：我国应对突发公共卫生事件的骨干人才培养新模式及应用
项目完成单位：中国疾病预防控制中心
项目完成人：曾光、吕梅、施国庆、马会来、王宇、雷杰、罗会明、张丽杰

为探索应对突发公共卫生事件骨干人才培养的有效模式，自2001年创立了中国现场流行病学培训项目（Chinese Field Epidemiology Training Program, CFETP）。CFETP主要招收国家和省级疾病控制、卫生监督机构专业人员，开展2年制全脱产（离开所在单位）职业教育，围绕"现场流行病学"整合多学科内容进行理论培训（2个月），建立现场实践基地实施"干中学"培训（22个月），在有实战能力教师的全程指导下，参加突发公共卫生事件应对实践，培养"应急调查、救灾防病、疾病监测、决策建议、信息利用、科学研究、沟通交流"八种能力所需的理论、技术和实战经验，以及"敬业、团队、探索、求实"四种精神。9年来，CFETP已为国家、省及地方培养了82名应对突发公共卫生事件的骨干，他们正在各自岗位上发挥关键作用；成功应对了370多起突发公共卫生事件，提出一系列对策和建议，被国家决策部门采纳，化解了危机，并撰写报告和论文，参加国内外学术会议交流。这种公共卫生骨干人才培养新模式得到了卫生部的高度认可并在全国推广。各地以CFETP为榜样，建立了30个不同级别的现场流行病学培训项目（FETP）。CFETP协助农业部建立兽医FETP，促进卫生和农业部门共同应对人兽共患突发公共卫生事件。此外，CFETP多次在国际上介绍经验，帮助蒙古国等发展中国家建立FETP和应对多起突发公共卫生事件，成为国际合作的一座桥梁（图1、图2）。

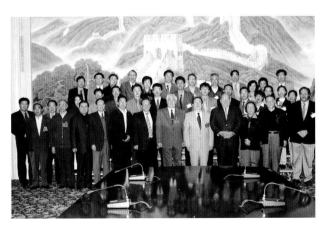

图1 2001年10月CFETP正式成立，召开第一次执委会会议

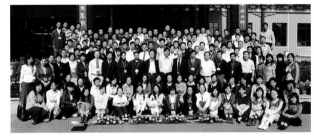

图2 2006年10月CFETP在北京举办首届年会

（本项目获2011年中华预防医学会科学技术奖三等奖）

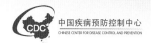

首次应用"环境评估框架"（DPSIR）
进行三峡库区人群的健康评价，助力国民健康和经济发展

项 目 名 称：三峡库区以生物媒介传播疾病为重点的人群健康监测与评估（1997—2009）

项目完成单位：中国疾病预防控制中心、重庆市疾病预防控制中心、湖北省宜昌市疾病预防控制中心

项目完成人：杨维中、张静、汪诚信、王豫林、徐勇、毛德强、潘会明、汪新丽、苏崇鳌、贾庆良

　　三峡库区人群疾病监测系统于 1997 年三峡大坝建设前即设计建立，在国内外大型水利工程建设史上尚无先例，为长期连续地追踪、评价库区生态环境改变对人群健康的影响奠定了坚实的基础。

　　本项目于 1997—2009 年连续 13 年在三峡库区 17 个乡镇监测点开展传染病、出生、死亡及生物媒介等监测，共收集 11 万个疾病监测数据，并收集了库区 1997—2008 年各县区各月平均气温、湿度、降雨量及日照时数等气象数据。采用"环境评估框架"——"驱动力（Driving force）- 压力（Pressure）- 状态（State）- 影响（Impact）- 响应（Responses）"（DPSIR）模型框架、时间序列、空间分析以及水库蓄水前后比较等方法，描述分析气象指标变化、生物媒介分布变化、人群疾病分布以及人群健康状况的长期趋势变化。分析显示，1997—2009 年三峡库区蓄水未诱发乙脑、疟疾、钩端螺旋体病及出血热等自然疫源性疾病及其他疾病的暴发，未发现水库建设及运行对人群健康造成负面影响。

　　本研究中监测系统设计框架具有综合性和可扩展性，首次应用"环境评估框架"（DPSIR）进行三峡库区人群的健康评价，根据实时监测结果，及时预警，并采取干预措施。

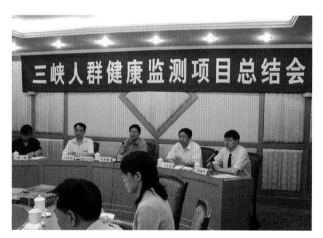

图1　2005 年卫生部和中国疾病预防控制中心及国务院三峡办的领导参加在重庆举办三峡库区疾病监测项目总结会

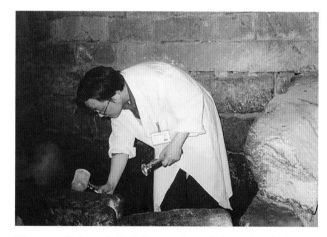

图2　三峡库区疾控中心人员在三峡库区监测点猪圈内采集蚊虫标本

（本项目获 2011 年中华预防医学会科学技术奖二等奖）

评估我国乙肝流行现状和防控效果，助力全国乙肝防控工作

项目名称： 我国乙型病毒性肝炎流行规律和防治对策研究

项目完成单位： 中国疾病预防控制中心、中国疾病预防控制中心病毒病预防控制所、宁波市疾病预防控制中心、甘肃省疾病预防控制中心、广东省疾病预防控制中心

项目完成人： 梁晓峰、崔富强、毕胜利、董红军、龚晓红、陈园生、王富珍、郑徽、李黎、王华庆

乙型病毒性肝炎（简称"乙肝"）是我国重要的公共卫生问题。本研究于 2006 年采用多阶段随机抽样方法，在全国 160 个县开展了有代表性的乙肝血清流行病学调查，探明了我国现阶段乙肝的流行现状。在全球首次采用大样本人群调查，证明及时、全程接种乙肝疫苗对预防儿童乙肝病毒感染效果显著，为大规模人群评价乙肝疫苗的免疫效果和完善乙肝免疫策略提供了可靠、重要的科学依据，也为将乙肝纳入国家"十一五"科技重大专项研究奠定了基础。研究结果证实我国目前的新生儿乙肝疫苗预防接种策略行之有效，我国应继续坚持预防为主的新生儿乙肝疫苗预防接种策略，提高乙肝疫苗首针及时接种率和全程接种率，进一步落实 1～14 岁人群的乙肝疫苗查漏补种工作，逐步开展新生儿以外人群的乙肝疫苗预防接种工作，加大对重点人群和高危人群的接种力度。研究结果为卫生部制定《扩大国家免疫规划实施方案》、补种乙肝疫苗纳入国务院医改重点工作、《乙型病毒性肝炎诊断标准》的修订等提供了重要的决策依据。同时，研究结果还获得了 WHO、全球疫苗免疫联盟及联合国儿童基金会等国际组织的高度赞许，为 WHO 在发展中国家推广新生儿首针乙肝疫苗及时接种策略提供了重要的科学证据（图 1、图 2）。

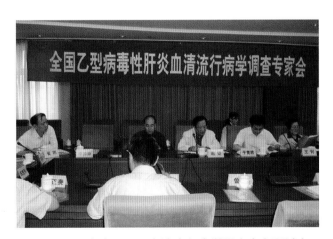

图 1　2006 年全国乙肝血清流行病学调查专家研讨会

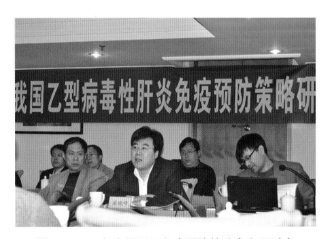

图 2　2012 年全国乙肝免疫预防策略专家研讨会

（本项目获 2011 年中华预防医学会科学技术奖二等奖）

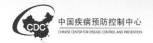
烟草控制研究成果转化为政策法规，助力健康中国建设

项 目 名 称：中国吸烟流行病学、健康危害与干预措施研究

项目完成单位：中国疾病预防控制中心、北京市呼吸疾病研究所—首都医科大学附属北京朝阳医院、香港大学公共卫生学院、中国医学科学院基础医学研究所、华中科技大学同济医学院附属同济医院、卫生部北京医院

项目完成人：王辰、杨功焕、林大庆、翁心植、徐永健、肖丹、杨杰、刘先胜、庞宝森、万霞、谢俊刚、周脉耕、黄克武、陈航、钮式如

　　项目团队 30 余年来通力协作，开创性地开展关于吸烟流行病学、健康危害与干预措施的系统研究，取得重大研究成果：①以科学数据证明吸烟是我国极为严峻的公共卫生问题，首次完成中国 51 万人群吸烟流行病学调查；在国际上首次构建用于系统描述发展中国家吸烟流行特点和变化趋势的国家数据库；创建覆盖全国 31 个省（自治区、直辖市）的吸烟流行监测体系。②以流行病学和实验研究揭示吸烟与中国人群疾病的关系及可能的致病机制；首次揭示东方人群中被动吸烟与肺癌的量效关系，证明吸烟与被动吸烟是导致中国人群呼吸系统疾病、冠心病及癌症等的重要原因。③在中国率先推动对烟草依赖这一慢性病的规范治疗，创建临床戒烟体系；首次揭示国人的戒烟行为特点；提出药物治疗方案；创建中国首家戒烟门诊和戒烟热线；制订首部《中国临床戒烟指南》。④创建我国控制吸烟流行的综合干预模式和评估体系。干预模式已在全国 7 个省市获得推广。本研究产生了广泛的国际影响，提高了我国在控烟领域的国际地位，推动了我国控烟政策的制定和发布，对制定控烟相关政策法规产生了重要影响（图 1、图 2 ）。

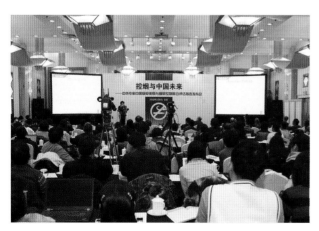

图 1　评估报告发布会

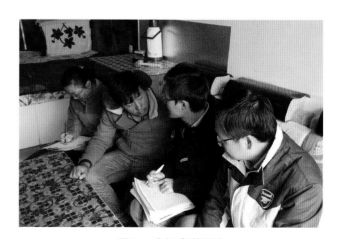

图 2　流行病学调查

（本项目获 2011 年中华医学科技奖二等奖）

如何监测广州管圆线虫病，科研人员有了新方法

项 目 名 称：我国广州管圆线虫病的传播规律与监测技术的研究
项目完成单位：中国疾病预防控制中心寄生虫病预防控制所、福建省疾病预防控制中心
项目完成人：周晓农、吕山、张仪、刘和香、李莉莎、杨坤、严延生、林金祥、胡铃、程由注

　　广州管圆线虫病为我国的新发传染病之一，在我国时有暴发，对人群健康危害较大。本研究运用现代生物学及地理信息学等多学科技术，系统地开展了我国该病传播特征与监测技术的研究。

　　主要成果及创新点：①在广州管圆线虫生活史和感染期幼虫形态学研究的基础上，构建了生物学模型；②开发了 2 种快速检测广州管圆线虫的新技术（肺检法和多重 PCR 法）；③根据栅格随机抽样法，在我国 19 个省开展该虫疫源地分布调查，发现铜锈环棱螺、光滑颈蛞蝓等 5 种为新中间宿主，沼水蛙为新转续宿主；④基于小管福寿螺感染率的空间分布分析结果，绘制出广州管圆线虫病的自然疫源地空间分布图；⑤通过对该虫线粒体基因组序列分析，发现我国存在 3 个遗传种群；⑥在研究遗传空间分布规律和构建地理信息系统的基础上，建立了分子溯源和传播预警技术，指导该病自然疫源地调查范围的选定，节省了大量调查资源（图 1、图 2）。

　　推广应用情况：①"肺检法"在全国广州管圆线虫病自然疫源地调查及相关研究中得以广泛应用；②广州管圆线虫溯源技术和症状监测与预警试点方案已经在福建、云南、北京 3 省市 6 地区的监测试点中应用；③制订"广州管圆线虫病的诊断标准"，已作为国家卫生行业标准颁布；④制订"广州管圆线虫病症状监测和传播预警工作方案"并被卫生部采纳实施。

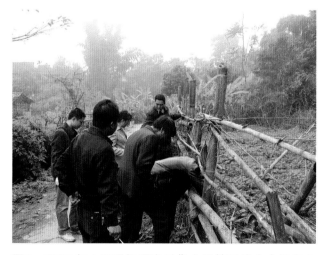

图1　2007 年 1 月现场调查采集广州管圆线虫中间宿主玛瑙螺

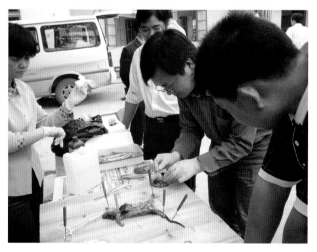

图2　2007 年 3 月在广州花都区采集野鼠检测广州管圆线虫感染情况

（本项目获 2010 年中华医学科技奖二等奖）

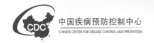

我国食物营养评价指标体系的建立及其应用

项 目 名 称： 中国食物资源营养评价指标体系及应用研究

项目完成单位： 中国疾病预防控制中心营养与食品安全所、北京优识行视资讯中心

项目完成人： 杨月欣、王竹、何梅、潘兴昌、门建华、杨晓莉、王国栋、杨晶明、韩军花、李建文、沈湘、吉朋松

　　针对食物营养评价数据量不足、缺少综合整体评估技术及应用形式单一的现状，在科技部、国家自然科学基金、北京市自然科学基金以及达能营养教育项目的支持下开展了本项目，项目成果有：①建立了包括基本指标、分解指标、集成指标和功能指标4个级别的食物营养评价指标体系，提出涉及4类成分60余个转换系数、烹调损失因子及限量数值的科学表达；②开展典型食物的营养评价，结合血糖应答水平、健康效应贡献权重等参数建立食物营养度量模式，调整健康理念—分析技术—数据表达的一致性；③运用稳定同位素技术，结合人体代谢水平，基于净代谢能，提出适合我国食物消费模式的能量赋值，纠正7%～36%的换算偏差；④对比不同年代、不同养种植条件下的食物营养成分差异，分析食物营养变迁趋势；⑤通过建立数学模型，集成食物成分数据库（food composition database，FCD）、膳食营养素参考摄入量（dietary reference intakes，DRIs）、营养状况评价标准及体测指标参数等，研发适用于个体及小群体营养查询、配餐装置并以电子秤为载体的智能衡器，是适合公共餐饮的菜肴搭配与评估的一站式服务产品，成为"健康121"的示范（图1、图2）。

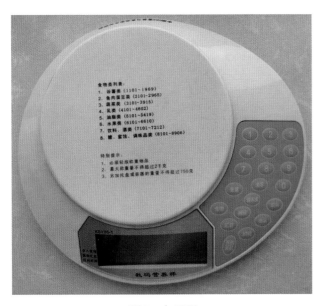

图1　电子秤

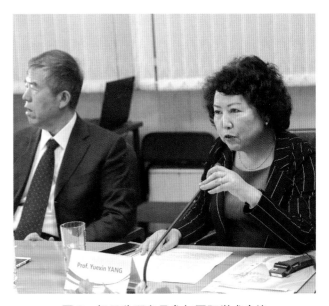

图2　杨月欣研究员参加国际学术会议

（本项目获 2010 年中华医学科技奖三等奖）

我国发现人粒细胞无形体病

项目名称：我国发现人粒细胞无形体病

项目完成单位：中国疾病预防控制中心传染病预防控制所、安徽省疾病预防控制中心、中国疾病预防控制中心、安徽省芜湖市弋矶山医院、Department of Pathology, University of Texas Medical Branch, Galveston, USA、中国疾病预防控制中心病毒病预防控制所、Department of Pathology, The Johns Hopkins University School of Medicine, Baltimore, Maryland, USA

项目完成人：张丽娟、柳燕、倪大新、李群、俞艳林、于学杰、万康林、李德新、梁国栋、蒋秀高、景怀琦、芮景、栾明春、付秀萍、张景山、杨维中、王宇、J. Stephen Dumler、冯子健、任军、徐建国

　　人粒细胞无形体病（Human granulocytic anaplasmosis，HGA）是一种新发蜱传立克次体病。2006 年，我国安徽省弋矶山医院发生一起因接触原发致死患者血液、体液导致不明原因发热、感染聚集性爆发流行。按卫生部及中国疾病预防控制中心应急工作要求，由中国疾病预防控制中心传染病预防控制所所长、传染病预防控制国家重点实验室主任—徐建国院士组织领导的研究团队，联合国内外七家专业机构进行了现场流行病学调查及实验室研究分析。结果证实为人粒细胞无形体（HGA）病。这一发现引起了国内外本专业领域极大反响。其重要意义正像美国耶鲁大学著名流行病专家及公共卫生学专家 Peter Krause 和 Gary Wormser 在著名医学杂志—JAMA（2022 年影响因子：157.335，位居顶级期刊第四）发表评论所称："这是世界上第一起嗜吞噬细胞无形体人传人的报道，也是中国第一起人粒细胞无形体病报告。这一发现的另一重要意义还在于，世界各国公共卫生管理部门，临床单位、传染病领域专家学者据此制定并修改相关的卫生政策，包括该病诊疗过程中，加强个人防护，防止院内交叉感染；加强血液制品的管理，防止通过输血传播该疾病；广大临床医生应提高该病的认识，对不明原因发热病人应加强该病的诊断及鉴别诊断（图1、图2）。

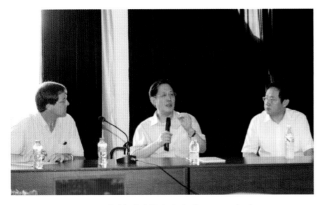

图 1　疫情诊断讨论会（2007 年）

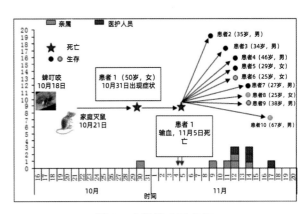

图 2　疫情发生示意图

（本项目获 2009 年中华预防医学科技进步奖二等奖）

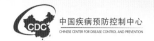
我国人类朊病毒病检测监测体系及临床应用相关成果

项 目 名 称：我国人类朊病毒病检测监测体系的建立及相关基础和应用研究

项目完成单位：中国疾病预防控制中心病毒病预防控制所

项目完成人：董小平、洪涛、韩俊、高晨、石琦、张宝云、周伟、田婵、姜慧英、屈建国、张瑾、董辰方、张莹、赵同兴

　　本项目的成果有：①本研究是以疾病监测为导向的应用研究，在我国率先建立了克－雅病病原学诊断和辅助诊断的多种技术，制定了"克－雅病诊断标准和处理原则"和"克－雅病监测技术方案"，开发了克－雅病监测信息管理系统，建立了覆盖12个省、市、自治区的克－雅病监测体系；②通过 CJD 监测及实验室技能等培训，首次较全面地研究了我国克－雅病患者的流行病学、临床和实验室特征；③围绕疾病监测，建立了我国第一个朊病毒病实验动物平台、PrP^{Sc} 体外无细胞转化平台及 PMCA 平台等；④建立了我国唯一的可供朊病毒诊断技术评估的 PrP^{Sc} 抗原标准品；⑤开展了朊病毒灭活方法的体内和体外评价，为我国克－雅病病例样本的处理提供技术支持；⑥研发了可使用于早期诊断的链霉素沉淀和连续 PMCA 等新一代超灵敏检测技术；⑦首次证明了还原型烟酰胺腺嘌呤二核苷酸磷酸（NADPH）可促进 PrP^{Sc} 增殖，首次报道了 PrP^{Sc} 在潜伏期的动态变化；⑧首次描述了其他神经因子如蛋白激酶 CK2、tau 及 GSK3β 等在疾病发展终末期的变化，为朊病毒病的诊断和抗朊病毒药物的研究提供了新的靶标；⑨首次报道了 PrP 蛋白可与多种神经蛋白发生相互作用，提供了朊病毒病脑组织中 PrP^{Sc} 与 tau、GFAP 共沉积的分子基础，提出了朊病毒可能通过与 ApoE 作用感染神经细胞，干扰细胞微管形成是朊病毒造成细胞损伤的重要途径（图1、图2）。

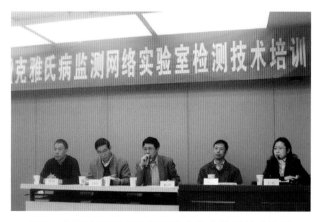

图1　全国克雅氏病监测网络实验室检测技术培训

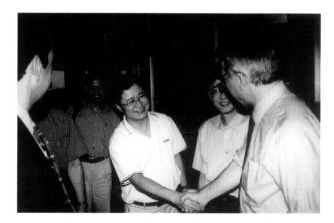

图2　2002 年接待来访美国 CDC 专家

（本项目获 2009 年中华医学科技奖三等奖、2009 年中华预防医学会科学技术奖二等奖）

我国长江流域湖区GIS血吸虫病预警系统已建立

项目名称： 建立长江流域、湖区GIS血吸虫病预警系统研究

项目完成单位： 中国疾病预防控制中心寄生虫病预防控制所、中国科学院遥感应用研究所、四川省疾病预防控制中心寄生虫病研究所、安徽省寄生虫病防治研究所、湖南省血吸虫病防治研究所、湖北省血吸虫病防治研究所、江西省寄生虫病防治研究所、武汉大学测绘遥感信息工程国家重点实验室、江西省师范大学教育部鄱阳湖综合治理与资源开发重点实验室

项目完成人： 郭家钢、余晴、鲍子平、朱蓉、梁松、钟波、张世清、李岳生、元艺、陈红根、龚健雅、鲍曙明

长期以来，血吸虫病一直威胁着我国人民的健康，长江中下游的湖沼型血吸虫病流行区更是我国血吸虫病防治的重点和难点。本项目针对湖沼地区钉螺分布环境与血吸虫病流行密切相关的特点，应用3G系统创建我国湖区血吸虫病监控预警模式，实现对疫源地的实时监控。

主要成果：①通过GIS系统将数据进行可视化表达，开发适用于血吸虫病信息管理及分析的地理医学信息系统；②运用遥感技术，实现钉螺滋生地的快速确定；③建立基于风险组和基于个体的血吸虫病时空传播模型；④在全球定位系统和全球无线移动通讯技术的支持下，实现实时监测和预测血吸虫病疫情。

创新点：①利用全球定位系统进行钉螺调查，准确获取位置信息，通过地理信息系统平台对血吸虫病监测和防治等数据进行分析和表达；②运用全球无线通信系统，实现对血吸虫病疫情的实时监控；③结合卫星遥感技术建立了血吸虫病时空传播模型（图1、图2）。

推广应用情况：①本研究GIS数据管理系统成果已完全用于全国血吸虫病80个监测点的数据采集、分析和表达；②在血吸虫病防治工作的暗访工作中，运用该系统进行环境了解和现场实地导航；③建立的血吸虫病时空传播动态模型成功地应用于四川德阳市旌阳区及江西省鄱阳湖流域现场预警，取得了良好效果。

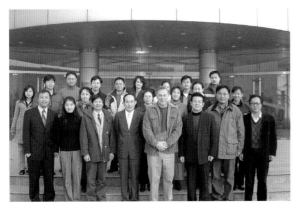

图1 "建立长江流域湖区GIS血吸虫病预警系统研究"课题组会议

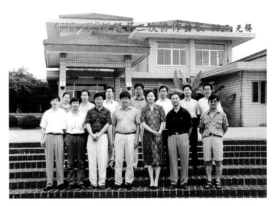

图2 GIS课题协作会

（本项目获2009年中华预防医学会科学技术奖三等奖）

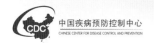
多部门联合推出湖沼型血吸虫病防治新策略

项 目 名 称： 中国血吸虫病防治策略的研究

项目完成单位： 中国疾病预防控制中心寄生虫病预防控制所、安徽省寄生虫病防治研究所、江西省寄生虫病防治研究所、进贤县血吸虫病防治站、中共汉川市委汉川市人民政府血吸虫病地方病防治领导小组办公室、安乡县血吸虫病防治领导小组办公室、贵池区血吸虫病防治站、湖北省血吸虫病防治研究所

项目完成人： 王陇德、周晓农、汪天平、陈红根、郭家钢、吴晓华、林丹丹、熊继杰、袁文宗、洪献林、张志海、易冬华、朱绍平、陈更新、徐兴建

我国湖沼型血吸虫病流行区因缺乏有效的血吸虫病防治策略而使控制工作难以获得突破性进展。本课题围绕血吸虫感染与再感染这一问题，开展了血吸虫病防治策略与措施的研制、验证与推广的研究。

本项目的研究成果及创新点为：①证实了湖沼型流行区人畜感染与再感染率高，牛在 10 个月内再感染率可高达 64%；②阐明了牛是湖沼型流行区血吸虫病传播的主要传染源和污染源；③提出了控制血吸虫虫卵污染环境是减少感染性钉螺的关键措施；④证实了原来的防治策略不能稳定降低病情和控制再感染；⑤验证了人畜粪便管理是持续控制血吸虫感染与再感染的有效途径，新策略实施后经 3 个传播季节即可降低人畜感染率至 0 ~ 1%；⑥形成了"以切断虫卵污染环境为关键措施"及"以控制传染源为主的血吸虫病综合防治新策略"；⑦现场验证发现这一策略可有效控制湖沼型血吸虫病的传播，已在湖南及湖北等地区推广应用，年均经济效益较原策略显著提高；⑧为"生物—环境—社会"综合性防病新模式提供了范例（图 1、图 2）。

新策略中的"封洲禁牧"等关键技术已纳入《血吸虫病防治条例》，人畜感染性等关键指标为制定《血吸虫病控制和消灭标准 (GB 15976-2006)》提供了重要参数。项目成果对推动我国控制并消灭血吸虫病的进程具有重大意义。

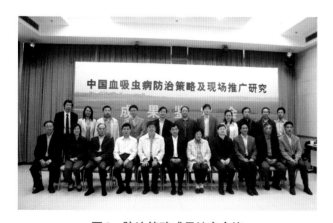

图1 防治策略成果认定会议

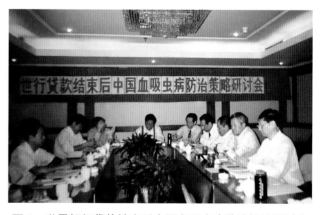

图2 世界银行贷款结束后中国血吸虫病防治策略研讨会

（本项目获 2009 年中华预防医学会科学技术奖一等奖）

开发研究方法，摸清人群底数，为掌控疫情和构建防控策略提供依据

项 目 名 称：我国艾滋病高危人群基数估计方法及其在流行形势分析中应用的研究

项目完成单位：中国疾病预防控制中心性病艾滋病预防控制中心、湖南省疾病预防控制中心、黑龙江省疾病预防控制中心、广东省疾病预防控制中心、云南省疾病预防控制中心、四川大学

项目完成人：吕繁、张大鹏、陈曦、吴玉华、贾曼红、栾荣生、林鹏、王岚、王丽艳、吴尊友

  本研究的成果有：①形成了高危人群基数估计方法，探索出不同方法应用于不同人群时的优缺点、使用条件及标准化流程；②填补了国内相关领域的空白；③基于中国艾滋病流行特点，研究确定了我国艾滋病疫情估计方法；④构建了综合利用多元化数据进行艾滋病流行形势分析的框架；⑤2003年首次全面、清晰地阐明了我国艾滋病的流行现状及特点；⑥2004年首次提出男男性接触人群艾滋病流行的危险性不容忽视的结论，并为后来的调查数据所证实。这些为"四免一关怀"等艾滋病防治政策的出台提供了重要依据（图1、图2）。

  本研究成果用于重大防治项目（全球基金第三、四、五轮项目等）地区主要目标人群基数的估计，用于全国31个省、市、自治区的艾滋病疫情估计工作。2005年疫情估计结果被UNAIDS引用作为全球艾滋病疫情进展报告中有关中国的疫情数字；形成的全国艾滋病疫情估计和流行形势分析结果，用于卫生部与联合国中国艾滋病专题组发布的2003年、2005年中国艾滋病防治联合评估报告。

  本研究成果为掌握我国艾滋病流行的特征和底数以及防治政策策略的完善提供了有力的支撑。

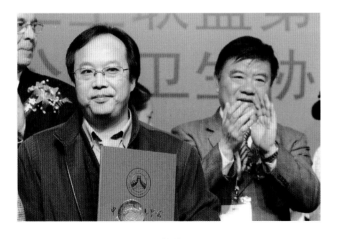

图1 获奖现场

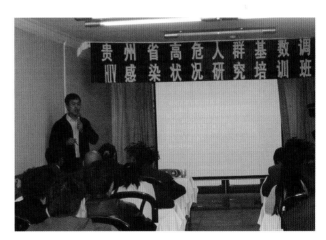

图2 研究培训班

（本项目获2009年中华预防医学会科学技术奖二等奖、2009年中华医学科技奖二等奖）

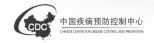
中国居民营养与健康状况调查——居民膳食和营养状况与高血压、肥胖等慢性病流行病学调查的首次结合

项目名称：中国居民营养与健康状况调查

项目完成单位：中国疾病预防控制中心营养与食品安全所、中国疾病预防控制中心、中国医学科学院阜外心血管病医院、卫生部统计信息中心、首都医科大学附属北京安贞医院

项目完成人：杨晓光、李立明、饶克勤、翟凤英、朴建华、赵文华、何宇纳、张坚

  2002 年中国居民营养与健康调查首次将居民膳食和营养状况与高血压、糖尿病及肥胖等多项慢性病流行病学调查进行有机结合，获得了 21 世纪初中国城乡食物摄入、营养与健康状况的重要基础数据，首次获得了具有全国人群代表性的血脂异常及代谢综合征的患病率。结果表明，我国居民营养状况得到了很大改善，但同时出现了营养过剩和肥胖，且高血压、糖尿病等慢性病患者数量快速上升，并证明膳食营养不平衡与身体活动不足是重要的危险因素。本项目创建了同时调查膳食、营养状况和相关慢性病及危险因素的成功经验，所获的大量数据已用于评估我国居民食物消费、膳食结构、营养状况、身体活动状况、相关慢性病及危险因素。

  本项目的调查结果为国家制定相关政策和策略提供了重要依据，如国务院《卫生事业发展"十一五"规划纲要》、"2020 健康中国"战略的研究、卫生部开展的"全民健康生活方式行动"、《2007 年中国居民膳食指南》、"中国高血压防治指南""中国血脂异常防治指南""中国学龄儿童少年超重和肥胖预防与控制指南"的重要依据，为《国家中长期科学和技术发展规划纲要》和《中共中央国务院关于深化医药卫生体制改革的意见》中部分内容提供了背景资料，所获的食物消费数据已作为我国食品安全风险评估中膳食暴露评估的重要数据（图 1、图 2）。

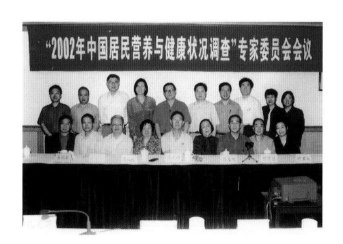

图 1　专家委员会会议

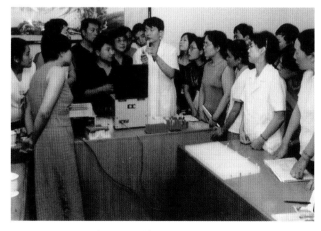

图 2　实验室血糖、血红蛋白监测培训

（本项目获 2009 年中华医学科技奖三等奖）

开发富硒大蒜，促进人体健康

项目名称：富硒大蒜的开发及其安全性和临床前应用研究

项目完成单位：中国疾病预防控制中心营养与食品安全所、北京大学临床肿瘤学院暨北京市肿瘤防治研究所、北京中新蕾傲生物科技有限公司、中国疾病预防控制中心环境与健康相关产品安全所

项目完成人：杨文婕、邓大君、林少彬、孙杰、毛德倩、李卫东、陈竞、谷连坤、杨艳华、杨志勇

　　本项目以营养学研究为主，结合农业和药学的应用研究和技术研发，首次开发出含硒形态独特、有效硒形态转化率高、硒种类和含量模式不同于目前市售含硒量高的大蒜农产品（如硒蒜、高硒蒜、活性硒蒜及活性有机硒蒜等）的新型富硒大蒜，并经过一系列动物急性毒性、亚慢性毒性和长期毒性、致突变和致畸等模型试验，结果显示，该产品无致突变作用、骨髓抑制作用以及致畸毒性，安全剂量达到亚硒酸钠的 4 倍以上。与目前市售硒产品在动物机体内分布模式显著不同，该产品能够有效避免硒对机体重要器官的损害。在 2006—2008 年试推广期间，直接从新型富硒大蒜获得的利润有近千万。试推广应用工作初步证实，新型富硒大蒜可以安全、定量地补充人体硒营养不足，在预防和治疗多种现代慢性病中的应用前景广阔，为应用硒预控慢性病提供了理想的富硒原料和理论依据。该项目培养研究生 10 余名，发表论文 22 篇，国内外学术交流 30 多人次（图 1、图 2）。

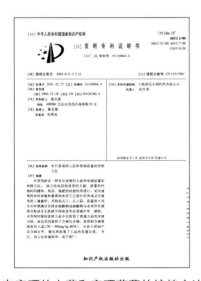

图 1 《含有富硒的大蒜和富硒蒜薹的培植方法》发明专利

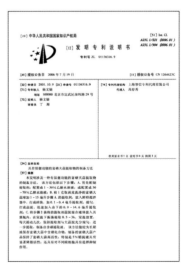

图 2 《具有保健功能的富硒大蒜提取物的制备方法》发明专利

（本项目获 2009 年中华预防医学会科学技术奖三等奖）

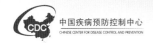
研究食品安全快速检测方法与设备，保障人民健康

项目名称：食品安全快速检测系列方法与设备研究

项目完成单位：中国疾病预防控制中心营养与食品安全所、中国计量科学研究院、山东省疾病预防控制中心、吉林省疾病预防控制中心、河北省疾病预防控制中心、广州绿洲生化科技有限公司、北京艺卓恒信科贸有限公司

项目完成人：王林、王晶、孙景旺、陈庭君、周景洋、陈金东、卢新、江涛、王凤、计融

该项目建立起了近百种食品安全的快速检测方法及配套检测设备，形成了前所未有的、较为完整的食品安全快速检测方法体系，为现场检测提供了必备技术和设备条件，满足了现场监督和突发事件应急处理的需要，为食品安全保障构架起一道新的防线。该项目具有以下优点：①检测项目多，涵盖面广，方法系列化；②操作容易，耗时少，得到结果快；③检测形式多样，特异性强；④设备精炼，配置合理，便于使用；⑤技术领先，应用前景广阔。该项目成果已在全国各级卫生监督、疾病预防控制机构、出入境检验检疫局、质检部门及工商管理部门等广泛应用，有效地提高了食品安全监管效能，并在近几年的"两会"、2008年北京奥运会等大型活动以及四川汶川大地震等突发事件的食品安全保障工作的现场应急检测中发挥了重要作用（图1、图2）。

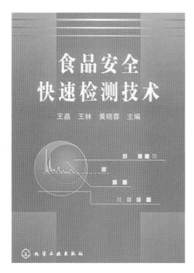

图1　学术论著

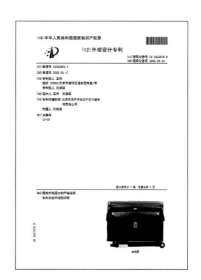

图2　发明专利

（本项目获 2009 年中华预防医学会科学技术奖二等奖）

了解我国儿童少年膳食钙的营养状况，
并探讨奶制品摄入改善儿童骨骼健康的效果

项 目 名 称：我国儿童少年钙营养状况及干预研究
项目完成单位：中国疾病预防控制中心营养与食品安全所、北京市西城区中小学卫生保健所、北京市怀柔区
　　　　　　　雁栖学校、北京市怀柔区第三中学
项目完成人：马冠生、胡小琪、张倩、刘爱玲、杜维婧、李艳平、潘慧、张必科

　　钙不仅是人体骨骼的物质基础，也发挥多种重要功能。我们开展了系列研究，分析我国儿童少年钙膳食营养状况并提出干预措施。通过两项横断面研究，分析了我国不同地区和民族儿童少年膳食钙摄入量、食物来源以及与生长发育的关系。通过 2 年补充牛奶的随机干预研究和中止 3 年后的随访研究，观察增加奶制品摄入对儿童钙营养状况和骨骼增长的作用。通过 2 年的双盲、随机、对照、不同剂量的钙剂补充研究，探讨满足儿童少年生长发育需要的钙摄入量；并在钙剂补充 1 年后开展代谢平衡实验，探讨合理的钙吸收和储留水平（图 1、图 2）。

　　研究证实，我国儿童少年膳食钙营养状况较差，与奶制品消费量低密切相关，也受年龄、性别、经济地区和民族的影响，对骨骼和体格发育产生不利影响。提高奶制品摄入能促进儿童骨矿物沉积和体格发育，但这些作用在奶制品摄入量下降后逐渐消失，提示奶制品是改善我国儿童骨骼健康的有效措施，应该坚持饮用牛奶。青春期少年钙摄入量达到 800 mg/d 才能促进各部位的骨量增长，并保持较高的钙吸收量和储留量。

　　该项目不仅为修订我国儿童钙的膳食参考摄入量提供了翔实的基础数据，为我国推广"学生饮用奶计划"提供了科学依据，还纠正了社会上的奶制品消费误区，指导我国儿童少年增加奶制品消费，以促进他们的健康成长。

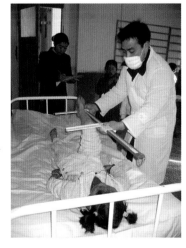

图 1　测量儿童下肢长

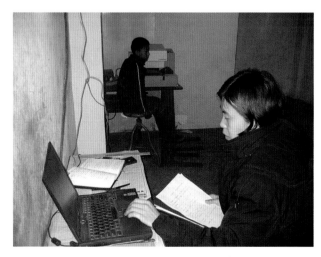

图 2　测量儿童前臂骨密度

（本项目获 2009 年中华预防医学会科学技术奖三等奖）

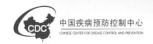中国疾病预防控制中心
CHINESE CENTER FOR DISEASE CONTROL AND PREVENTION

开展中国居民营养状况调查，促进我国居民营养状况改善

项目名称：中国居民营养状况调查
项目完成单位：中国疾病预防控制中心营养与食品安全所、中国疾病预防控制中心
项目完成人：杨晓光、翟凤英、朴建华、赵文华、何宇纳、张坚、金水高、马冠生、荫士安、赖建强、付萍、王建生、李艳平、王京钟、田园

　　国民营养与健康状况是反映一个国家经济发展、卫生事业水平和人口素质的重要内容，是了解国情、国力及制定社会经济持续发展规划的重要基础数据。本项目旨在及时了解居民膳食结构、营养健康状况及其变化规律，揭示社会经济发展对居民营养和健康状况的影响，为国家制定相关政策、引导农业及食品产业合理发展提供科学依据，并据此制定和评价相应的社会发展政策，以改善国民营养和健康状况，促进社会经济的协调发展。

　　本项目采用多阶段分层整群随机抽样方法，按6个不同经济类型地区（大城市、中小城市、一类农村、二类农村、三类农村、四类农村），从31个省、自治区、直辖市的132个县（区）共抽取样本24万余人。调查内容包括4部分：询问调查、医学体检、实验室检测、膳食调查。在实施过程中建立了完整的质量控制管理体系，并建立了具有全国代表性的用于评价人群营养状况的近11万人静脉血液样本库（图1、图2）。

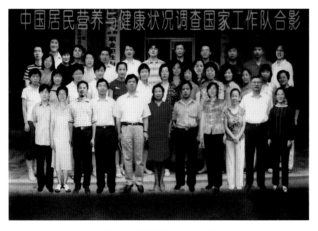

图1　国家工作队合影

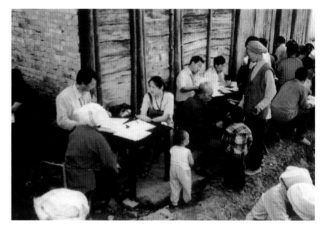

图2　问卷调查

（本项目获2009年中华预防医学会科学技术奖一等奖）

促进标志物的研发应用，助力职业人群健康

项 目 名 称：基于生物标志物的多环芳烃致癌危险度评价

项目完成单位：中国疾病预防控制中心职业卫生与中毒控制所、本溪钢铁（集团）有限责任公司职业病防治所、鞍山钢铁集团公司劳动卫生研究所

项目完成人：郑玉新、冷曙光、潘祖飞、梁学邈、程娟、段化伟、戴宇飞、王溪鸿、林菡、黄传峰

　　本研究建立了职业多环芳烃（polycyclic aromatic hydrocarbons, PAHs）暴露人群研究队列和样本库。经过 10 年随访，在研究队列中发现 60 例肺癌患者。项目建立了以咔唑为内标的尿中 1- 羟基芘的高效液相色谱测定方法，以及萘、菲等代谢物和萘醌白蛋白加合物作为 PAHs 暴露标志物，并推广应用于多个现场。在效应标志物中，建立了 COMET 试验的干片保存方法；率先将细胞质分裂阻滞微核应用于PAHs 致遗传损伤效应分析，并扩展了核质桥和核芽等微核细胞组学的标志物的应用；率先将 DNA 修复能力和 DNA 的端粒长度应用于评价 PAHs 的损伤效应。在易感性标志物中，发现芳烃结合受体、Ⅰ 和Ⅱ 相代谢酶、碱基切除修复、核苷酸剪切修复和双链断裂修复（double-strand break repair, DSBR）通路中的关键酶的变异与 PAHs 致遗传损伤易感性有关。在研究队列、肺癌人群和焦炉工肺癌人群中进行了生物标志物的有效性验证，并就其改变的分子生物学机制进行了探讨（图 1、图 2）。

　　项目应用生物标志物系统研究了 PAHs 的致癌作用进程，提供了 PAHs 致癌的生物学机制。建立的尿中 1- 羟基芘高效液相色谱测定方法进入国家职业卫生标准，彗星试验干片法和微核细胞组学标志物在淮河流域癌症防治等项目中进行了应用。本项目发表研究论文 50 多篇，其中 SCI 论文 18 篇，参加编写专著 2 本。本项目对提高我国致癌物暴露人群的危险度评价水平有重要意义，在国际上产生重要影响。

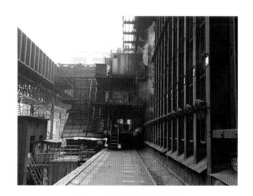

图1　焦化厂现场照片

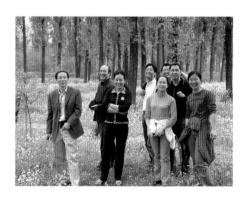

图2　项目负责人（左一）及研究骨干

（本项目获 2009 年中华预防医学会科学技术奖二等奖）

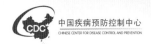

对中国结核病防治效果进行科学评价，提出最佳结核病防治发展策略

项 目 名 称：中国结核病防治效果监测及影响因素研究
项目完成单位：中国疾病预防控制中心
项目完成人：刘剑君、么鸿雁、张慧、陈伟、黄飞、王晓梅、陈诚、孙谨芳

　　我国是结核病高负担国家之一，为遏制结核病的流行，国家采取了一系列行动与措施。为评价其防治效果，提出针对性的政策建议，中国疾病预防控制中心开展了本研究。本研究利用省结核病监测资料，结合定量和定性调查，描述我国结核病疫情现状并进行疫情预测，评价结核病防治的工作成效，探讨影响结核病防治效果的相关因素；采用 SWOT 方法，系统分析我国结核病防治工作中的优势、劣势以及面临的机会与威胁，并提出了我国结核病防治工作最佳发展策略的建议。

　　本研究首次整合结核病监测和流行病学调查数据，以及政策法规等多类型资料，首次将 SWOT 方法应用于结核病防治策略分析中，对我国结核病的流行特征、影响因素和实施的结核病防治措施及面临的挑战进行全面分析和评估，并预测 2001—2010 年我国结核病的流行趋势，为制定《全国结核病防治规划（2001—2010 年）》、2006—2010 年实施计划、出台全球新的遏制结核病策略、"健康中国 2020"战略等提供了数据和政策支持，全面提升了我国结核病防治监测与分析能力，推进了我国结核病防治策略的科学制定和评估，优化了我国结核病防治政策，促进了结核病防治工作的开展和最终目标的实现，提升了我国结核病防治的国际影响力（图 1、图 2）。

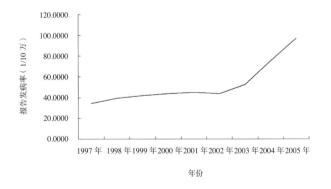

图 1　1997—2005 年全国肺结核报告发病率的变化趋势

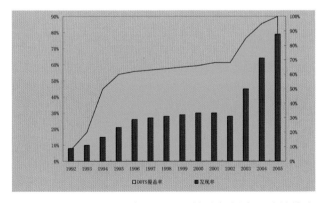

图 2　1992—2005 年我国 DOTS 策略与新涂阳肺结核患者发现相关关系

（本项目获 2009 年中华预防医学会科学技术奖三等奖）

创建无烟环境综合干预新模式，减少二手烟暴露

项目名称：创建无烟环境的综合干预模式和评估体系研究

项目完成单位：中国疾病预防控制中心、中国医学科学院基础医学研究所

项目完成人：杨功焕、马少俊、万霞、陈爱平、杨杰、周久顺、刘世炜、吴岚艳

　　21世纪初，在中国烟草控制非常重要，但非常困难，且烟控能力也十分薄弱。本项目通过定量和定性研究，发现了高吸烟率、烟草危害知识的缺乏、有效政策文本的缺乏和执行不力及敬烟文化等是导致高二手烟暴露的主要因素。简单的行政动员是过去二手烟暴露控制无效的重要因素。同时，本项目提出预防二手烟暴露的综合干预策略：①发布或修改并有效实施公共场所禁止吸烟政策；②通过健康教育和媒体传播，促进人们了解吸烟和二手烟暴露危害，以及预防控制二手烟暴露的必要性和策略，改变相互敬烟的社会习俗；③通过医院和学校等无烟环境创建活动，逐渐减少人们暴露于二手烟的机会，增进人们选择不受二手烟暴露危害的能力；④倡导无烟家庭和无烟社区；⑤建立控烟社会网络，提高网络成员单位和社会的控烟能力，形成全社会参与控烟的良好局面。本项目针对以上每一项策略提出关键活动要点，并形成培训材料、指南和工具包，规范预防二手烟暴露的干预活动，形成过程和效果评价指标体系及方法，保证项目的有效执行。干预模式在全国20个省份、40个市县6400万人中推广验证，并通过基线调查、2次过程评价和终末效果评价判断项目效果。应用证明，上述综合干预模式填补了烟草控制"空白区"，二手烟暴露率明显下降（图1、图2）。

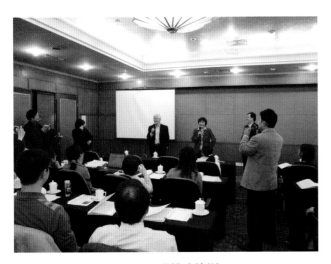

图1　干预模式培训

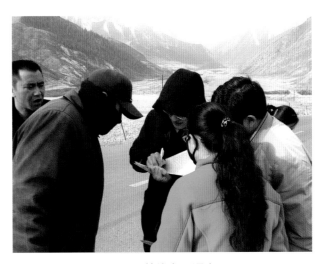

图2　基线定量调查

（本项目获2009年中华预防医学会科学技术奖三等奖）

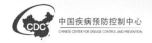
• 2008 年科技成果 •

建立新发呼吸道病原体——HBoV分子检测方法，推动我国HBoV相关疾病防控工作

项 目 名 称：呼吸道感染相关新病原体HBoV的研究
项目完成单位：中国疾病预防控制中心病毒病预防控制所、郴州市第一人民医院
项目完成人：段招军、郑丽舒、瞿小旺、刘劲松、谢志萍、刘巧突、漆正宇、刘文培、高寒春、侯云德

　　该项目建立了新发呼吸道病原体——HBoV 的传统 PCR 和实时荧光定量 PCR 检测方法，研究了我国急性呼吸道感染儿童中 HBoV 的流行病学特征，推动了我国 HBoV 相关疾病防控工作。项目还确定了 HBoV 衣壳蛋白独特区磷脂酶活性关键位点与磷脂酶活性的相关性，为进一步开展 HBoV 宿主感染及抗病毒药物研究提供了初步的依据（图 1、图 2 ）。

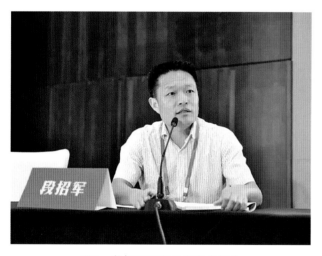

图1　段招军研究员做学术报告

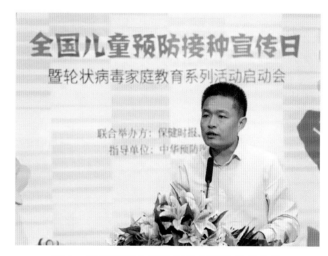

图2　段招军研究员进行儿童预防接种宣传

（本项目获 2008 年中华医学科技奖三等奖）

查明我国既往有偿献血人群艾滋病疫情暴发原因，提出有效控制策略，取得巨大社会效益

项 目 名 称：我国既往有偿供血人群艾滋病流行病学与控制策略研究

项目完成单位：中国疾病预防控制中心性病艾滋病预防控制中心、中国疾病预防控制中心病毒病预防控制所、安徽省疾病预防控制中心、安徽省阜阳市疾病预防控制中心、河南省疾病预防控制中心

项目完成人：吴尊友、曾毅、柔克明、计国平、徐臣、庞琳、徐杰、郑锡文、王哲、汪宁、张福杰、王岚、高玉、吕繁、施小明

本项目的成果有：

1. 最早发现并确定安徽及河北等局部地区既往有偿供血人群（former commercial plasma donors，FCPD）中 HIV 感染暴发流行，查明采浆多个环节污染是造成暴发流行的原因，并提出了应急性关闭采浆站以阻断 HIV 经采浆传播的紧急应对策略，及时阻断了 HIV 在 FCPD 中的进一步传播。

2. 率先全面、系统开展了多项流行病学研究，在研究的基础上提出将检测发现 HIV 感染者作为控制艾滋病的有效策略，成果在国内外重大会议及《科学》（*Science*）杂志上发表，成为全球控制艾滋病的重要策略之一。

3. 率先应用行为干预理论开展阻断 HIV 二代传播干预试点研究，并在推广应用中发展为目标责任管理等策略，有效减少了二代传播。

4. 率先在 FCPD 中开展抗病毒治疗试点研究，并由此制定全国抗病毒治疗指南；科学描述了抗病毒治疗的依从性状况及影响因素，确立了治疗管理关口前移到社区和家庭的新模式，提高了疗效和生活质量，病死率从 2003 年的 28.8/100 人年降到 2006 年的 3.4/100 人年。

本项目发表论文 97 篇，其中 SCI 和 SSCI 收录 37 篇，总影响因子 205.884（图1、图2）。

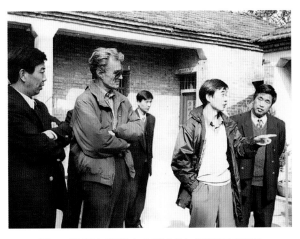

图1　阻断有偿献血人群 HIV 感染现场调研

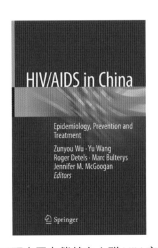

图2　回顾中国有偿献血人群 HIV 疫情处置

（本项目获 2008 年中华医学科技奖一等奖，2008 年北京市科学技术奖二等奖）

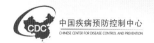

开展儿童肥胖防控研究，推动我国儿童少年肥胖防治工作

项目名称：中国儿童肥胖研究：流行现状、健康危害、影响因素及其干预

项目完成单位：中国疾病预防控制中心营养与食品安全所、广州市疾病预防控制中心、北京市疾病预防控制中心、北京市东城区中小学卫生保健所、北京市崇文区疾病预防控制中心

项目完成人：马冠生、胡小琪、李艳平、刘爱玲、杜松明、王京钟、张倩、潘慧

  随着社会经济发展和人民物质生活水平的提高，高能量密度膳食和久坐少动的生活方式越来越普遍。近年来我国儿童肥胖率逐渐上升，但目前还缺乏有全国代表性的资料。该项目通过分析 2002 年中国居民营养与健康状况调查资料并对比以往的营养调查资料，了解我国儿童肥胖的现状、变化趋势、对健康的危害及其影响因素，为制定儿童肥胖防治策略提供科学证据。

  项目组通过调查和分析发现，我国儿童肥胖问题已经比较突出，肥胖防治迫在眉睫。结合我国国情，项目组研发了基于学校生活的肥胖儿童项目"快乐十分钟"，并对其可行性、有效性和持续性进行了研究。项目组编写的《中国学龄儿童少年超重和肥胖预防与控制指南》于 2007 年底由人民卫生出版社出版发行（图1、图2）。本项目研制的关键技术已成为国家促进儿童健康成长的重要措施，为儿童肥胖防控提供了技术支持，在广大学者、卫生工作者和人民群众开始越来越关注儿童肥胖问题的时候提供了解决问题的办法和建议，体现了其实用价值和社会价值。研究成果为推动我国儿童少年肥胖防治工作，控制慢性病、提高人群素质和健康水平发挥了积极作用。

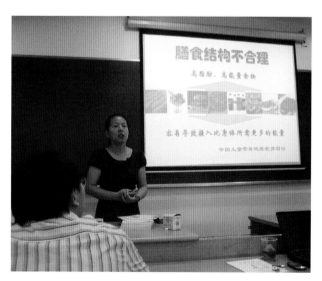

图1　工作人员授课

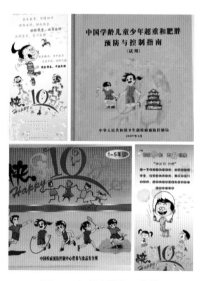

图2　宣传材料及专著

（本项目获 2008 年中华医学科技奖三等奖）

《生活饮用水卫生标准》（GB 5749-2006）与国际接轨，为我国饮水卫生安全保驾护航

项目名称：《生活饮用水卫生标准》（GB 5749-2006）

项目完成单位：中国疾病预防控制中心环境与健康相关产品安全所、中国城镇供水排水协会、中国水利水电科学研究院、国家环境保护总局环境标准研究所

项目完成人：金银龙、鄂学礼、张岚、陈西平、陈昌杰、陈亚妍、宁瑞珠、刘文朝、胡林林、刘凡

　　2005 年 7 月，受卫生部委托，环境所承担了生活饮用水卫生标准和生活饮用水标准检验方法两项标准修订的具体组织实施工作，修订重点是微生物污染、有机物污染、重金属污染等与人体健康密切相关的指标，修订内容参考了 WHO、欧盟和美国相关水质标准。《生活饮用水卫生标准》（GB 5749-2006）和《生活饮用水标准检验方法》（GB 5750-2006）于 2006 年 12 月 29 日经卫生部及国家标准化管理委员会批准发布，2007 年 7 月 1 日开始实施，标准包括适用范围、规范性引用文件、术语和定义、生活饮用水水质卫生要求、水源水质卫生要求、集中式供水单位卫生要求、二次供水卫生要求、涉水产品卫生要求、水质监测和水质检验等 10 部分内容，水质指标增至 106 项，其中常规指标 42 项，非常规指标 64 项。该标准有以下四个特点：①加强了对水质有机物、微生物和水质消毒等方面的要求；②实现饮用水标准与国际接轨；③统筹考虑城乡饮用水问题；④与其他标准协调一致。该标准的制定实施为我国开展饮用水卫生监督监测工作提供了具体依据，提高了饮用水安全监督监测水平。实施以来，有力推动了我国饮用水卫生保障工作，对改善和提升我国饮用水水质起到了重要作用（图1、图2）。

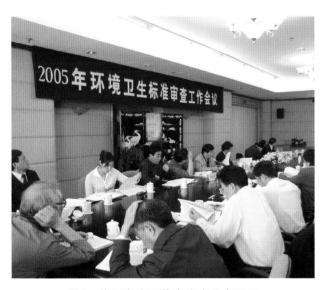

图1　修订审查工作会议在北京召开

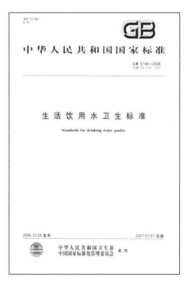

图2　标准封面

（本项目获 2008 年中国标准创新贡献奖一等奖）

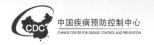

发现新型C群流脑，促进我国流脑监测和制定疫苗免疫策略

项 目 名 称：流行性脑脊髓膜炎病原学监测及ST-4821序列群的发现

项目完成单位：中国疾病预防控制中心传染病预防控制所、安徽省疾病预防控制中心、中国疾病预防控制中心

项目完成人：邵祝军、徐建国、王建军、梁晓峰、阚飙、陆美娟、徐丽、刘丹青、李艺星、陈霞

　　本项目针对我国 2004 年安徽省暴发的 C 群流脑疫情，开展了流脑病原学监测、分子流行病学监测和流脑菌株耐药性监测，为我国流脑的防控以及疫苗免疫策略的调整提供了新的方法、思路、措施和策略。在我国历史上，流脑以 A 群流脑流行为主，疫苗免疫采取的是 A 群脑膜炎球菌疫苗。2004 年出现的安徽省 C 群脑膜炎球菌为一种新的 4821 克隆群，是我国首次报道并被国际承认的克隆群，2005 年监测该克隆群显示 C 群流脑已在全国 25 个省流行。2008 年，根据 C 群流脑在我国流行的趋势和流脑防控需求，AC 脑膜炎球菌多糖疫苗被纳入我国的免疫规划。该项研究还促进了我国对相关技术方案进行修订和完善。原来我国的流脑防控方案和教科书中一直将磺胺类药物推荐为流脑临床治疗和健康人群预防性服药的首选药物。由于 C 群 4821 克隆群的脑膜炎球菌菌株对传统的磺胺类药物已经 100% 耐药，修订后的技术方案将磺胺药从治疗流脑和预防性服药名单中删除。C 群流脑的发现还促进了我国细菌性疫苗可预防疾病的实验室网络的建设和新型疫苗的研究，取得了良好的社会效益和经济效益（图1、图2）。

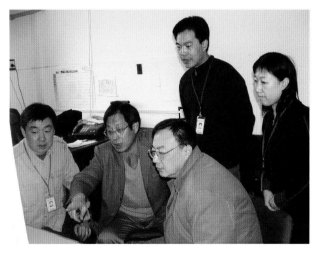

图1　领导专家研判C群流脑疫情（左起邵祝军、徐建国、白呼群、卢金星、徐丽）

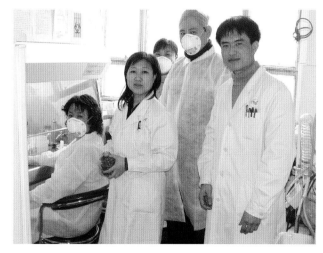

图2　安徽流脑疫情样本实验室检测 2005 年 1 月

（本项目获 2007 年中华医学科技奖二等奖）

麻疹病毒的分子流行病学研究为我国消除麻疹提供了重要的技术保障

项 目 名 称：中国14年麻疹病毒的分子流行病学研究

项目完成单位：中国疾病预防控制中心病毒病预防控制所、山东省疾病预防控制中心、湖南省疾预防控制中心、山西省疾病预防控制中心、上海市疾病预防控制中心、河南省疾病预防控制中心、辽宁省疾病预防控制中心

项目完成人：许文波、朱贞、张燕、蒋小泓、姬奕昕、许松涛、王常银、张红、郑蕾、胡家瑜

  麻疹是继天花和脊髓灰质炎消灭之后第三个要在全世界消除的病毒性疾病。本研究自1993年至2006年经连续14年的麻疹病毒分子流行病学研究，阐明了中国大陆流行的麻疹野病毒的基因变异规律以及病毒基因型别在地域和年代上的分布，证实了H1基因型是中国麻疹流行的绝对优势本土基因型。在此基础上，项目组建立并完善了我国麻疹三级实验室网络（包括1个国家麻疹实验室、31个省级麻疹实验室和331个地市级麻疹实验室）；规范了我国麻疹实验室监测网络中关于标本采集、细胞培养及病毒分离等标准化方法；建立了我国麻疹病毒分子流行病学的标准化研究方法，并将其推广应用到全国麻疹实验室网络中。本研究是中国唯一系统地开展麻疹病毒分子流行病学研究的项目，也是全球有本土麻疹流行的国家中唯一进行麻疹病毒分子流行病学连续监测的研究项目。本研究建立了中国本土特色的麻疹病毒毒株资源库和基因资源库，积累了大量麻疹病毒分子流行病学研究数据，为我国麻疹消除阶段科学、快速和有效地监测和鉴定麻疹病毒传播提供了重要的技术支撑平台，为消除麻疹提供了重要的科学技术保障，也为全球麻疹的预防和控制、疫苗候选株的筛选以及全球或区域性消除麻疹计划的实施提供了重要的麻疹病毒毒株资源、基因资源和网络实验室资源（图1、图2）。

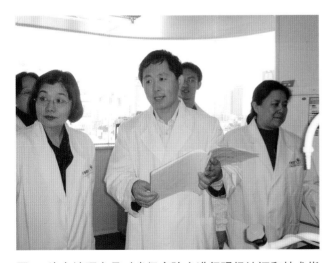

图1　许文波研究员对省级实验室进行现场认证和技术指导

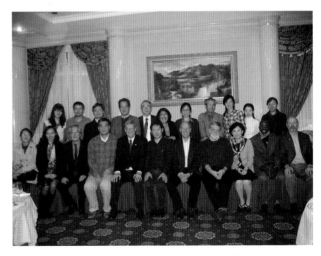

图2　世界卫生组织对国家麻疹实验室进行现场认证

（本项目获2007年中华医学科技奖二等奖、2007年中华预防医学会科学技术奖二等奖）

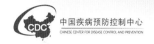
抗病毒人源基因工程抗体平台

项 目 名 称：抗病毒人源基因工程抗体的基础和应用研究
项目完成单位：中国疾病预防控制中心病毒病预防控制所
项目完成人：梁米芳、李德新、曹经瑗、张全福、毕胜利、李川、刘琴芝、张世珍、李建东、孟庆玲、
　　　　　　孙丽娜、刘峰、王世文

作为一类新兴起的生物工程药，抗病毒人源基因工程抗体以其对人体无免疫原性、无污染性、特异性抗病毒疗效及连续规模生产可行性等优势逐渐成为一类可替代血源性免疫球蛋白的新型预防和治疗病毒性疾病的生物工程药。项目的主要研究内容包括以下几个方面：

1. 完成了抗病毒人源基因工程抗体前期平台技术建设，建立了成熟的人源噬菌体抗体库及高效高通量筛选技术。

2. 研究发明了拥有自主知识产权的重组杆状病毒 IgG 抗体快速表达载体系统和一组生产用 CHO 细胞 IgG 抗体高效表达载体系统。

3. 项目同时进行了重组抗体相关基础和跨学科研究，成功实现了人源抗甲肝病毒基因工程中和抗体在植物种子中的表达，并获得植物抗体表达过程中糖基化差异的机制；成功实现了人源抗汉坦病毒糖蛋白中和抗体在转基因鼠乳腺中高效及稳定传代表达，为利用哺乳类动物生物反应器生产抗体提供了前期基础。

本项目的特点是针对我国传染病预防控制和突发新发传染病应急需求，以获得可用于预防和治疗用抗病毒人源基因工程抗体药开发的抗病毒功能抗体为研究目标，通过连续 10 余年的研究，已初步完成具有独立知识产权的抗体工程平台技术以及建立于该平台技术上的多种抗病毒基因工程抗体的研发。本项目研究成果对我国预防和治疗用抗病毒基因工程抗体生物制剂的研发和我国主要传染病的预防和控制工作具有实际意义和良好的应用前景（图 1、图 2）。

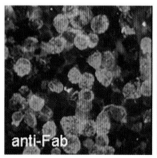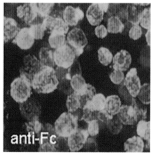

图 1　在昆虫细胞中表达 IgG 全抗体

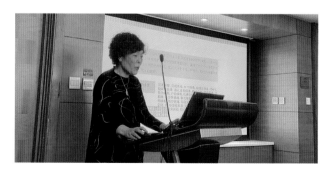

图 2　梁米芳研究员做汇报

（本项目获 2007 年中华预防医学会科学技术奖一等奖）

人禽流感实验室监测技术的建立与应用

项 目 名 称：人禽流感实验室监测技术的建立与应用

项目完成单位：中国疾病预防控制中心病毒病预防控制所

项目完成人：舒跃龙、郭元吉、温乐英、王敏、董婕、张烨、蓝雨、邹淑梅、李梓、高荣保、王伟、
徐翠玲、李德新、余宏杰、王世文

　　H5N1禽流感病毒自1997年在中国香港发生人感染病例之后，引起国际社会的高度关注。自2003年年底至2007年4月12日，有12个国家或地区报道291例确诊病例，其中172例死亡，病死率超过50%。本项目组在2004年我国发生动物禽流感疫情后，及时进行各项人禽流感实验室检测技术的建立和完善，并制定了标准操作程序，主要包括：① H5N1禽流感病毒的SPF鸡胚分离技术；②病毒核酸检测技术，包括RT-PCR、Real-time PCR、分子鉴别诊断以及NASBA检测技术；③血清学检测技术，包括较常规血凝抑制实验更为敏感的基于马红细胞的血凝抑制实验、简便实用的基层可使用的单扩散免疫溶血技术以及结合了ELISA技术的微量中和检测技术。自2004年以来，我国利用上述技术确诊人禽流感H5N1病例23例，为及时确诊和排除我国的禽流感疑似病例做出了重要贡献。同时，为了提高我国整体人禽流感病例实验室检测技术水平，本项目承担单位开展了全国流感／人禽流感实验室监测网络的技术培训和推广工作。总之，本项目所成功建立的各项实验室监测技术以及技术的推广应用，为今后我国人禽流感病例的确诊及排除以及提高我国整体的抗流感大流行能力奠定了技术基础，具有重要的社会意义（图1、图2）。

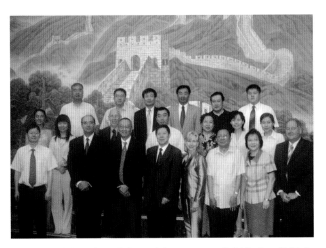

图1　舒跃龙研究员参加卫生部－WHO联合流感工作视察

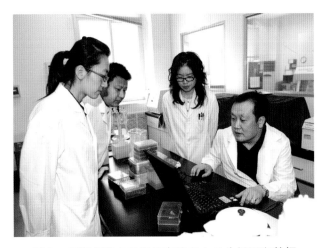

图2　舒跃龙研究员指导实验室人员分析研究数据

（本项目获2007年中华预防医学会科学技术奖二等奖）

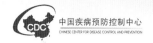
开展病毒性腹泻的流行特征及疾病负担研究，
为干预技术开发及防控策略制定提供依据

项目名称：我国病毒性腹泻的病原学和流行病学研究

项目完成单位：中国疾病预防控制中心病毒病预防控制所、长春市儿童医院、河北省卢龙县疾病预防控制中心、北京市友谊医院、昆明市儿童医院、兰州大学第一附属医院、安徽省池州市疾病预防控制保健中心

项目完成人：方肇寅、段招军、章青、谢华萍、孙利炜、唐景裕、金玉、马莉、杜曾庆、童志礼、刘娜、崔淑娴

　　急性胃肠炎（腹泻）是全球儿童常见的疾病之一。在引起腹泻的各种病原中，轮状病毒、杯状病毒、腺病毒及星状病毒是常见的病毒。世界范围内，几乎所有的儿童到 5 岁时都感染过轮状病毒，每年有 35 万 ~ 60 万名儿童因为轮状病毒腹泻而死亡，估计中国每年有上千名婴幼儿死于轮状病毒腹泻。目前还没有治疗轮状病毒腹泻的特效药，卫生条件的改善也不能降低其发病率，所以疫苗被认为是降低全球重症腹泻发病率和死亡率的最好办法。系统、深入地开展我国病毒性腹泻的病原学和流行病学研究，不仅为病毒性腹泻相关干预技术或手段的研发及实施提供重要的科学依据，也为我国病毒性腹泻防控策略的制定提供了重要的依据（图1、图2）。

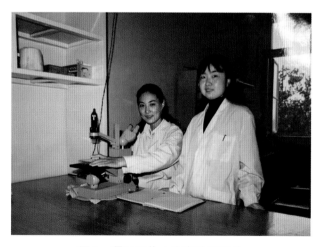

图1　项目工作人在实验室工作

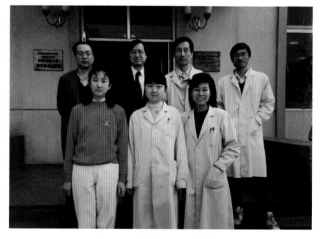

图2　病毒性腹泻课题组

（本项目获 2007 年中华预防医学会科学技术奖二等奖）

证实重组人干扰素α2b喷雾剂的抗SARS作用，助力传染病防控

项 目 名 称：重组人干扰素α2b喷雾剂预防SARS的研究

项目完成单位：中国疾病预防控制中心病毒病预防控制所、北京远策药业有限责任公司、北京金迪克生物技术研究所、南方医科大学、中国医学科学院实验动物研究所

项目完成人：张丽兰、段招军、张利萍、喻志爱、谢志萍、陈清、俞守义、秦川、舒跃龙、侯云德

　　SARS对人民健康构成极大威胁，对国家经济建设和国家安全造成了严重影响，及时提供有效的预防药物是防止SARS大流行的有效措施。本项目证明了重组人干扰素α2b喷雾剂的安全性和有效性，在大面积人群使用中没有发现国外报道的血涕不良反应，可有效地预防SARS冠状病毒感染，对副流感病毒及乙型流感病毒等引起的急性呼吸道感染也有一定的预防效果。2005年10月17日，国家食品药品监督管理局发出通知，同意将重组人干扰素α2b喷雾剂作为预防SARS冠状病毒的紧急储备药物。

　　本项目的创新点主要包括以下六个方面：

　　1. 在国际上首先发现并证明重组人干扰素α2b等4种干扰素在细胞培养上有明显的抗SARS冠状病毒作用，并在国际上最早申报了中国专利。

　　2. 研制成SARS病毒全基因组cDNA微阵列芯片，并证明干扰素抗SARS病毒的作用主要在病毒基因转录水平。

　　3. 本生物制剂是国际上经过改进组方最早研制成功的无血涕不良反应的干扰素喷雾剂。

　　4. 采用SARS猴体模型研究发现人干扰素α2b喷雾剂对SARS病毒冠状病毒感染的猴鼻腔攻击有明显的保护作用。

　　5. 临床实验发现重组人干扰素α2b喷雾剂对1-3型副流感病毒、乙型流感病毒及3/7型腺病毒等引起的急性呼吸道感染也有一定的预防效果。

　　6. 上述系列研究表明重组人干扰素α2b喷雾剂可有效地预防SARS冠状病毒感染（图1、图2）。

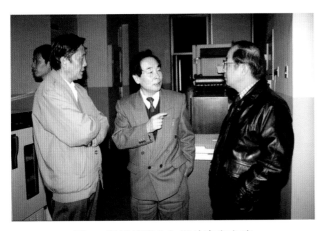

图1　侯云德院士与所外专家交流

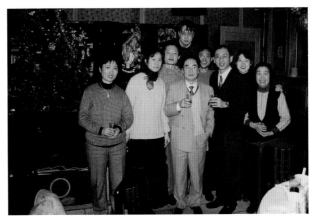

图2　侯云德院士与职工和学

（本项目获2007年中华医学科技奖三等奖）

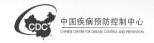
嗜人按蚊地区疟疾流行特点及对策研究取得突破性进展

项 目 名 称：嗜人按蚊地区疟疾流行潜势及控制暴发流行的研究

项目完成单位：中国疾病预防控制中心寄生虫病预防控制所、中国人民解放军第二军医大学、江苏省寄生虫病预防防治所、河南省疾病预防控制中心、四川省疾病预防控制中心、湖北省疾病预防控制中心、广东省疾病预防控制中心、华中科技大学

项目完成人：汤林华、顾政诚、高琪、尚乐园、朱淮民、杨文、黄光全、潘波、阎云君、郑香、周华云、陈怀录、陈建设、袁方玉、林荣幸

    疟疾是严重危害我国人民健康的重大寄生虫病。嗜人按蚊是我国疟疾的主要传播媒介之一，20世纪90年代嗜人按蚊分布区疟疾的发病数量占全国的40%。项目组针对嗜人按蚊为媒介地区疟疾防治中的关键技术难题，以合作攻关和实验室与现场相结合的形式开展了此项研究。

    本项目的主要成果及创新点有：

    1. 确定了我国嗜人按蚊分布的地区，掌握了分布特征，首次绘制了该蚊的分布地图。

    2. 系统阐明了我国不同嗜人按蚊地区疟疾的流行规律和特点，将我国有嗜人按蚊分布的疟区划为三类，制定了针对性疟疾防治策略和技术方案。

    3. 首次阐明了不同嗜人按蚊分布区疟疾的流行潜势，并应用基本繁殖率的理论，确立了嗜人按蚊传播疟疾的临界叮人率。经现场验证，证明是疟疾监测中一个重要和灵敏的指标，可用于疟疾流行的监测和预警，具有重要的科学价值和实用性。

    4. 优选出经济有效的控制嗜人按蚊分布区疟疾暴发流行的对策与措施，并推广应用，有显著的经济和社会效益。

    5. 建立了赫坎按蚊近缘种基因鉴别技术，解决了嗜人按蚊与其近缘种不易鉴定的难题，已在8省、区应用，且被WHO用于朝鲜疟疾媒介调查。

    6. 建立了旌德罗索线虫中试生产线，研制了苏云金杆菌缓释剂，拓展了生物灭蚊的应用(图1、图2)。

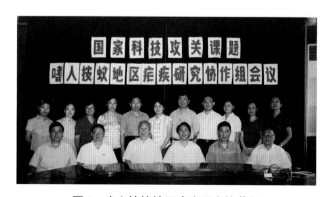

图1　嗜人按蚊地区疟疾研究协作组

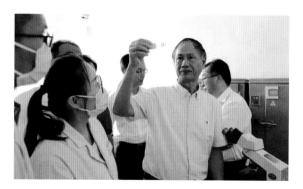

图2　课题组开展现场工作

（本项目获 2007 年中华医学科技奖二等奖、2007 年中华预防医学会科学技术奖二等奖）

科学研判生态环境变化对血吸虫病流行的影响

项目名称：生态环境变化对血吸虫病流行态势的影响及干预措施研究

项目完成单位：中国疾病预防控制中心寄生虫病预防控制所、安徽省血吸虫病防治研究所、湖北省疾病预防控制中心血吸虫病防治研究所、四川省疾病预防控制中心血吸虫病防治研究所、湖南省血吸虫病防治研究所、江西省血吸虫病防治研究所、江苏省血吸虫病防治研究所、浙江省寄生虫病研究所、重庆市疾病预防控制中心、第四军医大学、浙江大学传染病研究所

项目完成人：郑江、周晓农、汪天平、魏风华、蔡凯平、肖邦忠、吴晓华、陈红根、闻礼永、黄轶昕、徐德忠、邱东川、张世清、徐兴建、李岳生、梁幼生、许静、王汝波、郑敏

三峡库区等地区生态环境的改变对血吸虫病的传播影响重大。本研究采用流行病学、生态学及社会医学的方法，对三峡库区、洪涝灾害及退田还湖等地区生态环境的变化与血吸虫病传播的关系进行系统的研究分析，并模拟改变后的环境进行实验研究，找出影响血吸虫病传播的关键因素，针对不同类型地区提出干预措施。

主要成果及创新点：①阐明三峡库区生态环境变化的规律特点及其与血吸虫病传播的关系，证明三峡库区为血吸虫病的潜在流行区；②阐明洪涝灾害对钉螺扩散和血吸虫病传播的影响；③建立湖区血吸虫病 GIS 模型，用于钉螺分布和血吸虫病传播的预测；④提出防止三峡库区血吸虫病传播的监测技术方案；⑤提出洪涝灾害期间预防控制血吸虫病预案；⑥阐明各类平垸行洪及移民建镇地区疫情发展趋势和特点，提出相应的防治对策；⑦研制出斑点金免疫渗透法，并应用于血清流行病学评价（图1、图2）。

推广应用情况：①卫生部将三峡库区列为血吸虫病潜在流行区，并设立监测点；重庆市制订了血吸虫病监测技术方案；②制订的预案在安徽等省实施；③研制的斑点金免疫渗透法已列入国家血吸虫病诊断标准；④湖区血吸虫病 GIS 模型已在部分疫区应用；⑤提出的防治策略思路已成为各地制订防治措施的依据，有非常显著的经济和社会效益。

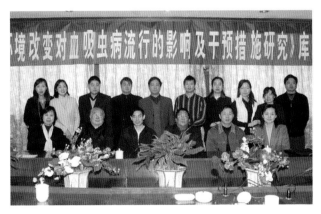

图1 生态环境课题库区会议

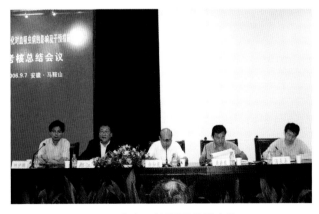

图2 生态环境课题总结会议

（本项目获 2007 年中华医学科技奖三等奖、2007 年中华预防医学会科学技术奖二等奖）

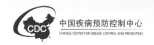
替代蛋白质印迹法（WB）的HIV筛查试剂及其检测策略的研究

项 目 名 称：HIV感染诊断的替代检测策略

项目完成单位：中国疾病预防控制中心性病艾滋病预防控制中心、新疆维吾尔自治区疾病预防控制中心、四川省疾病预防控制中心、上海市疾病预防控制中心、北京市疾病预防控制中心

项目完成人：蒋岩、汪宁、董永慧、梁姝、郑晓虹、强来英、黑发欣、傅继华、刘伟、颜苹苹、崔为国、邢爱华、赵宏儒、王冬莉、刘波

  在开展本课题研究前，我国艾滋病诊断的金标准是依据蛋白质印迹方法（westen blotting，WB）检测结果，只有 WB 阳性方可诊断 HIV 感染。由于我国幅员辽阔，确证实验室数量有限，加之 WB 试剂昂贵，因而难以在全国各地快速开展足够的 WB 检测。本课题组开展了适合我国的替代 WB 的 HIV 抗体检测策略研究，提出了三个适合我国的替代策略，以及替代策略用于监测和艾滋病自愿咨询检测（voluntary counseling and testing，VCT）的技术指标和流行病学条件。这三个替代策略为 EIA+ 快速、EIA+EIA、快速 + 快速联合检测策略。

  研究确定的替代策略的流行病及技术条件包括：①用于监测。只要筛查试剂（EIA 与 RT）的敏感性和特异性符合要求（敏感性 >99%，特异性 >95%），任何两种筛查试剂联合检测结果均为阳性，在任何流行区域，即可替代 WB 报告疫情（EIA 以 s/co>1 为阳性判断标准）。②用于 VCT。筛查试剂［EIA 与快速检测（rapid testing，RT）］的敏感性和特异性符合要求（敏感性 >99%，特异性 >95%），EIA+RT 或 EIA+EIA 试剂联合检测结果均为阳性，在任何流行区域，可用于 VCT，EIA 需以 s/co≥6 为阳性判断标准。研究成果被纳入"全国艾滋病检测技术规范"，并在全国推广应用，也为 VCT 提供了重要的技术支持，有效提高了实验室检测的可及性，促进了全国 HIV 的检测工作（图1、图2）。

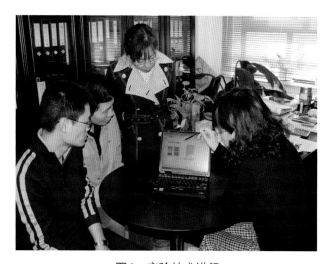

图1 实验技术讲解

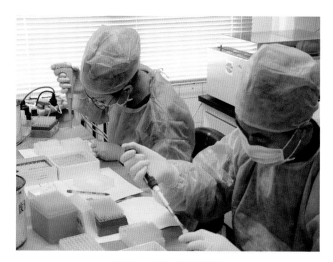

图2 实验操作现场

（本项目获 2007 年中华预防医学会科学技术奖三等奖）

控制儿童微量营养素缺乏，助力提高我国人口素质

项 目 名 称：儿童微量营养素缺乏的预防与控制措施研究

项目完成单位：中国疾病预防控制中心营养与食品安全所、浙江省医学科学院保健食品研究所、青岛大学医学院

项目完成人：荫士安、葛可佑、王茵、汪之顼、赵显峰、赖建强、孟晶、靳雅笙、潘丽莉

  我国儿童中微量营养素缺乏较为常见。本项目采用动物实验、现场调查、干预与补充以及随访观察等多项试验，使用动物试验、生物化学、生理学和营养学等多学科较先进的方法，系统研究了预防我国儿童微量营养素缺乏的发展战略，为改善我国儿童的营养与健康状况和提高我国人口素质提供了支撑。项目的创新性包括4点：①在国内首次系统进行了儿童微量营养素缺乏的预防与控制对策的研究；②计算出植物来源类胡萝卜素转化为视黄醇的当量系数；③验证了豆奶和牛奶对儿童骨质积累无显著差别；④在国内首次针对我国儿童存在的突出营养问题，系统研究了补充多种微量营养素对儿童营养与健康状况、学习认知能力的影响。本成果和获得的数据对政府制定食物营养强化政策和实施国家食物强化、企业研发儿童微量营养补充剂等均具有重要的理论与实践指导意义，将会产生较大的社会效益与经济效益（图1、图2）。

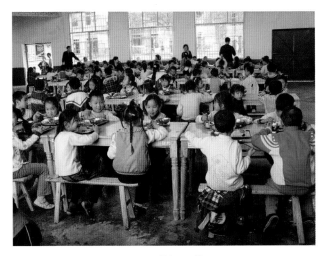

图1 现场工作

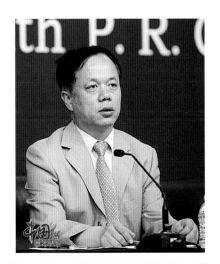

图2 荫士安研究员参加国际学术会议

（本项目获 2007 年中华预防医学会科学技术奖三等奖、2007 年中华医学科技奖三等奖）

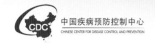

常见生物毒素和毒物的快速检测技术研究

项 目 名 称： 生物毒素和中毒控制中常见毒物快速检测技术研究

项目完成单位： 中国疾病预防控制中心营养与食品安全所、中国人民解放军军事医学科学院卫生学环境医学研究所、江苏省微生物研究所、北京市营养源研究所、中国海洋大学

项目完成人： 李凤琴、高志贤、计融、赵晓联、路戈、宫庆礼、焦新安、钟文辉

　　该项目的成果有：①建立了检测食品中黄曲霉毒素 B1（aflatoxin, AFB1）的两个 ELISA 方法，并分别成为国家标准和企业标准；研制出两个具有我国自主知识产权的 AFB1 ELISA 试剂盒，建立了两条年产量分别为 2000 盒和 15 000 盒的生产线，打破了我国快速检测 AFB1 一直依靠进口产品的现状；②首次建立了检测河鲀鱼中河鲀毒素（tetrodotoxin, TTX）的 ELISA 方法并被批准为国家标准检测方法；研制出检测 TTX 的 ELISA 试剂盒，为河鲀鱼中毒的快速诊断和患者的及时治疗提供了技术支持；③建立了食品和中毒样品中亚硝酸盐及巴比妥等 20 种毒物的速测技术。所建方法与国标法相比，检测结果差异无显著性，检测时间缩短 50% 以上，检测成本降低 80% ~ 95%；④首次自行设计研制出操作简便、结果直读、体积小、重量轻并适于现场使用的智能化微型光电比色仪和光反射传感器。研制出集器材、试剂、试纸和仪器组合为一体的毒物检测箱，在全国若干次食物中毒和职业中毒原因调查、保障"两会"和"神舟"系列飞船全体人员的饮食安全中发挥了重要作用。

　　该项目产生了 2 项国家标准（GB/T-5009.22-2003，GB/T-5009.206-2007），1 项企业标准（标准号为 Q/320000FL05-2003），申请专利 5 项，批准 2 项，在国内外杂志上发表相关文章 29 篇（图 1、图 2）。

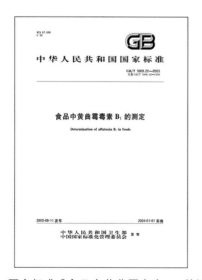

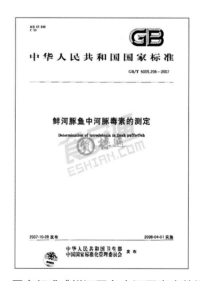

图 1　国家标准《食品中黄曲霉毒素 b1 的测定》　　图 2　国家标准《鲜河豚鱼中河豚毒素的测定》

（本项目获 2007 年中华预防医学会科学技术奖三等奖、2007 年中华医学科技奖三等奖）

揭示我国食物营养资源分布，促进数据库及数字化平台创建

项 目 名 称：我国食物资源营养分析和应用技术研究

项目完成单位：中国疾病预防控制中心营养与食品安全所、北京市营养源研究所、北京市疾病预防控制中心

项目完成人：杨月欣、潘兴昌、王竹、何梅、门建华、杨晓莉、王国栋、边立华、沈湘、韩军花、杨晶明、唐华澄、薛颖、周瑞华、吉朋松

本项目通过综合运用仪器分析、计算机软件设计及电子芯片等技术，较为详尽地揭示了我国食物营养资源分布。

1. 建立了38项营养成分、功效成分和抗营养成分分析方法，建、修国标23项，理清食品营养评价核心参数，为数据标准化打下了基础。

2. 完成了我国居民日常消费2500种食物97项营养成分的分析，覆盖谷类、鱼禽肉蛋、水果、蔬菜、饮料及乳品等21个类别食物，其中30余项成分数据为国内首次发布。

3. 促进食物成分资源数据库建设，包括15万条营养参数的国家级食物成分主体数据库，涉及菜肴、药食同源食物、营养素补充剂、婴儿食品、食物血糖生成指数、功效成分及特殊因子等8个特殊用途数据子集，并广泛应用于居民健康状况调查、国家食物营养规划制定及营养健康教育等领域。

4. 推进数据转化与利用，创建e_foodcomp平台，研制营养计算软件1个、网络版食物营养查询评价系统3个，开发营养称和金牌营养师2个电子产品，为数据转化与科学应用提供支撑。

研究成果包括专著4部、科普书籍2部、软件著作权1项、发明专利1项及实用新型专利2项。代表国家作为FAO/INFOODS在东北亚地区（NEASIAFOODS）的协调单位，加强与国际科技数据委员会（Committee on Data for Science and Technology，CODTATA）的沟通，提升了食物成分数据库（food composition data，FCD）的国际学术地位，成为支撑国家科学技术进步和公共卫生管理的重要资料（图1、图2）。

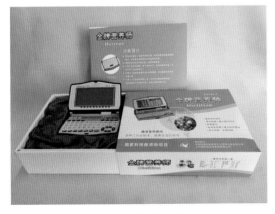

图1 金牌营养师

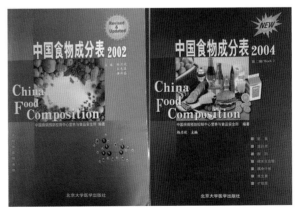

图2 食物成分表

（本项目获2007年中华预防医学会科学技术奖二等奖）

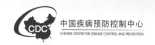

通过对乙二胺四乙酸铁钠（NaFeEDTA）强化酱油的研究、开发和应用，预防与控制人群缺铁性贫血

项 目 名 称： 应用铁强化酱油控制中国铁缺乏和缺铁性贫血

项目完成单位： 中国疾病预防控制中心营养与食品安全所、江苏省疾病预防控制中心、河北省疾病预防控制中心、贵州省疾病预防控制中心、卫生部卫生监督中心、广东省疾病预防控制中心、吉林省卫生厅卫生监督所

项目完成人： 陈君石、霍军生、孙静、黄建、于波、袁宝君、王跃进、汪思顺、常素英、朴建华

  项目从1997年系统地研究和开发NaFeEDTA强化酱油生产工艺，随后在我国进行推广应用，取得了一系列成果，包括：①选择了好的铁剂和载体；②通过安全性评价、人体吸收试验、贫血儿童改善试验和包括儿童、妇女的大样本人群干预试验，以充分的科学数据证明了NaFeEDTA强化酱油在预防和控制缺铁性贫血方面的安全性、有效性、可接受性和经济上的可行性，具有很高的成本—效益比；③经过系列的研究，建立了食品级NaFeEDTA生产工艺，并且获得合成专利技术，生产能力可满足国内营养强化的需要，产品质量达到国际水平；④通过研究和应用，对NaFeEDTA强化酱油的生产过程、检测方法和质控技术建立了严格的质量管理体系和规范，包括药品生产质量管理规范（Good Manufacturing Practice of Medical Products，GMP）和危害分析与关键控制点（hazard analysis and critical control point，HACCP）等，为铁强化酱油的质量保证提供了必需的技术支持，并为制定相关的国家标准和法规提供了科学依据；⑤创建了一个通过健康教育、社会营销、人群监测和质量控制互相配合的、具有中国特色的公共卫生营养改善模式，并已在预防和控制我国缺铁性贫血中获得显著成效，具有创新性和示范作用（图1、图2）。

  铁酱油项目在国内外首次成功地利用调味品作为载体和新型铁强化剂NaFeEDTA进行预防和控制铁缺乏和缺铁性贫血的研究，研究成果及其推广应用在国内外产生了重大影响，达到了国际领先水平。

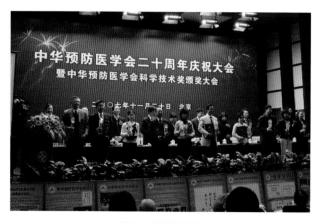

图1　颁奖现场

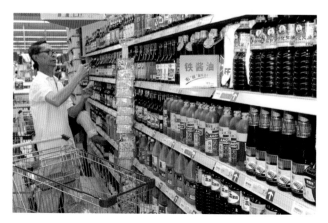

图2　铁强化酱油专柜

（本项目获2007年中华预防医学会科学技术奖二等奖）

居住环境监测与对人体健康影响研究

项 目 名 称：居住环境监测与对人体健康影响研究

项目完成单位：中国疾病预防控制中心环境与健康相关产品安全所、中国疾病预防控制中心辐射防护与核安全医学所、中国人民解放军军事医学科学院卫生学环境医学研究所

项目完成人：徐东群、尚兵、袭著革、曹兆进、金银龙、白雪涛、戚其平、刘凡、孙全富

　　该项目对我国主要地区由装饰、装修导致的室内空气污染对人体健康的影响进行了评价，提出了改善我国居住环境质量相关对策建议，并提交了相关报告。本项目建立了达到国际先进水平的新方法，如总挥发性有机化合物（total volatile organic compounds，TVOC）分析方法、氡子体累积测量方法和物体表面氡析出率的驻极体快速检测方法，为我国居住环境室内空气污染监测搭建了技术平台。本项目首次对 26 个地区的室内氡浓度进行了 3 ~ 6 个月的测量，获得有效数据 3098 个，建立了居住环境氡浓度信息管理系统数据库；对 9 个城市的室内甲醛、氨、23 种挥发性有机污染物和 TVOC 的浓度进行了测定，获得有效数据 20 890 个；研究证明室内 TVOC 的污染较重，其次是甲醛、苯和甲苯。TVOC 分析方法已被《室内空气质量标准 GB/T 18883-2002》采用。26 个地区室内氡浓度调查数据被 WHO 全球住宅氡调查报告、WHO-IRP 国际氡项目和科技部"氡及其他天然辐射基础数据共享平台"项目接收。该项目出版专著 6 部，其中 5 部为专业著作，可供从事室内环境污染监测及其健康影响的专业人员使用；《GB/T 18883-2002〈室内空气质量标准〉实施指南》对于理解《室内空气质量标准》（GB/T 18883-2002）、规范室内空气质量检测方法起到了十分重要的作用（图 1、图 2）。

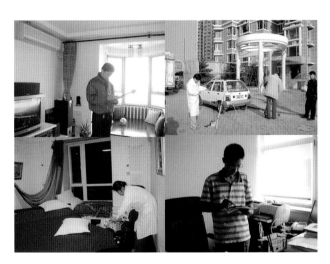

图 1　空气污染物现场监测

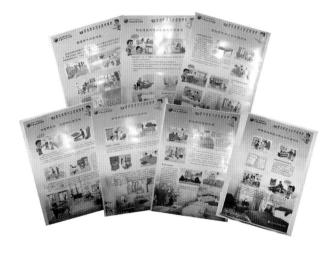

图 2　"室内装修污染及其预防"科普宣传挂图

（本项目获 2007 年中华预防医学会科学技术奖二等奖）

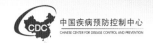

建立适宜控制技术措施，降低人群室内空气污染物暴露

项 目 名 称： 室内空气重点污染物人群健康危害控制技术

项目完成单位： 中国疾病预防控制中心环境与健康相关产品安全所、北京人人康空气净化技术有限公司、山东雪圣科技股份有限公司

项目完成人： 金银龙、刘凡、李亚栋、雷学军、周希刚、张流波、洪燕峰、李涛、雷强林、程义斌、姚孝元、胡国华、郭亚菲、陈逊、祝加铧

  本项目旨在建立适宜的控制技术措施，降低人群室内空气污染物暴露，控制室内空气重点污染物所致人群健康危害，主要研制了清除建筑物集中空调系统污染与控制疾病传播的清洗消毒和定量采样机器人，以及降低室内空气污染的高效空气净化器。

  项目以微型机器人为载体，通过人机对话实现空调风管内的清洗消毒，微生物去除率达95%以上；定量采样机器人实现了对空调风管内污染物的自动定量采样，与标准方法比较相对偏差小于20%。该成果已申请20多项国家专利，首次将机器人技术用于我国疾病预防控制和环境卫生领域，在定量取样和风管消毒技术方面属于国内外首创。空气净化器采用改性沸石、高压静电和HEPA复合净化技术，对室内苯、甲醛、氨及可吸入颗粒物等的净化效率高达95%以上，达到国内领先水平（图1、图2）。

  空调风管清洗消毒和定量采样机器人已在全国18个省市推广应用；"空调清洗机器人"和"风管微生物去除效果评价方法"的研究成果被原卫生部2006年2月颁布的《公共场所集中空调系统卫生规范》和《公共场所集中空调系统清洗规范》所采用，作为清洗消毒采样设备的技术要求和风管微生物标准采样方法。项目研究成果入选2005年"国家'十五'重大科技成果展"和"国家科技创新重大成就展"。

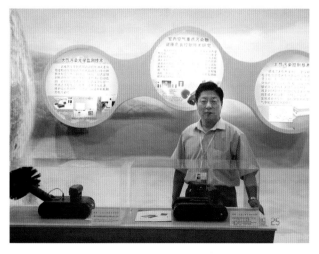

图1 2005年5月25日金银龙所长在国家"十五"重大科技成就展介绍科技成果

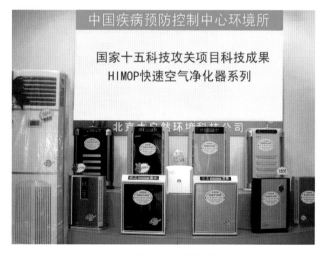

图2 研制的空气净化器

（本项目获2007年中华预防医学会科学技术奖一等奖）

推广应用毒鼠强中毒控制技术研究成果，有效控制毒鼠强中毒危害

项 目 名 称：毒鼠强中毒控制技术研究

项目完成单位：中国疾病预防控制中心职业卫生与中毒控制所、中国医学科学院药物研究所、山东省立医院、宁夏回族自治区平罗县人民医院、江苏省徐州市第三人民医院

项目完成人：孙承业、李晓华、吴宜群、张寿林、张宏顺、魏金锋、姬景堂、王海石

　　本项目从群发抽搐为特征的"怪病"调查工作开始，在 7 年的研究时间内先后完成了毒鼠强中毒事件现场调查方法研究、毒鼠强检测方法研究、毒鼠强毒物代谢动力学研究、毒鼠强中毒治疗效果评价研究和毒鼠强降解研究等工作。本项目首次在全国范围内调查了毒鼠强及氟乙酰胺等禁用灭鼠剂的销售使用状况，发现其已在农村泛滥；首次系统地阐明了在全国范围内发生的"怪病"病因为毒鼠强中毒，系统总结出其流行病学特点，并形成一套事件现场调查处理方案；建立了多种材料毒鼠强检测方法，制备了毒鼠强标准试剂，研制出毒鼠强色谱检测分析包，证实了毒鼠强可在高温、强酸条件下完全降解；首次阐明了毒鼠强代谢动力学规律，并证实口服活性炭在毒鼠强中毒救治上具有重要作用；首先通过研究发现毒鼠强中毒对儿童智力发育有影响（图 1、图 2）。

　　本项目研究对毒鼠强危害严重性的评估、现场调查和病因确定、患者的救治和废弃毒鼠强污染物的处理都有直接的指导意义，为国家有关政府部门出台毒鼠强中毒控制措施提供了依据，有效地降低了毒鼠强的危害；项目制定的现场调查方法、检测方法、临床诊断治疗方案及毒鼠强降解方案等研究成果达到了国际先进水平，并已得到了广泛的应用，产生了巨大的社会效益。

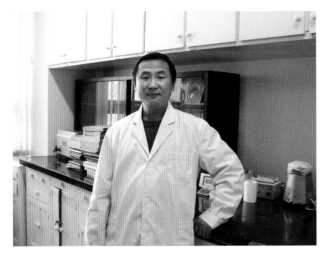

图 1　项目负责人孙承业在实验室工作

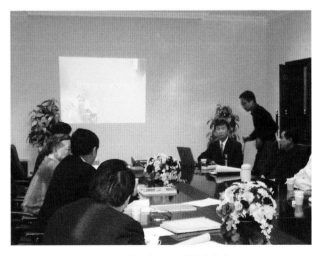

图 2　项目组开工作讨论会

（本项目获 2007 年中华预防医学会科学技术奖三等奖）

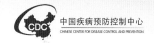
建立完善职业病危害控制技术标准体系，
着重解决影响职业病防治工作的重大与急迫关键问题

项 目 名 称：职业病防治技术标准研究

项目完成单位：中国疾病预防控制中心职业卫生与中毒控制所、中国疾病预防控制中心辐射防护与核安全医学所、复旦大学公共卫生学院、北京大学医学部、华中科技大学同济医学院、福建省职业病与化学中毒预防控制中心、广东省职业病防治院

项目完成人：李涛、苏旭、张敏、郑玉新、周安寿、何凤生、李德鸿、闫慧芳、陈永青、黄金祥

　　本项目为国家"十五"科技攻关重大标准专项，针对职业病防治工作中最关键的管理、监测、评价、控制及职业病诊断技术，跟踪世界先进水平，对照我国职业卫生标准与国际相关标准的差距，从指导用人单位防治职业病着手，立足与国际先进标准水平接轨，着重解决影响我国职业病防治工作的一些重大与急迫的关键问题。

　　本项目通过50多个研究单位、近200名研究人员的共同努力，共完成职业卫生标准242项，涉及职业接触限值、生物接触限值、采样和检测标准、化学品毒性鉴定试验方法、职业病危害评价标准、职业危害防护标准、职业健康监护标准、职业病诊断标准，以及职业照射、放射防护和放射性疾病诊断标准等；颁布职业卫生标准91项，报批标准141项，送审及征求意见标准10项；发表论文33篇，出版著作3部，组织各类标准宣贯培训班10余期，培训1000余人，所制定的职业卫生及职业病诊断在职业病防治实际工作中得到了广泛的应用（图1、图2）。

　　项目建立和完善了我国职业病危害控制技术标准体系，弥补了我国职业卫生标准的不足，对于指导用人单位防治职业病具有重要意义。项目注重职业病防治技术标准与国际先进水平接轨，研制对新兴产业以及非产业职业人群的职业病危害控制技术标准具有前瞻性。

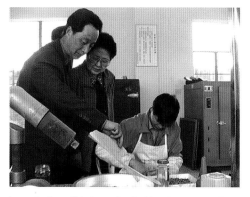

图1　何凤生院士带领课题组在浙江制鞋企业进行现场调查

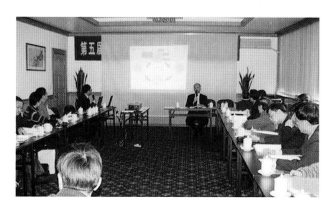

图2　中外职业卫生标准专题研讨会

（本项目获2007年中华预防医学会科学技术奖二等奖）

妇幼健康数字化发展，信息标准先行

项目名称： 中国妇幼保健信息系统标准研究

项目完成单位： 中国疾病预防控制中心妇幼保健中心、首都医科大学附属北京妇产医院、重庆市妇幼保健院、湖南省妇幼保健院、云南省妇幼保健院

项目完成人： 张彤、汤学军、金曦、聂妍、丁辉、周晓军、杜其云、郭光萍

　　信息化建设是妇幼保健事业发展的重要支撑，而信息化建设标准应先行一步。通过妇幼保健信息系统标准化研究和应用推广，有利于引导和推进我国妇幼卫生信息化建设，促进新时期妇幼保健工作高效、和谐发展，有利于加强我国妇幼保健信息资源的科学规划、管理和利用，对社区卫生服务和区域公共卫生信息化建设起到协同促进作用。

　　本研究主要从妇幼保健业务应用系统基本功能、数据管理基本要求以及网络支撑平台基本架构三方面，研究制定了妇幼保健领域首批国家级基础信息标准和技术规范，构建我国妇幼保健信息系统标准体系基本框架，填补妇幼保健信息标准领域空白。其成果主要包括《妇幼保健信息系统基本功能规范》《妇幼保健信息系统基本数据集标准》《妇幼保健信息系统网络支撑平台技术指南》，以及《区域卫生信息平台与妇幼保健信息系统》专著1部。这些成果为后期制定国家卫生行业信息标准《妇幼保健基本数据集 -WS376/377-2013》《妇幼保健服务信息系统功能规范 WS/T 526-2016》及《基于区域卫生信息平台的妇幼健康信息系统技术规范 T/CHIA 11-2018》等奠定了基础（图1、图2）。

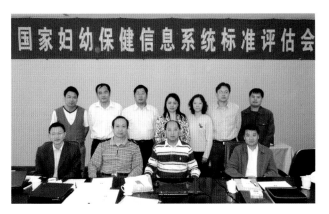

图1　妇幼信息标准评估会

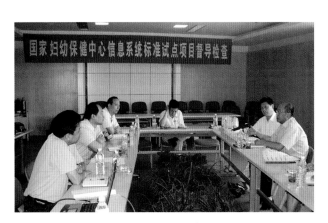

图2　妇幼信息标准督导检查

（本项目获 2007 年首届中华预防医学会科学技术进步奖三等奖）

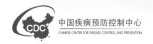
建立传染病网络直报系统，提高传染病监测的敏捷性

项 目 名 称： 国家传染病与突发公共卫生事件网络直报信息系统建设项目

项目完成单位： 中国疾病预防控制中心，卫生部统计信息中心

项目完成人： 王陇德、金水高、马家奇、姜韬、饶克勤、齐小秋、于竞进、杨维中、沈洁、王才有、
胡建平、王俊玲、刘冬云、傅罡、许桂华

　　本项目建立了网络直报系统，实现了"横向到边、纵向到底"传染病信息报告管理质的飞跃，成为全球传染病监测覆盖面最大、信息传输时效性最高的报告系统。该系统是我国医疗卫生信息化建设的标志性成果，推进了传染病逐级审核上报到全面实行网络直报的工作模式变革，促进了相关法律法规的进一步完善。

　　本项目实现了如下创新：①运用互联网"公网专用"的集成创新。系统利用互联网、虚拟专网、海量存储和快速统计、专业应用软件开发的技术集成，以及基于地理信息系统的空间分析方法与技术，实现对监测数据的动态快速统计分析以及传染病暴发的早期监测，是互联网和信息技术在公共卫生领域大规模的成功应用；②流程再造实现疫情报告方法创新。网络直报彻底改变了逐级、汇总报告的工作方式，开创了个案直报的网络模式；③管理机制的创新。以《中华人民共和国传染病法》为依据，落实各相关部门在传染病报告中的职能，并建立了与网络直报相匹配的运行机制。

　　截至 2006 年年底，网络直报已覆盖全国 100% 的疾控中心、95% 的县级及以上医疗卫生机构和 70% 的乡卫生院。与直报前的 2002 年相比，传染病报告速度提高了 10 倍，报告数增加了 1/3，准确度极大提高。肺结核发现率从 2003 年的 40% 上升到 2006 年的 73%，在一年内实现了中国政府对 WHO 的承诺（图 1、图 2）。

　　网络直报系统在应用模式、覆盖范围及信息体量上处于国际领先水平，为我国的疾病防控、突发公共卫生事件应急处置及医学科研提供了有力的信息支撑，为提高公共卫生信息透明度及提升人民群众获得感做出了重要贡献，从而有效地保障了人民健康、社会稳定和经济发展。

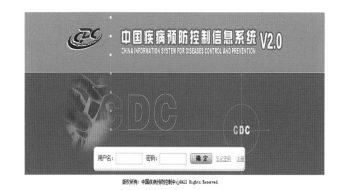

图 1　中国疾病预防控制信息系统登录界面

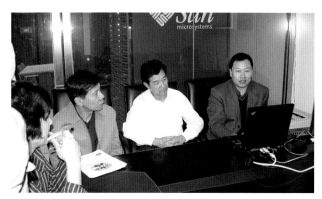

图 2　马家奇主任向王陇德副部长汇报网络直报系统

（本项目获 2007 年中华预防医学会科学技术奖二等奖）

建立我国HIV毒株基因变异和流行特征数据库

项 目 名 称：全国主要HIV毒株的基因变异和流行特征研究及数据库建立

项目完成单位：中国疾病预防控制中心性病艾滋病预防控制中心、中国医科大学附属第一医院、上海市疾病预防控制中心、新疆维吾尔自治区疾病预防控制中心、河南省疾病预防控制中心、四川省疾病预防控制中心、广东省疾病预防控制中心、江苏省疾病预防控制中心

项目完成人：邵一鸣、邢辉、洪坤学、冯毅、陈健平、尚红、钟平、张伟、王哲、秦光明

本研究运用流行病学调查、基因和遗传分析、生物学和免疫学等技术，对全国各省随机抽样的 HIV 感染者及艾滋病患者进行了系统的分析，发现我国存在 9 种 HIV-1 亚型及其重组型，其中 B/C 重组、B' 和 A/E 重组株分别占总数的 48.6%、29.8% 和 10%。与 10 年前相比，B/C 重组株取代 B 亚型毒株成为我国最主要的 HIV 流行株。研究还查明了各型毒株在我国的人群和地区分布特征，并描绘出它们在我国的主要传播轨迹。本研究综合运用各种技术，从 HIV 基因变异和宿主遗传背景及免疫应答两个层面探讨了 HIV 毒株在高危人群的传播特点和疾病进展机制。研究发现，我国 CRF07-BC HIV-1 毒株具有结构蛋白质骨架和调控基因分别来自 C 和 B 亚型 HIV-1 毒株的独特重组模式、仅使用 HIV 原发感染时首选的 CCR5 受体、不造成感染细胞融合以及受其感染人群的病毒载量较低等特性。进一步的实验结果显示 CRF07-BC HIV-1 的 tat 基因和 LTR 中与 NF-κB 受体结合位点均由于发生特定的基因突变而导致其功能下降，从而阐明了 CRF-07BC 毒株在体内外复制能力较低的分子基础。研究还发现我国艾滋病长期不进展者中也存在国际新报道的 HIV 毒株 G-A 超突变，HLA-A*3601、Cw*14(01-03) 及 Cw*0304 等位基因频率较高（图1、图2）。

本项目建立了包括 HIV 基因序列、流行病学、生物学、遗传学和免疫学综合性资料的中国 HIV 感染者及艾滋病患者研究数据库（网址为 http://www.ciprancaids.org.cn/db2006.php ），以及与之配套的毒种样本库。与以基因序列为主的国际 HIV 基因库相比，我国的综合性数据库具有更好的学术价值和应用价值。该数据库在对外开放服务中既支持了国内外单位的科学研究，也促进了我国 HIV 试剂的改进、耐药毒株的监测和主要流行株疫苗的研发。

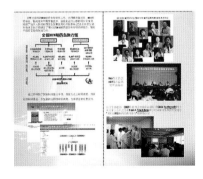

图1　成果应用

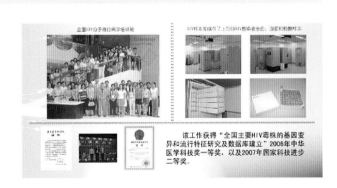

图2　分子流调

（本项目获 2006 年中华医学科技奖一等奖、2007 年国家科学技术进步奖二等奖）

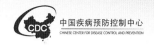
国家食源性疾病监测网络为新时代公共卫生保障体系提供有力支撑

项 目 名 称：食源性疾病监测体系与监控技术的研究

项目完成单位：中国疾病预防控制中心营养与食品安全所、浙江省疾病预防控制中心、江苏省疾病预防控制中心、广西壮族自治区疾病预防控制中心、广东省疾病预防控制中心、福建省疾病预防控制中心、河南省疾病预防控制中心

项目完成人：刘秀梅、王茂起、从黎明、袁宝君、唐振柱、严纪文、计融、陈艳、郭云昌、冉陆

在国家"十五"科技攻关和社会公益研究重点项目的支持下，本研究建立了"国家食源性疾病监测网络"，以中国疾病预防控制中心营养与食品安全所为中心，辐射到 16 个省近百个实验室，整合技术资源，初步形成了有中国特色的具备报告、监测、溯源及预警等复合功能的监测体系，为提高我国食源性疾病监控的整体水平搭建了技术平台。本项目还建立了食源性疾病监测信息数据库，系统分析了 14 年间 8000 余起食物中毒案例，明确了我国食物中毒高危食品、高危病原、高危场所和不安全加工方式。微生物性病原仍是我国食源性疾病的主要病因，副溶血性弧菌跃居微生物性食物中毒病原的首位。对五大类食品中六种重要食物病原菌的连续监测发现，我国水产品中副溶血性弧菌、肉中沙门菌和单增李斯特菌、阜阳劣质婴儿配方奶粉中阪崎肠杆菌的污染状况严重，沙门菌株的耐药率约为 50%，多重耐药菌株占 29.7%。这些情况为国家食品安全监管及食品微生物限量标准的修订提供了充分的科学依据。本项目瞄准国际先进水平，研究多层次食物病原菌检验技术。产毒基因测定及分子溯源技术等在食物中毒的诊断和处理实践中得到了良好应用。

本项目率先引进国际食品安全新概念及新技术——微生物风险评估，推动在国内开展风险评估的研究。在阜阳劣质奶粉事件处理过程中，项目组敏锐地判断并率先发现阪崎肠杆菌污染这一新问题，及时报告国务院，强化了对食源性突发事件的应急处理能力。食源性疾病监测网工作被列入"食品安全行动计划"和国家"十一五"重点研究领域（图 1、图 2）。

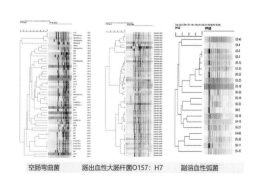

空肠弯曲菌　　肠出血性大肠杆菌O157：H7　　副溶血性弧菌

图 1　食源性疾病致病菌 PFGE 分型

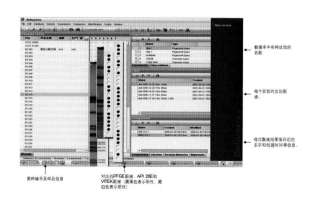

图 2　食源性致病菌数据库的建立

（本项目获 2006 年中华医学科技奖二等奖）

应用尘肺病防控研究成果，维护劳动者健康和经济发展

项 目 名 称： 尘肺高危人群健康监护、诊断技术和危害控制技术研究

项目完成单位： 中国疾病预防控制中心职业卫生与中毒控制所、浙江省医学科学院、华中科技大学同济医学院公共卫生学院、煤炭工业职业医学研究所、中国疾病预防控制中心环境与健康相关产品安全所、山东省职业卫生与职业病防治研究院、鞍山钢铁集团公司劳动卫生研究所、首都医科大学附属北京朝阳医院、黑龙江省第二医院

项目完成人： 李德鸿、余晨、张幸、杨磊、李涛、刘江、关砚生、徐孝华、夏玉静、刘锡诚、齐放、周华仕、张钧岳、王秋水、马骏、刘北辰、侯强、李霖、刘悦歧

  本项目的主要研究内容有：①采用病理和 X 线影像学对照的方法阐明尘肺 CT 和 HRCT 影像学改变的病理基础，建立了尘肺诊断 CT、HRCT 和 CR 胸片参考片库，并应用于粉尘工人健康监护和尘肺的诊断及鉴别诊断；②研制了我国第一套尘肺诊断质量控制考核胸片库和示教片库以及标准化的考核记分办法，并被卫生部正式采纳为全国尘肺诊断医师培训考核方法；③通过矽尘和煤尘接触工人大队列研究，揭示了尘肺的发病潜伏期、晋期年限及晚发性尘肺的情况，在此基础上制定的粉尘作业工人健康监护技术规范已成为《职业健康监护技术规范》标准的一部分；④对接触矽尘和煤尘工人及尘肺患者单核苷酸多态性（single nucleotide polymorphisms）的研究表明在低剂量暴露水平下可能存在遗传易感性，而在高剂量暴露水平下遗传易感性在尘肺的发生中不起主要作用；⑤在国内首次利用示踪气体法优化局部吸尘罩设计，研制的侧挡板式局部吸尘罩已用于玉石雕刻厂的局部除尘，提高除尘效率13%，并在该行业中推广应用，获得国家实用新型专利（专利号 ZL 03 2 63106.5）（图1、图2）。

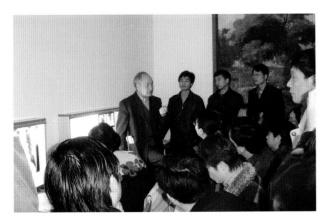

图1　尘肺读片辅导

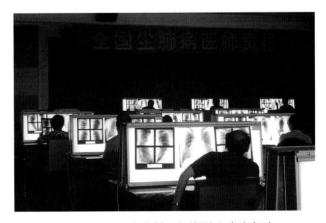

图2　全国尘肺诊断医师培训班读片考试

（本项目获 2006 年中华医学科技奖三等奖）

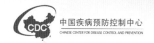

低剂量电离辐射照射人群健康效应研究

项 目 名 称：1. 广东阳江天然放射性高本底地区居民健康状况的调查研究

2. 高本底辐射地区流行病学研究

项目完成单位：1. 中国预防医学中心工业卫生实验所等21个单位

2. 中国疾病预防控制中心辐射防护与核安全医学所等4个单位

项目完成人：1. 魏履新、陶祖范、陈德清、查永如、何伟辉、袁镛龄

2. 魏履新、查永如、陶祖范、陈德清、袁镛龄、孙全富、邹剑明

为了提供确定放射卫生标准安全限值的科学基础，明确低剂量电离辐射是否导致人群显著的健康效应，从1970年开始，在卫生部和国家科委的支持下，通过广泛的中美、中日国际合作，中国疾控中心辐射安全所联合广东省职业病防治院、湖南省职业病防治院及有关大学和科研院所，选定天然辐射水平高于正常地区3倍的广东省阳江市和邻近地区作为研究地区，以当地10万农民为研究对象，开展队列研究。基于入户访问和医疗就诊记录开展队列随访，详细估算了每个研究对象的终生累积剂量，分析了全死因、主要癌症、白血病及非癌症等疾病死亡风险，估计了两地区、四个剂量率组及不同累积剂量组的相对风险和基于线性无阈模型的超额相对危险，还对先天性疾病、外周血淋巴细胞染色体畸变、眼晶状体浑浊和人体免疫功能等进行了系统研究。

本项目开展的队列随访持续40余年，累计100万人年，是世界上最重要的低剂量电离辐射人群健康效应研究，在《科学》(*Science*)、《辐射研究》(*Radiation Research*)及《保健物理》(*Health Physics*)等杂志上发表论文200余篇。这些论文被重要的国际组织报告和国内外学术专著广泛引用，在国内外核辐射事故健康效应评估和核电站选址中发挥了重要作用（图1、图2）。

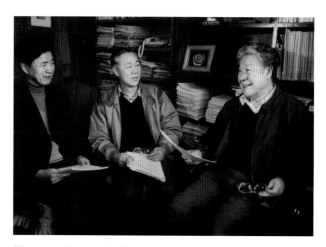

图1 20世纪90年代，项目组主要成员在魏履新研究员办公室讨论研究课题工作

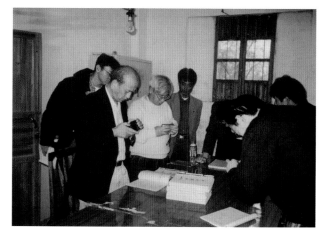

图2 2003年，日本科学家访问现场，查看队列成员随访资料

（本项目获1985年卫生部甲级科学技术成果奖、2006年中华医学科技奖二等奖）

中国居民膳食结构与营养状况变迁

项 目 名 称：中国居民膳食结构与营养状况变迁的追踪研究

项目完成单位：中国疾病预防控制中心营养与食品安全所、中国疾病预防控制中心公共卫生监测与信息服务中心、湖北省疾病预防控制中心、河南省疾病预防控制中心、湖南省疾病预防控制中心

项目完成人：翟凤英、葛可佑、金水高、杜树发、王惠君、何宇纳、王志宏、马林茂

  "中国居民膳食结构与营养状况变迁的追踪研究"项目是中国疾病预防控制中心营养与食品安全所（原为中国预防医学科学院营养与食品卫生研究所）与美国北卡罗来纳大学人口中心协作开展的国际合作项目。该项目开始于 1989 年，对黑龙江、河南等九个省的 4500 个调查户、约 15 000 人进行了队列研究，1989—2000 年对研究队列人群进行了五轮追访，为研究居民膳食结构和营养状况变迁积累了丰富的基础性数据。本项目的成果有：①为国家营养和食物发展纲要及其他营养政策的制定提供了科学的依据；②为"中国居民膳食指南"的制订和修改提供了数据支撑；③为中国居民膳食参考摄入量的制定以及我国青少年超重和肥胖 BMI 切点的确定提供了必要的验证资料。因此，该队列研究不仅仅为我国，也为研究发展中国家社会经济发展对居民膳食结构与营养状况变迁影响提供了成功的研究模式。该项目先后发表论文 130 余篇，培养博士、硕士研究生 20 余名，研究成果达到国际先进水平（图 1、图 2）。

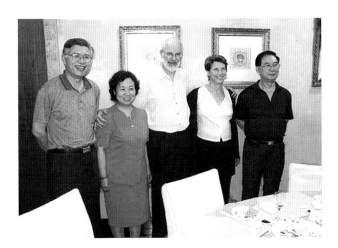

图 1 项目交流

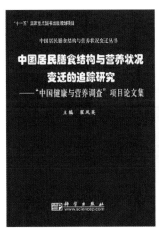
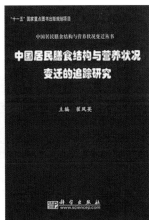

图 2 出版专著

（本项目获 2005 年中华医学科学技术奖三等奖）

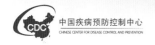

• 2004 年科技成果 •

一种引起脑炎、无名热的新病毒——Colti病毒的发现

项 目 名 称：一种引起脑炎、无名热的新病毒——Colti病毒的发现
项目完成单位：中国疾病预防控制中心病毒病预防控制所
项目完成人：陶三菊、徐普庭、陈伯权、杨冬荣、王焕琴、徐丽宏、宋立亭、游志勇

　　1990 年，项目组从中国西双版纳无名热患者的血清和脑炎患者的脑脊液中首次分离到一种新病毒，当时称其为版纳病毒。经鉴定，此病毒为 12 节段双链 RNA 病毒，国际上称 Colti 病毒。而后从海南、云南、孟定、甘肃、北京、沈阳及云南澜沧江下游地区（包括思茅、澜沧县）等地区所采集的大量蚊子标本和西双版纳猪、牛的血清中，均分离到与版纳病毒相同的百余株病毒，分离阳性率为 2.6% ~ 18.6%，提示该病毒在中国分布广，分离阳性率高。该研究在中国首次检测到脑炎及无名热患者双份血清，Colti 病毒抗体呈 4 倍以上升高，并且单份血清 Colti 病毒免疫球蛋白 M（IgM）抗体阳性，从而确认该病毒对人的致病性，提出它是脑炎和无名热的重要病原之一。从流行季节采集的媒介——蚊中分离出病毒，查明该病毒在中国分布广，带病毒率高，可初步认定蚊子是该病毒的主要媒介，为流行病学提供了重要的数据。我们所分离的 Colti 病毒与美国分离的 Colti 病毒属代表株——科罗拉多蜱传热病毒（CTFV）在理化性质、致细胞病变、乳鼠致死、聚丙烯酰胺凝胶电泳（PAGE）的 RNA 带型和基因分型等方面上均有明显不同，证明中国分离的 Colti 病毒为一种新病毒。用改进的方法所制备的 Colti 病毒抗原在 4 ℃至少可保存 2 年，对推广应用具有重要意义。对中国近年来分离的 Colti 病毒的基因分型研究发现，除东北分离株外，绝大多数 Colti 病毒株属于 B2 亚型，对从蚊中分离的 Colti 病毒 BJ95-75 和 YN-6 第 12 片段和第 9 片段序列分析显示，与中国早期从人分离的版纳病毒具有高度同源性。综上结果确定，Colti 病毒中国分离株是引起中国脑炎和无名热的重要病原之一，蚊子是主要的传播媒介，研究成果对这些疾病的预防具有重要的价值（图 1、图 2）。

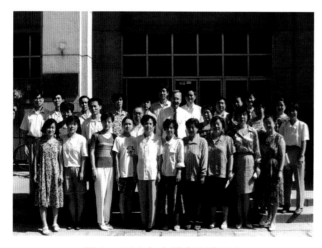

图 1　1996 年虫媒病毒讲习班

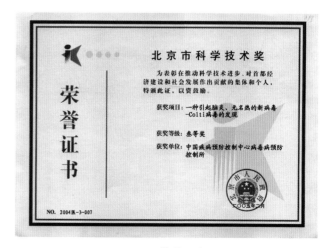

图 2　获奖证书

（本项目获 2004 年北京市科学技术奖三等奖、2004 年中华医学科技奖三等奖）

粪尿分集式生态卫生厕所在中国应用与推广可行性研究

项 目 名 称：粪尿分集式生态卫生厕所在中国应用与推广可行性研究
项目完成单位：中国疾病预防控制中心环境与健康相关产品安全所
项目完成人：王俊起、刘家义、孙凤英、王友斌、吴良有、潘顺昌

  改厕是农村环境卫生的重要任务，没有农村厕所状况的根本改善，就不可能有中国卫生面貌的根本改善。卫生厕所的建设和粪便无害化处理对预防和控制疾病、提高生活质量、保护农民尤其是儿童与妇女的身体健康、发展生态农业和农村精神文明建设具有重要意义。农村卫生厕所类型少，技术水平低，再加上资金匮乏，制约了我国农村改厕工作的快速发展，发展科学合理、造价低廉、易于推广的适宜技术是农村改厕的关键。本项目提出了"粪"与"尿"分流、分集、分别贮存与无害化处理以及循环利用（继续深度处理）的技术方案，研制出"粪尿分集式生态卫生厕所"。在设计路线方面，在国内首次提出粪、尿分别收集的技术路线，以粪便利用的卫生安全性作为生态卫生的技术关键，为生态卫生技术的成功应用与推广提供了科学基础。在技术实施方面，在国内最先设计了粪尿分流的蹲便器与坐便器。首次提出用干土加 30% 生石灰覆盖粪便，28 天可充分杀灭病原体，完全满足粪便无害化标准要求的应急措施。

  这一类型厕所现已推广到 16 个省市的农村，达 109 万座，取得重大的经济效益和社会效益（图 1、图 2）。

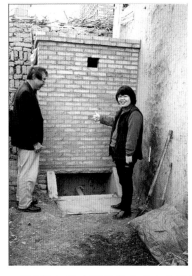

图1   项目组与联合国儿基会考察实际效果

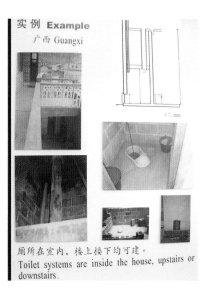

图2   实际案例展示

（本项目获 2004 年北京市科学技术奖三等奖）

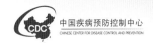
稀土铁共生矿矿工吸入钍尘对矿工健康影响与防治措施系列研究

获奖项目名称： 1. 白云鄂博铁稀土共生矿矿工肺内钍沉积量及其对健康影响的研究

2. 稀土铁共生矿矿工吸入钍尘对矿工健康影响与防治措施系列研究

项目完成单位： 1. 卫生部工业卫生实验所

2. 中国疾病预防控制中心辐射防护与核安全医学所

项目完成人： 1. 陈兴安、冯国栋、邓云晖、肖慧娟、程永娥、董智华、杨英杰、陈莲、郝京芳、贺秋晨

2. 陈兴安、肖慧娟、程永娥、董智华、杨英杰、龙升长、冯国栋、包向春、邓云晖、冯志良、侯庆梅、李文元、吕慧敏、甄荣、许金奎

  稀土铁共生矿矿工吸入钍尘对矿工健康影响与防治措施系列研究于 2004 年获得国家科学技术进步奖二等奖。该研究通过对美国阿贡实验室的研究方法和测量仪器进行重要改进，研制出适用于我国矿山的高灵敏度负高压静电呼出气中钍射气子体测定装置，在对白云鄂博稀土铁矿 638 名接尘矿工进行了肺内钍沉积量测定的基础上，首次揭示了该矿接尘矿工肺内钍的水平。通过多学科、多层次的协同研究，现场人群健康调查，呼出气中钍射气活度的测定与动物实验以及钍尘对大鼠的诱癌实验等，取得了多项创新性的研究成果。此项研究用人群资料证明吸入钍稀土矿尘可致肺癌（致癌源为二氧化硅和二氧化钍），证明了长期吸入二氧化钍能诱发肺癌，修正了国际上关于"尚无充分证据说明人类吸入钍 -232 有致癌作用"的有关论断。在深入开展放射卫生调查研究的同时，积极采取综合性卫生防护措施，促进了稀土矿区建立防治措施，并取得了显著效果，对保护稀土矿山工人的健康起到了良好作用，也对开展沉积性放射性核素的生物效应研究起到了积极的推动作用（图 1、图 2）。

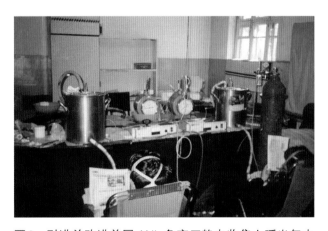

图 1 引进并改进美国 ANL 负高压静电收集人呼出气中钍射气子体法

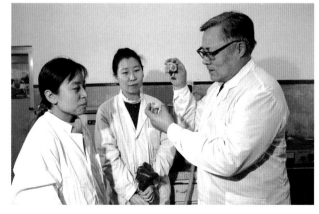

图 2 陈兴安研究员在课题研究中进行"传帮带"

（本项目获 1992 年卫生部科学技术进步奖三等奖、2004 年国家科学技术进步奖二等奖）

X射线诊断的系列防护标准与相关放射防护用品的研制及推广应用

项 目 名 称：X射线诊断的系列防护标准与相关放射防护用品的研制及推广应用

项目完成单位：中国疾病预防控制中心辐射防护与核安全医学所、青岛长江辐射防护设备有限公司、辽宁省
　　　　　　　卫生监督所、辽宁省医疗器械产品质量监督检验所、中国科学院放射医学研究所

项目完成人：郑钧正、张式琦、张志兴、夏连季、王维忠、卢正福

　　随着现代医学重要手段——X射线诊断的广泛普及，在满足公众健康查体与疾病诊治的同时，医疗照射已成为公众所受的最大并不断增加的人工电离辐射照射来源，因而X射线诊断的放射卫生防护已成为关系所有公众成员及其后代的重要公共卫生问题。

　　项目组聚焦研究解决国际上及国内强烈关注的重点问题，研究制定出我国首批X射线诊断的放射卫生防护标准，并不断修订完善，形成科学、实用并有特色的系列防护标准，有效指导了X射线诊断中放射工作人员所受职业照射的防护、受检者与患者所受医疗照射的防护以及所致公众照射的防护，并促进提高了国产X射线机的防护性能。同时，从我国实际需要出发，将放射卫生标准化研究扩展到放射防护用品的研究与开发，探索和开拓科研与产业的有机结合，不断研发专利产品和提高质量，为全国贯彻实施系列防护标准提供了必要的物质条件与技术支撑；通过理论与实践相结合，促进我国X射线诊断放射防护水平的提高，同时也产生了显著的社会效益与经济效益（图1、图2）。

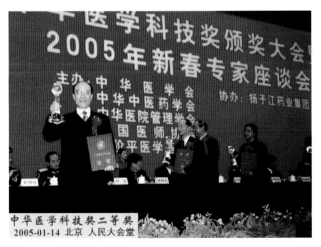

图1　项目负责人在人民大会堂颁奖大会领奖

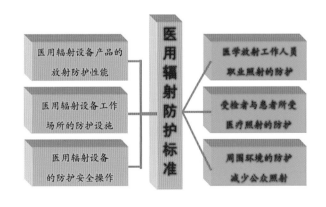

图2　解读医用辐射防护标准

（本项目获2004年中华医学科技奖二等奖）

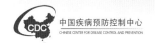

肺癌危险度与室内氡的关系研究

项 目 名 称：肺癌危险度与室内氡关系研究

项目完成单位：中国疾病预防控制中心辐射防护与核安全医学所、美国国立癌症研究所

项目完成人：王作元、Jay Lubin、王陇德、Ruth Kleinerman、张守志、John Boice、崔宏星、Alina Brenner、张淑荣、夏英、尚兵、雷苏文、曹吉生、雷淑杰

中国疾病预防控制中心辐射防护与核安全医学所调查发现，我国甘肃省陇东地区居民所住窑洞内空气中氡浓度的平均值比建筑在地面之上房屋中空气的氡浓度高出 3 倍。但是对于室内氡对居民的健康影响，国内外一直都无明确的结论。

为了研究室内氡与肺癌的关系，中、美两国科研人员用病例对照方法，在我国甘肃省陇东地区境内的 15 个县（市）内，进行居民所住窑洞内空气中氡浓度与居民肺癌发病率关系的流行病学研究。

研究结果证明，窑洞内高水平氡的暴露，会使居住在窑洞内的居民肺癌发病危险度增加。在居室内空气中氡浓度为 100 Bq/m³ 的情况下，附加危险度（excess odds ratio，EOR）值，对全部研究对象来讲，肺癌危险度会增加 19%；对测量数据齐备的研究对象来讲，肺癌发病率会增加 31%。居室内空气中的氡暴露导致肺癌危险度的增加，已超出了根据对矿工研究推算出的结果。利用此项研究建立的数据库，还进一步分析了影响肺癌危险度的其他因素，如吸烟、燃煤、烹饪油烟、雌激素及肺部疾病等。结论是，即使人体接受到小剂量电离辐射照射，也会使人体的癌症发病率增加。这完全证实了国际放射防护委员会（ICRP）关于"辐射致癌线性无阈"的观点（图 1、图 2）。

此项研究也得到了国际放射委员会（International Commission on Radiology，ICRP）、国际原子能机构（International Atomic Energy Agency，IAEA）、WHO 及联合国原子辐射效应科学委员会（UNSCEAR）的高度评价，对提高我所在放射卫生领域的影响力起到了积极作用。

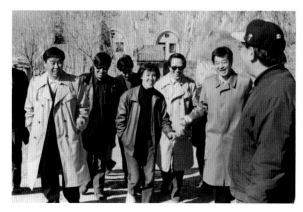

图 1　甘肃陇东肺癌课题研究组组长王作元（右 1）、副组长王陇德（右 2）及中方课题组其他成员在甘肃陇东地区研究现场

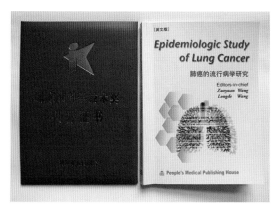

图 2　项目获得的荣誉证书与人民卫生出版社出版的英文专著

（本项目获 2004 年北京市科学技术奖三等奖）

成功应对1999年苏皖大肠杆菌O157: H7疫情

项 目 名 称：肠出血性大肠杆菌O157: H7感染流行病学调查及防治技术措施的研究

项目完成单位：中国疾病预防控制中心传染病预防控制所、江苏省疾病预防控制中心、河南省卫生防疫站、
安徽省疾病预防控制中心、山东省疾病预防控制中心、江苏省徐州市疾病预防控制中心

项目完成人：徐建国、汪华、任军、夏胜利、李洪卫、崔树玉、景怀琦、倪大新、张锦、胡万富、
毕振强、杨晋川、逄波、郑翰、赵广法

  1999 年，苏皖毗邻地区暴发迄今为止我国疫情规模最大、持续时间最长、病死人数最多、发病原因最复杂的一次大肠杆菌O157: H7疫情。疫情初期，因病原不明，严重影响了当地的社会稳定和经济发展。徐建国团队与江苏省、安徽省和徐州市等地防疫站合作，利用 13 年科研工作建立的技术储备，迅速向卫生部报告此次疫情的病原体、分布特点、波及范围、感染人群和临床特征，提出应急防制措施，有效地遏制了疫情发展。苏皖疫情与国外以食品、蔬菜和水源等为主要传染源的特点不同，其传染源为携带病原菌的羊、牛、猪、鸡。环境的病原菌污染是疫情暴发的决定因素，个人卫生和厨房卫生状况与发病直接相关；苍蝇和蜣螂是重要的传播媒介。研究证明病原菌是一个独特的克隆群，获得沙门菌的一个质粒，志贺毒素是 Stx2vha 变种，毒力强。羊是最主要的动物宿主。基于大肠杆菌 O157 单克隆抗体，研制了特异性胶体金检测试剂和免疫磁珠分离技术，解决了病原菌分离难的问题。研究成果为主管部门制定 EHEC O157: H7 感染防控策略提供了主要的技术支撑（图 1、图 2）。

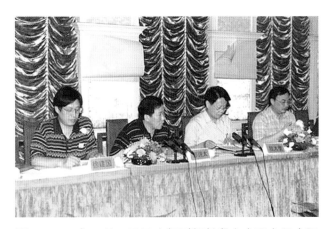

图1 1999 年 7 月 4 日卫生部副部长殷大奎研究员在江苏省徐州市宣布疫情调查结果

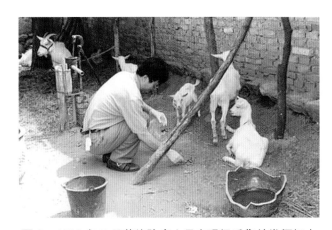

图2 1999 年 7 月苏皖防疫人员在现场采集羊粪便标本

（本项目获 2003 年中华医学科技奖二等奖）

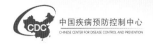
完成痢疾杆菌全基因组测序分析，为研究毒力进化和致病机制奠定基础

项 目 名 称：痢疾杆菌全基因组序列测定与分析

项目完成单位：中国疾病预防控制中心病毒病预防控制所、复旦大学、中国疾病预防控制中心传染病预防控制所、北京大学人民医院、国家人类基因组北方研究中心（北京诺塞基因组研究中心有限公司）、华北制药集团有限责任公司

项目完成人：金奇、刘红、杨帆、张笑冰、董杰、薛颖、朱俊萍、侯云德、袁正宏、闻玉梅、徐建国、王宇、姚志建、陈润生、吕渭川

　　志贺痢疾杆菌属能引起人结肠黏膜的自限性感染，中国流行优势株为福氏 2a 痢疾杆菌 301 株。为了从分子水平上阐明痢疾的致病机制和耐药机制，项目构建了包括全基因组 Shotgun 完全随机文库、限制性内切酶半定向随机文库和 BAC 文库，共包含了 4 万多个片段克隆。应用全自动序列分析仪，完成了全基因组序列测定和分析，从基因组水平上初步揭示了痢疾与大肠杆菌的进化关系。本项目的发现与成果有：

　　①福氏 2a 志贺菌 301 株基因组全长 4 607 203 个碱基对，大质粒全长 221 618 个碱基对，Genbank 序列编号分别为 AE005674 和 AF386526；②经功能注释，共获得 500 多个新基因，其中近 200 个未报道；③对新基因进行结构模拟和功能预测，所获数十个编码外膜蛋白的基因可以作为有效免疫组分和新的药物靶位的候选蛋白，为研制新型疫苗奠定基础；④ Sf2a 301 是目前已知含 IS 序列最多的微生物，提示其基因组异常活跃；⑤在染色体上发现许多"基因组岛"，鉴别了 9 个可能的"毒力岛"，其中 7 个为国际上首次报道；⑥在国际上首次展示了福氏志贺菌、大肠杆菌 K-12 及 O157: H7 的全基因组比较；⑦与大肠杆菌 K-12MG1655 及 EDL933 菌株的比较基因组学分析发现 Sf2a 301 染色体上有多个大片段的倒置和易位，可能影响细菌的侵袭与致病性（图 1、图 2）。

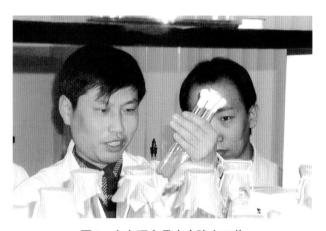

图1　金奇研究员在实验室工作

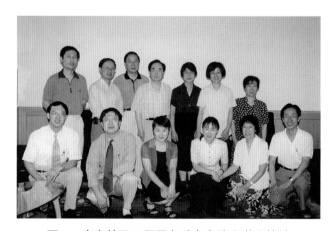

图2　病毒基因工程国家重点实验室学生答辩

（本项目获 2003 年北京市科学技术奖二等奖）

禽H9N2亚型流感病毒感染人的发现及其对养殖业发展的意义

项 目 名 称：禽H9N2亚型流感病毒感染人的发现

项目完成单位：中国疾病预防控制中心病毒病预防控制所、广东省疾病预防控制中心、广州市儿童医院、广东省深圳市疾病预防控制中心

项目完成人：郭元吉、谢健屏、程小雯、彭国文、王敏、温乐英

　　本项目在国际上首次通过病原学、血清学和流行病学证实了 H9N2 亚型禽流感病毒能直接感染人，使人发病，但未见有人传人的能力和造成流行。当时广东地区的家鸡中含有大量低致病性的 H9N2 亚型禽流感病毒，其抗原性与从患者中分离出的病毒株高度同源。H9N2 亚型毒株当时被认为是最有可能会引起人间流感大流行的禽流感病毒之一。我国农村家禽主要以散养为主。H9N2 亚型毒株在家禽中具有广泛的分布，并且对家禽是低致病性的，不易被人发现。然而，虽然它对鸡是低致病性的，但严重影响母鸡的蛋产量和肉鸡的生长速度，会给养禽业带来巨大的经济损失。因此，对 H9N2 亚型禽流感病毒需高度重视，加强监测（图 1、图 2）。

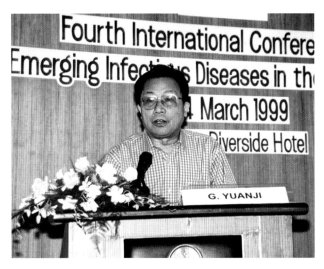

图1　1999 年初郭元吉研究员在泰国曼谷西太平洋地区第四届突发传染病国际会议上宣读：我国在国际上首次证实 H9N2 亚型禽流感病毒能直接感染人并引起发病

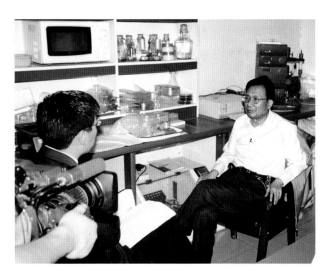

图2　2003 年郭元吉研究员接受采访

（本项目获 2003 年北京市科学技术奖三等奖）

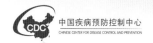
推动国内微生物基因组学发展，为防治痢疾疫情提供依据

项 目 名 称：痢疾杆菌全基因组序列测定与分析

项目完成单位：中国疾病预防控制中心病毒病预防控制所病毒基因工程国家重点实验室、复旦大学医学院卫生部医学分子病毒学重点实验室、中国疾病预防控制中心传染病预防控制所卫生部分子细菌学重点实验室、北京大学人民医院肝病研究所、国家人类基因组北方研究中心（北京诺塞基因组研究中心有限公司）、华北制药集团有限责任公司

项目完成人：金奇、刘红、杨帆、张笑冰、董杰、薛颖、朱俊萍、侯云德、袁正宏、闻玉梅、徐建国、王宇、姚志建、陈润生、吕渭川

　　由志贺菌引起的细菌性痢疾是发展中国家的常见病，全球每年大约有 2 亿人感染，死亡人数超过百万。目前从临床上分离的菌株有 95% 对多种抗生素耐药，给临床治疗带来了很大困难。为了从分子水平上阐明其致病机制和耐药机制，以最终达到对痢疾的有效防治，项目组构建了包含了 4 万多个基因组片段克隆的 3 套不同类型的基因组文库；完成了包括毒力大质粒在内的全基因组序列测定和分析；利用生物信息学手段对其结构进行了较为全面和深入的分析研究，获得了数百个新基因，并预测出数十个可以作为有效免疫组分和新的药物靶位的候选蛋白。本项目还进行了大量的比较基因组学分析，从基因组水平上初步揭示了痢疾与大肠杆菌的进化关系，并获得了数十个各菌株特异性的"基因组岛"，其中有多个分别与各自重要物质的代谢及其毒力相关，为研究其毒力进化和致病机制奠定了基础。

　　福氏 2a 志贺菌 301 株基因组研究是我国第一个向国际公布并率先完成的微生物基因组计划，在国内外造成的积极影响不言而喻，极大鼓舞了我国科研工作者的热情和信心，推动了国内微生物基因组学的发展，显示了我国在微生物基因组研究领域的实力（图1、图2）。

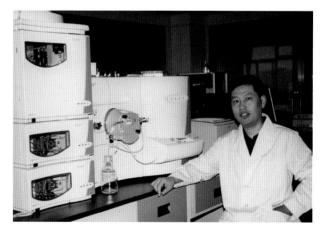

图1　金奇研究员在实验室工作

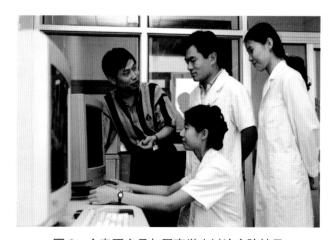

图2　金奇研究员与同事学生讨论实验结果

（本项目获 2003 年中华医学科技奖一等奖）

以食物为基础的血糖调节和糖尿病防控的机制及措施研究

项目名称：我国食物碳水化合物营养学分类及血糖生成指数的基础和应用研究

项目完成单位：中国疾病预防控制中心营养与食品安全所、北京协和医院、辽宁省朝阳市第二医院、四川省疾病预防控制中心、宁夏回族自治区疾病预防控制中心、北京市第六医院、湖北省黄石市疾病预防控制中心

项目完成人：杨月欣、王竹、王光亚、江骥、张印法、崔红梅、王岩、向仕学、马中亮、边立华

　　本项目利用多层面研究，首次系统探讨了以食物为基础调节人体血糖、预防和控制糖尿病发生、发展的机制和措施。本项目的成果主要包括：①建立了 11 种碳水化合物的分析方法，在化学和生理学基础上阐明了膳食纤维、淀粉的特性和营养学分类，突破了基础理论并得到学术界的认可；②研究分析了 16 个省市常见的 1500 余种食物碳水化合物、600 余种食物膳食纤维含量并形成重要数据基础；③通过 1500 多名健康志愿者试食试验和糖耐量分析，首次完成我国常见 160 余种食物血糖生成指数（glycemic index, GI）评估，并阐明食物品种、物理状况、组成、加工方式与人体血糖生成的关系；④应用天然稳定同位素碳 -13 示踪技术，观察了健康人食用不同碳水化合物后 4 ~ 33 h 内的消化吸收过程及其对血糖应答和吸收利用率的影响；⑤通过动物实验证实抗性淀粉（resistant starch, RS）对降低餐后血糖和胰岛素应答、提高胰岛素敏感性与葡萄糖向组织转运的比例关系，也证实了低聚异麦芽糖和谷物纤维等不消化碳水化合物对结肠发酵、有益菌和短链脂肪酸生成、肠道内有害产物（如氨、胺和酚类等）排出的影响，从机制上阐明慢消化和不消化碳水化合物的健康效应。

　　这些结果被广泛应用于：①糖尿病患者的临床营养教育；②与企业合作开发"缓释能量"饼干；③推荐我国居民膳食中碳水化合物的每日适宜摄入量为 55% ~ 65% 总能量，膳食纤维每日适宜摄入量为 30 g/d；④膳食纤维测定方法被列入食品安全国家标准（图 1、图 2）。

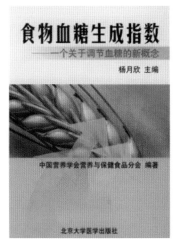

图 1　出版专著

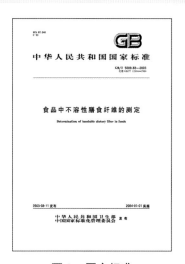

图 2　国家标准

（本项目获 2003 年中华医学科技奖二等奖）

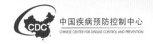
率先开展伏马菌素主粮污染和人体代谢研究，为制定国家标准、促进食品贸易奠定科学基础

项目名称： 我国主粮中伏马菌素污染及串珠镰刀菌分子生物学研究
项目完成单位： 中国疾病预防控制中心营养与食品安全所
项目完成人： 刘秀梅、邱茂锋、王晓英、郭云昌、王志刚、刘江、丛黎明、李秀芳、廖兴广、魏桂兰

伏马菌素是继黄曲霉毒素之后真菌毒素领域新的关注点。本项目的成果有：①首次对我国居民主粮中伏马菌素 B1（Fumonisin，FB1）污染水平进行调查，发现我国三大谷物中玉米的 FB1 污染严重；②通过分离获得了 FB1 高产毒串珠镰刀菌，为提出我国粮食中伏马菌素限量标准、保护人民健康及促进国际贸易提供了宝贵的科学资料；③开展分子生物学研究，建立了特异性串珠镰刀菌 PCR 检测技术以及伏马菌素产毒株 PCR 鉴定技术，分析了来自我国不同地域菌株的产毒基因多态性及遗传变异性，发现我国产毒基因阳性菌株 rDNA 间区 ITS2 可变区为 I 型特异性，与南非菌株一致，并在分子生态学及亲缘关系等领域取得突破，填补了国内空白，达到国际先进水平；④率先在我国开展伏马菌素检测技术及伏马菌素抑制人体神经鞘脂类代谢的研究，建立了食品中伏马菌素 HPLC 法（灵敏度 12 mg/kg）；⑤研制抗 FB1 单克隆抗体，建立了 McAb-ELISA 法，灵敏度为 10 ng/ml，达到国际水平；⑥率先建立检测人尿中神经鞘氨醇（So）和二氢神经鞘氨醇（Sa）HPLC 方法，克服了国外同类方法难以检测男性人尿中低浓度 Sa 的不足；⑦在国际上首次报道人体暴露试验结果，发现伏马菌素可以抑制人体内神经鞘脂类代谢，为进一步研究伏马菌素对人类健康的影响提供了技术手段（图1、图2）。

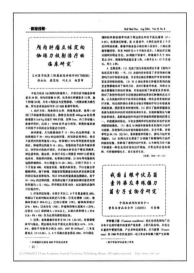

图1　科研论文

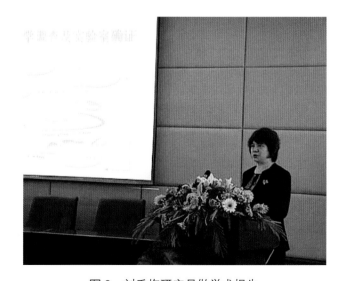

图2　刘秀梅研究员做学术报告

（本项目获 2003 年中华医学科技奖二等奖）

引进应用艾滋病诊断新技术，促进抗病毒治疗规范化

项 目 名 称：非侵入性HIV病毒感染诊断新技术的引进和应用
项目完成单位：中国疾病预防控制中心性病艾滋病预防控制中心
项目完成人：曹韵贞

　　1986 年，曹韵贞教授在 HIV 感染者和艾滋病患者的尿液中发现含有 HIV-1 抗体，经过 2 年的反复研究、确定后，得到学术界的一致公认，并于 1998 年取得包括美国在内共 17 个国家的医学专利。1998 年 7 月 17 日，曹韵贞教授回到北京，引进并在国内推广应用非侵入性诊断 HIV 的新技术——尿液 HIV 抗体检测，在中国 HIV 感染者及艾滋病患者的规范化治疗上实现了从无到有、从点到面的目标。最终在全国形成了一支由青年医护人员组成的抗 HIV 感染者及艾滋病患者的临床治疗队伍，同时与美国默沙东公司、百时美施贵宝公司及英国葛兰素威康公司等合作，在中国开始了规范化的抗 HIV 感染者及艾滋病患者高效抗病毒治疗。

　　本项目推广了 HIV-1 母婴传播的阻断工作，先后在北京、广东、上海、新疆、四川和云南展开前瞻性的孕妇 HIV-1 调查工作，开展全国防治 HIV 感染者及艾滋病患者的工作培训。在卫生部艾滋病预防与控制中心的支持下成立了全国 HIV/AIDS 临床治疗协作组，统筹和协调全国主要疫区的抗 HIV 感染者及艾滋病患者的治疗工作（图 1、图 2）。

　　本项目还加强了国家之间的合作，使中国对 HIV 感染者及艾滋病患者的防治工作与国际同步发展。1999 年 11 月，卫生部艾滋病预防与控制中心临床病毒室与美国艾伦戴蒙德艾滋病研究中心（Aaron Diamond AIDS Research Center）建立了联合实验室，不断促成在美裔年轻科学家回国参加讲学活动，并向国际社会争取了大量资金，为我国初期艾滋病预防控制工作做出了巨大贡献。

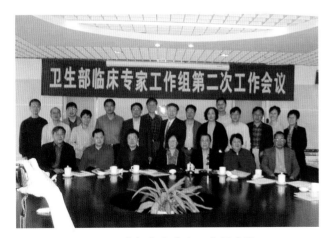

图1　卫生部临床专家工作组会议

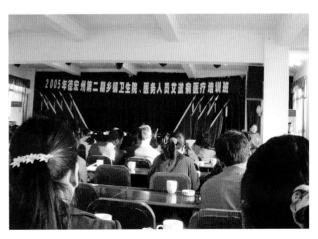

图2　德宏培训现场

（本项目获 2002 年中华人民共和国国际科学技术合作奖二等奖、
2001 年中华医学科技奖国际科学技术合作奖二等奖）

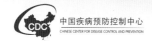

微量营养素补充有助于胚胎发育、孕妇健康和儿童生长发育

项 目 名 称：微量营养素补充对孕妇健康及胎儿和儿童生长发育的影响
项目完成单位：中国预防医学科学院营养与食品卫生研究所、北京大学医学部、华中科技大学同济医学院
项目完成人：荫士安、葛可佑、唐仪、朱清华、林晓明、孙秀发、徐青梅、龙珠、黄连珍、赵显峰

　　本项目通过大量的基础研究、现场调查和人群干预工作，首次在微量营养素营养状况以及补充微量营养素对孕妇健康和胎儿、儿童生长发育的影响方面进行了大范围系统研究，获得的研究结果充分证明了微量营养素营养状况的改善有助于增进孕妇和儿童的健康状况，预防胎儿畸形，降低营养缺乏病的发生率，并提高人口素质。项目的主要工作包括：①观察微量营养素对胚胎发育、孕妇健康、儿童生长发育的影响，并研发营养素配比适宜的保健食品；②通过正交设计，观察到钙、铁、锌适宜配比有利于子代动物的生长和胚胎发育；③通过建立小鼠维生素A和锌缺乏动物模型，证明孕早期缺乏维生素A和锌可致胚胎发育不良和先天畸形，使发育基因表达量显著低下；④对隐性缺铁的儿童实施营养干预，可有效地预防缺铁性贫血的发生；⑤在幼儿园增加膳食中黄绿色蔬菜的摄入量，能够明显改善儿童的维生素A营养状况；⑥给孕妇联合补充钙、铁、锌等微量营养素，使其接近推荐膳食摄入量，对孕妇健康和婴儿生长发育的效果优于补充单一营养素；⑦给孕中期妇女补充维生素A、铁以及维生素A与铁同时补充，证明维生素A和铁同时补充更有利于改善孕妇铁的营养状况。本项目研制的产品配方结合我国儿童和孕妇的膳食特点，长期服用有助于改善儿童和孕妇的营养状况，并产生巨大的经济和社会效益（图1、图2）。

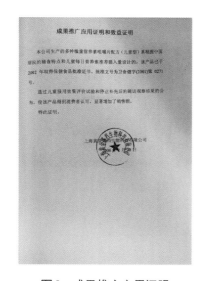

图1　成果推广应用证明

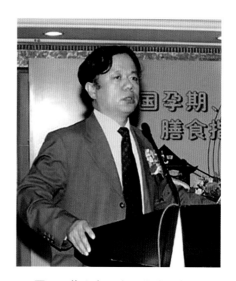

图2　荫士安研究员做学术报告

（本项目获 2002 年中华医学科技奖二等奖）

定量研究煤烟型大气污染的健康危害，确定优先治理污染物

项目名称：我国煤烟型大气污染对人体健康危害的定量研究

项目完成单位：中国预防医学科学院环境卫生与卫生工程研究所、太原市卫生防疫站

项目完成人：金银龙、何公理、刘凡、赵宝新、洪燕峰、程义斌、王汉章、邓晓为、李亚栋

该项目旨在调查我国煤烟型大气污染物对人群健康的影响、作用强度、污染物与人群主要疾病的关系及其贡献，筛选出影响人群健康的主要有害污染物。

该项目以煤烟型大气污染的太原市为研究地区。人群流行病学研究发现：①煤烟型大气污染对人体呼吸系统产生的影响程度为重度污染区＞中度污染区＞相对清洁区；②煤烟型大气污染可导致成人和小学生呼吸系统疾病发生率增加，小学生肺功能及免疫功能下降，小学生心电图异常率和孕产妇不良妊娠结局发生率增加；③煤烟型大气污染物特别是可吸入颗粒物是严重危害人群健康的重要因素之一，建议在煤烟型大气污染治理中，将可吸入颗粒物予以优先考虑。本项目还在高斯扩散模型研究的基础上建立了代表性煤烟污染物人群历史暴露浓度数学模型，首先提出了建立在污染气象学原理基础上，以角度变化公式计算多个污染源造成的复合污染地面浓度，简化了复合污染地面浓度的数学计算，代替了传统的计算复合污染地面浓度数学解析法（图1、图2）。

本项目成果为确定地区优先治理污染物、制订和修订环境与健康相关法律、法规和标准提供了科学依据。

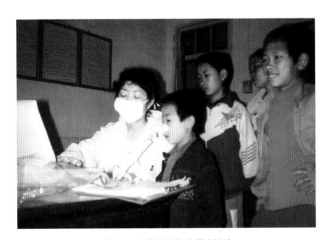

图1　小学生肺功能检测

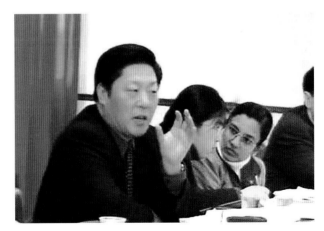

图2　项目成果交流会

（本项目获2002年北京市科学技术奖二等奖）

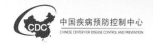

我国"九五"期间全国医疗照射水平调查研究成效显著

项目名称："九五"期间全国医疗照射水平调查研究

项目完成单位：卫生部工业卫生实验所及17省、自治区、直辖市放射卫生业务机构

项目完成人：郑钧正、李述唐、岳保荣、王琪、张建峰

  我国"九五"期间全国医疗照射水平调查研究是由卫生部组织、卫生部工业卫生实验所（现为中国疾病预防控制中心辐射防护与核安全医学所）牵头负责完成的一项全国性调查工作。本项目在全面普查的基础上，对覆盖8.5亿人口的17个省份开展分层抽样调查，再辅以重点地区与医院的典型调查等内容。医疗照射水平调查研究工作关系到促进我国放射诊断、介入放射学、核医学和放射治疗等整个放射诊疗学科的发展，以及对医疗卫生资源合理利用的基础国情资料调查研究。通过该项研究，掌握了我国"九五"期间全国医疗照射的基本情况和发展趋势；为国家合理调控与利用医疗资源，制定我国放射卫生防护法规标准提供了重要依据；为联合国原子辐射效应科学委员会（United Nations Scientific Committee on the Effects of Atomic Radiation，UNSCEAR）和WHO提供我国的新数据资料，显著提升了我国在该领域的国际影响力和话语权。其中医疗照射频率调查的覆盖率等明显优于其他国家已报道的资料，达到国际先进水平（图1、图2）。

  此项研究成果还取得了显著的社会效益与经济效益，特别是在推动社会各界重视广大患者的医疗照射防护、加强放射卫生监督管理、倡导合理开展电离辐射的医学应用、着力"趋利避害"以保障患者和广大公众的健康与放射防护安全以及促进相关学科的发展和社会科技进步方面成效卓著。

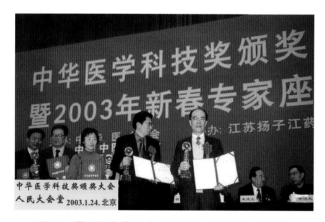

图1 项目组负责人在人民大会堂颁奖大会领奖

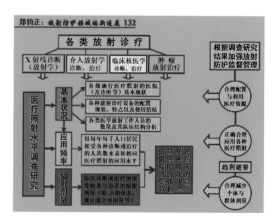

图2 图解医疗照射水平调查研究的内涵与作用

（本项目获2002年中华医学科技奖三等奖）

阐明丙型肝炎病毒核心蛋白免疫原性和致癌性，助力丙型肝炎病毒防控

项 目 名 称：丙型肝炎病毒核心蛋白免疫抗原表位和致癌性的分子基础的研究

项目完成单位：中国预防医学科学院病毒学研究所

项目完成人：金冬雁、王海林、侯云德、刘崇柏

　　该研究运用分子生物学技术，对丙型肝炎病毒（HCV）核心蛋白的免疫原性和致癌性进行了探讨，取得了一系列成果。

　　1. 对 HCV 核心蛋白的优势抗原表位进行了定位，采用 MAP 多抗原肽和重组融合蛋白改善核心蛋白的免疫反应性，为研制 HCV 诊断试剂奠定了科学基础。

　　2. 证实 HCV 核心蛋白可抑制重叠感染的 HBV 的复制与表达。对 HCV 核心蛋白的 HBV 抑制域进行了定位，提出和验证了核心蛋白主要通过转录抑制影响 HBV 的复制。

　　3. 对 HGV 的致病性和致癌性提出了质疑，比较了不引起肝炎的 HGV 核心区与 HCV 相应序列的区别，旁证了核心蛋白对 HCV 致病性和致癌性的重要作用。

　　4. 在国际上首次阐明了 HCV 核心蛋白可抑制依赖于细胞 p53 肿瘤抑制蛋白的转录活性，以及一种致癌机制是 HCV 核心蛋白通过转录抑制而影响 p53 功能。

　　5. 分离鉴定了一种可与 HCV 核心蛋白结合的新的 bZIP 转录因子并命名为 LZIP。LZIP 可激活依赖于 CRE 的细胞转录并具有细胞生长调节及肿瘤抑制功能。这一发现对于研究 bZIP 转录因子在细胞生理、病理及癌变过程中的作用有重要启示。

　　6. 阐明了 HCV 核心蛋白影响 LZIP 功能的机制，发现核心蛋白将 LZIP 留滞于细胞质内而阻止 LZIP 进入细胞核发挥转录功能。LZIP 功能丧失可导致细胞转化，对 HCV 核心蛋白具有协同作用（图1、图 2 ）。

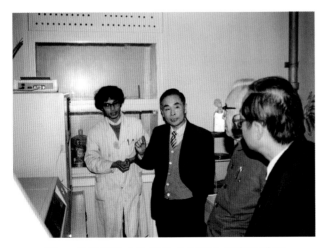

图1　侯云德院士和学生金冬雁介绍实验进展

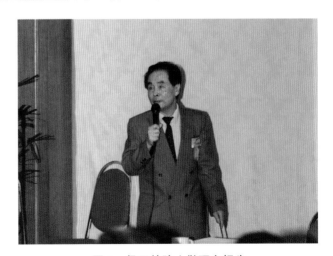

图2　侯云德院士做研究报告

（本项目获 2001 年国家自然科学奖二等奖）

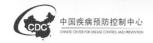
紧密结合防治实际，实现血吸虫病口服预防药"零"的突破

项 目 名 称：蒿甲醚预防日本、曼氏和埃及血吸虫病的应用及基础研究

项目完成单位：中国疾病预防控制中心寄生虫病预防控制所、昆明制药股份有限公司、江西省寄生虫病研究所、长江水利委员会血吸虫病防治办公室、云南省血吸虫病防治研究中心、安徽省血吸虫病防治研究所、湖南省常德市血吸虫病防治院

项目完成人：肖树华、郑江、梅静艳、焦佩英、王存志、宋宇、黄安生、杨忠、徐明生、田子英

  本项目根据血吸虫病原生物学与药物作用特点，将我国创制的抗疟药蒿甲醚发展成为口服预防血吸虫病药物，实现了血吸虫病口服预防药"零"的突破。

  通过实验研究，首次阐明血吸虫童虫对蒿甲醚敏感性的规律；通过药效学、安全性及药物作用方式等系统研究，为蒿甲醚用于预防血吸虫病的研究提供了实验依据；在血吸虫病原生物学与药物作用特点的基础上，密切结合防治实际，正确地选择动物模型，周密地设计研究，根据效果稳定、重现性好、安全、方便、可行等原则，优选出蒿甲醚预防日本、曼氏和埃及血吸虫病的人用剂量与方案。在湖沼型、大山区不同类型日本血吸虫病流行区，在与疫水接触后，以 6 mg/kg 蒿甲醚每隔 15 天服药 1 次。经过传播季节中 4700 余例的现场试验，人群的保护率达 60%～100%，且无急性血吸虫病发生。受试者无不良反应，服药依从性达 100%。在非洲现场，预防曼氏和埃及血吸虫病亦取得较好的效果（图 1、图 2）。

  该成果使血吸虫病防治技术有了重大突破，WHO 多次报道，并于 2001 年 1 月 29 日至 30 日在日内瓦召开"青蒿素类药物预防血吸虫病"专题会议。通过论证，对青蒿素类药物预防血吸虫病的推广应用提出了建议。

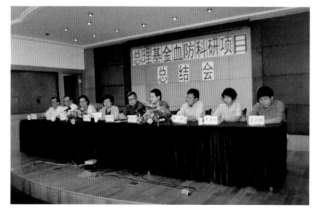

图1 1999 年总理基金血防科研项目总结会

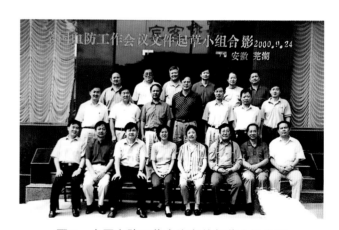

图2 全国血防工作会议文件起草小组合影

（本项目获 2001 年国家科学技术进步奖二等奖、
2001 年中华医学科技奖二等奖、卫生部科学技术进步奖二等奖）

攻关混配农药，保障人群健康

项目名称：混配农药中毒的防治研究

项目完成单位：中国预防医学科学院劳动卫生与职业病研究所、南京医科大学、北京大学第三医院、复旦大学附属华山医院、江苏省疾病预防控制中心、山东省劳动卫生职业病防治研究所、上海市疾病预防控制中心

项目完成人：何凤生、陈曙旸、黄金祥、孙金秀、吴宜群、鲁锡荣等

20世纪90年代，在我国农药中毒严重威胁人民的生命和健康。为了追求快速杀虫效果，农民经常将多种农药混合后施用，导致严重的健康危害。而且中毒患者的病情复杂，缺乏针对性的诊疗方案。针对这一重大需求，中国预防医学科学院职业卫生所领衔主持的国家"九五"攻关课题——"混配农药中毒的防治研究"在流行病学、混配农药毒代动力学、生物标志物和中间期肌无力综合征的诊断方面开展了深入研究，取得了国内外领先水平的成果。

研究发现并提出有机磷中毒中间期肌无力综合征（IMS）并被国际学术界广泛接受，根据研究结果提出的针对IMS的治疗方案在治疗患者和生命抢救中起到了重要作用。该研究针对中毒性周围神经病治疗中的困难积极探索使用多种神经营养因子的治疗方案，在解决患者疾苦中实现了科学上的创新。该研究在职业医学界产生了很大影响，对保障农药产业工人和农民的健康发挥了重要作用（图1、图2）。

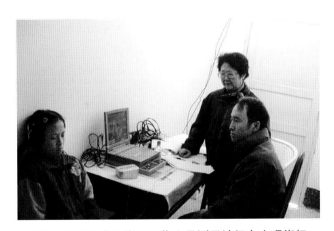

图1　何凤生院士指导工作人员测量神经电生理指标

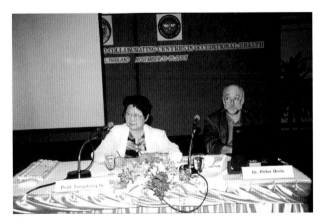

图2　何凤生院士主持国际会议

（本项目获2001年中华医学科技奖二等奖）

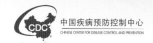

建立国家防制体系，科学精准施策，实现中国无脊髓灰质炎目标

项 目 名 称：中国实现无脊髓灰质炎——国家防制体系建立、策略研究与实施

项目完成单位：中国预防医学科学院、中华人民共和国卫生部疾病控制司

项目完成人：王克安、张礼璧、于竞进、张兴录、张荣珍、王钊、王晓军、朱徐、侯晓辉、徐涛、
吴沪生、迮文远、李杰、曹雷、王莉霞

　　脊髓灰质炎（简称"脊灰"）是曾在中国广泛流行并严重危害人民健康的一种传染病。1989、1990 年全国每年报告约 5000 例。1991 年，我国政府响应世界卫生组织（WHO）的倡议，对消灭脊灰的目标做出了政治承诺。本项目的成果有：①为了实现该目标，通过建立多学科、多部门间协调运行机制，首次建立了高质量的流行病学与病原学监测体系，以及与干预措施相结合、使用计算机联网通讯技术的急性弛缓性麻痹病例（acute flaccid paralysis，AFP）/脊灰监测系统，引入"高危地区"和"高危病例"概念，建立和完善了监测质量控制指标体系；②在统一病例定义的基础上，首创以县为单位开展病例主动监测和含"零"病例报告；③编制了国家标准的"脊髓灰质炎诊断标准及处理原则"；④建立了 WHO 认证合格的国家和省两级脊灰病毒实验室网络，以及中国本土脊灰病毒基因库；⑤创新建立了 ELISA 检测脊灰 IgM 和 IgG 抗体方法，用于血清学诊断和人群免疫水平调查；⑥首先报告了在自然界存在脊灰野病毒和疫苗的重组病毒，以及疫苗各型间的自然重组病毒，发现某些疫苗重组株毒力回升，在我国局部地区有循环，其流行病学意义引起国内外的关注；⑦同时，在国内首次将源于工业质量控制的批质量保证抽样（LQAS）方法应用于疫苗接种率评价（图1、图2）。

　　国家防制体系的建立、策略研究和实施，为中国实现无脊灰做出决定性的贡献，也为发展中国家消灭脊灰工作做出了榜样，极大提高了中国在国际上的地位和影响。中国实现的无脊灰目标，使成千上万的儿童免于致病、残疾或者早死，为国家、社会和个人减少了经济损失，其带来的经济和社会效益无法估量。

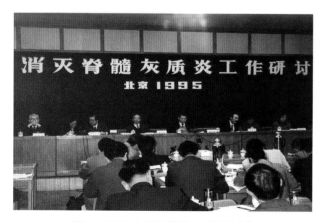

图1　1995 年消灭脊灰工作研讨会

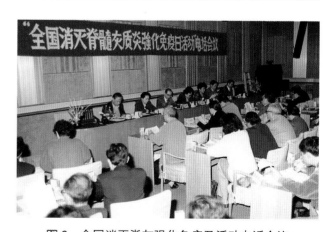

图2　全国消灭脊灰强化免疫及活动电话会议

（本项目获 2001 年中华医学科技奖一等奖）

系统探索我国O139群霍乱弧菌的分子特征，有力推动菌株分型与流行病学研究

项 目 名 称： 我国O139群霍乱弧菌的分子特征及分子流行病学研究

项目完成单位： 中国预防医学科学院流行病学微生物学研究所

项目完成人： 刘延清、刘彩莲、章丽娟、阚飙、段广才、祁国明、高守一、张拥军、曲梅、王世霞、于纪桂、邓训安、张远明、栗朝华、陈建平

　　本项目对 O139 群霍乱弧菌的霍乱毒素基因、溶原性噬菌体 CTXF（CTXphi）的其他基因、与毒力相关的毒素共调菌毛、神经氨酸酶、毒力表达调控等基因，以及荚膜、脂多糖和外膜蛋白等的形态、电泳图谱或相关的免疫原性进行了研究，发现了不编码霍乱毒素的 CTXF 基因组、编码毒素及三种抗生素抗性的噬菌体 CTAKF 以及 O139 菌株的 X 型菌毛。项目组利用脉冲场凝胶电泳分析染色体酶切图谱和多位点酶电泳等，结合分子生物学、群体遗传学和数值分类对 O139 群霍乱弧菌进行群体遗传学研究，研究毒力与毒力相关基因的相似性和遗传关系，揭示了 O139 群与 O1 群 El Tor 型菌株在遗传发生上关系密切，而与古典型相差较远，其他非 O1 群则表现了更广的多态性。项目组利用 16S、23S 核糖体基因分型以及 ctxAB、zot 基因及 RS 序列的染色体酶切杂交图谱分析，发现我国分离菌株遗传分化的多形性，以 16S 核糖体基因在染色体的限制性酶切片段多态性，将我国 O139 菌株分为 12 个型，并建立了分型方案。根据发生规模及菌株的遗传特征，我国 O139 群霍乱的疫情呈不相关的多点发生。

　　本项目对我国出现的 O139 群霍乱弧菌的细菌特殊结构、毒素和毒力相关基因以及菌株变异的分子流行病学进行了研究，在霍乱弧菌流行和菌株分化的分析中具有很大的应用价值（图1、图2）。

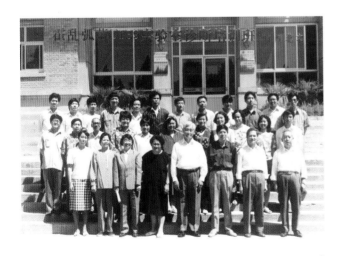

图1　O139 群霍乱弧菌实验室诊断培训班（前排左 4 刘延清，左 5 高守一）

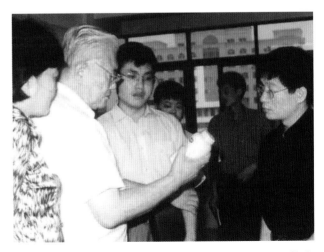

图2　高守一院士（左 2）和阚飙（左 3）赴广东疾控中心指导疫情防控工作

（本项目获 2000 年北京市科学技术奖二等奖）

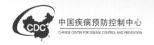

• 1999年科技成果 •

构建系列新型病毒载体，为基因治疗奠定基础

项 目 名 称：新型系列病毒载体的研制和应用

项目完成单位：中国预防医学科学院病毒学研究所

项目完成人：颜子颖、侯云德、舒跃龙、杨天忠、吴小兵、王晓丹、贡惠宇、乔健、姚二梅

本研究的成果有：

1. 将单纯疱疹病毒1型（HSV-1）扩增子载体应用微小病毒载体(AAV-2)包装系统，发明了一种既提供了 AAV 反式蛋白、又可充当辅助病毒的 HSV-1 混合毒种 dvHSV/AAV，以此混合毒株生产重组AAV。与常规方法相比，此法简便有效，重组 AAV 载体产生的滴度提高近 100 倍。

2. 构建了 EB 病毒复制子/ITR 缺失 AAV 基因组的嵌合质粒 pEB-AAV，简便地获得反式提供重组AAV 复制和包装蛋白的细胞系，有效地简化了重组 AAV 载体的生产系统，重组病毒产率提高 100 倍以上。

3. 在国际上首次提出一种由稳定携带多拷贝重组 AAV 表达质粒（含 EB 病毒复制子）的传代细胞系和 dvHSV-1/AAV 混合毒株组成的重组 AAV 产生方法，使大规模生产重组 AAV 成为可能。

4. 提出了 EB 病毒复制子载体在基因治疗中的可能应用。

5. 构建了肝癌细胞特异表达的 EB 病毒复制子表达载体 pEBAF，组建了一种可将外源基因特异导入肝癌细胞表达的肝导向性基因转移系统，有可能实现在不影响正常肝细胞功能的同时选择性杀伤肝癌细胞。

6. 利用 HSV-1 序列元件，构建的 HSV-1 载体可将外源基因导入神经系统稳定表达，有望应用于神经系统疾病的基因治疗（图1、图2）。

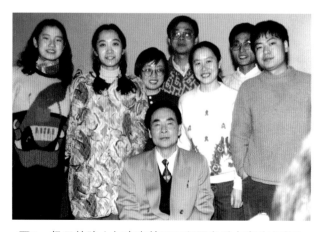

图1　侯云德院士与病毒基因工程国家重点实验室学生

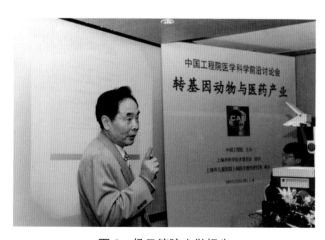

图2　侯云德院士做报告

（本项目获 1999 年国家科学技术进步奖二等奖）

测定我国痘苗病毒天坛株全基因组序列，
推动病毒学基础和应用技术研究

项 目 名 称：我国痘苗天坛株基因组一级结构的测定与分析及其应用
项目完成单位：中国预防医学科学院病毒学研究所
项目完成人：金奇、陈南海、侯云德

　　该项研究自1984年开始至今，对痘苗病毒天坛株（我国的疫苗株）全基因组进行了物理图谱的分析，在国际上首次阐明了完整的痘苗病毒基因组限制性内切酶 Hind Ⅲ 的物理图谱，建立了全基因组无性增殖系。在此基础上，完成了天坛株全基因组约19万碱基对的序列测定。这是我国生命科学领域至今完成的最大的完整生物体全基因组一级结构的研究，也是国际病毒学及相关领域中的一项重要成果。天坛株基因组结构的分析不仅进一步证实了痘苗病毒基因组的结构特点及规律，而且首次发现痘苗病毒不同株系在基因组一级结构上有重大变异。通过对病毒多肽的研究，我们在国际上首次提出病毒编码的血凝素属于免疫球蛋白超家族成员的观点，并发现病毒编码的 K2 多肽为丝氨酸蛋白酶抑制剂超家族的一个新成员等，有关痘苗病毒编码哺乳类动物蛋白的现象被国际病毒学界认为是当年病毒学研究的新进展之一。此外，项目建立并利用大肠杆菌中分离检测病毒启动子的系统开展了天坛株启动子的研究，并以血凝素为选择标记建立了一套痘苗病毒表达载体。上述结果在病毒基因表达调控机制、病毒与宿主相互作用的关系以及病毒作为基因工程载体等研究中发挥了最大的推动作用（图1、图2）。

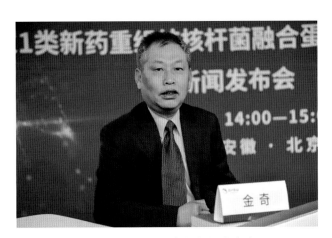

图1　金奇研究员参加新闻发布会

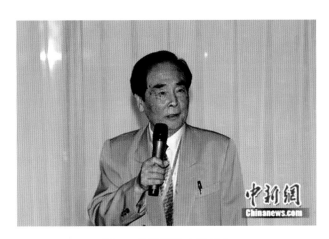

图2　侯云德院士做报告

（本项目获 1999 年国家自然科学奖四等奖）

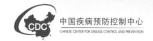

我国两株新虫媒病毒的分离及其全基因组序列测定与分析

项 目 名 称：我国两株新虫媒病毒的分离及其全基因组序列测定与分析
项目完成单位：中国预防医学科学院病毒学研究所
项目完成人：梁国栋、侯云德、李蕾、周国林、付士红

　　虫媒病毒由吸血昆虫传播，可引起严重的人畜共患疾病。该项研究从蚊虫发热患者的血清中分离到两株甲病毒科辛德毕斯病毒（XJ-160 病毒和 YN87448 病毒），并对这两株病毒进行了生物学特征及全基因组核苷酸序列分析。结果表明，XJ-160 病毒基因组核苷酸序列具有辛德毕斯病毒特征，但是与相关病毒核苷酸序列存在近 20% 的差异，提示为辛德毕斯病毒的可能新成员。YN87448 病毒对成年鼠无神经毒性，在神经毒性方面有差异。该项成果对研究病毒的分子流行病学、监测传染性病毒的基因变异以及我国病毒性疾病的防治等均具有重要意义（图1、图2）。

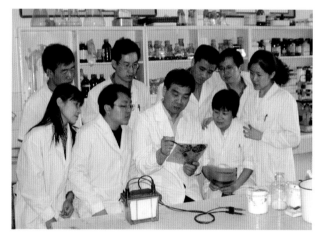

图1　梁国栋研究员与课题组人员在实验室工作讨论

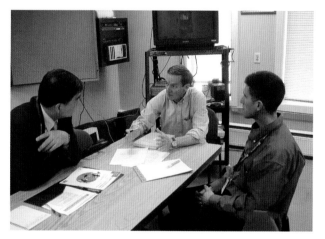

图2　梁国栋研究员与美国虫媒病毒专家交流

（本项目获 1999 年卫生部科学技术进步奖三等奖）

发现脊髓灰质炎疫苗自然重组株，研究表明现有疫苗依旧有效

项 目 名 称：在我国流行的脊髓灰质炎中发现脊髓灰质炎病毒Ⅰ型自然重组株
项目完成单位：中国疾病预防控制中心病毒病预防控制所
项目完成人：郑渡平、方肇寅、任斌、温乐英、章青、张振国、陈美光

  在进行我国脊髓灰质炎（简称脊灰）病毒Ⅰ型（PV1）野毒株的分子流行病学研究中，发现了一株由疫苗和野毒株遗传重组产生的自然重组病毒，进而建立了检测该重组病毒的RT-PCR方法，用于检测我国各地PV1分离株。结果表明该重组病毒在我国广为传播，流行地区包括内蒙古、山西、河北、河南、广东、福建、海南、陕西、青海和四川等。该重组病毒是目前发现的唯一重组位点在基因组编码病毒表面多肽区的PV自然重组病毒。我们采用一组抗PV1中和抗体分析了不同地区流行的65份重组病毒分离株，结果提示该重组病毒有自己较为稳定的新抗原特性，其毒力在RD细胞上比野毒株高半个滴度，交叉免疫保护试验表明由疫苗株刺激产生的抗体能中和该重组病毒，因此用OPV强化免疫能有效地阻断该重组病毒的传播（图1、图2）。

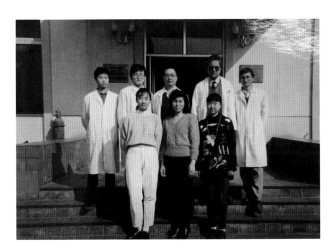

图1 脊髓灰质炎课题组

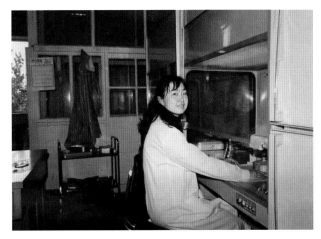

图2 项目工作人在实验室工作

（本项目获1999年卫生部科学技术进步奖二等奖）

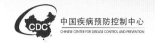
科研助力消除中国淋巴丝虫病

项 目 名 称：中国阻断淋巴丝虫病传播的策略和技术措施的研究

项目完成单位：中国预防医学科学院寄生虫病研究所、卫生部疾病控制司、山东省寄生虫病防治研究所、贵州省寄生虫病防治研究所、广西壮族自治区寄生虫病防治研究所、福建省寄生虫病防治研究所、湖北省医学科学院寄生虫病防治研究所、广东省寄生虫病防治研究所、四川省寄生虫病防治研究所、湖南省卫生防疫站、河南省卫生防疫站、上海市寄生虫病防治研究所、海南省热带病防治研究所、浙江省卫生防疫站、浙江省医学科学院寄生虫病研究所、江苏省寄生虫病防治研究所、江西省卫生防疫站、安徽省卫生防疫站

项目完成人：史宗俊、孙德建、徐淑惠、王兆俊、陶增厚、潘士贤、刘心机、张绍清、欧作炎、朱素贞、李庆俊、常江、吴让庄、邓珊珊、郑贤球

　　本项成果是在卫生部的领导下，经 40 多年几代人努力完成的。以淋巴丝虫病（以下称丝虫病）病原生物学特性为基础，通过对丝虫病传播动力学和传播阈值的研究，确立以消灭传染源为主导的防治策略，首次阐明防治后期残存低密度微丝蚴血症者在丝虫病传播上已无实际意义，首次提出我国的丝虫病阻断传播指征，并据以制订与之相应的科学技术措施。以上研究结果在我国实施，成功地阻断了丝虫病的传播，并在理论和实践上为全球消灭淋巴丝虫病提供了依据。具体表现为：①确立以消灭传染源为主导的丝虫病防治策略。②制订安全、易行、效果好的乙胺嗪药盐普服防治方案。③揭示防治后期丝虫病的传播规律，提出阻断丝虫病的传播指征。④建立纵向与横向相结合的主动监测系统。⑤根据有关研究结果，制订我国基本消灭和消灭丝虫病的标准以及与之相应的技术指标，以指导实现全国分阶段达到基本消灭（阻断传播）和消灭丝虫病的目标。

　　1997 年第五十届世界卫生大会通过 2020 年全球消灭淋巴丝虫病决议以来，我国防治丝虫病的策略、乙胺嗪药盐普服指施、阻断丝虫病传播指征以及监测系统等已被 WHO 有关的文件和技术方案所借鉴和采纳（图 1、图 2）。

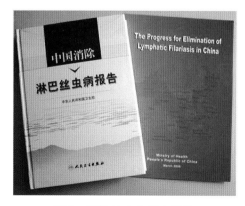

图1　消除丝虫病国家报告

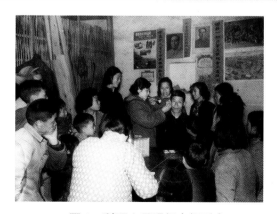

图2　科研人员现场夜间采血

（本项目获 1999 年卫生部科学技术进步奖一等奖、2000 年国家科学技术进步奖一等奖）

应用分子流行病学开展艾滋病研究

项 目 名 称：全国范围艾滋病病毒分子流行病学研究

项目完成单位：卫生部艾滋病预防与控制中心、新疆维吾尔自治区卫生防疫站、云南省卫生防疫站、四川省
　　　　　　　卫生防疫站以及其余27省、市、自治区卫生防疫站

项目完成人：邵一鸣、苏玲、邢辉、沈洁、孙新华等

　　本研究从 30 个省、市、区共发现了 A、B（欧美 B）、B'（泰国 B）、C、D、E 和 F 亚型共 7 种类型的 HIV-1 流行，说明我国已属于世界 HIV 亚型最多的国家之一。在三个主要亚型——B'（占 47.5%）、C（占 34.3%）和 E 亚型（占 9.6%）中，以 B' 亚型 HIV-1 的流行区域最广，几乎见于所有调查地区；C 亚型 HIV-1 主要分布于吸毒人群较多的云南、四川、新疆和西北地区；E 亚型 HIV-1 主要见于性传播较多的西南边境和东南沿海地区；其他少数亚型（A、D 和 F）则散布于我国有劳工输出的不同省份。

　　本研究根据 HIV 基因变异率与其流行时间成正比的关系以及各地区流行毒株间的亲缘关系，勾画出了 HIV-1 毒株在国内的传播路线并测算出除在我国云南流行已有 10 年左右外，其他地区的流行多在 3~5 年。研究还发现 B' 和 C 亚型 HIV-1 在我国流行中发生了重组，观察到 B'/C 重组株在由云南经四川、甘肃和宁夏向新疆的传播过程中逐步取代了父代 B' 亚型和母代 C 亚型 HIV-1 的重要现象。这一发现提示杂交后的重组病毒可能获得了某种传播优势。

　　调查结果填补了我国大部分地区 HIV 分子流行病学研究的空白，阐明了我国目前 HIV 感染的流行规律，研究达到了国际先进水平，其中观察到的 B'/C 重组毒株有加速流行的趋势属于国际上的新发现。

　　本研究一方面为国家艾滋病防治政策的制定提供了有重要参考价值的研究数据，另一方面又直接推动了我国流行株艾滋病疫苗的研究，并为国内 HIV 诊断试剂的更新换代提供了重要的技术资料（图1、图2）。

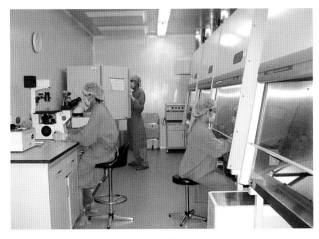

图1　实验现场

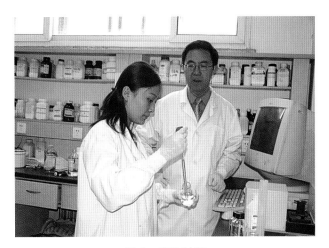

图2　实验过程

（本项目获 1999 年卫生部科学技术进步奖三等奖）

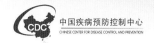
我国环境和人体五氯酚钠水平均低于国际水平

项 目 名 称：五氯酚钠对环境污染和人体健康影响研究

项目完成单位：中国预防医学科学院环境卫生监测所、四川省卫生防疫站、江苏省卫生防疫站、福建省卫生
防疫站、江西省卫生防疫站

项目完成人：郑星泉、冯亚平、江夕夫、吕华东、万勇、方亚群、李延平、黄心宜

　　五氯酚钠的长期使用会造成环境污染，生物及人体通过食物链受到暴露和影响。本研究首次在四川、江苏、福建及江西四省长期使用五氯酚钠的地区开展了涉及环境污染、人体健康、人体五氯酚总接触量和人体负荷的全面、综合系统调查研究。课题分成两个阶段，即预实验阶段和正式实验阶段。在完成"五氯酚生物监测规范"制定和试点调查的预实验基础上，在使用五氯酚钠已30多年、且目前仍继续使用的四川、江苏、福建和江西省的血吸虫疫区开展了本研究。研究采取了严格的质量保证措施，包括采用质控盲样考核，以保证所获结果的代表性和准确性。研究表明我国长期使用五氯酚钠灭螺，用药区与对照区相比已使水、土壤及食品受到污染，居民五氯酚钠的总接触量和人体负荷显著增加。但与国外资料比较，环境五氯酚钠水平均接近国外日常生活环境水平，远低于WHO建议的饮用水的安全限值和德国的食品标准；人群总接触量接近美国和德国居民的日摄取量的低值，为美国科学院推荐的ADI的1/30～400；人体五氯酚钠负荷量接近国外洁净区居民的负荷水。按目前血吸虫病防治规定的五氯酚钠使用剂量长期使用，该类杂质的土壤浓度及人体暴露量均低于美国环保局建议的安全标准（图1、图2）。

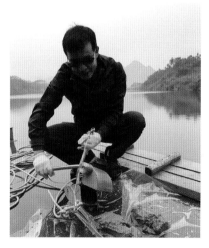

图1　采样调查

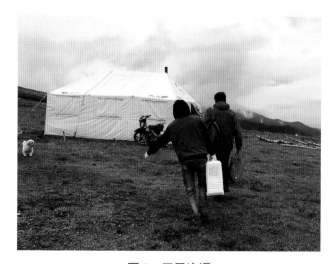

图2　开展流调

（本项目获 1999 年中华医学科技奖三等奖）

证实我国人、畜（牛、羊和猪等）皆有附红细胞体感染存在，临床上已开始认识此病

项 目 名 称：我国附红细胞体感染人畜的流行病学调查
项目完成单位：中国疾病预防控制中心传染病预防控制所、江苏省阜宁县卫生防疫站、河北省卫生防疫站、广东省南海市卫生防疫站
项目完成人：尚德秋、李兰玉、裴标、王书义、陆宙光

国外只在畜间有附红细胞体感染的零散报告，在人间并无报告。国内 20 世纪 80 年代初只有零散的畜间报告。1992 年，一位感染者上访卫生部，之后卫生部防疫司委托相关部门进行该项研究。目的是调查此病在我国人畜中是否存在，是国外输入的还是原有的，在人群中是如何流行的。通过联合江苏、河北、辽宁、湖北、新疆、甘肃、宁夏、广东以及广西等省、自治区开展流行病学调查，发现我国人、畜（牛、羊和猪等）皆有附红细胞体感染存在，但地区不同，感染率差别较大，人间也有此病，但发病率低；人群感染后与性别、年龄、职业关系不大，与健康状态有关；此病不是从国外输入的，而是原有的；此病因感染率高，发病率低，故无须投入大量人力和物力去防治，故可节省财力。因畜间有此病，为猪感染，故关系到我国的菜篮子工程（图 1、图 2）。

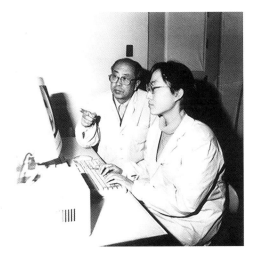

图 1　尚德秋研究员与科研人员交流

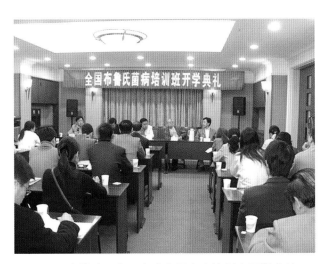

图 2　尚德秋研究员出席全国布病培训班开学典礼

（本项目获 1998 年卫生部科学技术进步奖三等奖）

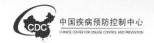
开展流行性出血热病毒分子生物学研究，为基因工程疫苗创造条件

项 目 名 称：流行性出血热病毒分子生物学研究及应用

项目完成单位：中国预防医学科学院病毒学研究所

项目完成人：1.杭长寿、李德新、梁米芳、石晓宏、张全福、霍子威、解燕乡

2.杭长寿、李德新、梁米芳、石晓宏、张全福

　　本项目从分子水平上阐述了病毒结构与功能的关系，不仅对于发展基因工程疫苗是必需的，而且对了解病毒的本质、继而对整个流行性出血热的研究都将起到推动作用。本项目的研究内容包括：①流行性出血热病毒的培养、纯化、基因克隆及分析。将76-118株M片段、S片段分别或联合在原核细胞、痘苗病毒和杆状病毒系统、哺乳动物细胞系中表达；②对流行性出血热病毒结构蛋白的分析和基因结构特征的研究。项目从流行性出血热病毒的基因克隆、核苷酸序列分析、基因表达及表达产物的检测纯化、病毒结构蛋白的分析和单克隆抗体抗原位点分析，进一步了解病毒的基因结构和功能尤其是生物学与免疫特性等的关系。本项目为基因工程疫苗的研究打下一定的基础并创造了条件，同时又加深了对流行性出血热病原学、流行病学、临床表现、发病机制及实验诊断等方面的认识和研究。项目将某些分子生物学技术，如核酸探针和RT-PCR等用于实际工作及研究，提高了我国整个流行性出血热研究的水平，具有重要的理论和实际意义（图1、图2）。

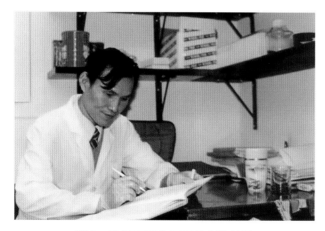

图1　杭长寿研究员记录实验结果

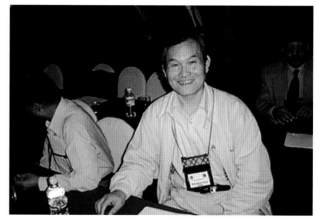

图2　杭长寿研究员参加国际会议

（本项目获1998年卫生部科学技术进步奖二等奖、1999年国家科学技术进步奖三等奖）

分析沙眼衣原体感染特点及MOMP基因变异，为临床治疗和疫苗研发提供线索

项目名称：泌尿生殖系统和呼吸系统沙眼衣原体MOMP基因全序列分析、基因型及分子流行病学

项目完成单位：中国预防医学科学院病毒学研究所、广东省老年医学研究所、中山医科大学

项目完成人：汪玎妍、侯云德、罗宪玲、杨新科、郭辉玉

　　本研究从分子水平确定了我国沙眼衣原体感染的流行趋势，以及慢性感染、混合感染和重组感染的机制；确定了我国沙眼衣原体泌尿生殖系统感染以 E 型为主，提示呼吸系统感染可来源于患者本身的眼部感染及泌尿生殖系统感染。两个代表株主要外膜蛋白（MOMP）序列与 L2 型的序列十分接近，突变发生于 VD 区，多为非同义突变，均导致氨基酸置换。发生于保守区的突变多为沉没突变，亦有非同义突变。呼吸系统沙眼衣原体感染可从眼部及泌尿生殖系统感染而来，泌尿生殖系统沙眼衣原体感染的重要途径为性传播，由两个型别沙眼衣原体的重组感染或混合感染可能是导致沙眼衣原体慢性感染迁延不愈的原因之一。本研究确定了沙眼衣原体的感染特点及 MOMP 基因的变异状况，其成果可成为临床防治及疫苗研制的实验依据（图 1、图 2）。

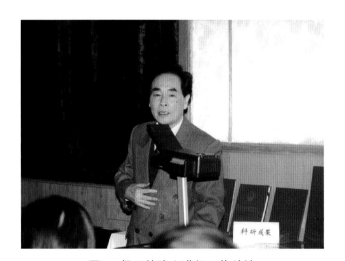

图1　侯云德院士进行工作总结

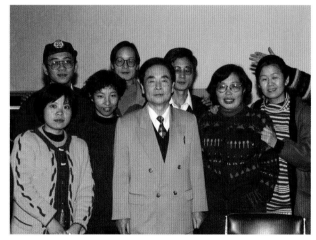

图2　侯云德院士与基因室工作人员和学生

（本项目获 1998 年卫生部科学技术进步奖三等奖）

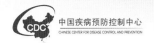
研发新型病毒表达载体和基因转移系统，使基因治疗成为可能

项 目 名 称：疱疹病毒科基因元件的研究开发和利用
项目完成单位：中国预防医学科学院病毒学研究所
项目完成人：颜子颖、侯云德、舒跃龙、杨天忠、吴小兵、王晓丹、贡惠宇、乔健、姚二梅、梁国栋

　　Ⅰ型疱疹病毒（HSV-1）具有嗜神经细胞的特点，可经神经细胞的突触顺行或逆行传播，并能在神经元中建立稳定的隐性感染而不影响神经细胞的功能。因此，HSV-1 有望用作将外源基因导入神经细胞的新型病毒载体。EB 病毒可感染人 B 细胞，在体外能转化人 B 细胞使之永生化。利用 EB 病毒构建的 EB 病毒复制子载体是一种原核及真核细胞穿梭质粒，能以较高的转染频率导入细胞并表达，在染色体外以附加子的形式存在并自主复制，插入高达几十 kb 的外源基因也不影响附加子的特性，具有很大的插入容量，是基因治疗中荷载外源基因的理想候选者。

　　该项研究开发的新型表达载体及安全有效的基因转移系统是基因治疗的技术基础，项目以疱疹病毒科分子生物学最新研究进展为基础，采用基因工程技术，利用 HSV-1 和 EB 病毒基因组序列元件，构建新型病毒表达载体和基因转移系统，以 EB 病毒复制子载体为基础的非病毒靶向基因转移系统，可感染神经系统的 HSV-1 载体以及产生重组 AAV 载体的新方法，并探索其在基因治疗中应用的可行性。该项研究是具有自主知识产权的新型病毒表达载体和基因转移系统，为基因治疗的应用研究提供了技术支撑（图1、图2）。

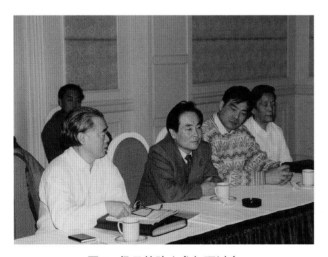

图1　侯云德院士参加研讨会

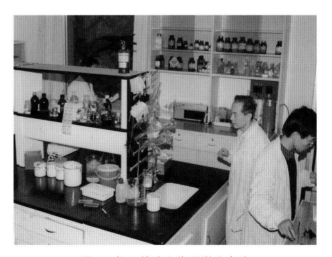

图2　侯云德院士指导学生实验

（本项目获 1998 年卫生部科学技术进步奖一等奖）

查明皮肤利什曼病在新疆克拉玛依地区的流行规律

项 目 名 称：新疆克拉玛依地区皮肤利什曼病的研究
项目完成单位：中国预防医学科学院寄生虫病研究所、新疆地方病防治研究所、新疆石油管理局总医院
项目完成人：管立人、瞿靖琦、杨元清、许永湘、左新平、王革、任灏远

本项目采用流行病学、临床及病理、病原生物学以及免疫学等多学科的方法，对新疆克拉玛依地区的皮肤利什曼病（cutaneous Leishmaniasis, CL）进行研究，首次证实当地有 CL 流行。1992—1994 年的患病率为 1.0%～1.6%。从非流行区移居当地不足 2 年的人群，其患病率远较移居当地 2 年以上和当地出生的人群为高。CL 的临床表现主要有丘疹、斑块、溃疡以及结节性痒疹样 4 种皮损类型，分别具有不同的组织病理学特征。经利什曼原虫的 DNA 基因型分析，表明 CL 原虫与婴儿利什曼原虫的同源性大，而与热带利什曼原虫及都兰利什曼原虫的 DNA 杂交图谱有较大的差异。CL 患者的皮损经一次液氮冷冻治疗即迅速消失，但 2 年后在原皮损部位皮肤组织切片中仍可查见少量利什曼原虫。按 WHO(1990) 确定利什曼病媒介的标准，采用昆虫生态学、利什曼原虫与昆虫宿主的相容性以及对白蛉自然感染的利什曼原虫的 DNA 基因型分析和 McAb 检测，确认硕大白蛉吴氏亚种是 CL 的传播媒介（图1、图2）。

本研究成果为在新疆、内蒙古阿拉善盟及甘肃河西走廊地区开展对 CL 分布的调查提供了较为成熟的方法，为国际上进一步开展对由婴儿利什曼原虫引起的 CL 及其媒介白蛉的研究提供了丰富的、具有重要参考价值的科学资料。

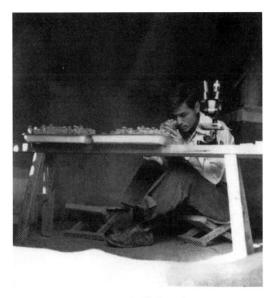

图1　现场媒介调查

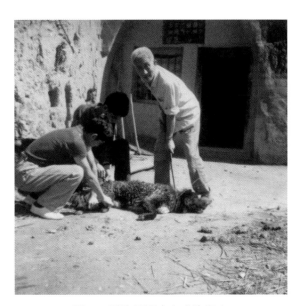

图2　利什曼原病虫感染调查

（本项目获 1998 年卫生部科学技术进步奖二等奖、1998 年中华医学科技奖二等奖）

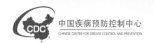

采用国际通用"三点式嗅袋法"评价恶臭污染浓度

项 目 名 称： 确定恶臭污染企业卫生防护距离的方法研究
项目完成单位： 中国医学科学院卫生研究所、四川省卫生防疫站
项 目 完 成 人： 邵强、洪燕峰、付文召

　　本项目是中国医学科学院卫生研究所与四川省卫生防疫站在 20 世纪 90 年代初合作共同研发的课题。该课题在环境所有关专家的指导下，以四川缫丝厂现场为研究对象开展了大规模的现场测试。该课题没有采用常规"化学法"对恶臭污染物浓度进行测试，而是首次采用了国际通用的"三点式嗅袋法"评价恶臭污染浓度。实践证明，该方法比常规"化学法"测试的恶臭污染物浓度更符合人们对环境要求的实际状况。在广泛深入的现场调查与实测基础上，根据《制定地方大气污染物排放标准的技术方法》(GB/T 13201-91) 中推荐的估算方法确定恶臭污染企业卫生防护距离。该方法的建立为一系列恶臭污染企业，如肉类联合加工厂、火葬场、制革厂及制胶厂卫生防护距离的研制奠定了基础 (图 1、图 2)。

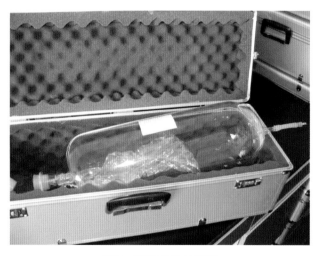

图 1　现实验样品测定

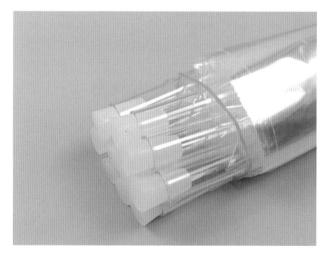

图 2　实验用具

（本项目获 1998 年四川省科学技术进步奖三等奖）

低毒高效天坛株痘苗病毒高效表达载体及其应用

项 目 名 称：天坛株痘苗病毒高效表达载体的研究及其应用

项目完成单位：中国预防医学科学院病毒学研究所

项目完成人：阮力、朱既明、曹旭、徐水婵、杨克俭、娄元梅、陆柔剑、郭可骞、侯云德、谷淑燕

    本项目使用我国痘苗病毒天坛株，通过对其生物学和分子生物学的大量研究，构建成功了可用于外源基因表达和重组疫苗研究的基因工程高效表达系统。主要研究内容包括：①从天坛株痘苗病毒中分离了四种不同类型的启动子 (P11、P7.5、P25 和 PJ6R)，人工合成了一种强晚期启动子；②对天坛株痘苗病毒 8 个非必需区的生物学及分子生物学性质进行了研究；③在上述研究基础上，结合标记基因的使用，构建了 20 余种具有不同用途的表达载体。使用该系统，本项目已表达了 20 余种重要外源基因，构建了 40 余株重组痘苗病毒，包括构建成功低毒高效的非复制型天坛株重组痘苗病毒以及针对甲肝病毒、乙肝病毒、麻疹病毒、EB 病毒、疱疹病毒和呼吸道合胞病毒等 8 种可用于人体免疫观察的重组疫苗株，并已完成了包括毒力及动物免疫效果等数十项的鉴定研究，其中针对甲肝病毒、乙肝病毒、麻疹病毒和 EB 病毒的 5 种重组疫苗株已经卫生部药政局批准进行了小量人体免疫观察。本项目已发表论文 30 余篇。该载体系统已被提供给国内外 20 余家研究和生产单位，获得了重要的研究结果，促进了我国以病毒为载体的基因工程研究的发展，取得了重要的社会效益和经济效益（图 1、图 2）。

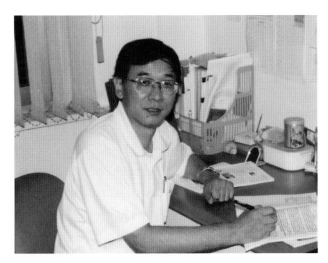

图1　本项目第一完成人阮力

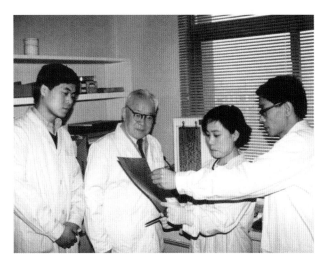

图2　本项目主要完成人阮力、朱既明与课题组工作人员讨论工作

（本项目获 1997 年国家科学技术进步奖二等奖）

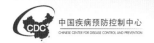
EB病毒感染导致鼻咽癌的分子机制研究

项 目 名 称：EB病毒在鼻咽癌细胞的存在及其与促癌物在鼻咽癌发生中的协同作用

项目完成单位：中国预防医学科学院病毒学研究所、第四军医大学西京医院

项目完成人：1. 曾毅、滕智平、刘振声、李保民、纪志武、刘彦仿、苏玲
2. 曾毅、滕智平、刘振声、李保民、纪志武

本项目将 EB 病毒受体转染至人胚胎肾永生 293 细胞，然后用 EB 病毒感染此 293 细胞，有 EB 病毒抗原表达及 EB 病毒 DNA 存在。将此 EB 病毒感染的 293 细胞移植至裸鼠，在促癌物作用下能诱发低分化癌，这是首次证明完整 EB 病毒能诱发永生化癌变。完整 EB 病毒能诱发人鼻咽癌。用 EB 病毒感染人胎鼻咽部组织，并接种于裸鼠，每周注射促癌物 TPA，能诱发 T 细胞和 B 细胞淋巴瘤；同时注射 TPA 和丁酸能诱发未分化鼻咽癌。在癌变细胞中可以发现 EB 病毒的 DNA，其 LMP1 基因序列与 B95-8 基因序列相似。这是首次证明完整 EB 病毒能感染人鼻咽部上皮细胞并在促癌物协同下诱发癌变，是证明 EB 病毒在人鼻咽癌发生中起重要作用的直接证据（图 1、图 2）。

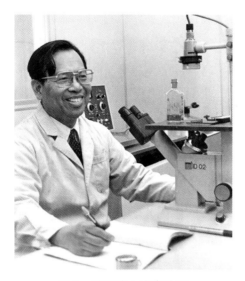

图 1　曾毅院士在实验室

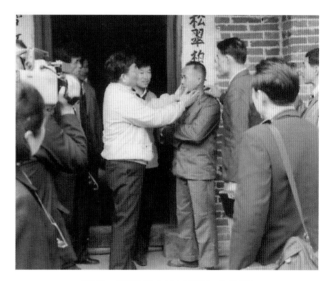

图 2　曾毅院士在广西入户考察

（本项目获 1997 年卫生部科学技术进步奖二等奖、1998 年国家科学技术进步奖三等奖）

流行性感冒病毒抗原性变异规律研究中的新发现

项目名称：流行性感冒病毒抗原性变异规律研究中的一些新发现

项目完成单位：中国预防医学科学院病毒学研究所、广东省深圳市卫生防疫站、湖北省武汉市卫生防疫站、
美国疾病预防控制中心流感部

项目完成人：郭元吉、王敏、程小雯、刘传楠、徐西雁

本项目的研究成果为流感防控策略的制订提供了依据，详见以下内容。

1. 发现我国为流感病毒新变异株的多发地。1988—1997年，WHO每年所推荐的流感病毒疫苗中至少50%为我国国家流感中心所提供，表明我国国家流感中心在国际流感防控中做出了贡献，在我国搞好流感监测以及建立流感监测网中具有重大意义。

2. 发现我国南北方地区在流感流行规律上存在明显的差异。通常情况下，北方每年仅有一个冬季活动高峰，而南方有冬季和夏季两个高峰，有时夏季高峰超出冬季高峰。这个发现对我国流感预测预报和制定防控措施均具有重大的意义。

3. 发现H3N2亚型毒株新变种在猪群中的更迭是随着人群中的更换而发生的，表明猪群中H3N2毒株是来源于人的毒株，而不是相反。猪的寿命很短，不存在猪群免疫压力造成新变异株出现的情况（图1、图2）。

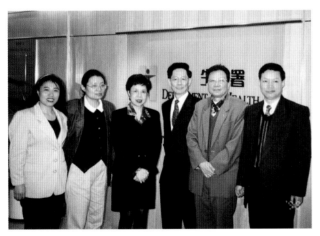

图1　1998年郭元吉研究员参与港粤两地专家H5N1亚型禽流感病毒防控经验交流

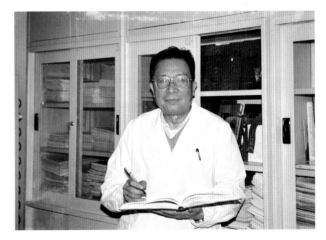

图2　郭元吉研究员在实验室

（本项目获1997年卫生部科学技术进步奖三等奖）

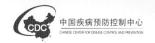
中华按蚊为媒介地区疟疾监测方案进一步得到完善

项 目 名 称：中华按蚊为媒介地区疟疾防治后期流行病学新特点和监测方案研究
项目完成单位：中国预防医学科学院寄生虫病研究所
项目完成人：汤林华、钱会霖、郑香、罗曼珍、周水森、崔钢

　　我国疟疾经过 40 年的防治，至 1989 年已有 2576 个县（市）9.85 亿人口地区的发病率降至 1% 以下，尤其以中华按蚊为媒介地区，疫情继续稳定下降，流行态势发生明显改变，但常规监测措施费用多、工作量大且难以长期坚持。为此，本项目采用寄生虫学、血清学、媒介生物学及卫生经济学等多学科方法，调查该类地区疟疾防治后期流行病学新特点，并探索经济、可行的简化监测方案。本项目在国内首次应用基本繁殖率评估中华按蚊的传播潜势，以输入继发病例与输入病例之比计算疟疾传播指数以评价传播强度，用综合效果指数评价监测方案的费用及效果。

　　研究发现，我国以中华按蚊为媒介地区疟疾防治后期表现为以下流行病学新特点：疟疾传播率低，疫情稳定下降；以输入病例为主，但很少引起传播；疫点散在分布，现症患者典型临床症状的比例升高等。中华按蚊的人血指数和媒介能量均较 20 世纪 70 — 80 年代明显降低，基本繁殖率已降至临界值 1.0 以下，该类地区媒介传疟潜势已处于较低水平。根据流行病学新特点和上述结果，提出以下新观点：这类地区的监测措施以临床初诊为疟疾和疑似疟疾的两类发热患者作为血检对象，年血检率为 0.3%，可以简化流动人口的疟疾管理和疫点处理。推广应用上述简化监测方案，每年将节省大量人力和 4110 万元抗疟经费（图 1、图 2）。

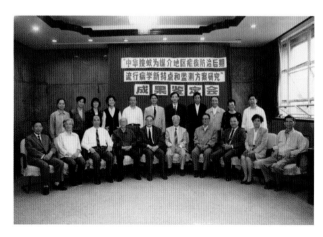

图 1　中华按蚊为媒介地区疟疾防治后期流行病学新特点和监测方案研究

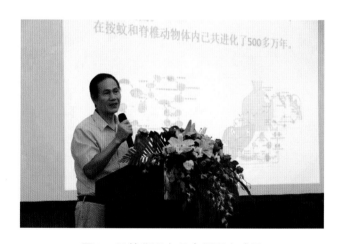

图 2　汤林华研究员介绍研究成果

（本项目获 1997 年卫生部科学技术进步奖二等奖、1998 年国家科学技术进步奖三等奖）

多单位联合，出台大山区血吸虫病防控对策

项目名称：控制和阻断大山区血吸虫病流行对策

项目完成单位：中国预防医学科学院寄生虫病研究所、四川省医学科学院寄生虫病研究所、云南省血吸虫病防治研究所、云南省巍山县血吸虫病防治站、四川省西昌市血吸虫病防治站

项目完成人：郑江、辜学广、邱宗林、李兴加、陈建勋、许发森、杨寿鼎、文松、殷关林、梁松、杨文胜、赵文贤、左希芬、赵联国、彭忠惠

本课题为国家"八五"重点攻关科研项目。本研究在流行病学调查研究的基础上，首次应用生物—心理—社会医学模式制定了以化疗及健康教育为主、重点环境灭螺杀蚴的针对性防治对策为辅的综合型防治措施。经在有代表性的川兴村（高原平坝型）和中和村（高原峡谷型）4年防治，取得了显著的防治效果。具体表现为：

制定了高原峡谷地区以牛、平坝地区以人化疗为主的方案；制定了在6月、10月两个感染高峰后1个月各化疗1次的方案，提高了化疗控制传播的效果；首次发现大山区血吸虫病患者有明显的家庭聚集性，采用以家庭为单位的人畜扩大化疗方案，节约了大量药物；首次阐明了钉螺和感染性螺的分布特点，建立了危险环境中简便、有效的评价方法，为重点灭螺和灭蚴指明了方向；系统调查了居民对血吸虫病的认识、态度及健康教育需求，采取针对性的健康教育方案，减少了感染；创立了血吸虫病防治效果综合评价体系，以费用效果平均指数来评价防治经费使用的合理性；揭示了大山区有螺无病地区在一定条件下，只要有足够数量的传染源，即可成为新的流行区；阐明了云南巍山、洱源两县居民的血吸虫病感染率随着家畜数量增多和家畜血吸虫病感染率的增加而增加；初步建立了日本血吸虫病的地理信息系统（图1、图2）。

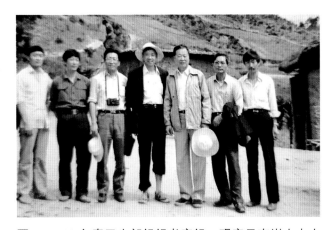

图1 1989年春卫生部组织考察组，观察云南巍山大山区血吸虫病防治与科研工作

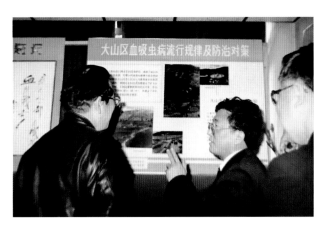

图2 1992年12月17日，国务院副秘书长徐志坚参观大山区课题展板，郑江介绍研究进展

（本项目获1997年卫生部科学技术进步奖二等奖、1998年国家科学技术进步奖二等奖、1998年中华医学科技奖二等奖）

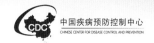

科学捕捉酵米面中毒元凶，健全标准有效防控，保障生命安全

项 目 名 称：椰毒假单胞菌酵米面亚种食物中毒病原及预防的研究

项目完成单位：1. 中国预防医学科学院营养与食品卫生研究所

2. 中国预防医学科学院营养与食品卫生研究所、卫生部食品卫生监督检验所

项目完成人：孟昭赫、刘秀梅、王淑真、胡文娟、白竟玉、文卫华、杨宝兰

本研究确证了我国酵米面、变质银耳及多种自制淀粉类发酵食品食物中毒的病原，即椰毒假单胞菌酵米面亚种及其毒性代谢产物——米酵菌酸。本研究在对病原菌的鉴定和检测，米酵菌酸的鉴定、检测和去毒，食物中毒诊断、污染监测及预防对策等领域持续进行了 10 年系统研究，明确了椰毒假单胞菌酵米面亚种（*Pseudomonas cocovenenans subsp. farinofermentans*，简称椰酵假单胞菌）的系统分类学地位；研究了菌体抗原结构，发现 O-Ⅰ共同因子和 6 种型特异性因子（依次命名为 O-Ⅲ、O-Ⅳ、O-Ⅴ、O-Ⅵ、O-Ⅶ和 O-Ⅷ），并获得相应的 PcAb 或 McAb；研究了米酵菌酸的产毒机制和去毒方法，从理论和实践中获得了充分的科学依据。椰毒假单胞菌酵米面亚种的标准化检验方法（GB/T4789.29-94）、银耳卫生标准（含米酵菌酸的限量标准及检测方法，GB11675-89）以及椰毒假单胞菌酵米面亚种食物中毒诊断标准及处理原则 (WS/T 12-96) 的颁布实施，为我国该类食物中毒的正确诊断及预防监测提供了科学的执法依据。针对在我国 16 个省流行、死亡率高达 40%～100% 的食物中毒的情况，本研究从病原的基础理论、检验方法及诊断和预防对策等方面进行了全面、系统的综合性研究，研究成果已在我国食品卫生领域广泛推广应用，并被编入权威专业书籍和大学教材（如《中国大百科全书·现代医学卷》）。据统计，该食物中毒年发病率和死亡人数均较 85 年以前下降 80% 以上，充分体现了预防工作的科学性，为贯彻"以预防为主"的卫生方针、保障人民的生命与健康做出了重大贡献（图 1、图 2）。

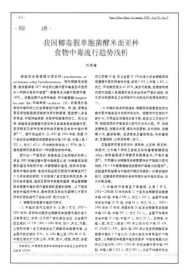

图 1　科研论文

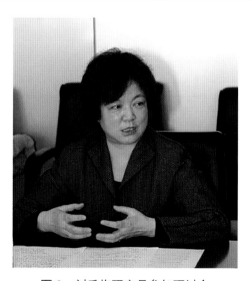

图 2　刘秀梅研究员参加研讨会

（本项目获 1997 年国家科学技术进步奖三等奖、1996 年卫生部科学技术进步奖二等奖）

通过对炭疽高发省（区）的监测，基本调查清楚
我国炭疽发生的流行规律和动态趋势

项 目 名 称：我国炭疽高发省（区）监测与控制研究
项目完成单位：中国预防医学科学院流行病学微生物学研究所
项目完成人：梁旭东、李爱芳、马凤琴、肖东楼、俞东征

本课题选择我国炭疽高发的西藏、新疆、云南、甘肃、广西、四川、内蒙古、贵州、山西、湖南和青海共 11 省（自治区）开展监测工作。通过对流行病学、病原学、血清学、外环境污染和分子流行病学等方面的调查研究，基本摸清了我国炭疽发生的流行规律和动态趋势，并在国内首先应用分子生物学技术开展了我国炭疽杆菌分子流行病学的分型及研究。首次建立和推广应用 PCR 和基因探针等分子生物学的快速诊断技术，研制出分离选择性鉴别培养基并在基层推广应用，开展了炭疽杆菌生态学的研究和探讨。在炭疽高发省（区）通过制定和执行各项炭疽防控措施，有效地促进了我国炭疽防控技术水平的提高（图 1、图 2）。

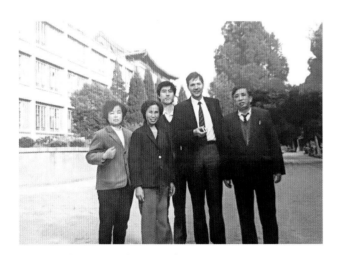

图 1　邀请 WHO 炭疽项目负责人 Dr. Peter C. B. Turnbull 访问我所

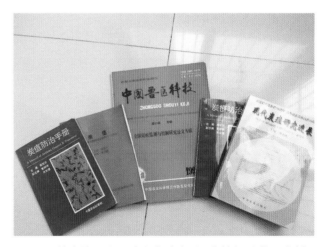

图 2　首次编写出版《炭疽防治手册》等相关学习资料

（本项目获 1996 年卫生部科学技术进步奖三等奖）

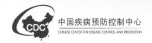

成功构建表达载体pBV220/221，广泛用于细胞因子研发

项 目 名 称：一组通用性温控型大肠杆菌高效表达载体的组建及其应用
项目完成单位：中国预防医学科学院病毒学研究所
项目完成人：张智清、侯云德、李福胜、金冬雁、金奇、李玉英

　　用原核细胞生产多肽药物的关键是要有高效的原核表达载体，使外源基因能转送到细菌细胞内并获得高效表达。我们采用DNA重组技术和人工合成DNA的方法组建了一组通用性较强的、可温控的、可表达非融合蛋白的高拷贝高效表达载体pBV220系列。其特点是集CIts857调控基因与PRPL启动子为一体，以便于转化多种菌株；具有最佳的SD序列；便于插入外源基因的多克隆位点以及较高的转录终止信号。这一高效表达载体在国内已推广使用。外源基因的表达量一般可达菌体总蛋白的20%～60%，达到目前国际上最好水平。采用这一载体已成功地高效表达了人的多种干扰素、人的肿瘤坏死因子以及人IL-2、IL-4、IL-6、IL-8、GM-CSF等多达几十种具有重要经济价值的多肽，其中人2a型干扰素、人白细胞介素2及人GM-CSF均已通过中试，人乙型肝炎病毒核心抗原及e抗原等诊断试剂也已推广使用。由此可见，由我国自建的大肠杆菌高效表达载体pBV220系列的确是一种通用性强、具有重大经济效益的载体系统（图1、图2）。

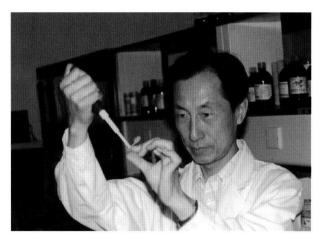

图1　张智清研究员在实验室工作

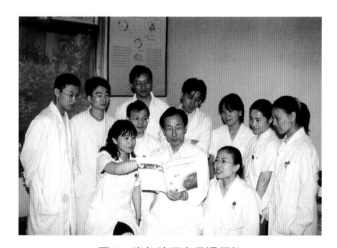

图2　张智清研究员课题组

（本项目获1996年国家技术发明奖三等奖）

发现大肠杆菌增强子样序列，应用于药物研发

项 目 名 称：大肠杆菌增强子样序列的发现及其在医学基因工程中的应用

项目完成单位：中国预防医学科学院病毒学研究所

项目完成人：吴淑华、潘卫、谢明、薛水星、韩峰、张丽兰、万晓余、刘哲伟、侯云德

　　增强子是真核基因表达调节中的一个必需的元件，但是，在原核细胞中究竟有无调节基因转录的增强子序列，本工作开始时尚无定论。1984 年我们首先发现 SV40 Hind Ⅲ B 片段能在大肠杆菌系统增强人 α、β 干扰素 cDNA 的表达，随后相继发现痘苗病毒 Hind Ⅲ K 片段、RSVG 片段、HPV-6b 和 HPV 16URR 等病毒序列以及从大肠杆菌染色体 DNA 中克隆的 M 序列及 X 序列在大肠杆菌中均有明显的增强子样效应，其增强效应发生在转录水平，从而肯定了原核细胞中确实存在类似于真核系统的增强子样序列。我们根据这一原理，重建了原核表达载体，采用大肠杆菌增强子样序列，构建了两类表达载体——pBV321 和 pBV324。前者带 X 片段，后者为 M 片段，并提高了 Hu IFNα、β、γ 和 TNF-α 的表达水平，从而验证了原核增强子理论。目前已有 4 家生产单位采用我们的增强子载体表达的人 α1b 型、α2a 型及 α2b 型干扰素菌种，进行中试或生产。大肠杆菌增强子样序列为我国首先发现，它对新型药物及疫苗的研制具有重大的理论意义和实用价值（图 1、图 2）。

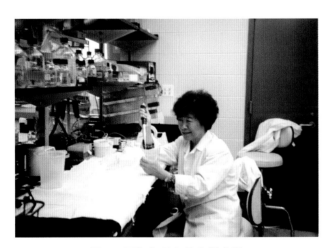

图 1　吴淑华研究员在做实验

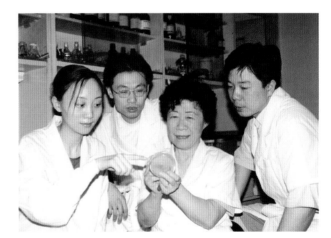

图 2　吴淑华研究员指导学生

（本项目获 1996 年国家科学技术进步奖二等奖）

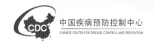
研发成功基因工程人γ型干扰素，获得新药证书

项目名称：基因工程人γ型干扰素的研制、中试生产及临床应用

项目完成单位：中国科学院上海生物化学研究所、中国预防医学科学院病毒学研究所、卫生部上海生物制品研究所、第二军医大学生物化学与分子遗传研究所、复旦大学遗传所

项目完成人：侯云德、刘新垣、童葵塘、陆德如、王启松、张智清、王子轩、陈国富、宋一鸣

  人γ干扰素在临床上用于治疗类风湿性关节炎，还具有抗病毒和抗肿瘤作用。该成果采用2条技术线路在大肠杆菌中高效表达了人γ干扰素。一是采用全人工合成人γ干扰素基因，改变基因密码子，使IFN-γ的表达水平达到菌体总蛋白的60%~80%；二是将天然基因修饰，适当增加其cDNA 5'端的A+T含量以利于表达，同样获得高效表达，在上述研究的基础上建立了简单而高效的实验室水平分离、纯化基因表达产物的工艺。在中试期间，优化了发酵条件，改进了复性方法，提高了产品的产量和质量。产品质量在20多项指标上均符合国家要求，达到国际水平。1994年8月，经新药评审委员会评议通过进行中试生产，之后又经新药评审委员会批准进行临床Ⅰ、Ⅱ期试验。有一组试验经15家临床单位443例患者的严格对比临床观察，证明国产人γ型干扰素治疗类风湿性关节炎的有效率达66.2%，治疗异位性皮炎的有效率达75%。另一组试验用双盲法治疗了300例类风湿性关节炎患者，结果表明疗效显著，5个月的疗效为63.7%，8个月的疗效为78.7%。注射用重组干扰素在1995年获得卫生部新药证书，已形成年产值近亿元和4000万元新增利税的生产规模（图1、图2）。

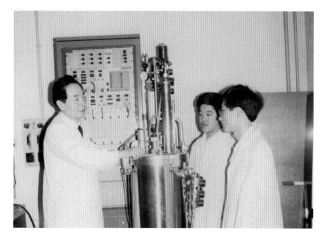

图1　侯云德院士指导学生

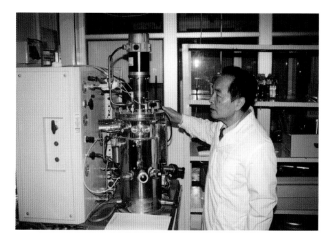

图2　侯云德院士在实验室工作

（本项目获1996年国家科学技术进步奖二等奖）

鼻咽癌易感基因研究

项 目 名 称：遗传因素、环境因素及EB病毒在鼻咽癌发生中作用的研究

项目完成单位：中国预防医学科学院病毒学研究所、广西壮族自治区人民医院、广西壮族自治区梧州市肿瘤研究所、广西壮族自治区苍梧县鼻咽癌防治所

项目完成人：曾毅、纪志武、陆圣经、钟建明、邓洪

　　本项目的成果有：①检测家庭2例以上鼻咽癌患者的父母、兄弟、姐妹、子女及本人的人白细胞抗原（human leukocyte antigen，HLA），首次在国际上证明鼻咽癌患者存在与HLA连锁的鼻咽癌易感基因；②研究了环境因素和促癌物质与鼻咽癌的关系；③建立了免疫酶法，用以检测人血清内的病毒壳蛋白IgA抗体和病毒早期抗原IgA抗体，作为血清学诊断鼻咽癌的指标；④在国际上首先建立了鼻咽癌传代细胞株并在其中检测出EB病毒的EBNA-1和LMP；⑤根据实验室和现场研究结果，在国际上首先提出鼻咽癌的发生以遗传因素为基础、环境因素协同、EB病毒感染起重要作用的假说（图1、图2）。

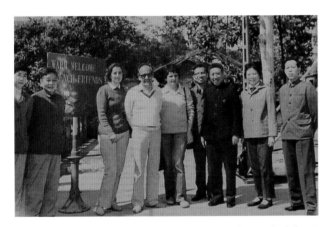

图1　1978年法国科学院DeThe研究员（左4）在梧州市卫生局车轰局长（右3）和曾毅研究员（右4）陪同下考察梧州筹建鼻咽癌防治研究现场工作

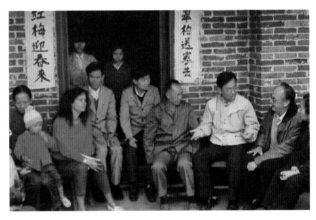

图2　曾毅研究员（右3）与法国科学院DeThe研究员（右2）钟建明医师（右5）到苍梧县下郢乡了解鼻咽癌病人的情况

（本项目获1996年国家科学技术进步奖三等奖）

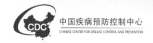
建立和应用四种肠传病毒的分子检测方法

项目名称： PCR方法在肠传病毒检测中的应用

项目完成单位： 中国疾病预防控制中心病毒病预防控制所

项目完成人： 方肇寅、温乐英、王秋红、晋圣瑾、任斌

    该项目根据不同病毒样品的特点，建立了巢式PCR检定轮状病毒的血清型（G）和基因型（P），并与单抗的分型方法进行了比较，发现关键是在采用玻璃珠吸附洗脱纯化病毒核酸；建立了抗体捕捉PCR（AC/PCR）检定环境样品中甲肝病毒污染，其创新点是从贝肉中将极少量污染病毒浓集，并使多步反应集中在一个小管内完成，从而避免了微量核酸的丢失和污染；建立了RT/PCR方法用于检测脊髓灰质炎病毒野毒株，设计了特异的寡核苷酸引物；建立和应用RT/PCR结合电镜和核苷酸测序发现诺瓦克样病毒的感染和传播。上述PCR技术已在国内推广普及（图1、图2）。

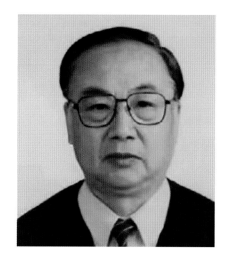

图1 方肇寅研究员

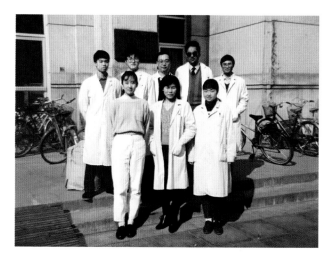

图2 建立和应用四种肠传病毒的分子检测方法课题组

（本项目获1996卫生部科学技术进步奖三等奖）

编写出版《流行性出血热图谱》

项 目 名 称：编写出版《流行性出血热图谱》
项目完成单位：中国预防医学科学院病毒学研究所、科学出版社
项目完成人：洪涛

　　流行性出血热由地区性流行变成世界性流行，而在中国由原来几个省扩展到大部分省份（26 个省），年发病人数由数千到十多万。继朝鲜于 1976 年首先分离到该病病毒之后，我国于 1981 年和 1982 年先后分离到经典型和温和型流行性出血热病毒，并在世界上首次发现了该病毒的细胞内形态，在研究上处于世界领先地位。本实验室几年来不断收到全国各地和世界多处研究单位和同行的要求，希望我们能够提供识别流行性出血热病毒形态的知识和方法。"百闻不如一见。"本图谱首次对流行性出血热病毒的形态及形态发生进行了系统展示。在首次发现该病毒细胞内形态之后又相继发现了其特有的三种包涵体、病毒相随颗粒以及感染细胞表面抗原层，并以先进的免疫胶体金和免疫酶等技术进行了病毒抗原细胞内定位，为病毒形态发生学和病毒 - 细胞关系研究奠定了重要基础。除此之外，本书为读者提供了包括患者的临床表现、免疫荧光、病理以及宿主动物等彩色图片以及地理分布概况，为病毒学家、医学家和流行病学者提供了第一手参考资料。本书不仅为我国和其他国家的病毒学工作者、医学家提供了深入研究的重要参考和思路，而且对所有的医务工作者、研究生和医学生而言是一本简明扼要而又直观的参考书（图 1、图 2）。

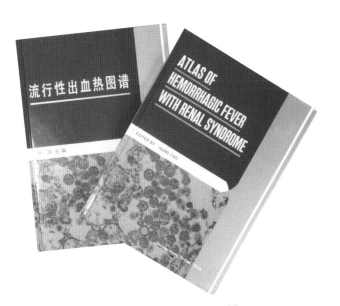

图 1 《流行性出血热图谱》

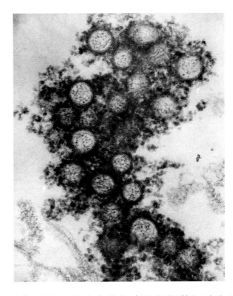

图 2 流行性出血热病毒的免疫酶标超薄切片（R_{22} 株）

（本项目获 1996 年卫生部科学技术进步奖三等奖）

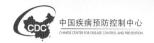

全国HTLV-1流行病学调查与疾病相关性研究

项 目 名 称：我国人群中HTLV-1病毒血清流行病学调查及其与人类疾病关系的研究
项目完成单位：中国预防医学科学院病毒学研究所、江西医学院、福建省福清市医院、汕头大学医学院、
汕头大学医学院第一附属医院、新疆儿科研究所、浙江医科大学
项目完成人：蓝祥英、陈国敏、曾毅、何士勤、薛守贵

　　该项目在全国范围内大规模开展HTLV-1血清流行病学的调查和追踪研究，发现中国人群中存在HTLV-1感染并在部分地区流行，为人类某些白血病、T细胞淋巴瘤、脊髓病和自身免疫病的发生与HTLV-1感染存在一定的相关性提供了实验依据。项目建立了一株带有HTLV-1的细胞株，进行PFLP和核酸序列分析，表明属于第Ⅲ亚型。本项目还建立了多种简便、快速、敏感、特异性高的血清学和分子生物学检测方法，采用新的化学发光剂代替放射性同位素在核酸杂交中使用，无放射性污染，与PCR方法结合使用，避免了PCR结果易出现的假阳性（图1、图2）。

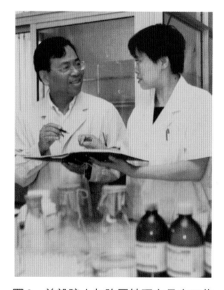

图1　曾毅院士与陈国敏研究员在工作

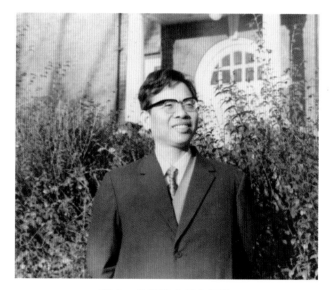

图2　曾毅院士早年照片

（本项目获1996年卫生部科学技术进步奖三等奖）

20世纪90年代云南瑞丽HIV流行株调查

项 目 名 称：云南瑞丽流行区艾滋病病毒的生物学和分子生物学跟踪研究

项目完成单位：中国预防医学科学院病毒学研究所、云南省卫生防疫站、云南省瑞丽卫生防疫站

项目完成人：1.邵一鸣、曾毅、张家鹏、段一娟、滕智平、赵全壁、管永军

2.邵一鸣、张家鹏、段一娟、曾毅、赵全壁

　　本项目深入、系统地研究了云南瑞丽 HIV-1 毒株的生物学特性和基因变异规律，发现该地 HIV-1 毒株在流行之初是以欧美 B 亚型为主，但泰国 B 亚型已逐渐上升为主要的 HIV-1 流行株。这种变迁主要是 HIV-1 在体内的基因漂移造成的。1993 年后该地区毒株趋于复杂，出现了新的 C 亚型 HIV-1。这很可能是由来自南亚地区的新传染源带入的。我们获得的结果是国内该领域唯一的，被国际学者引用，也填补了国际 HIV 基因变异研究中的空白。我们也被邀请在国际艾滋病会议和亚太艾滋病会议上作报告。我们还将部分 HIV 毒株序列输给国际基因库供全球学者研究使用（图 1、图 2）。

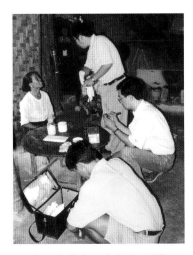

图1　研究团队进寨入户调查采样开展工作

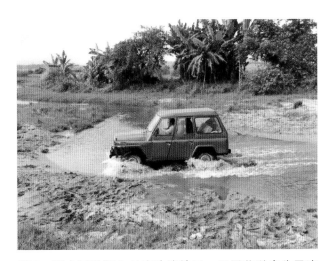

图2　研究团队深入云南边境地区，开展艾滋病分子流行病调查

（本项目获 1996 年卫生部科学技术进步奖二等奖、1997 年国家科技进步奖三等奖）

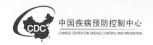
研发流行性出血热病毒IgM抗体检测试剂盒

项 目 名 称：流行性出血热病毒IgM抗体检测试剂盒
项目完成单位：中国预防医学科学院病毒学研究所
项目完成人：邢峥、霍子威、张礼璧、梁米芳、张大

　　本项目将 IgM 捕获 ELISA（MacELISA）的方法结合制备的流行性出血热病毒单克隆抗体（McAb），制作出高特异性和敏感性的流行性出血热病毒 IgM 抗体检测试剂盒，将其作为一种流行性出血热的早期诊断方法。按照使用方法，将羊抗人 IgM 稀释成 5 μg/ml，加至聚苯乙烯板反应孔，每孔 100 μl，37 ℃ 包被过夜。用洗涤液洗 3 次，加入连续稀释的待测血清，每孔 100 μl，置 37 ℃ 反应 1 h，洗 4 次，加入阳性病毒抗原和对照抗原，每孔 100 μl，37 ℃，2 h，洗 4 次，加入 McAb HRP 结合物（1∶2000），37 ℃，1 h，洗 5 次。加入底物邻苯二胺及过氧化氢，室温避光反应 10 min 显色，用终止液终止反应，测 OD 值得到检测结果。使用患者血清和正常人血清进行评价与验证。此诊断试剂在流行性出血热防治中具有重要意义（图1、图2）。

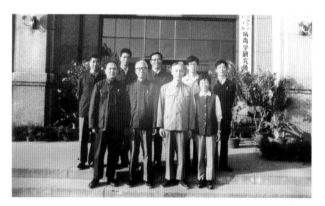

图 1　研究团队合影

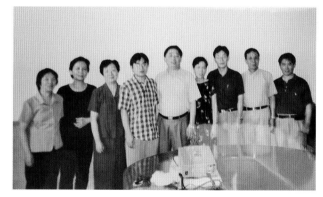

图 2　试剂盒应用稳定性与质量评价人员合影

（本项目获 1996 年中国预防医学科学院科技奖二等奖）

人流感病毒血凝素pH特征的发现及其在人流感病毒快速检测中的应用

项 目 名 称：人流感病毒血凝素pH特征的发现及其在人流感病毒快速检测中的应用
项目完成单位：中国预防医学科学院病毒学研究所
项目完成人：陶三菊、杨冬荣、王焕琴、陈立红

　　该成果发现高 pH 对人流感病毒不同型及亚型血凝素有不同影响：对甲 3 型的血凝滴度有非常明显的降低，与反应温度无关，与溶液的盐的种类无关，与病毒的抗原漂移无关；对甲 1 型与乙型无明显影响；对甲 2 型则介于甲 3 型与甲 1 型（乙型）之间。该研究打破了过去认为 pH 对流感病毒血凝试验影响不大的看法，并利用人流感病毒血凝素的 pH 特征快速检测新分离流感病毒，将甲 3 型与非甲 3 型（包括甲 1 型与乙型）流感病毒区分开来。它是快速、简便、可靠地检测甲 3 型流感病毒的新方法，在流行病学上具有重要意义。该检测方法已在国内十几个省（市）防疫站推广应用，受到普遍欢迎（图 1、图 2 ）。

图 1　已发表论文

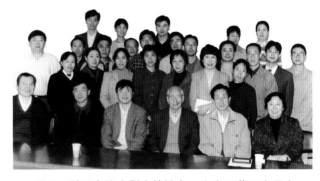

图 2　科研会议合影（前排右一为陶三菊研究员）

（本项目获 1996 年中国预防医学科学院科技奖三等奖）

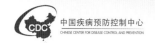
首次在我国分离到辛德毕斯病毒

项 目 名 称： 首次在我国分离到辛德毕斯病毒
项目完成单位： 中国预防医学科学院病毒学研究所
项目完成人： 梁国栋、李其平、何英、陈伯权、谢杏初

　　项目组于 1990 年从新疆维吾尔自治区伊犁地区捕获的一组按蚊中分离到一株虫媒病毒，命名为 XJ-160。该毒株致 Vero 细胞和 C6/36 细胞病变，表现为圆缩、脱落；对乳小白鼠可致死。电镜超薄切片观察病毒颗粒呈球形，具有包膜，血清学鉴定提示该毒株与甲病毒属抗体呈阳性反应。中和实验表明辛德毕斯病毒抗体能中和 XJ-160 病毒，结果提示 XJ-160 病毒为甲病毒属辛德毕斯病毒。此次分离到辛德毕斯病毒尚属首次，有重要的流行病学意义（图 1、图 2 ）。

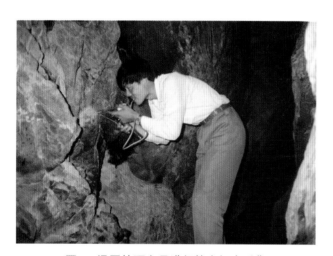

图 1　梁国栋研究员进行蚊虫标本采集

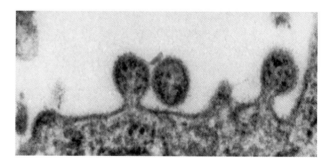

图 2　辛德毕斯病毒电镜图片

（本项目获 1996 年中国预防医学科学院科技奖三等奖）

口服蒿甲醚可用于血吸虫病的预防

项 目 名 称： 蒿甲醚口服预防血吸虫病的研究

项目完成单位： 中国预防医学科学院寄生虫病研究所

项目完成人： 肖树华、尤纪青、梅静艳、焦佩英、郭惠芳、杨元清、石中谷、卓尚炯、王存志、王家龙

　　本所在对童虫具有杀灭作用的药物实验研究中，发现抗疟药蒿甲醚主要杀死 d5 ~ d21 童虫、对不同发育期虫体具有不同程度敏感性的规律。经小鼠、兔和犬的一系列试验，证明蒿甲醚有降低血吸虫感染率和减轻人感染度的作用；除减虫率及减雌虫率以外，蒿甲醚还可预防感染动物引起血吸虫卵肉芽肿等肝损害。在急性感染动物模型的预防实验中，急性血吸虫病重要指标亦为正常。以上研究结果为蒿甲醚作为血吸虫病预防药物提供了寄生虫学和病理学的依据。在此基础上模拟流行现场人群频繁暴露于血吸虫尾蚴的实际情况，设计多次感染血吸虫尾蚴家兔的预防给药方法。经现场人群试用，结果证实蒿甲醚对易感人群具有保护作用，即降低感染率，减轻感染度，并有效防止急性血吸虫病的发生（图1、图2）。

　　该研究成果的推广应用在控制急性血吸虫病、解决水上作业职业人群血吸虫病的职业危害问题、保护抗洪抢险中大面积暴露于疫水的高危人群、保护疫区人群的健康和保障社会稳定中发挥了作用。本研究成果的取得结束了长期以来国内外均无血吸虫病口服预防药的局面，实现了血吸虫病口服预防药零的突破。

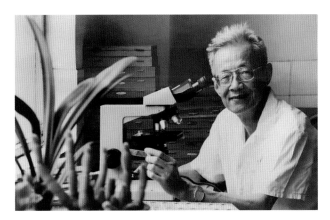

图1　原寄生虫病研究所药理研究室研究员杨元清在实验室进行抗寄生虫新药杀虫机制的研究

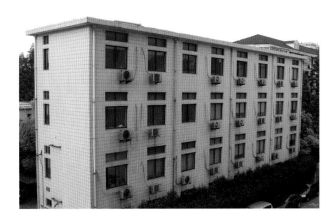

图2　课题组开展研究工作的实验室

（本项目获 1996 年卫生部科学技术进步奖三等奖、1996 年中华医学科技奖三等奖）

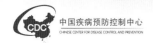
一种血吸虫病诊断新方法得到广泛应用

项 目 名 称：血吸虫病诊断新方法的推广及应用
项目完成单位：中国预防医学科学院寄生虫病研究所
项目完成人：严自助、吕再婴、王文、吴缨、唐伟忠

  血吸虫病是严重危害我国疫区人民健康的寄生虫病。本研究以高效价的血吸虫病肠相关阴极抗原的单克隆抗体的 dot-ELISA 方法检测患者血清中循环的血吸虫抗原，具有较好的敏感性与特异性，可以反映患者的感染度和评价药物效果，还可用于流行病学调查以及疫情监测等。

  本项目在获奖后进行了大量现场试验，进一步验证了其科学性和可靠性。本项目解决了细胞冻存、复苏、抗体纯化及标记的技术难题；改进了试验方法，研制成普查型和门诊型 2 种试剂盒；发表论文 14 篇；举办了 4 期大型学习班，培训专业技术人员 200 多名；提供试剂盒 50 万人份，应用单位达 170 个，应用覆盖面遍及湖南、湖北、江西及安徽等血吸虫病流行省。本项研究参加了多次国内外学术交流，在 WHO 举办的血吸虫病循环抗原检测的国际评估活动中，本项结果被评为最好。在 1995 年国内举行的评估会上对 450 份血清进行单盲测定，根据敏感性、特异性及 Youden 指数等指标评估，本项目名列第一。以上结果表明，本项目已产生较好的社会效益和经济效益（图1、图2）。

  本项研究于 1990 年通过成果鉴定，获 1996 年度卫生部科技进步奖三等奖，在卫生部"十年百项计划"中被列为首批向农村基层推广的十项技术之一。

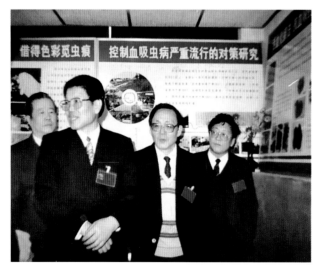

图1 李铁映参观全国血防会我所展板

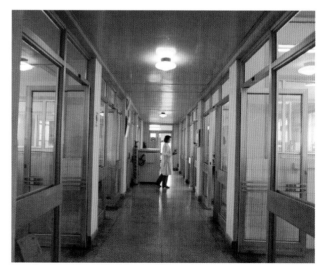

图2 开展课题研究的实验室

[本项目获 1996 年卫生部科学技术进步奖三等奖、1996 年中华医学科技奖三等奖（推广应用奖）]

《血吸虫生物学与血吸虫病的防治》——一本重要的参考书

项目名称：《血吸虫生物学与血吸虫病的防治》
项目完成单位：中国疾病预防控制中心寄生虫病预防控制所
项目完成人：毛守白

　　血吸虫病是我国南方农村的一大危害。新中国成立后在毛泽东主席"一定要消灭血吸虫病"的号召下，国家取得了举世瞩目的防治成就，表现在 2/3 以上的原流行县、市已基本控制了血吸虫病的流行。但至 1989 年底，还有 110 个县（市）仍然受着血吸虫病的危害，人民的健康及农业发展受到了严重的影响。这种情况引起了党中央和国务院的极大关注，于 1989 年 12 月提出了"全民动手，再送瘟神"的号召。巩固已有成果、开创新的防治经验是当务之急。本书适应这一要求，从血吸虫及其媒介的生物学至血吸虫病的病理、免疫、临床征象、诊断、药物、治疗、流行病学及预防 10 个方面，介绍了国内外的主要经验及科研成就，共 90 余万字，可作为血吸虫病防治及科研人员工作中的一本重要参考书籍（图 1、图 2 ）。

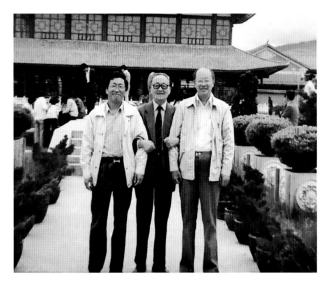

图1　1999 年毛守白所长观察云南大理现场点

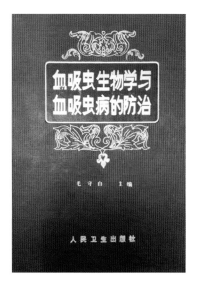

图2　获奖专著

［本项目获 1996 年中华医学科技奖三等奖（著作奖）］

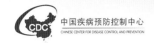
中国65个县膳食、生活方式与疾病死亡率相关性研究

项 目 名 称：中国膳食、生活方式与死亡率——65个县的调查研究

项目完成单位：中国预防医学科学院营养与食品卫生研究所、美国康奈尔大学、中国医学科学院肿瘤研究所、英国牛津大学

项目完成人：陈君石、T. Colin Campbell、黎钧耀、Richard Peto等

  陈君石研究员与美国康奈尔大学 T. Colin Campbell 教授、英国牛津大学 Richard Peto 教授和中国医学科学院肿瘤研究所黎钧耀研究员在 1982 年共同筹划，由四家单位于 1983 年合作开展中国膳食、生活方式与疾病死亡率关系的大型生态学研究。此后又于 1989 年和 1993 年开展重复调查，涉及我国 69 个县，近 1 万人，共收集膳食、生活方式及血、尿检测数据 1000 余项。1983 年调查包括近 600 个变量，1989 年约有 1000 多个变量，为研究我国慢性病的危险因素和病因提供了大量宝贵的数据。这些合作大大提高了我国在该领域的研究水平。这一项目包括国内外近 50 个协作单位，并开创了原始数据全部公开发表的先例。1983 年根据调查结果编写的专著《中国膳食、生活方式与死亡率——65 个县的调查研究》由牛津大学出版社、康奈尔大学出版社和人民卫生出版社联合出版（1990 年，中英文对照，894 页），专著获 1996 年卫生部科技进步奖一等奖，陈君石为第一作者和第一获奖人。本项成果得到了国内外学者的高度评价，《癌症研究》(*Cancer Research*) 在 1992 年第 11 期封面上介绍了本专著。本项目被英国 BBC 选中，作为在中国收视较广的《跟我学科学》(*Follow Me to Science*) 这一科技英语教学节目的一部分。此项目的第二本专著于 2006 年由牛津大学出版社出版。陈君石自 1986 年受聘于美国康奈尔大学，任营养科学系的兼任教授。此项目期间，陈君石参与培养博士生 3 名（图1、图2）。

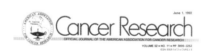

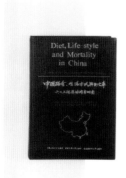

图1 项目专著封面作为《癌症研究》(*Cancer Research*) 的封面

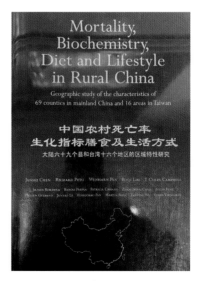

图2 项目第二本专著的封面（2006 年）

（本项目获 1996 年卫生部科学技术进步奖一等奖）

食品微生物学科一部理论结合实践、经典传承的工具书

项 目 名 称： 出版《食品卫生检验方法注解　微生物学部分》
项目完成单位： 中国预防医学科学院营养与食品卫生研究所、卫生部食品卫生监督检验所
项目完成人： 孟昭赫、刘宏道、刘秀梅

　　1984年我国食品卫生检验方法微生物学部分正式颁布为国家标准 GB4789.1~4789.28-84。为适应国内外科技的飞速发展以及国内食品卫生领域的需求，更好地贯彻实施国家标准检验方法，国内48位微生物学科的专家学者倾力编撰了《食品卫生检验方法注解　微生物学部分》（以下简称《注解》）。全书设7篇65章，15万余字。本书不是仅局限于28个检验方法，而是以微生物学理论为基础，结合专家多年丰富的实践经验，增添了当时国际食品微生物领域应用和关注的新内容、新项目，如国际推荐的采样方法、限量标准，以及与细菌性食物中毒、真菌及真菌毒素、细菌分类与鉴定等内容相关的微生物学和免疫学新技术、快速检验方法等。专业范畴更是涉及食品卫生学、统计学、流行病学、微生物学、免疫学、分子生物学、寄生虫学、昆虫学和电子计算机等多个学科，知识面广泛。本书出版前后举办了全国性《注解》培训班，解读标准，传播新知识，培养新一代食品微生物学检验的中坚力量。《注解》适用于大专院校、卫生防疫、医疗、食品监测、畜牧兽医、轻工、外贸商检、粮食及副食等有关部门科技人员参考，更重要的是拓展了广大读者的眼界，提升了专业高度，为我国食品微生物领域年轻人才和技术队伍的成长提供了经典、可传承的工具书典范（图1、图2）。

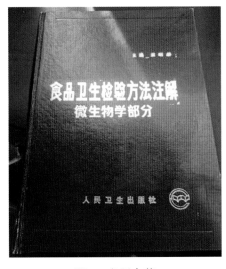

图1　出版专著

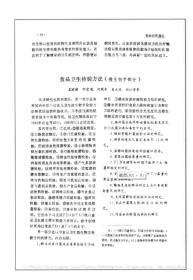

图2　学术论文

（本项目获1996年卫生部科学技术进步奖二等奖）

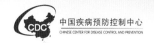
毒物中毒信息系统及其推广

项 目 名 称：毒物中毒信息系统

项目完成单位：中国预防医学科学院环境卫生监测所

项目完成人：徐丽娟、霍本兴、黄巍、陈秀芬、周铁生、王燕、宋艳梅、王华、李云涛

毒物中毒信息系统储存了在我国生产、加工、经营、使用和日常生活中容易发生中毒或毒性较高的化学品、有毒动植物等共计3000余种信息。毒物涉及范围包括食品添加剂、动植物、化妆品、药物、无机化合物及非金属元素、金属元素及其化合物、有机化合物、农药及其他等九大类。

毒物中毒信息来源主要是经收集、整理的国内外公开发表的文章、书籍和数据资料，并聘请专家收集整理化学品的理化性质和毒性毒理等数据，聘请国内临床专家编写毒物中毒的临床表现、临床诊断、治疗、解毒药以及毒物分析等方面的内容，信息量达400多万字。

系统设计采用 Microsoft Borland C++2.0 面向对象的程序设计软件包，程序语言采用 C 语言。系统采用通用的 dBASE 数据库。在数据库的设计上依据信息的内容和作用分别建立各自相应独立的数据库，各个数据库之间的关系通过毒物信息系统码连接，便于数据的检索、删除、追加和修改等。

毒物中毒信息系统已推广到卫生、环保、化工、劳保、公安和航天等有关单位，并获得较高评价（图1）。

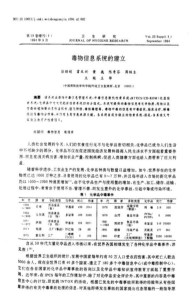

图1 卫生研究杂志《毒物信息系统的建立》

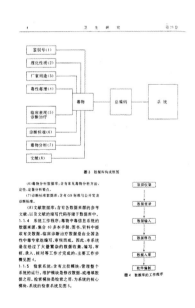

图2 主要研究结论

（本项目获 1996 年中国预防医学科学院科技奖二等奖）

《乡镇企业职业危害控制手册》

项目名称：《乡镇企业职业危害控制手册》
项目完成单位：中国预防医学科学院环境卫生与卫生工程研究所
项目完成人：邵强、彭泰瑶、郭文宏

　　我国"六五"和"七五"时期，伴随乡镇企业的迅猛发展，也出现了诸多亟待遏制的职业病危害问题。为此，给全国专业技术人员提供一本适用于乡镇企业工厂职业卫生工作的技术书籍，将对开展此项工作大有裨益。本书被列入全国"星火计划"丛书，是我国首部较全面地系统论述乡镇企业职业危害控制的专业技术类专著，是作者长期从事乡镇企业从业人员劳动保护、环境保护技术研究工作和广泛收集文献资料精心整理加工的结晶，是把劳动卫生和环境卫生以及卫生工程技术融入乡镇企业职业危害控制的一种尝试。本书针对乡镇企业中存在的粉尘、有害气体、高温及噪声等职业危害因素，从保护从业人员健康和环境保护着眼，分析职业危害产生的原因，重点阐述适合我国乡镇企业职业危害的控制技术和管理措施。本书除了简述基本原理外，更注重控制技术与方法的实用性。全书贯穿工业通风和工业卫生等内容，也引入人机工程学、室内环境、室内气候和管理科学等内容，具有一定的先进性。本书由原中国预防医学科学院环境卫生与卫生工程研究所邵强、彭泰瑶及郭文宏编写，刘光铨主审，于1989年9月由劳动人事出版社出版发行。作为全国乡镇企业职业卫生培训主要教材，本书填补了空白，为各地卫生技术人员开展职业病防护工作提供了有力的科技支撑（图1、图2）。

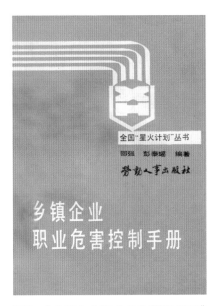

图1 《乡镇企业职业危害控制手册》

图2 乡镇企业职业危害控制手册获奖

（本项目获1996年卫生部杰出科学技术著作科技进步奖三等奖）

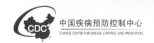

开展生活饮用水水质和水性疾病调查，
编制完成《中国生活饮用水地图集》

项目名称：《中国生活饮用水地图集》（中英文版）
项目完成单位：中国预防医学科学院环境卫生监测所、中国预防医学中心卫生研究所、中国科学院地理所
项目完成人：陈昌杰、黄承武、王子石、甘德坤、刘岳、戚其平、鄂学礼

  中国预防医学科学院环境卫生监测所于 1983 年组织全国 29 个省（市、自治区）开展了我国第一次全国生活饮用水水质和水性疾病调查工作（1983—1988 年）。本次调查涉及人口 9.8 亿人，共布设采样点 28 000 余处，采集水样 83 000 余个，获得调查数据 200 多万个，建立了全国饮用水水质的基础数据库，编辑出版的《中国生活饮用水地图集》是我国一项重要的历史性基础资料。此次调查在工作内容与规模、数据的质量控制和大型图集的编绘技术等方面都达到了国际先进水平（图1、图2）。

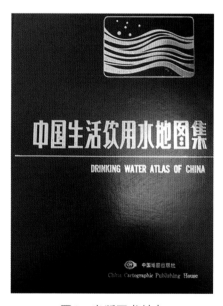

图1　出版图书封皮

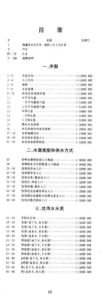

图2　出版图书目录页

（本项目获 1996 年中华医学科技奖一等奖）

放疗剂量测量仪的研制

项 目 名 称：放疗剂量测量仪的研制

项目完成单位：卫生部工业卫生实验所、中国原子能科学研究院、北京市计量科学研究所、辽宁省劳动卫生研究所

项目完成人：李开宝、程金生、赵招罗、罗英信、田华阳、刘德成、卢清斌、姜庆寰、张宏威、胡逸民

放疗剂量测量仪是放疗剂量测定中进行常规校准和检验的工作级剂量仪，可以用于测量 X 线深部治疗机、钴 -60 治疗机以及医用加速器所产生的光子治疗束和电子治疗束的外照射剂量。根据中华医学会肿瘤学分会 20 世纪 80 年代的调查，我国当时大部分医院没有配备放疗剂量测量仪。国家卫生部提供 6.8 万元科研经费，由卫生部工业卫生实验所牵头，与中国原子能科学研究院、北京市计量科学研究所和辽宁省劳动卫生研究所联合研制了放疗剂量测量仪。研发的配套设备有 0.6 cm³ 圆柱形电离室、平行板电离室、锶 -90 检验源及全散射水模常规检验水模等全套设备。主要指标达到 IEC 国际标准的要求，具体为：①测量重复性：≤ ±0.5%；②示值非线性：≤ ±1.0%；③长期稳定性：≤ ±1.0%；④能量响应：≤ ±3.0%。

剂量仪实现了程序化的控制，通过 CPU 控制实现汤姆逊自动补偿电路的测量，测量精度高，稳定性好。项目还研制了我国第一个能量响应水平达到国际水平的 0.6 cm³ 圆柱形电离室，填补了我国智能型放疗剂量仪的空白，替代了昂贵的英国同类剂量仪，提高了我国的放疗剂量测量水平，保护了放疗患者的安全（图 1、图 2）。

放疗剂量仪被推广到数百家医院和省级防疫站使用，取得了良好的经济效益和社会效益。

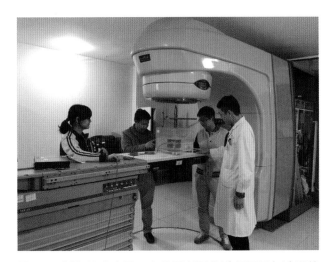

图1 研制组技术人员正在使用剂量仪进行医用加速器的剂量测量

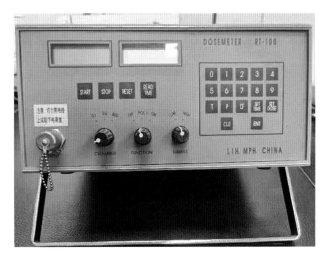

图2 研制的放疗剂量仪主机

（本项目获 1996 年卫生部科学技术进步奖三等奖）

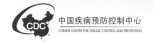

成功建立了流行性出血热的成年鼠模型，
并在此基础上进行了免疫机制的研究

项 目 名 称：流行性出血热动物模型的建立和免疫机制的研究
项目完成单位：中国预防医学科学院流行病学微生物学研究所
项目完成人：姚楚铮、黄莉莉、卢文红、杨抗抗、刁保卫

  1987 年 1 月至 1994 年 10 月，本项目从 10 余种动物中建立成年昆明系小鼠和 C57BL/6 小鼠流行性出血热诱发模型后，进行了相关机制研究。相关成果如下。

  1. 建立了成年小鼠模型。对成年昆明系小鼠和 C57BL/6 小鼠脑内感染出血热病毒前后多次小剂量腹腔注射环磷酰胺。抑制免疫后，动物由隐性感染变为急性致死性感染。动物感染后 10～15 天发病死亡，病死率为 100%。通过免疫荧光检测，发现动物的脑、肺和脾等器官中有病毒抗原，并分离到病毒。发现各主要器官病变与出血热患者的病理改变基本相同，还发现抗体介导早死现象。小鼠诱发模型在感染前或后 24 h，注入小剂量免疫血清组的发病和死亡时间均早于对照组，病死率亦高于对照组，病理改变较对照组严重。

  2. 明确了免疫脾细胞对出血热病毒感染的作用。免疫抑制的 C57BL/6 小鼠对出血热病毒的致死性感染，可因输入同系小鼠一定量的免疫脾细胞获得保护而存活，提示细胞免疫具有抗出血热病毒感染、恢复疾病的作用。实验证明，C57BL/6 小鼠的中性粒细胞受出血热病毒刺激后，释放的 H_2O_2 量显著高于对照组（$P<0.01$），抗病毒抗体可明显减弱出血热病毒触发中性粒细胞释放的 H_2O_2 量（$P<0.01$）。实验证明，出血热病毒感染小鼠的脾提取液中存在的细胞毒因子流行性对正常小鼠的脾细胞、胸腺细胞和腹腔渗出细胞均有细胞毒作用。体内试验对淋巴细胞转化力有明显的抑制作用。

  3. 明确了灭活疫苗的免疫力。用成年鼠模型进行人体流行性出血热灭活疫苗（Ⅰ型）的保护力和细胞免疫试验，发现小鼠接种疫苗 3 次后，对出血热病毒的攻击有部分保护作用，可免于发病和死亡，为评价疫苗的人体接种提供了数据（图 1、图 2）。

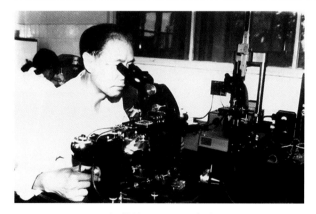

图 1 姚楚铮研究员观察实验结果

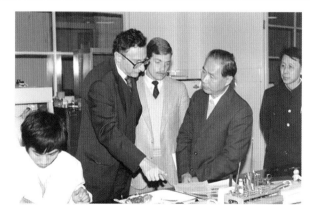

图 2 姚楚铮研究员接待外宾并与进行学术交流

（本项目获 1995 年卫生部医药卫生科技进步奖三等奖）

首次评价田鼠型鼠疫菌对人的致病力，发现对人的致病力极低

项 目 名 称：布氏田鼠鼠疫对人的危害及防制对策的研究
项目完成单位：中国预防医学科学院流行病学微生物学研究所
项目完成人：樊振亚、罗运珩、王身荣、金玲玲、周祥

1970 年在内蒙古锡林郭勒盟首次分离到鼠疫耶尔森菌，在《中国鼠疫自然疫源地的发现与研究》中，定名为"锡林郭勒高原布氏田鼠鼠疫疫源地"。布氏田鼠鼠疫疫源地分布范围很广，除内蒙古锡林郭勒盟外，南至蒙古国乌兰巴托南部，北至俄罗斯贝加尔地区。在我国历史上没有这一地区鼠疫感染人类的确切记载。樊振亚教授参与 1970 年布氏田鼠鼠疫疫源地的发现后，继续对该菌型鼠疫做了大量研究，进行了该类型鼠疫病原体对人体致病性的体外实验。为了准确调查和评价内蒙古锡林郭勒盟高原布氏田鼠鼠疫耶尔森菌对人的致病性，在积累大量研究结果的基础上，1994 年通过志愿者实验和现场调查，进行了该类型鼠疫耶尔森菌株对人体危害的评价，确定该型鼠疫耶尔森菌对人的致病力极低。这是世界上首次对该型菌株对人的致病力进行评价。另外，发现该类型菌株对人的危害低，并提出了相应的防制对策，对指导该疫源地开展鼠疫监测和疫源地处置具有重要意义（图1、图2）。

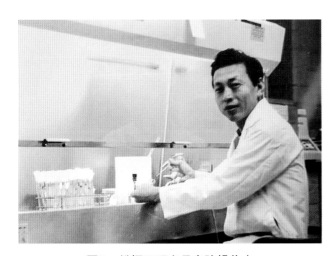

图1　樊振亚研究员实验操作中

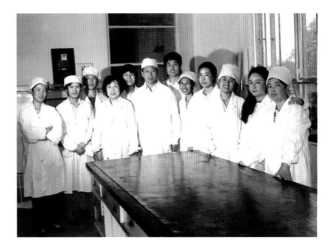

图2　樊振亚研究员与学员合影留念

（本项目获 1995 年卫生部科学技术进步奖三等奖）

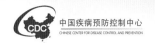
流行性感冒病毒大流行株起源研究

项 目 名 称：流行性感冒病毒大流行株起源研究的一些新发现

项目完成单位：中国预防医学科学院病毒学研究所、黑龙江省哈尔滨市卫生防疫站、黑龙江省兽医科学研究所、黑龙江省兽医卫生防疫站

项目完成人：郭元吉、王敏、郭忠明、刘锦旭、董长安

　　本项目在国际上首次证实 H3N8 亚型禽流感病毒能突破宿主屏障直接感染马属动物，造成流感流行和死亡，虽经病原学和血清流行病学调查未发现人群受到感染，但这种可能性仍需加以警惕。该发现表明我国马属动物中可能存在禽源和马源两种不同的 H3N8 亚型流感病毒。该发现对马属动物中的流感监测和防控也具有重要的意义。马为世界上重要的家畜之一，无论工农、农业、国防甚至体育均离不开它。通过基因和多肽的分析，本项目进一步证实了猪为丙型流感病毒的天然宿主之一，纠正了长期以来错误地认为人是丙型流感病毒唯一的天然宿主，同时也丰富了流感病毒的生态学内容（图1、图2）。

　　上述发现在国外重要刊物《自然》（*Nature*）、《病毒学》（*Virology*）和《普通病毒学杂志》（*Journal of General Virology*）等上发表，也得到了业内的好评和公认，甚至在流感教科书上也被加以引用。

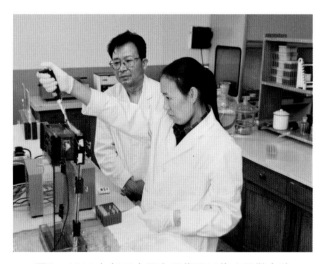

图1　1996 年郭元吉研究员指导工作人员做实验

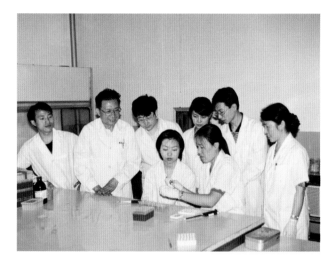

图2　1996 年郭元吉研究员与国家流感中心工作人员及学生一起

（本项目获 1995 年国家科学技术进步奖三等奖）

成功研发重组人γ型干扰素，治疗免疫性疾病

项 目 名 称：重组人γ型干扰素的研制、中试生产与应用

项目完成单位：中国预防医学科学院病毒学研究所、卫生部上海生物制品研究所

项目完成人：侯云德、童葵塘、张智清、宋一鸣、吴淑华、庄晨杰、杨新科、陈宇光、李玉英、张涛涛

　　人γ干扰素 (IFN-γ) 是可溶性二聚体细胞因子，分子量约为 18 kD，是Ⅱ型干扰素的唯一成员。它主要由自然杀伤细胞 (NK) 和活化 T 细胞分泌，在固有免疫中发挥作用，基因结构和功能与 α~β 干扰素不同。人γ干扰素在临床上用于治疗类风湿性关节炎，还具有抗病毒和抗肿瘤作用。该成果采用定位突变技术，使编码第二个氨基酸的 GAC 改为 GAT，构建高效表达载体，在大肠杆菌中获高效表达，表达量占菌体蛋白的 20% 以上。本项目建立了从实验室到 30 L 规模的发酵、包涵体提取、复性及柱层析纯化工艺流程，原始产量每升菌可获得 3 g 包涵体及 100 mg 具有抗病毒活性的 γ 干扰素，经纯化后纯度可达 95% 以上，比活性达 10 mU/mg 以上，回收率达 28%。国内已在上海和北京建成了 2 条生产线。人γ干扰素临床上对类风湿性关节炎效果肯定（图1、图2）。

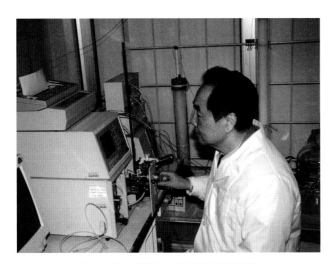

图1　侯云德院士进行干扰素研发

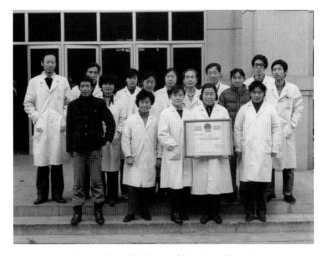

图2　侯云德院士与基因室工作人员

（本项目获 1995 年卫生部科学技术进步奖一等奖）

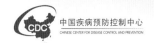

阐明大肠杆菌增强子序列特点，推动多肽类药物产业化

项目名称：大肠杆菌增强子样序列的特点及其在医学基因工程中的应用

项目完成单位：中国预防医学科学院病毒学研究所

项目完成人：吴淑华、侯云德、潘卫、谢明、薛水星、韩峰、万晓余

　　1984 年学者在研究人 α、β 干扰素在大肠杆菌的表达调节时，发现 SV40 Hind Ⅲ B 片段在距启动子 1000 bp 处可显著增强人 α、β 干扰素 cDNA 的表达，并且 HPV-6b URR、HPV-16URR、痘苗病毒 Hind Ⅲ K 片段和 RSVG 片段等病毒序列均在大肠杆菌中有明显的增强子样效应，可使报告基因的表达水平提高 3～7 倍，其增强效应无明显的方向性。本项目组建大肠杆菌增强子检测载体，直接从大肠杆菌染色体 DNA 中克隆了一个具有增强子功能的 M 片段，检测其全序列。体内外转录试验和 Northern 杂交证明，M 序列增强效应发生在细胞转录水平，从而确定大肠杆菌中增强子序列也是基因转录的重要条件。项目还证明大肠杆菌中存在可结合 M 序列的几种 DNA 结合蛋白。在上述研究的基础上，采用大肠杆菌增强子样序列构建带 X 片段的 pBV321/322 和带 M 片段的 pBV324 表达载体，提高 2～9 倍重组多肽药物产量，采用原核增强子载体表达人 a1b 型、a2a 型、a2b 型的干扰素已初步用于生产（图 1、图 2）。

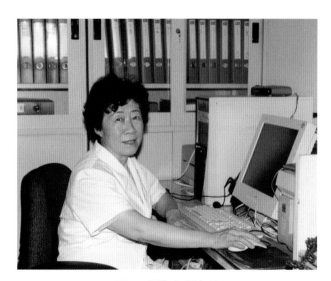

图1　吴淑华研究员

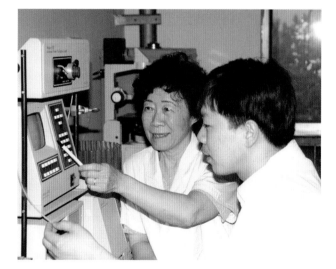

图2　吴淑华研究员指导学生

（本项目获 1995 年卫生部科学技术进步奖二等奖）

丁型肝炎病毒分子生物学研究带动诊断技术提升

项 目 名 称：我国丁型肝炎病毒分子生物学和血清流行病学研究

项目完成单位：中国预防医学科学院病毒学研究所

项目完成人：1. 詹美云、刘善虑、易炎杰、汤少华、邵立军、谭文杰、马红

2. 詹美云、刘善虑、谭文杰、易炎杰、汤少华、邵立军、马虹、张文英、丛旭

通过检测丁型肝炎病毒（HDV）抗体、抗原和 HDV RNA 三种方法，本项目完成了中国 25 个省市、16 个不同民族乙肝感染者 9758 份 HDV 感染的血清流行病学调查，发现中国 25 个省、市、自治区均有 HDV 感染，以新疆、西藏和内蒙古的感染率为最高。不同民族中 HDV 感染率也有差异，其中维吾尔族、蒙古族、藏族和黎族 HDV 感染者中病毒阳性率明显高于其他民族，提示中国各地区不同民族可能存在不同亚型的 HDV 感染，也为克隆不同的 HDV 病毒株提供了血清标本来源。用国外大肠杆菌表达的 HDV 抗原免疫，以细胞融合技术，建立 6 株分泌抗 HDV 抗原的单克隆抗体（McAbs）杂交瘤细胞系，其中 4 株小鼠 IgG1、1 株 IgG2a 及 1 株 IgG 为国内外首建。项目组成功克隆了中国 HDV 河南株全基因组，做序列测定及分析，并用重叠延伸 PCR 法建立中国 HDV 全基因组克隆株。项目组成功地在大肠杆菌表达中国四川株不同长度的 HDAg，大片段表达产物含 29 kD、24 kD 和 17 kD 三种抗原蛋白，小片段仅表达 10 kD 小肽，两者均具有很好的活性（图 1、图 2）。

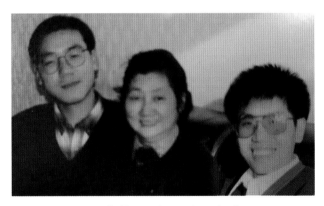

图1　詹美云研究员及课题组成员

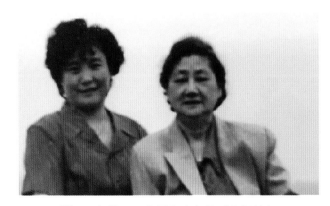

图2　詹美云研究员和张文英副主任技师

（本项目获 1995 年卫生部科学技术进步奖二等奖、1997 年国家科学技术进步奖二等奖）

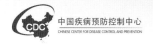

测定分析痘苗病毒一级结构，组建痘苗病毒载体

项 目 名 称：我国痘苗病毒天坛株全基因组一级结构的测定与分析及其应用

项目完成单位：中国预防医学科学院病毒学研究所

项目完成人：陈南海、金奇、侯云德、杨新科、宇文镐、白宏东、陈淑霞、金冬雁、段淑敏、袁劲松

　　痘苗病毒基因组结构与功能及痘苗病毒载体的研究为病毒学研究的重要课题，1983 年 9 月至 1994 年 9 月对其研究后获一定成果。本项目的成果有：①建立了痘苗病毒天坛株全基因组无性繁殖系，并对其主要限制性酶切片段进行分析，发现其基因组中尚存一个 Hind Ⅲ P 片段，较国外 WR 株的基因组侧翼区有较大变异；用酚－氯仿抽提法建立了 DNA 序列自动测定法，可用在三种试剂盒测定；②完成了痘苗病毒天坛株全基因组一级结构的测定与分析，测基因组全长 189 274 bp，确定了 206 个读码框架。据编码多肽功能，分为酶类、有助于病毒在哺乳动物宿主中复制的有关因子、介导病毒与细胞相互作用的蛋白三类；③对天坛株基因编码的一些蛋白进行分析，发现血凝素基因氨基酸序列中存在与高等动物免疫球蛋白可变区相似的结构区，发现 Hind Ⅲ K 片段中编码的一个多肽为丝氨酸蛋白酶抑制剂中的一个，并提出了该基因核苷酸序列；④分析该基因组重大变异，发现 Hind Ⅲ C 片段上有一个长 7.2 kb 片段的缺失，还有一个长达 3.8 kb 的插入片段；⑤发现 Hind Ⅲ B 片段有基因重组，与哥本哈根株相比，天坛株 Hind Ⅲ A 片段上有一个读码框架的缺失和一个长 5.0 kb 片段的插入；⑥用大肠杆菌质粒在大肠杆菌中分离并检测了痘苗病毒的启动子序列，还建立了用大肠杆菌质粒快速分离和检测痘苗病毒启动子序列的方法；⑦以血凝素基因为选择标记，组建了一套新型的痘苗病毒表达载体 pBV 系列（图 1、图 2）。

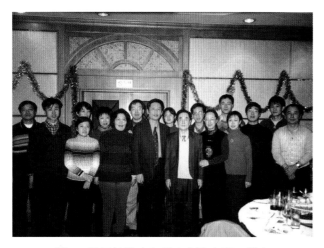

图 1　侯云德院士与重点实验室职工学生

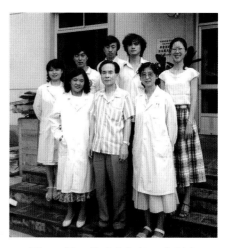

图 2　侯云德院士与基因室学生

（本项目获 1995 年卫生部科学技术进步奖一等奖）

首创中国脊髓灰质炎实验室网络，
有力保障了中国于2000年实现无脊髓灰质炎的目标

项 目 名 称：中国脊髓灰质炎实验室网络的建立及运作
项目完成单位：中国预防医学科学院病毒学研究所
项目完成人：张礼璧、李杰、郑红、侯晓辉、许文波、方勇、孙立连

　　1992年我国开始建立脊髓灰质炎（简称"脊灰"）实验室网络，由国家脊灰实验室和省级脊灰实验室组成。省级脊灰实验室负责病毒的分离和定型，国家脊灰实验室负责复核和应用分子病毒学方法进行型内鉴定，区分脊灰野毒株和疫苗株。中国脊灰实验室网络的建立是我国首创，当时世界上并无先例。本项目有力地保障了我国于2000年被WHO确认为无脊灰国家。

　　自1992年起项目组对所能收集到的1989年以前在我国流行的脊灰野病毒株做了基因测序，通过序列分析建立了我国本土脊灰野病毒株基因库。基于此，1995、1996和1999年三次国外传入的野病毒都能被及时诊断，报告卫生部并采取措施，从而防止了疫情扩散。自1992年脊灰实验室网络成立后，每次WHO进行的考核都获得满分（100%），是WHO西太平洋地区唯一每次考核都得满分的实验室。1995年被WHO升格为WHO西太平洋地区脊灰参考实验室。历年WHO都派专家对地区参比实验室进行现场考核，我国脊灰实验室每年都以优异的成绩通过认证。

　　国家脊灰实验室编译了《脊髓灰质炎实验室操作手册》，并对各省脊灰实验室人员进行培训。同时设计印发了全国统一的标准记录表格，提供统一来源的国际规定的细胞和标准血清，每年一次用盲样标本对各省实验室进行职能考核，从而使实验室的水平迅速提高。目前除了中国国家脊灰实验室是WHO西太平洋地区参比实验室外，全部省级脊灰实验室都是WHO全球脊灰网络实验室中的国家级脊灰实验室（图1、图2）。

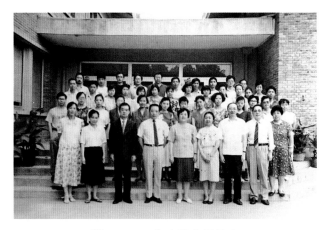

图1　1992年实验室网络会

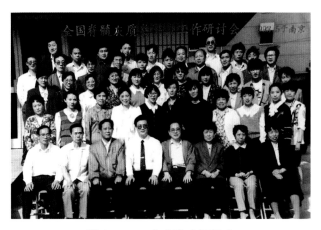

图2　1993年实验室网络会

（本项目获1995年卫生部科学技术进步奖二等奖）

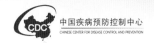

新疆克拉玛依荒漠发现都兰利什曼原虫流行

项 目 名 称：都兰利什曼原虫在我国的发现研究
项目完成单位：中国预防医学科学院寄生虫病研究所
项目完成人：管立人、杨元清、许永湘、瞿靖琦、沈炳贵、包意芳、吴嘉彤、杨玥涛、张超威、左新平、
王革

在新疆克拉玛依荒漠，人群中有皮肤利什曼病的流行，在大沙鼠的耳皮下组织中也查见了利什曼原虫。本项目探讨了该种原虫的生物学特性，并对其对于人的致病力进行了一系列研究。大沙鼠耳皮下组织的利什曼原虫，在光镜下大小与已报道的硕大利什曼原虫和沙鼠利什曼原虫有明显差异，表明它与杜氏利什曼原虫、硕大利什曼原虫和热带利什曼原虫均不相同，DNA 基因分型也与沙鼠利什曼原虫迥异。最后经基因位点检测，证实为都兰利什曼原虫（*Leishmania turauica*），为我国利什曼原虫的新纪录。

这种原虫对 BALB/c 小鼠有很强的致病力，引起严重的皮肤损害，最后发生全身性感染致死。将都兰利什曼原虫接种到长爪沙鼠的皮下后，局部皮肤产生溃疡，皮损至少可持续 14 个月。人皮下接种都兰利什曼原虫后，能产生迟发性皮肤溃疡。本项目研究了都兰利什曼原虫前鞭毛体 8 种组织化学成分的存在部位、含量和活力，表明都兰利什曼原虫的酸性磷酸酶（acid phosphatase, ACP）活力与有致病力的杜氏利什曼原虫和硕大利什曼原虫相仿，但在致病力上远较不致病的沙鼠利什曼原虫强。根据对克拉玛依荒漠内白蛉的种类组成、数量、吸血及亲人性，白蛉与利什曼原虫相容性等方面的研究，以及对白蛉自然感染前鞭毛体的鉴定，确认蒙古白蛉和安氏白蛉是都兰利什曼原虫的主要媒介。本项研究于 1994 年10 月通过科研成果鉴定（图 1、图 2）。

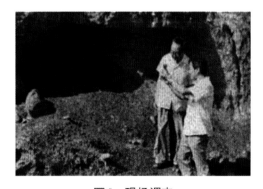

图1 现场调查

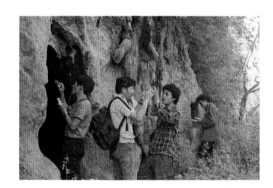

图2 采集白蛉

（本项目获 1995 年卫生部科学技术进步奖三等奖、1995 年中华医学科技奖三等奖）

日本血吸虫疫苗候选抗原研究达国际同类研究先进水平

项 目 名 称：日本血吸虫疫苗候选抗原GST的研究及重组GST抗原的应用

项目完成单位：中国预防医学科学院寄生虫病研究所

项 目 完 成 人：刘述先、宋光承、蔡志红、徐裕信、丁丽韵、陈彩云、林之晨、杨新科、何永康、侯云德

　　本文介绍"国家高技术研究发展计划"（"863"计划）生物技术领域项目——"日本血吸虫基因工程疫苗的研究"的阶段成果。

　　经过8年的系统研究，项目弄清了我国流行的日本血吸虫（大陆株）天然GST抗原性质及其抗原性、免疫原性，证明26 kD GST为日本血吸虫主要的保护性抗原。在阐明日本血吸虫大陆株和菲律宾株GST抗原在生化、免疫学特性、氨基酸序列及核苷酸序列上极其相似性的基础上，采用PCR技术，体外扩增编码26 kD GST抗原的cDNA，应用中国预防医学科学院病毒研究所构建的PBV220温控表达载体，成功地对编码该抗原的基因高效表达，并解决了重组26 kD GST抗原的纯化问题，使批量生产重组GST抗原在我国成为可能。

　　上述进展在国内外的同类研究中尚未见报道。重组26 kD GST抗原作为日本血吸虫疫苗候选抗原大规模推广应用，将为我国及其他日本血吸虫病流行的亚洲国家和地区的人、畜血吸虫病的防治工作带来新的突破。

　　该项成果1994年由国家科委及"863"计划生物领域专家委员会批准并发文委托中国预防医学科学院组织11位专家鉴定，认为已达国际同类研究先进水平（图1、图2）。

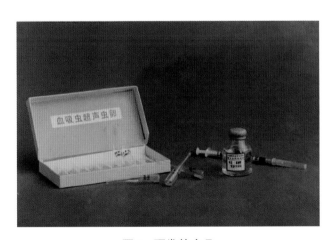

图1　研发的产品

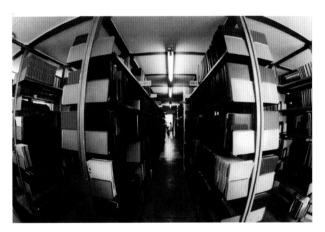

图2　实验人员查阅资料

（本项目获1995年卫生部科学技术进步奖二等奖、1995年中华医学科技奖二等奖）

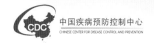

观察膳食化学污染物和营养素摄入量的变化趋势，
开展我国居民膳食安全和营养状况系统评价

项 目 名 称：中国总膳食研究
项目完成单位：中国预防医学科学院营养与食品卫生研究所
项目完成人：陈君石、高俊全、王绪卿

　　为了观察膳食化学污染物和营养素摄入量的变化趋势，并对我国居民的膳食安全和营养状况进行全面和系统的评价，中国预防医学科学院营养与食品卫生研究所1990年组织全国12个省、市、自治区首次成功地开展了"中国总膳食研究"，以总膳食研究作为方法和手段，通过膳食调查了解膳食结构和食物消费量的变化，对中国人膳食中24种化学污染物、72种营养素以及6种放射性核素的含量进行了测定，并结合膳食调查数据，首次得到了中国人膳食中化学污染物和营养素的含量和摄入量，做出了中国人膳食安全性与营养状况评价，为制定及修订食品卫生标准及营养素供给量提供了基础数据及理论依据，建立和完善了中国总膳食研究监测系统，为食品污染监测提供了准确的数据（图1、图2）。

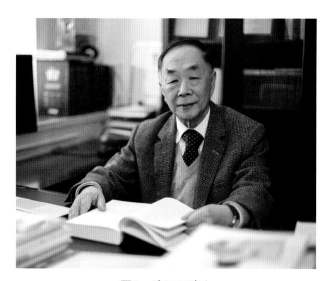

图1　陈君石院士

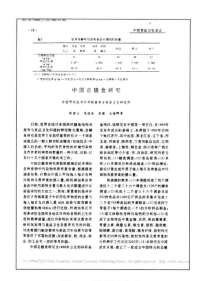

图2　科研论文

（本项目获1995年国家科学技术进步奖三等奖及国家科技成果证书、
1993年卫生部科学技术进步奖二等奖）

人体接触环境污染物的评价研究

项 目 名 称：人体接触环境污染物的评价研究
项目完成单位：中国预防医学科学院环境卫生监测所、北京市卫生防疫站、江苏省卫生防疫站
项目完成人：郑星泉、宋瑞金、宋华琴、陈守建、蔡士林、刘建荣、高晖、江夕夫、姜丽娟、于慧芳

　　本课题是 WHO 及联合国环境规划署的合作项目，是"全球环境监测系统"的组成部分，并经卫生部卫生监督局批准和支持经费完成的。本课题选择金属、有机物和气体中三类主要环境污染物为研究对象，选择代表性人群，研究自空气、食物、饮水的摄入途径、摄入总量、人体负荷，以此评价环境污染物的健康影响及提出预防建议。可作为制定国家政策的依据。本课题全过程采用严格的质量保证措施，经国际技术合作中心的质量控制考核，成绩优良，保证了提出数据的准确性、可信性、可比性以及结论的合理性（图1、图2）。

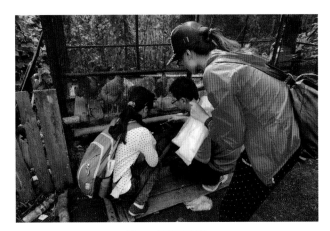

图1　现场采样

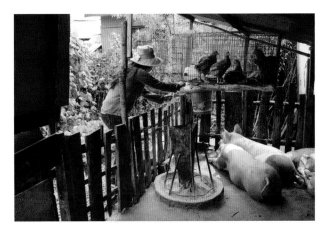

图2　现场采样

（本项目获 1995 年卫生部科学技术进步奖三等奖）

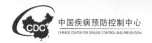
室内空气污染和个体接触量成套监测（仪）器的研制

项 目 名 称：室内空气污染和个体接触量成套监测（仪）器的研制

项目完成单位：中国预防医学科学院环境卫生监测所、中国预防医学科学院环境卫生与卫生工程研究所

项目完成人：崔九思、宋瑞金、曲建翘、史黎薇、韩克勤、林少彬、周淑玉、周金鹏、戚其平

中国预防医学科学院环境卫生监测所及环境卫生与卫生工程研究所通过多年研究研制成 10 种主要室内空气污染物（SO_2、NO_2、HCHO、NH_3、HF、VOCs、PM_{10}、CO、CO_2 和细菌等）采样和监测（仪）器，特别是研制成功气体扩散法被动式个体采样器。这些个体采样器如徽章大小，重量约 10 g，佩戴于胸前，接近呼吸带，不用任何抽气动力和电源，也不用任何吸收管和收集器，可以更好地反映个体所呼吸的空气质量，适用于环境空气和非职业暴露人群个体接触低浓度空气污染物的监测。这项研究成果为我国开展室内和公共场所的空气质量，以及人对空气污染物的个体暴露量的监测创造了条件（图1、图2）。

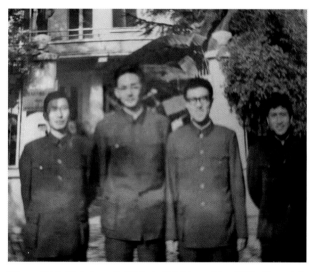

图1 崔九思（左一）等专家赴阿尔巴尼亚援外项目时合影

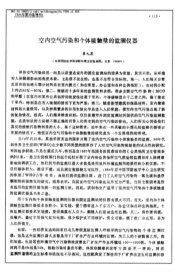

图2 卫生研究杂志《空内空气污染和个体接触量的监测仪器

（本项目获 1995 年卫生部科学技术进步奖二等奖）

苯中毒与白血病的流行病学及发病机制研究

项 目 名 称：苯中毒与白血病的流行病学及发病机制研究

项目完成单位：中国预防医学科学院劳动卫生与职业病研究所、黑龙江省劳动卫生与职业病防治所、上海市卫生防疫站等

项目完成人：尹松年、李桂兰、黄明芳、田凤润、富振英、金淬、王耀祖、叶培正、王春光、尹牛山

  本项目对苯中毒与白血病的流行病学及发病机制进行了研究，对苯作业工人及对照工人进行回顾性队列调查，证明苯是诱发白血病的主要因素。苯作用于骨髓造血干细胞并损害骨髓的微环境。慢性苯染毒动物发生严重的白细胞 DNA 下降。

  项目对苯作业工人与对照工人进行回顾性队列调查，证明接触苯是诱发白血病的主要因素，苯中毒与再生障碍性贫血是发生白血病前的危险期。项目组据此结果提出了修订苯中毒标准以及苯白血病的鉴别原则。建议降低现行苯卫生标准至 6 mg/m^3。苯的作用机制主要是苯能对骨髓造血干细胞及其微环境造成损害。苯染毒动物结果显示，白细胞核糖核苷酸含量以及核苷酸加合物与染毒剂量升高有相关性，与流行病学调查结果相符合。预防和控制苯中毒及再生障碍性贫血是预防苯白血病的措施（图1、图2）。

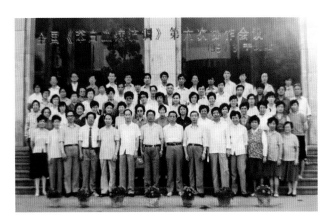

图1 苯白血病调查现场总结会，1990 年

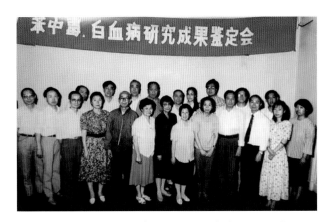

图2 苯中毒白血病研究成果鉴定会，1994 年

（本项目获 1995 年卫生部科学技术进步奖一等奖）

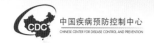
中国疾病预防控制中心
CHINESE CENTER FOR DISEASE CONTROL AND PREVENTION

冻干人尿铅等8种劳动卫生领域环境和
生物材料标准物质的研制

项 目 名 称：劳动卫生毒物监测的环境和生物材料标准物质的研制
项目完成单位：中国预防医学科学院劳动卫生与职业病研究所、西安市中心医院
项目完成人：吴宜群、鲁雁飞、王敢峰、闫慧芳、黄雪祥等

毒物监测是职业病防治工作的重要组成部分。为保证监测结果准确可靠，在监测中应采用相关的标准物质进行质量控制。本项目按照国家一级标准物质技术规范要求，开展环境和生物材料标准物质的研制。通过标准物质的基质选择、制备、均匀性检验、稳定性研究以及多家实验室合作定值，完成了以下8种国家一级或二级标准物质的研制：血中原卟啉标准物质 GBW09136/GBW(E)090017，冻干人尿铅成分分析标准物质 GBW09104/GBW09105，冻干人尿氟成分分析标准物质 GBW09106/GBW09107，冻干牛血铅、镉成分分析标准物质 GBW09139/GBW09140，冻干牛血硒成分分析标准物质 GBW09141/GBW09142，镉、锰、铅、锌滤膜标准物质 GBW(E)080211/GBW(E)080212，活性炭管中苯、甲苯、邻二甲苯标准物质 GBW(E)080237/GBW(E)080238，以及冻干人尿碘成分分析标准物质 GBW(E)090016/GBW(E)090017。

本项目开启了国内职业卫生领域标准物质自主研制的先河，研制的标准物质特性量值与国际同类标准物质相当，为车间空气中毒物检测、职业病诊断及防治工作提供了技术保障（图1、图2）。

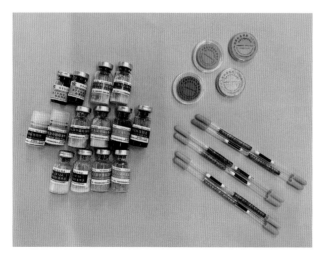

图1 冻干人尿铅等标准物质 – 实物

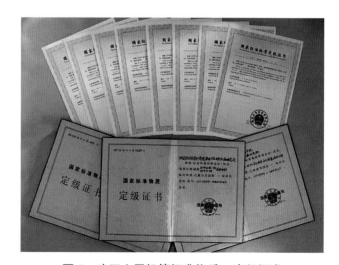

图2 冻干人尿铅等标准物质 – 定级证书

（本项目获 1995 年卫生部科学技术进步奖三等奖）

大肠杆菌O157:H7研究

项目名称：O157:H7大肠杆菌研究

项目完成单位：中国预防医学科学院流行病学微生物学研究所、江苏省徐州市防疫站

项目完成人：徐建国、赖心河、权太淑、吴艳萍、程伯鲲、黄力保、刘秉阳、余秀军

　　大肠杆菌 O157:H7 感染的主要特征是鲜血便和溶血性尿毒综合征，1982 在美国首次暴发，迅速成为全球重大公共卫生问题。马里兰大学 Levine 教授认为这是一类新的大肠杆菌，命名为肠出血性大肠杆菌（Entero-hemorrhagic E. coli, EHEC），但无鉴别方法。徐建国在 Levine 教授实验室学习时，从致病性质粒上选取一个 DNA 片段，发展为 EHEC 特异性 DNA 诊断探针，并在全球广泛应用，为 EHEC 的检测提供了手段。徐建国使用这个探针，和权太淑主任合作，发现 1986—1988 年徐州市已经存在 EHEC 散发感染；通过对 EHEC 特异性探针进行测序，发现其编码溶血素基因，发展了 EHEC 特异性 PCR 检测方法，于 1997 年获得美国专利；纯化了 EHEC 溶血素和 O157 脂多糖等，发展了血清学诊断方法；发现 EHEC 可在小鼠肺部造成病理改变，说明一部分患者表现的呼吸道症状可能与肺损伤有关。1996 年日本疫情发生后，立即在全国开展 EHEC 等新发传染病的研究、推广和培训。1999 年，苏皖地区发生了大规模大肠杆菌 O157:H7 感染暴发。徐建国团队和权太淑团队的科研储备对疫情的诊断和控制发挥了关键的科技支撑作用（图1、图2）。

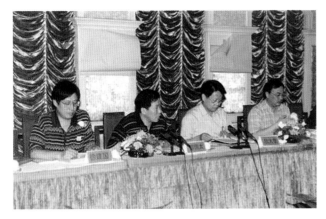

图1　卫生部领导主持会议，审核徐建国院士牵头制定的肠出血大肠杆菌 O157:H7 监测方案

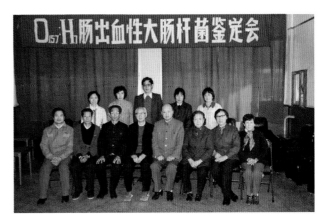

图2　徐建国院士回国后与专家们一起鉴定了我国首例 O157:H7 感染病例

（本项目获 1994 年中国预防医学科学院科技奖一等奖、1996 年卫生部科学技术成果一等奖、1997 年国家科学技术进步奖二等奖）

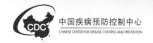
成人腹泻轮状病毒基因组的研究

项 目 名 称：1.成人腹泻轮状病毒基因组的分子生物学研究

2.成人腹泻轮状病毒基因组克隆及主要基因的分子生物学研究

项目完成单位：中国预防医学科学院病毒学研究所

项目完成人：1.陈广牧、洪涛、赵姜勤、王长安、赵同兴

2.陈广牧、洪涛、王长安、赵同兴、赵姜勤

轮状病毒是导致人和动物急性胃肠炎（腹泻）的主要病因。本项目组于 1983 年在我国大规模成人流行性腹泻中首次发现了人类 B 组轮状病毒，并被世界病毒学界所公认。该病毒主要感染青壮年，是造成大规模暴发性腹泻的病原，被定名为成人腹泻轮状病毒。成人腹泻轮状病毒为非培养性病毒，这是深入研究和发展疫苗的主要障碍。该成果在原有研究的基础上，直接从患者的粪便中纯化病毒，提取核酸并用逆转录技术克隆了全基因，建立了人类 B 组轮状病毒基因库，对其中编码组特异性抗原（VP6）和两个保护性抗原（VP7、VP4）等的主要基因进行了全序列分析和表达，解决了长期以来依赖从患者的粪便中提取病毒抗原的关键问题。该成果使我国在人类 B 组轮状病毒研究领域处于国际领先地位，为在我国及世界范围内检测和诊断人类 B 组轮状病毒提供了充足的病毒抗原，并为研制成人腹泻轮状病毒疫苗奠定了坚实的物质基础。此外，该研究也为轮状病毒的生态学和分类学奠定了理论基础（图 1、图 2）。

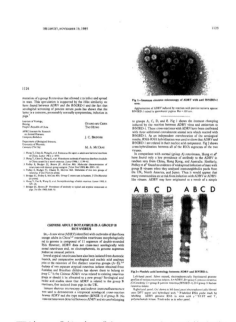

图片 1 《柳叶刀》（ Lancet ）上刊载文章

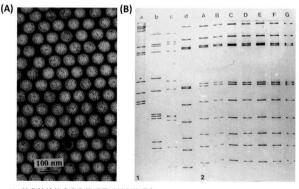

(A) 纯化的轮状病毒负染后用透射电镜观察

(B) 病毒基因组电泳图 .a: 呼肠孤病毒；b, c: A 组轮状病毒；d, A–G: B 组轮状病毒

图 2 电镜和核酸电泳图

（本项目获 1994 年卫生部科学技术进步奖二等奖、1996 年国家科学技术进步奖二等奖）

研发人白细胞介素2，临床治疗肿瘤有效

项 目 名 称：基因工程人白细胞介素-2（IL-2）的研制和中试生产
项目完成单位：中国预防医学科学院病毒学研究所、卫生部长春生物制品研究所
项 目 完 成 人：张智清、刘东升、孙凤至、路秀华、侯云德

　　人白细胞介素 -2（interleukin 2，IL-2）主要由活化的 CD4+ 细胞产生，通过自身分泌和旁分泌作用于分泌 IL-2 的细胞本身或邻近的 CD4+ 和 CD8+ 细胞，是人体免疫网络中起调节作用的一种重要细胞因子，能诱导和激活机体多种免疫细胞发挥效应，在机体免疫应答、免疫调节和肿瘤免疫中具有重要作用，能够治疗恶性肿瘤、肝炎、结核和免疫缺陷病，有很好的临床应用前景。

　　该成果采用人 IL-2 cDNA 在大肠杆菌中获得高效表达，表达量占菌体蛋白的 30% 以上，相继建立了 30 L 发酵罐规模的生产工艺流程，确定了活性检测、质控标准及整套分离纯化方法，产品纯度达 95% 以上，比活性达 10^7 IU/mg，总回收率达 20%。经 167 例患者对比治疗观察，证明国产重组人 IL-2 对肺癌、肾癌、黑色素瘤及癌性胸腔积液和腹水等有效，全身给药组有效率为 21.4%，胸腹腔注射组有效率为 77.8%，支气管动脉灌注组有效率为 20%，疗效及副作用与国外报道相近（图 1、图 2）。

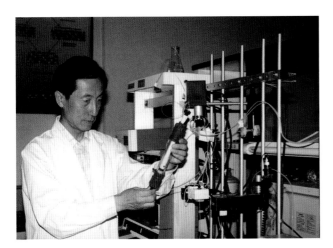

图片 1　张智清研究员进行蛋白纯化

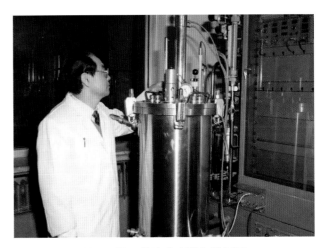

图 2　侯云德院士研发细胞因子

（本项目获 1994 年卫生部科学技术进步奖三等奖）

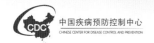
我国马群中新甲型流感病毒及其新特性

项 目 名 称：我国马群中新甲型流感病毒及其新特性的发现
项目完成单位：中国预防医学科学院病毒学研究所、黑龙江省哈尔滨市卫生防疫站、黑龙江省兽医科学研究
所、黑龙江省兽医卫生防疫站
项目完成人：郭元吉、郭忠明、王敏、刘锦旭、董长安

　　20 世纪 90 年代初，本项目通过病毒基因组测序和分析，以及流行病学和血清学调查，确认在我国黑龙江和吉林两省马属动物中造成流感流行，引起大批马属动物尤其是马发病和死亡的病原体为禽源 H3N8 亚型流感病毒。流行未波及人群和家禽。这为国际上首次证实禽流感病毒能跨宿主传播，直接感染哺乳动物造成流行和死亡。这表明禽流感病毒在人流感病毒大流行株出现中可能起着重要的作用，应加以重视（我们以前的确在我国北方野鸭中分离到 H3N8 亚型流感病毒株）。同时也表明，我国马属动物中非常可能同时存在禽源和马源两种不同的 H3N8 亚型流感病毒。马为世界上重要的家畜之一，因此，该发现和研究对马属动物中的流感监测和防控具有重要意义（图 1、图 2）。

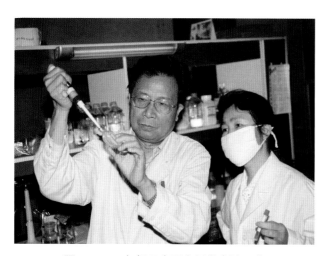

图1　1993 年郭元吉研究员做实验示范

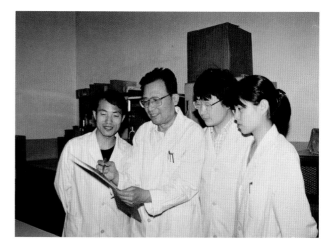

图2　1995 年郭元吉研究员与工作人员讨论实验结果

（本项目获 1994 年卫生部科学技术进步奖二等奖）

构建GM-CSF菌株，优化表达纯化工艺，为中试研究奠定基础

项 目 名 称：人GM-CSF cDNA在大肠杆菌的表达与纯化
项目完成单位：中国预防医学科学院病毒学研究所
项目完成人：张智清、路秀华、周园、李玉英、侯云德

　　中国预防医学科学院病毒学研究所张智清教授研究小组开展的863计划项目——基因工程人GM-CSF cDNA在大肠杆菌中的表达与纯化研究获得了具有国内外先进水平的成果。他们在不改变氨基酸序列的情况下，采用重组DNA和PCR技术，对天然人粒细胞–巨噬细胞集落刺激因子（GM-CSF）的cDNA 5' 端和3' 端的序列加以修饰。经过几年的艰苦努力，终于使人GM-CSF的cDNA在大肠杆菌中获得了高效表达，其表达量占菌体总蛋白的20%。经HPLC反相柱Ultrasphere纯化后，纯度可达95%以上，纯化后的人GM-CSF比活性为5×10^6/mg蛋白。N端15个氨基酸序列测定证实该纯化产品的序列与天然人GM-CSF一致。该院研究人员与华北制药厂协作，进行中试开发研究。专家们认为，该产品的生产菌株构建、设计新颖，纯化工艺简便、可靠，纯度达国家标准，为中试工艺的研究奠定了基础，是一项重要的实验室科研成果。据预测，GM-CSF产品的市场前景十分可观，将会产生重大的社会效益和经济效益（图1、图2）。

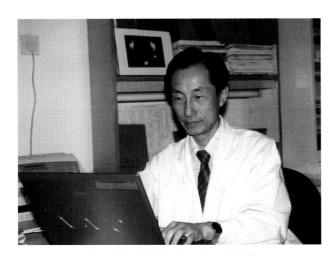

图1　张智清研究员查阅文献资料

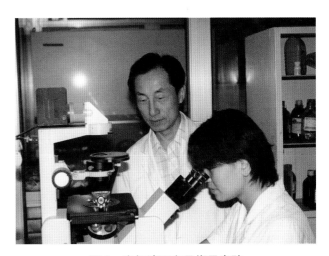

图2　张智清研究员指导实验

（本项目获1994年中国预防医学科学院科技奖二等奖）

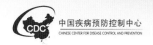
我国早期的HTLV-1血清学本底调查

项 目 名 称：我国人群中HTLV-1病毒血清流行病学调查及人类疾病关系的研究
项目完成单位：中国预防医学科学院病毒学研究所
项目完成人：曾毅、蓝祥英、何士勤、陈国敏、杨锦华

本研究对 HTLV-1 抗体阳性者的追踪研究结果表明，HTLV-1 具有明显的家庭聚集性感染。本项目对研究该病毒的感染、潜伏与发病机制的关系具有重要的理论意义，为加强我国献血员管理和防止输血传播 HTLV-1 提供了实验依据。本项目采用分子生物学技术分析了急性白血病、T 细胞淋巴瘤、骨髓病、脊髓病和正常人淋巴细胞中 HTLV-1 前病毒 DNA 的整合情况，证明了上述疾病的发生与 HTLV-1 的感染存在相关性。对成人 T 细胞白血病（adult-cell leukemia，ATL）来说，HTLV-1 的感染是致病的原因。本项目在国内建立了一株体外培养的人 T 淋巴细胞株 CLL-8（图1、图2）。

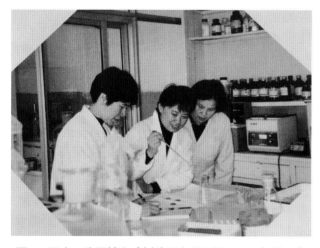

图1　周玲、陈国敏和叶树清研究员开展 HTLV 相关工作

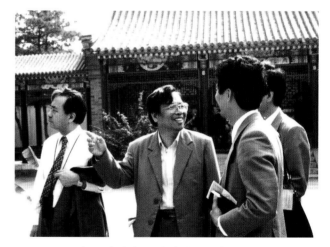

图2　1985 年日本京都大学病毒学研究所所长 Hinuma 研究员来华与曾毅合作研究成年人 T 细胞白血病病毒的流行病学

（本项目获 1994 年中国预防医学科学院科技奖二等奖）

首次全国人体寄生虫分布调查顺利完成

项 目 名 称：首次全国人体寄生虫分布调查

项目完成单位：中国预防医学科学院寄生虫病研究所、河南省卫生防疫站、卫生部卫生防疫司、福建省寄生虫病防治研究所、四川省医学科学院寄生虫病防治研究所、安徽省寄生虫病防治研究所、山东省寄生虫病防治研究所、全国其他省（区、市）卫生防疫站或寄生虫病研究所及中国预防医学科学院信息中心，共33个单位

项目完成人：余森海、许隆祺、蒋则孝、徐淑惠、韩家俊、朱育光、常江、林金祥、徐伏牛

　　本次调查揭示了当前我国寄生虫病流行程度的两种变化趋势：一方面，由于多年的防治，特别是近几年改革开放，农村经济水平的提高，居住卫生和劳动条件的改善，以及一些地区生态环境的改变和农村都市化，部分肠道寄生虫病如钩虫等土源性线虫病及姜片虫病的流行程度呈下降趋势。另一方面，由于市场开放，家畜、肉类和鱼类等商品供应渠道的增加，管理措施不够完善，以及流动人口的增加，旋毛虫病、囊虫病、并殖吸虫病和华支睾吸虫病等食物源性寄生虫病和棘球蚴病等流行范围或涉及的人群有不断扩大的趋势（图1、图2）。

　　本次调查资料已作为卫生部制定"中国2000年预防保健战略目标""全国寄生虫病防治'八五'计划和2000年规划"等的重要依据。本次调查提出的防治策略建议被卫生部作为《常见蠕虫病防治实施方案》下发后，推动了全国寄生虫病防治工作的深入开展。1992年以来，各地不断扩大防治范围，到1994年全国已累计集体驱治1.2亿人次，其中80%的人减轻了感染度，1400余万人获得治愈。

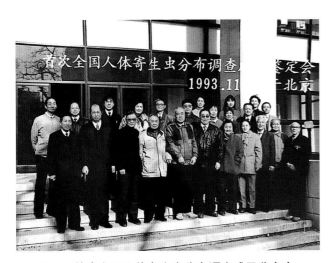

图1　首次全国人体寄生虫分布调查成果鉴定会

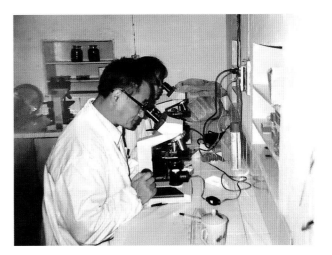

图2　许隆祺研究员在实验室镜检

（本项目获1994年卫生部科学技术进步奖一等奖、1995年国家科学技术进步奖二等奖）

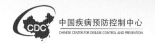
村镇规划卫生标准

项 目 名 称： 村镇规划卫生标准
项目完成单位： 中国预防医学科学院环境卫生监测所
项目完成人： 徐方、戴玉林、庄爱民、徐东方、李孟春、王冠群、宋伟民

为适应村镇"盖房热"这一形势，使村镇建设规划尽量符合卫生学要求，制定本标准。为了应用方便，本标准内容针对目前村镇规划中存在的主要卫生问题，采取综合性标准形式，尽量简明。标准内容包括村镇用地选择、功能分区、住宅区的布置、占地面积、建筑密度和设计的卫生要求，规定了住宅区与生产有害因素的乡镇工业、副业、饲养业、交通运输及农贸市场等场所之间的卫生防护距离，还规定了村镇公共建筑、农贸市场、道路、给排水、粪便及垃圾无害化处理设施的布局和设计等卫生要求和标准指标（图1、图2）。

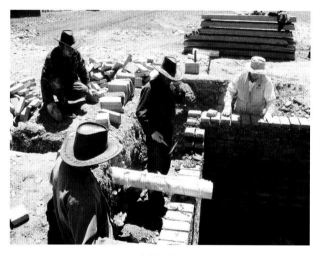

图1　村镇建设现场

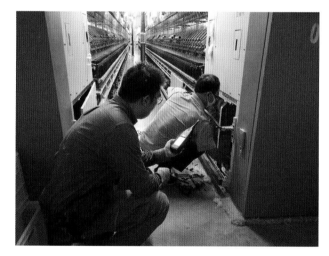

图2　纺织厂细纱维修工噪声检测

（本项目获 1994 年全国爱国卫生运动委员会、卫生部科学技术进步奖二等奖）

保障农村实施《生活饮用水卫生标准》，推动农村改水工作

项目名称：农村实施《生活饮用水卫生标准》准则

项目完成单位：中国预防医学科学院环境卫生监测所、北京市卫生防疫站、辽宁省卫生防疫站、宁夏回族自治区卫生防疫站、湖北省卫生防疫站、四川省卫生防疫站、浙江省卫生防疫站、河北省卫生防疫站

项目完成人：王子石、刘景兰、陈西平、盛金妹、安秉歧、戴恩光、熊兆鑫、周华人、茅培登、李桐梓

制定"农村实施《生活饮用水卫生标准》准则"是当时全国开展改水工作的要求，从保障农村居民身体健康出发，提出一个符合我国具体情况、切实可行的准则，作为农村改水规划、水质监测、给水净化处理、消毒设施的建设及改水效果评价的依据。我国幅员辽阔，水质质量复杂，广大农村经济发展也不平衡，不同地区水质差异很大。有些地区由于天然地理的原因，水质不良或缺水，使水源选择受到一定条件的限制，甚至没有选择余地。在这些地区普遍按一级水质标准要求就有很大困难，因而根据具体情况提出了水质分级的要求。一级水要求符合国家《生活饮用水水质标准》（GB 5749-85）中的水质标准，符合一级水质要求的饮用水是安全饮用水。二级水是在某些情况下，由于某种原因水质暂时达不到一级水标准，但属于尚可饮用的水。三级水是在特殊情况下没有其他可供选择的水源，处理条件又受到限制时，允许放宽的最大限值。该项准则是在国内首次提出，与国外相比达到了国际水平。该准则由全国爱国卫生运动委员会和卫生部联合批准，于1991年5月3日发布，1991年7月1日实施（图1、图2）。

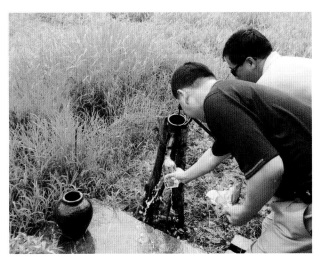

图1　现场调研

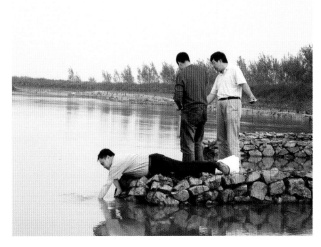

图2　现场采样

（本项目获1994年全国爱国卫生运动委员会、卫生部科学技术进步奖二等奖）

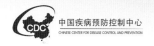

开展农村饮用水卫生监测，为农村改水工作提供科学依据

项 目 名 称：农村饮用水卫生监测

项目完成单位：中国预防医学科学院环境卫生监测所

项目完成人：陈亚妍、陈昌杰、鄂学礼、张岚、王倩、吕锡芳、赵月朝、闫慧珍、王红伟、杨利奎、林少彬

　　根据卫生部卫监发（90）第41号文，卫生部、全国爱国卫生运动委员会卫监发（1992）第8号文下达的任务，执行全国爱国卫生运动委员会农村改水"八五"计划和《2000年人人享有卫生保健》规划，为制订农村改水计划和方针政策提供科学依据而开展此项课题研究。此课题组织了24个省、自治区、直辖市的164个县开展了农村饮水卫生监测。调查区人口7890万人。查明现有生活饮用水的水源类型、供水方式、水处理状况、水源受生活及工业污染情况，分项列出了人口数。查清当前饮用水水质主要指标的基本情况，分级列出各级水质的供水人数，根据"农村实施《生活饮用水卫生标准》准则"评价饮用水的安全卫生状况，了解自1985年以来我国农村生活饮用水的改水情况。本调查是在统一的规划、方法和步骤下进行的，设立监测点1530个，各点采集丰、枯水期的水样，每个水样测定12项理化及细菌指标。水样的分析采取了严格的分析质量控制措施，所得数据的合格率在87%以上，具有良好的准确性和可比性。本监测获得数据3万余个，经计算机储存和处理，建立了全国及省级数据库，并进行了系统的统计处理，随时可以提供监测县的水源类型、供水方式、合格率和各种人口数、百分比等多种信息（图1、图2）。

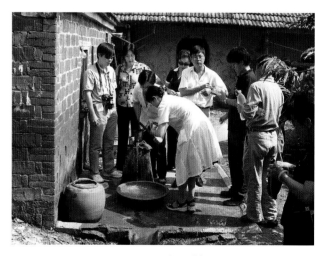

图1　国外医学（卫生学分册）《水中有机物分离和浓缩方法的进展》

图2　现场采样

（本项目获1994年全国爱国卫生运动委员会、卫生部科学技术进步奖二等奖）

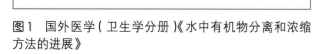

三种卷烟成分及其对健康影响的研究

项 目 名 称：三种卷烟成分及其对健康影响的研究
项目完成单位：中国预防医学科学院环境卫生与卫生工程研究所
项目完成人：陆宝玉、陈宝生、赵炳成、谢大英、周世伟、李亚栋

本研究分析了我国高、中、低三种卷烟的成分、致突变性和对人体健康的影响。结果表明，高焦油卷烟含焦油、BaP 和重金属元素均高于中、低焦油的卷烟，其焦油有致突变作用。吸烟者吸三种卷烟后能引起气道阻力、血中 COHb% 和尿中可替宁等指标明显升高。吸烟者吸烟时可使被动吸烟者的 COHb% 浓度达到有害程度。

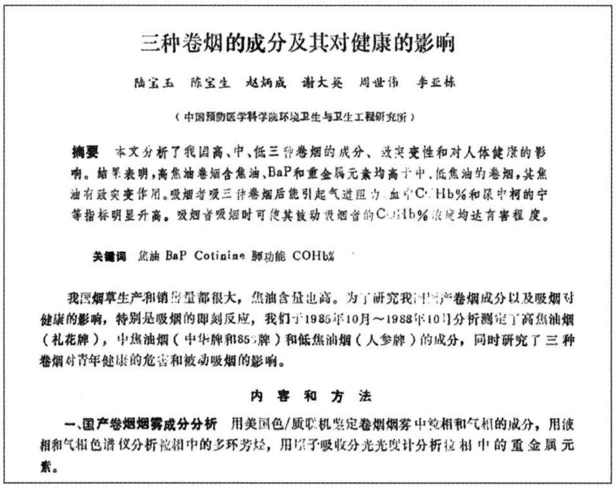

三种卷烟的成分及其对健康的影响

陆宝玉　陈宝生　赵炳成　谢大英　周世伟　李亚栋

（中国预防医学科学院环境卫生与卫生工程研究所）

摘要　本文分析了我国高、中、低三种卷烟的成分、致突变性和对人体健康的影响。结果表明，高焦油卷烟含焦油、BaP和重金属元素均高于中、低焦油的卷烟，其焦油有致突变作用。吸烟者吸三种卷烟后能引起气道阻力、血中COHb%和尿中柯的宁等指标明显升高。吸烟者吸烟时可使其被动吸烟者的COHb%浓度均达有害程度。

关键词　焦油　BaP　Cotinine　肺功能　COHb%

我国烟草生产和销售量都很大，焦油含量也高。为了研究我国国产卷烟成分以及吸烟对健康的影响，特别是吸烟的即刻反应，我们于1985年10月～1988年10月分析测定了高焦油烟（礼花牌），中焦油烟（中华牌和855牌）和低焦油烟（人参牌）的成分，同时研究了三种卷烟对青年健康的危害和被动吸烟的影响。

内　容　和　方　法

一、国产卷烟烟雾成分分析　用美国色/质联机鉴定卷烟烟雾中粒相和气相的成分，用液相和气相色谱仪分析粒相中的多环芳烃，用原子吸收分光光度计分析粒相中的重金属元素。

图1　卫生研究杂志《三种卷烟的成分及其对健康的影响》

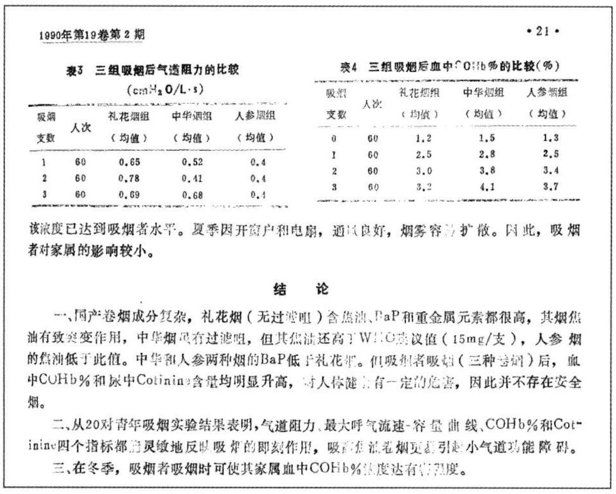

1990年第19卷第2期　　　　• 21 •

表3　三组吸烟后气道阻力的比较（$cmH_2O/L\cdot s$）

吸烟支数	人次	礼花烟组（均值）	中华烟组（均值）	人参烟组（均值）
1	60	0.65	0.52	0.4
2	60	0.78	0.41	0.4
3	60	0.69	0.68	0.4

表4　三组吸烟后血中COHb%的比较（%）

吸烟支数	人次	礼花烟组（均值）	中华烟组（均值）	人参烟组（均值）
0	60	1.2	1.5	1.3
1	60	2.5	2.8	2.5
2	60	3.0	3.8	3.4
3	60	3.2	4.1	3.7

该浓度已达到吸烟者水平。夏季因开窗户和电扇，通风良好，烟雾容易扩散。因此，吸烟者对家属的影响较小。

结　论

一、国产卷烟成分复杂，礼花烟（无过滤咀）含焦油、BaP和重金属元素都很高，其烟焦油有致突变作用，中华烟虽有过滤咀，但其焦油还高于WHO建议值（15mg/支），人参烟的焦油低于此值。中华和人参两种烟的BaP低于礼花烟。但吸烟者吸烟（三种卷烟）后，血中COHb%和尿中Cotinine含量均明显升高，对人体健康有一定的危害，因此并不存在安全烟。

二、从20对青年吸烟实验结果表明，气道阻力、最大呼气流速-容量曲线、COHb%和Cotinine四个指标都能灵敏地反映吸烟的即刻作用，吸高焦油烟更易引起小气道功能障碍。

三、在冬季，吸烟者吸烟时可使其家属血中COHb%浓度达有害程度。

图2　主要研究结论

（本项目获 1994 年全国爱国卫生运动委员会、卫生部科学技术进步奖三等奖）

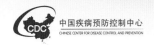
适宜、安全水氟浓度及总摄氟量

项 目 名 称：适宜、安全水氟浓度及总摄氟量
项目完成单位：中国预防医学科学院环境卫生监测所、首都医科大学附属北京口腔医院、河北省地方病防治所、河北省阜城县地方病办公室、河北省衡水地区卫生防疫站、河北省保定地区卫生防疫站、河北省徐水县卫生防疫站
项目完成人：刘原、林少彬、王倩、陈昌杰、杨世明、赵正荣、程淑、吴银海、韩永成、刘相民

该项目是 1991—1995 年由陈昌杰教授负责的与 WHO 合作的项目，并由卫生部科研基金资助。

氟是人体必需的微量元素之一，摄入量过少可导致儿童龋齿患病率增高和机体功能失调，摄入量过多可引起儿童氟斑牙和成人氟骨症。本研究提出适宜、安全的水氟浓度和总摄氟量对预防这类生物地球化学性疾病具有重要意义，并对在我国开展改水降氟工作也具有指导性意义。

本项目建立了环境样品（空气、饮水、粮食、蔬菜）、膳食和尿样中氟化物的分析方法，测定在水型氟中毒流行区（河北省阜城县和徐水县农村）不同氟暴露区（高、较高、中、低）环境样品以及膳食和尿样中的氟化物含量，并计算总摄氟量；调查了典型饮水型氟中毒流行区 4 个不同氟暴露水平地区的人群氟中毒和儿童龋齿患病率，并研究了它们与饮水氟浓度及总摄氟量的关系；提出了我国北方农村适宜、安全的饮水氟浓度分别为 0.95 mg/L 和 1.21 mg/L，7～15 岁儿童每人适宜、安全的总摄氟量分别为 1.9 mg/d 和 2.1 mg/d，成人最大安全总摄氟量为每人 3.4 mg/d。该项研究还对饮水氟和总摄氟量造成的氟中毒的危险性进行了评价。

本研究成果对进一步完善我国氟化物饮水卫生标准、制订氟化物总摄入量标准提供了科学依据（图 1、图 2）。

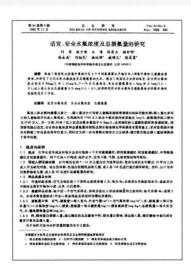

图1 卫生研究杂志《适宜、安全水氟浓度及总摄氟量的研究》

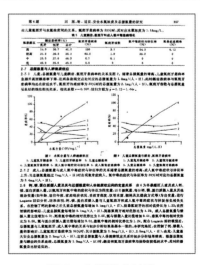

图2 主要研究结论

（本项目获 1994 年全国爱国卫生运动委员会、卫生部科学技术进步奖三等奖）

首次提出了乡村人群健康损害归因于环境污染的百分比
及其经济损失的分析方法

项 目 名 称：乡镇企业环境污染对人群健康影响的经济分析和对策研究

项目完成单位：中国预防医学科学院环境卫生监测所、北京医科大学、江苏省卫生防疫站、山东省卫生防疫站、辽宁省卫生防疫站、贵州省劳动卫生职业病防治研究所、武汉市卫生防疫站、广东医药学院、中国预防医学科学院计算机和卫生统计研究室、农业部乡镇企业司、枣庄市卫生防疫站、吴江县卫生防疫站、高邮县卫生防疫站、汉阳县卫生防疫站

项目完成人：徐方、王华敏、曹兆进、王黎华、陈晓东、刘晓媛、唐子安、赵东哲、王少松、刘景兰

　　根据 1988 年卫生部中标和世界银行贷款研究课题——"乡镇企业环境污染对人群健康影响的经济分析和对策研究"要求，由中国预防医学科学院环境卫生监测所与有关省、市、县卫生防疫站和北京医科大学、农业部乡镇企业司等单位协作，于 1989—1992 年对我国乡镇企业中环境污染严重并明显损害人群健康的 10 个行业进行了调查研究。

　　环境监测、生物监测及环境流行病调查均采取了质量保证措施，采用国内外先进方法，控制了可能的混淆因素，以归因危险度为主要依据对环境污染所致健康损害的经济损失进行估算。

　　结果表明，乡镇企业污染区空气的主要污染物为可吸入尘、苯并（a）芘、二氧化硫、铅、汞及镉。水体的主要污染物为氰化物、六价铬、酚类化合物、汞和铅。本课题在国内大范围内首次提出了乡村人群健康损害归因于环境污染的百分比及其经济损失的分析方法，对我国环保经济效益研究，预防医学的教学和实践均有理论和实际应用价值，得出的结论和建议可以作为国家制订企业污染治理、发展规划和布局的依据，也是今后进行动态观察、前后对比的背景资料（图1、图2）。

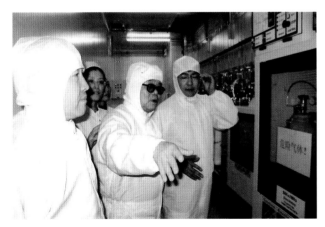

图1　邵强研究员（右二）在浙江汤溪工具厂磨床吸尘罩测试（1988 年）

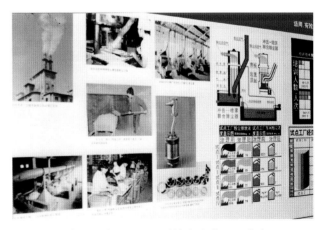

图2　参加国家"七五"科技攻关成果展览会展示

（本项目获 1994 年卫生部科学技术进步奖三等奖）

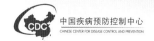
二硫化碳对男工和雄性动物生殖损伤的研究

项 目 名 称：二硫化碳对男工和雄性动物生殖损伤的研究

项目完成单位：中国预防医学科学院劳动卫生与职业病研究所、北京医科大学公共卫生学院劳动卫生教研室

项目完成人：蔡世雄、保毓书、黄美媛、赵树芬、于振庆、王贻家、崔志刚、卢庆生、罗玉妹、谢榜德

二硫化碳（CS_2）在我国是应用得非常广泛的有机溶剂之一，有数以万计的工人接触 CS_2。CS_2 的毒性和危害已有很多研究报告，但对男性生殖系统有无危害和危害程度如何报告甚少。为进一步查清我国 CS_2 作业男工的生殖机能状况，探讨 CS_2 致男性生殖系统损伤的机制，并为制定相关卫生标准提供科学实验依据，我们进行了职业流行病学和动物实验研究。通过对 CS_2 作业男工和对照男工妻子的 1590 次和 1448 次妊娠及 1489 个和 1388 个出生活婴进行分析，发现长期接触 CS_2 男工的子代出生缺陷和妻子自然流产的发生率显著升高，并与接触 CS_2 浓度的高低有一定的剂量反应关系。接触 35 mg/m³ CS_2 的男工性功能减退和精液质量下降的发生率升高。向小鼠腹腔注入 189 mg/kg 和 378 mg/kg CS_2 和吸入 10 mg/m³ 或 100 mg/m³ 的 CS_2，睾丸初级精母细胞常染色体畸变率、性染色体异常率和精子畸变率显著升高，表明 CS_2 能损伤男性的生殖功能，对雄性小鼠的生殖细胞有致突变效应，对男工和小鼠的精子生成有毒害作用，提示损伤生殖细胞是 CS_2 致生殖系统损伤的可能机制之一，因而从 CS_2 的胚胎毒性和生殖毒性来考虑，为我国现行 10 mg/m³ 的 CS_2 卫生标准提供了科学实验数据。

本研究工作与国外同期研究水平相比，在深度和广度上有新进展，对保护我国职业接触工人的健康，以及对优生优育，提高我国人口素质、保护子代生长发育和健康也有重要意义，获得了重大社会效益（图 1、图 2）。

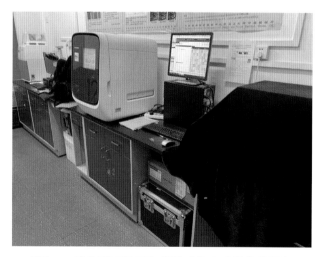

图 1　二硫化碳对男工和雄性动物生殖损伤的研究

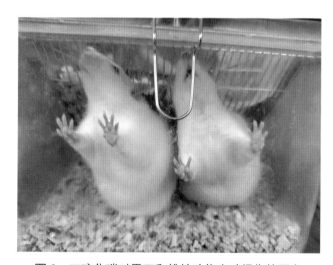

图 2　二硫化碳对男工和雄性动物生殖损伤的研究

（本项目获 1994 年卫生部科学技术进步奖三等奖）

阐明了我国猪种布鲁氏菌病的流行病学特征，制定了相应的防治措施

项 目 名 称：我国猪种布鲁氏菌病流行病学及防制措施的研究
项目完成单位：中国预防医学科学院流行病学微生物学研究所
项目完成人：张见麟、陆士良、魏涛、唐浏英、郭宝岚

　　随着不经检疫免疫的推广，我国北方牛羊布鲁氏菌病地区人畜布鲁氏菌病的发病率大幅度下降，但由于对猪种布鲁氏菌病的流行规律了解不够，又缺乏在中国目前农村家庭饲养条件下控制布鲁氏菌病的有效措施，因而猪种布鲁氏菌病在我国某些地区流行相当严重。本研究对严重流行省广东及广西进行了调查。我们在国内首次采用了 EDTA 及利凡诺尔试验诊断猪种布鲁氏菌病并取得良好的效果，对我国开展犬种布鲁氏菌病的调查提供了有力的手段（图1、图2）。

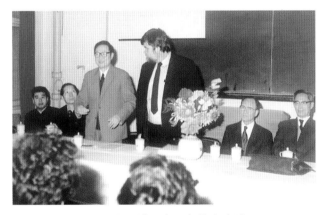

图1　张见麟研究员与外宾座谈

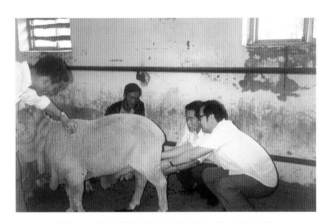

图2　张见鳞研究员在现场与养殖户交流

（本项目获 1993 年卫生部科学技术进步奖三等奖）

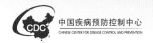
研发成功我国首个基因工程药物，创造巨大经济和社会效益

项 目 名 称：人基因工程α型干扰素系列产品的研制、生产与应用

项目完成单位：中国预防医学科学院病毒学研究所、卫生部上海生物制品研究所、卫生部长春生物制品研究所、中国药品生物制品检定所

项目完成人：侯云德、童葵塘、郭德本、丁锡申、吴淑华、张智清、徐伦、屠宗青、李财、郝成章、李玉英、陈志家、刘景会、杨新科、金冬雁

　　1980年侯云德及其团队首次克隆出具有我国知识产权、中国人最为常见的α1b干扰素基因，成为我国基因工程研究的奠基性研究工作。在此基础上研发成功我国第一个基因工程多肽药物，也是国际上独创的国家I类新药产品重组α1b型干扰素，这是我国本土科学家在改革开放初期自主研发的第一个基因工程新药，实现了我国基因工程药物从无到有的突破，对乙型肝炎、丙型肝炎、毛细胞性白血病及慢性宫颈炎等有明显疗效。与国外同类产品相比较，它副作用低，疗效确切，治疗病种多，适于儿童患者，也使超大剂量适应抗击癌症成为可能。

　　由于中国不同于国外的疾病谱，侯云德院士带领团队取得了大量符合中国国情和疾病谱特点的临床研究成果。国外的干扰素α2a和α2b最先应用于治疗慢性丙型肝炎，而在我国，慢性乙型肝炎才是危害人民健康的公共卫生问题和社会问题。侯云德院士率先开展了干扰素治疗我国慢性乙型肝炎的临床研究，为解决这一重大公共卫生问题提供了优质的治疗药物，创造了巨大的经济和社会效益（图1、图2）。

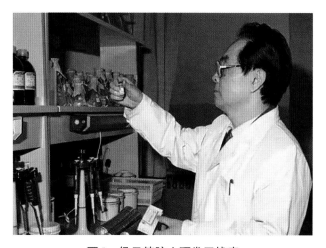

图1　侯云德院士研发干扰素

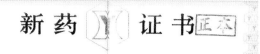

图2　干扰素 α1 新药证书

（本项目获 1993 年国家科学技术进步奖一等奖）

自主研发成功两种乙型肝炎基因工程疫苗

项目名称：乙型肝炎基因工程疫苗（哺乳动物细胞表达和痘苗表达）的研制和中试

项目完成单位：中国预防医学科学院病毒学研究所、中国科学院上海生化所、卫生部长春生物制品研究所、卫生部北京生物制品研究所、中国药品生物制品检定所

项目完成人：任贵方、汪垣、朱既明、韩雅儒、李载平、张权一、胡宗汉、阮力、赵铠、阮薇琴、李河民、梅雅芳、吴雪、张兴义、王淑珍

　　乙型肝炎（简称乙肝）是严重危害人类健康的重要传染病，预防乙肝感染已成为世界卫生问题。本项研究使用我国自己克隆的乙肝病毒主要流行株 adr 亚型的 HBsAg 基因自行设计和构建了哺乳动物细胞表达载体 pSV2DHBR1-32 和痘苗病毒表达的载体 pGJPS-3。将这两种载体分别导入 CHO-dhfr⁻ 细胞和痘苗病毒天坛株后，获得 HBsAg 高效表达的基因工程细胞系 C28(5 ~ 7.5 mg/L) 和天坛株重组痘苗病毒 vTH-2（1 ~ 1.2 mg/L）。结合我国国情，项目组分别建立了大转瓶哺乳动物细胞培养 - 离心加层析和原代鸡胚细胞培养 - 超滤加离心的两种乙肝基因工程疫苗生产新工艺。试生产及转让的初步结果表明，该工艺符合我国生物制品技术现状，易于接产，造价较低廉，产品经济效益较高，是代替血源疫苗良好的第二代产品。研究中建立的一系列在哺乳动物细胞中表达外源基因的基因工程技术和方法、细胞的大量培养及产物的纯化工艺使我国哺乳动物细胞基因工程研究提高到一个新水平。使用重组痘苗病毒生产乙肝疫苗是国际首创的一条基因工程疫苗研制新路线。乙肝基因工程疫苗研制成功是国家科技部科技攻关计划实施的标志性成果。该成果被无偿转让给国内多家企业，其中华北制药金坦生物 CHO 乙肝疫苗 1997 年上市以来，覆盖全国 31 个省（含市、自治区），出口菲律宾、巴基斯坦和埃塞俄比亚等国家。累计销量达 1.7 亿人份，工业总产值 56 亿元，2019—2021 年持续突破 10 亿元销售额。本平台先进，产品安全有效，造福人类健康，CHO 乙肝疫苗的广泛应用为我国摘掉"乙肝大国"的帽子、提升人民健康水平做出了突出贡献（图1、图2）。

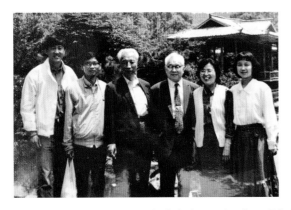

图1　本项目主要完成人——任贵方（左3）、朱既明（左4）和阮力（左2）

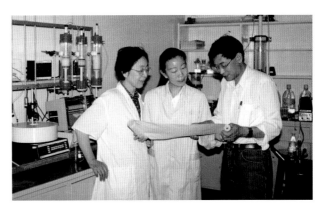

图2　本项目主要完成人阮力（右）、阮薇琴（左）在实验室讨论工作

（本项目获 1993 年国家科学技术进步奖一等奖）

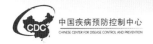
痘苗病毒天坛株载体——疫苗研发的新工具

项 目 名 称：天坛株痘苗病毒高效表达载体及其在基因表达和基因工程活疫苗研制中的应用
项目完成单位：中国预防医学科学院病毒学研究所
项目完成人：曹旭、阮力、朱既明、徐水婵、王双平

  本项目以我国痘苗病毒天坛株为材料，分离鉴定了 P11、P7.5、P25 和 PJ6R 及 Pm1 五种启动子，比较了七个非必需区对重组痘苗病毒毒力的影响，使用 TK 和细菌 β - 半乳糖苷酶基因作为重组痘苗病毒选择标记，构建了 13 个基因表达载体、2 个选择标记载体和 1 个启动子筛选载体。其中插入 TK 区的高效表达载体，如 pJ15、pJ16、pJTB1175、pJSB1175、pJGML 等，均可在 BudR 和人 TK⁻143 细胞中方便地选出供实验研究的重组病毒；而带有 LacZ 基因的 pJ120、pJTA1175、pJSA1175、pJ6R 等则可在含 x-gal 的培养基上形成蓝斑，便于用挑蓝斑或从蓝斑中挑选白斑的方法选择重组病毒，避免了使用 BukR 诱变剂和人 143 细胞，因而适合于制备人用疫苗株。pGem-34XRlac 是一个多功能标记载体，便于任意操纵所需要的 LacZ 基因，而 pJG1 则专门用于筛选痘苗病毒启动子。此外，本项目还构建了插入其他非必需区用的载体，如 pB-1 和 pB-6(Hind Ⅲ -K 片段)、pS-1(Hind Ⅲ -M 片段) 和 pH-1(K 和 F 片段之间的 Hind Ⅲ 位点)。多数载体的启动子下游提供了多酶切位点，便于不同外源基因的插入。由于一个载体可以同时表达两种外源基因，因而它们可广泛应用于单价和多价重组痘苗病毒疫苗的研制。本项研究应用于天坛株重组痘苗病毒多价活疫苗的研制，实现一种疫苗同时免疫多种疾病，将会产生重大的经济效益与社会效益，使我国在重组痘苗病毒基因表达和基因工程活疫苗的研制方面跻身于世界先进行列 (图 1、图 2)。

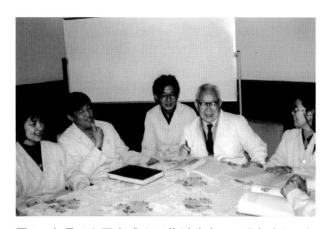

图 1 本项目主要完成人工作讨论会——曹旭 (左 2)、朱既明 (左 4)、王双平 (左 3)

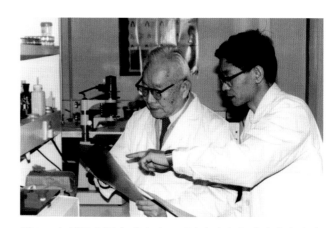

图 2 本项目主要完成人朱既明 (左) 与阮力 (右) 在实验室讨论工作

（本项目获 1993 年卫生部科学技术进步奖一等奖）

促进癌症产生的综合因素分析

项 目 名 称： 遗传因素、环境因素及 EB 病毒在鼻咽癌发生中的作用研究

项目完成单位： 中国预防医学科学院病毒学研究所、广西壮族自治区人民医院、广西梧州市肿瘤研究所、广西苍梧县鼻咽癌防治所

项目完成人： 曾毅、陆圣经、钟建明、邓洪、王培中、潘文俊、李秉钧

　　鼻咽癌是一种与遗传和环境等多种因素相关的恶性肿瘤，是具有明显地域和种族分布的鳞状细胞癌，多发于东亚和东南亚，尤其是在我国南方广西、广东及湖南等省、自治区高发。本研究团队通过大规模的流行病学调查，使用免疫学、分子生物学及遗传学分析方法等研究手段，对鼻咽癌发生的相关因素进行了系统分析。基于以上研究，团队在国际上首次提出鼻咽癌的发生由 EB 病毒感染、遗传因素以及环境因素共同作用所致，其中病毒感染是关键因素之一。此项研究为鼻咽癌的防治指明了方向，为有效降低鼻咽癌的发病率和死亡率奠定了基础（图1、图2）。

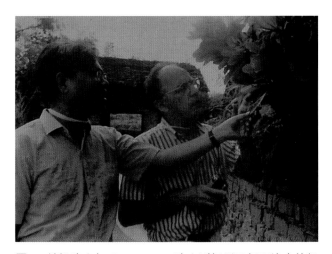

图1　曾毅院士与 Guy de The 院士到梧州了解环境中的促癌物火秧勒的分布情况

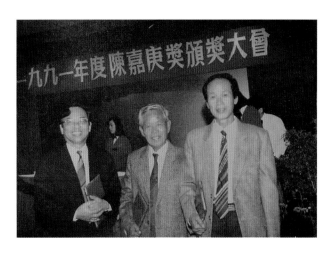

图2　曾毅．王信中．邓洪共获 1991 年度陈嘉庚医学科学奖

（本项目获 1993 年卫生部科学技术进步奖二等奖）

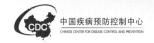

陇南川北黑热病明显回升的原因被发现

项 目 名 称： 陇南川北中华白蛉种型垂直分布及其与黑热病关系的研究
项目完成单位： 中国预防医学科学院寄生虫病研究所
项目完成人： 熊光华、金长发、刘丕宗、洪玉梅、陈信忠、苏忠伟、罗萍、任文蔚

　　本项目系探索研究陇南川北近几年黑热病明显回升而常规控制措施难以奏效的原因并取得预期结果，首次确定本山区存在黑热病自然疫源地。已在四川南坪海拔 2000 米以上的无人居住、亦无家犬地区的山野洞穴内发现野生中华白蛉有前鞭毛体的自然感染，经病原生物学鉴定为杜氏利什曼原虫，推断其感染来自野生动物。首次确定本区中华白蛉为野生野栖种类，是本区传播黑热病的唯一媒介。

　　本项目明确了家犬不仅是本区内脏利什曼病的重要宿主，也是本病的重要传播介导。一旦家犬重新繁殖，本病又重发生。因此，防治对策的重点应在于自然疫源地和犬。

　　对本区中华白蛉种型的研究，运用形态分类学和地理生态学手段，首先探讨了自然环境尤其是垂直高度对本区白蛉生物学性状的影响和制约。经实验室观察，确定分布本区的中华白蛉无论其个体大小、海拔分布高低，均应视为同种，概称中华白蛉。

　　本项目从理论上阐明了本区黑热病流行的独特性，即存在野生动物原发宿主、病犬和人三者并存的流行形式，从而有可能纠正既往误认为我国黑热病是外来输入的说法，同时对探讨黑热病的病原和演化提供了科学依据。

　　实验建立了前鞭毛体内含物的鉴定方法。本法能够检测到 100 个原虫水平，在放射性探针检测的敏感性和特异性上达到了国际先进水平（图 1、图 2）。

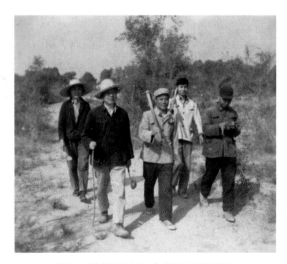

图1　熊光华在甘肃额济纳旗现场

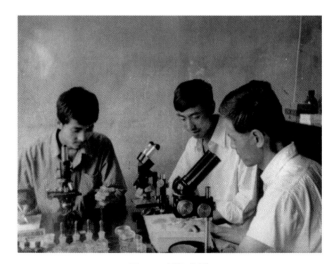

图2　现场实验

（本项目获 1993 年卫生部科学技术进步奖三等奖、1993 年中华医学科技奖三等奖）

不同品系日本血吸虫的研究取得进展

项目名称：中国大陆日本血吸虫品系的研究

项目完成单位：中国预防医学科学院寄生虫病研究所

项目完成人：何毅勋、胡亚青、郁琪芳、倪传华、薛海筹、裘丽姝、谢觅、王晓勤

  日本血吸虫病流行于我国南方各省，呈块状分布特点。寄生虫学家曾将分布于我国大陆地区的日本血吸虫称为中国大陆品系，与日本、菲律宾等地的日本血吸虫相区别。然而，分布于我国大陆各地的日本血吸虫是否为同一品系，至今仍是血吸虫防治科研中亟待解决的难题。

  为此，我们应用多学科手段，从形态水平到分子水平的不同层次对分布于我国大陆代表性地区的日本血吸虫特性进行了综合研究和比较。

  1. 云南品系　分布于云南海拔高度 1350～2450 m 的滇中高原。中间宿主为本地光壳湖北钉螺，而幼虫能在大陆其他光壳或肋壳湖北钉螺体内发育成熟。

  2. 广西品系　分布于广西海拔高度 200～400 m 的喀斯特山丘地区。中间宿主为本地光壳湖北钉螺。幼虫虽可在肋壳湖北钉螺体内发育成熟，但尾蚴逸出前期显著延长。

  3. 四川品系　分布于四川盆地海拔高度 400～1000 m 的西北及西南部。中间宿主为本地光壳湖北钉螺。幼虫虽能在肋壳湖北钉螺体内发育成熟，但发育率低。

  4. 皖鄂品系　分布于长江中下游海拔高度 200 m 以下的江汉及皖中平原地区。中间宿主为本地肋壳湖北钉螺。幼虫很难在滇、川的光壳湖北钉螺体内发育。

  本研究结果为当前我国血吸虫病防治对策中的查病治病及流行病学监测等措施的确定和有效实施提供了科学依据和参考价值（图1、图2）。

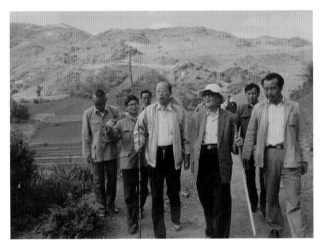

图1　在云南省巍山县视察大山区血吸虫病试点工作

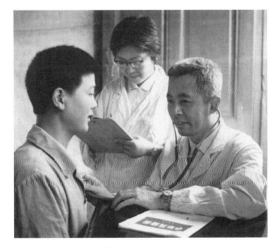

图2　工作现场

（本项目获 1993 年卫生部科学技术进步奖二等奖、1993 年中华医学科技奖二等奖）

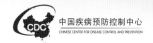

地热水排放对居民饮用水水质和人体健康的影响

项 目 名 称：地热水水质及排放后的卫生学评价

项目完成单位：中国预防医学科学院环境卫生监测所

项目完成人：陈亚妍、陶勇、王子石、林少彬、丘茹惠、闫慧珍、王红伟、刘景兰

该研究是农业部下达的"七五"攻关课题，中国预防医学科学院环境卫生监测所承担其分课题——"地热水水质及排放后卫生学评价"研究工作。该研究采用地热点和对照点做比较，通过大量分析地热水水质以及居民饮用水水质、地面水、土壤、农作物和鱼体中氟化物的含量，居民尿氟、氟斑牙、从业人员白细胞计数及疗养院工作人员主观症状调查等，观察地热水排放对居民饮用水水质、地面水、土壤、农作物和鱼体品质的影响，探索地热水利用过程中和尾水排放后可能产生的环境污染和健康影响。研究表明，所调查地区的地热水中污染指标含量不高，但氟化物含量超过了农田灌溉、渔业用水标准及地面水最高允许浓度。地热水及其利用后尾水被排入外环境，使得地热点附近的地面水及周围的土壤、农作物受到不同程度的影响。截至研究结束，尚未发现地热水及其利用后尾水对人体健康有明显影响，但远期的影响不可忽视（图1、图2）。

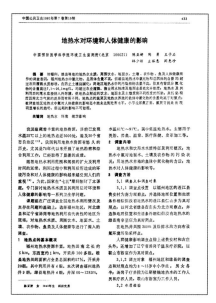

图1 中国公共卫生杂志《地热水对环境和人体健康的影响》

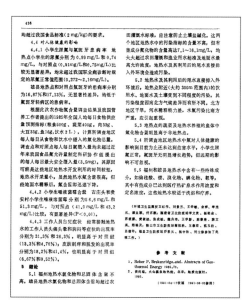

图2 主要研究结论

（本项目获 1993 年农业部科学技术进步奖二等奖）

全球环境监测系统——我国五城市大气污染动态观察及对人群健康影响的研究

项目名称：全球环境监测系统——我国五城市大气污染动态观察及对人群健康影响的研究（1981—1992）

项目完成单位：中国预防医学科学院环境卫生监测所、北京市环境卫生监测站、上海市环境卫生监测站、沈阳市环境卫生监测站、西安市环境卫生监测站、广州市环境卫生监测站

项目完成人：崔九思、陈宝生、赵炳成、谢大英、周世伟、李亚栋

　　环监所参加的全球环境监测系统（GEMS）国际合作项目，用长达 12 年（1981—1992 年）的监测结果，获得了 40 多万个监测数据，论述了我国五城市的大气污染状况、趋势和特点。监测数据表明，我国城市大气污染仍相当严重，总悬浮颗粒物（TSP）和二氧化硫（SO_2）的年均浓度分别为 220 ~ 500 $\mu g/m^3$、70 ~ 150 $\mu g/m^3$。按 WHO 指导值来衡量，我国城市居民中至少有 80% 的人是在不可接受的空气质量下生活，对人体健康造成了极大威胁。该项目首次将我国五城市大气污染（SO_2 和 TSP）的监测数据纳入了全球环境监测系统中，开创了我国空气质量监测与国际接轨的先例。由此发布的中国城市大气污染严重状况的信息引起了国内外的广泛关注，受到我国政府有关部门的高度重视，为采取有效措施控制环境空气煤烟型污染提供了科学依据（图 1、图 2）。

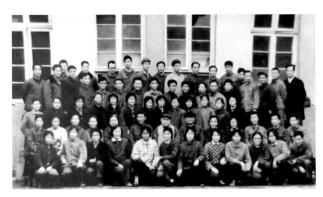

图 1　培训班人员合影　　　　　　　　　图 2　国家科技成果记录

（本项目获 1993 年卫生部科学技术进步奖二等奖）

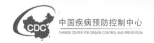
乡镇企业工厂防尘技术措施最优化设计及综合评价

项 目 名 称：乡镇企业工厂防尘技术措施最优化设计及综合评价
项目完成单位：中国预防医学科学院环境卫生与卫生工程研究所
项目完成人：钮式如、刘光铨、邵强、岳岚、刘江、郭文宏、周辰

　　针对我国乡镇企业中小水泥厂、石棉厂、石英粉厂、陶瓷厂及玻璃厂等涉及粉尘作业工厂的职业危害严重状况，国家亟须建立一套行之有效的方法遏制粉尘作业中职业病高发的势头。通风防尘是防治尘肺病发生的有效措施，为此，作为国家"七五"科技攻关项目，本项目开展了乡镇企业工厂防尘最优化设计及综合评价研究：①选择粉尘作业典型工厂主要生产工序中代表性的通风除尘设施，探究可优化设计依据。为提升防尘和净化除尘效果，对上述涉及粉尘作业工厂防尘除尘系统中吸尘罩、风管尺寸及布置、除尘器等关键环节提出优化设计方案，提出了"乡镇企业防尘技术措施图谱"；采用自行研制的多级冲击式尘粒分级仪，开展通风除尘系统中除尘器总除尘效率和粒径分级除尘效率检测和结果研究，提出粉尘作业各行业工厂主要工序排放粉尘状况数据及常用除尘器粒径分级效率等重要参数；按工厂和工序提出优化除尘装置配置方案；研制出冲击 - 泡沫联合除尘器和冲击 - 喷雾联合除尘器，并均获得国家实用新型专利权证书；②选择系统工程作为综合评价基本方法，运用定量指标判断与综合性定性指标相结合，对防尘技术措施进行评判，提出综合评价结论，提高了工厂防尘除尘系统优化设计的科学性和有效性（图1、图2）。

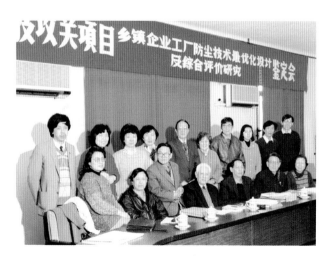

图1　项目鉴定会

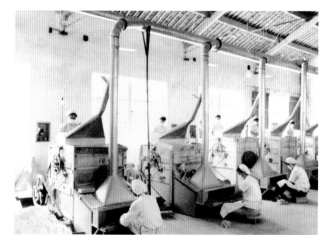

图2　乡镇企业工厂防尘系统最优化设计实例

（本项目获 1993 年卫生部科学技术进步奖二等奖）

研究建立了一套车间空气中有毒物质的监测规范，填补了领域空白

项目名称：车间空气中有毒物质监测规范的研究

项目完成单位：中国预防医学科学院劳动卫生与职业病研究所、上海市卫生防疫站、湖北省卫生防疫站、广东省职业病防治院、辽宁省劳动卫生研究所、四川省卫生防疫站、陕西省卫生防疫站、北京市劳动卫生职业病防治研究所

项目完成人：杭世平等

　　本项目为"七五"国家医学重点科技攻关专题，开始于1986年10月，主要有8个单位参与完成。该项目研究建立了监测方法研制规范、现场监测采样规范、实验室分析质量控制及检测方法等多方面内容，用以规范车间空气中有毒物质监测方法研究，实现监测方法标准化，提高车间空气的监测水平，保证车间空气的监测质量。项目研究的主要内容包括：①制定了"车间空气中有毒物质的监测研究规范"；②制定了"车间空气中有毒物质的监测采样规范"；③研究了标准气传递方法并应用于我国部分省、市实验室的分析质量控制；④研究了40种有毒物质的检测方法；⑤编写了《车间空气监测检验方法（第3版）》，以推广应用制定的规范和研制的方法。

　　本项目填补了职业卫生领域的多项空白，为我国车间空气中有毒物质检测方法标准体系的建立奠定了坚实的基础（图1、图2）。

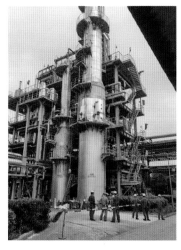

图1　职业卫生工作场所现场照片

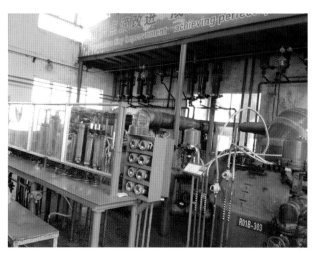

图2　职业卫生工作场所车间照片

（本项目获1993年国家科学技术进步奖三等奖）

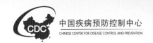

我国历次核试验中受过量照射人员远期辐射效应研究

项 目 名 称：1.我国历次核试验中受过量照射人员远期辐射效应研究

2.我国核试验受过量照射人员远期效应医学研究

项目完成单位：1.卫生部工业卫生实验所等9个单位

2.卫生部工业卫生实验所

项目完成人：1.纪桂云、徐秀凤、王永孝、白玉书、周藕良、金璀珍、傅宝华、刘文丽、刘任远、金家美

2.纪桂云、王永孝、白玉书、周藕良、金璀珍、傅宝华、刘文丽、姚永明、叶肯、金家美

对低剂量电离辐射照射的健康效应评价具有非常重要的公共卫生学意义，对受照人群随访并开展详细的医学研究更是十分难得，意义重大。英、美、法等国对早年参加核试验的退伍军人进行过系统随访研究和调查。在卫生部和解放军总装备部后勤部的支持下，卫生部工业卫生实验所组织全国14个省份、23个专业机构的技术人员，对我国历次核试验中受到过量照射的人员进行了远期效应医学随访研究。

随访对象包括在工作中受到显著内外照射的79名男性，17人1966年、21人1971年、30人1975年、9人1972—1977年受到照射，剂量估计为10～46.8 cGy。对照组为随访时与照射组对象相同年龄组且经济文化等混杂因素可比的非放射工作人员。随访项目包括眼晶状体检查等一般临床检查，外周血染色体畸变分析和免疫学检测等实验室检查，子女健康状况，以及患肿瘤和因肿瘤致死情况等，分别于1981年、1983年、1985年、1987年、1992年、1997年、2002年和2006年进行了8次随访。研究发现，照射组眼晶状体后囊下皮质浑浊风险及染色体畸变率显著高于对照组，后期的随访中报告显示照射组中肿瘤有高发的趋势。

项目的随访研究结果为确定我国原8023部队及其他参加核试验部队服役人员评残病种范围以及评价低剂量照射健康效应等提供了重要的人群观察证据，也在辐射健康效应风险沟通中发挥了很好的作用（图1、图2）。

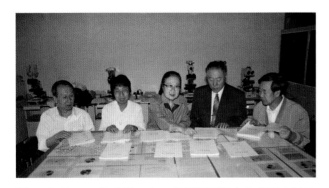

图1 纪桂云、徐秀凤、白玉书等课题组专家在研究讨论课题内容

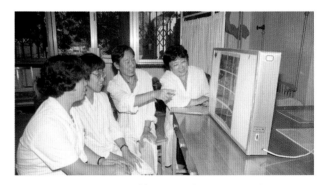

图2 纪桂云、王玉珍等课题组专家研究受过量照射人员远后效应情况

（本项目获1993年卫生部科学技术进步奖三等奖、2000年解放军总装备部后勤部科学技术进步奖三等奖）

在国内首次从患者中分离到斑点热群立克次体，建立并应用立克次体分子生物学检测方法对中国分离株在种的水平上进行鉴定，首次从自然界蜱卵中分离到西伯利亚立克次体

项 目 名 称：我国北亚蜱媒斑疹热的发现、证实和研究
项目完成单位：中国预防医学科学院流行病学微生物学研究所
项目完成人：范明远、于学杰、毕德增、赵立成、周玲

　　本项目在我国首次从患者中分离出西伯利亚立克次体，从而新发现了一个病种——北亚蜱媒斑疹热。在国际上首次在自然界从草原革蜱的蜱卵中直接分离出西伯利亚立克次体，表明该蜱既是北亚蜱媒斑疹热的传播媒介，也是该立克次体的储存宿主，经卵垂直传递可保持该种群的连续性，具有重要的生态学意义和学术价值。

　　本项目建立和应用一套立克次体分子生物学检测方法对中国分离株（包括从新疆精河、内蒙古呼伦贝尔盟、内蒙古哲里木盟及北京昌平分离的 An-84、Se-85、W-88 株人株，FT-84、MT-84 草原革蜱株，TO-85 草原革蜱蜱卵株，BJ-90、BJ-91 中华革蜂株及中国参考株 JH-74 草原革蜱株）在种的水平上进行鉴定，确定了它们的分类学地位，显示上述分离株属于立克次体属、斑点热群、西伯利亚立克次体种。

　　自 1962 年从黑龙江东方田鼠中分离出 SFGR 以来，又陆续自蜱中分离出该群立克次，用微量免疫荧光方法鉴定认为是 SFGR 中的新种。因为未能从斑点热患者中成功分离该立克次体，故难以确定上述分离株对人的致病性。由于只用表型方法进行鉴定，因而也难以判定其分类学地位。30 多年以来，由于上述问题没有解决，故一直不能确定我国斑点热的性质。本项目研究人员通过分子流行病学研究得出明确结论，包括 JH-74 株参考株在内和本项目研究人员从患者、蜱及蜱卵所分离出的菌株均为西伯利亚立克次体，而非新种，所致疾病为北亚蜱媒斑点热（图1、图2）。

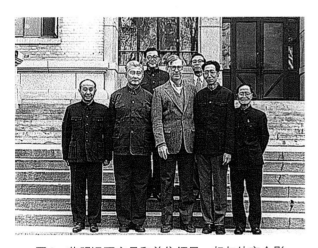

图1　范明远研究员和单位领导一起与外宾合影

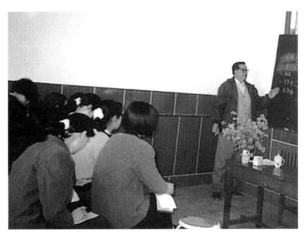

图2　范明远研究员做学术报告

（本项目获 1992 年卫生部科学技术进步奖三等奖）

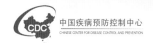

证明我国流行性脑脊髓膜炎周期性流行是由A群脑膜炎奈瑟菌不同优势菌型周期变换引起的

项 目 名 称：我国流行性脑脊髓膜炎流行特征的监测与研究
项目完成单位：中国预防医学科学院流行病学微生物学研究所
项目完成人：胡绪敬、李新武、奚文龙、计银铎、高立慧、徐丽

我国近几年大面积注射流行性脑脊髓膜炎（简称"流脑"）A群多糖菌苗后，流脑的发病率明显下降、但该菌苗一次注射只能预防2~3年，对婴幼儿免疫效果欠佳，对其他群脑膜炎奈瑟菌（Nm）感染无预防作用。菌苗注射可能会改变以往的流行规律。为防止我国将来可能出现新的流脑流行情况，进行了该项研究。研究成果有：

1. 我国流脑周期性流行是由A群Nm不同优势菌型周期性变换引起的，每次流行基本上是从我国东北向西南方向扩散。

2. 流脑散发时，我国健康人群咽部的一些正常菌群抑制A群Nm生长比较普遍。

3. 发现了某些重要流行特征的改变：①近几年全国或监测省中流脑的发病率与死亡率均很低。当发病率大幅度下降后，下降速度减慢，发病率又在个别省逐渐上升；②低龄儿童发病率相对较高；③季节高峰不突出；④流行菌群可能变迁；⑤病例散发，但多发县、市在各省中较集中，多半在交通沿线。

4. 带菌者中分离的B群Nm多数菌株与患者的优势基因型不同。

5. 流脑发病率下降是多种因素协同作用的结果：①注射A群多糖菌苗，提高了人群对抗A群Nm感染的免疫力；②Nm带菌率降低，传染源数量减少；③一些非特异的保护因素也起一定的协同作用。

本项目的主要协作单位有河南、江西、湖北、安徽、四川、辽宁、河北、浙江、广东及甘肃省卫生防疫站（图1、图2）。

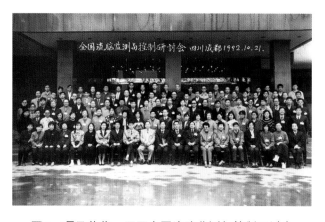

图1　项目获奖，召开全国流脑监测与控制研讨会

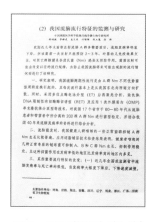

图2　项目获奖申请材料

（本项目获1992年卫生部科学技术进步奖二等奖）

发现我国流行性出血热自然疫源地和疫区具有景观、空间、时间和动物结构特征

项 目 名 称：我国流行性出血热的监测与研究
项目完成单位：中国预防医学科学院流行病学微生物学研究所
项目完成人：陈化新、陈富、王锡怀、杨建华、马立军、胡经畬、孙怀玉

按照全国流行性出血热监测点工作计划（1984—1990），本项目在29个省、自治区和直辖市的42个监测点开展了监测和流行病学研究。结果发现，我国流行性出血热自然疫源地和疫区具有景观、空间、时间和动物结构的特征。本项目的成果有：

本项目发现中国流行性出血热在本世纪50—80年代疫区不断扩大、发病率逐年上升，这是疫区类型演变的结果。

1. 发现在非疫区和家鼠型疫区，野外黑线姬鼠的种群构成、密度及带病毒率低或无，家鼠型疫区居民区内褐家鼠的种群构成、密度及带病毒率高，姬鼠型疫区野外黑线姬鼠的种群构成、密度及带病毒率较高，混合型疫区野外黑线姬鼠和居民区内褐家鼠的种群构成、密度及带病毒率较高。

2. 实验研究发现流行性出血热病毒在蚤体内不能增殖，属于机械性传播，革螨为生物性媒介。黑线姬鼠和褐家鼠可通过呼吸道、消化道、破损皮肤和食同类（黑线姬鼠）等途径感染出血热病毒。黑线姬鼠毒株和褐家鼠毒株对两种鼠均可互相感染。

3. 通过对不同类型疫区灭鼠防病实践证明，家鼠型出血热疫区和以家鼠为主的北方混合型疫区灭鼠防病效果显著，其他类型疫区灭鼠防病亦有一定效果。

4. 通过对自然景观诸要素考察，可预测流行性出血热的流行和非流行；通过对不同流行强度县、乡主要宿主动物带病毒鼠指数与人群发病率比较发现，疫区主要宿主动物带病毒鼠指数是预测流行性出血热流行趋势比较好的指标（图1、图2）。

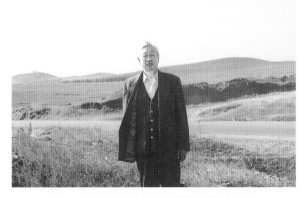

图1　陈化新主任技师赴现场指导采样

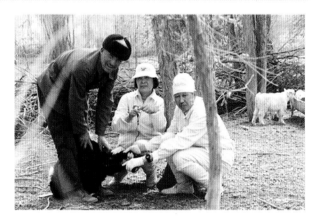

图2　1991年陈化新主任技师、唐青研究员与黑龙江省黑河市防疫站协作在现场调查采样

（本项目获1992年中国预防医学科学院科技奖二等奖）

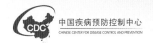

我国首次阐明了布鲁氏菌病的发病机制

项目名称：布鲁氏菌病发病机制研究
项目完成单位：中国预防医学科学院流行病学微生物学研究所
项目完成人：尚德秋、鲁齐发、吕秀芝、李玉兰、徐宗环

  本课题在现场及实验室对布鲁氏菌病患者和实验感染动物采用各种现代技术，从体液和细胞免疫反应、循环免疫复合物测定、自身抗体检查、内分泌及红细胞免疫功能测定、现阶段布鲁氏菌病临床分析、肉芽肿形成及变态反应等多方面进行系统探索，也是我国首次对布鲁氏菌病的发病机制进行综合研究，经过5年的时间，获得了良好的结果（图1、图2）。

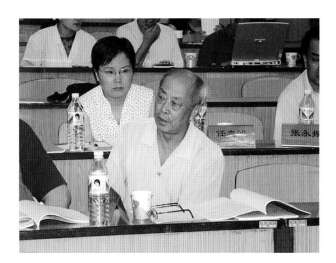

图1　尚德秋研究员与专家交流讨论

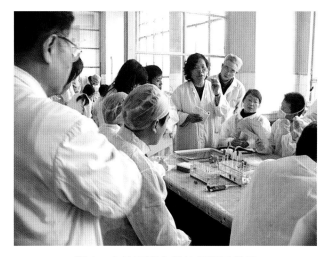

图2　李兰玉副主任技师指导学员

（本项目获 1992 年中国预防医学科学院科技奖三等奖）

研制HBeAg检测试剂盒，助力乙型肝炎的诊断

项 目 名 称：检测乙型肝炎e抗原抗HBe新型原材料和试剂盒的研制及推广应用

项目完成单位：中国预防医学科学院病毒学研究所、中国人民解放军军事医学科学院基础医学研究所、卫生部长春生物制品研究所、北京医科大学肝病研究所、中国药品生物制品检定所

项目完成人：詹美云、马贤凯、蒋竞武、陶其敏、李河民、刘崇柏、叶梁

　　项目组通过对乙型肝炎病毒带 21 个 PreC 残基或不带 PreC 的 C 基因 3′ 端的修饰，先后在大肠杆菌中高效表达乙型肝炎 e 抗原。e 抗原的 ELISA 滴度分别为 1：108 和 1：40 000 以上，HBeAg 特异性蛋白占菌体总蛋白的 20%～30%。分子量分别为 17 500 D 和 17 000 D，在免疫电镜下可见边缘不整齐的颗粒。这些表达产物稳定，粗提液放 4 ℃，4 个月后滴度无明显下降。该方法达到国际先进水平。这两个菌株表达的 HBeAg 均能有效地替代从人血清来源的 HBeAg 与抗 HBe McAb 配对组装成检测抗 HBe 的酶标和放免试剂，故具有重要的应用价值。

　　此项研究不仅解决了 e 系统诊断试剂的抗原来源问题，而且从理论上进一步证明保留 PreC 区的 7 个氨基酸与原核细胞高效表达 HBeAg 密切相关。

　　卫生部北京生物制品研究所利用上述配对的抗 HBe McAb 和基因工程 e 抗原进行了原材料复检、效价以及浓度测定方法学研究，同时建立了符合卫生部生物制品检定所标准要求的室内各项质量指标参比品，按 GMP 规程成功地组装成检测 HBeAg/ 抗 HBe 酶标试剂，其特异性、敏感性、精密性及重复性等均达到国际同类试剂水平，并于 1991 年获得卫生部生产文号（图 1、图 2）。

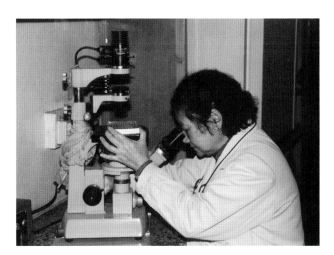

图 1　詹美云研究员在实验室做研究

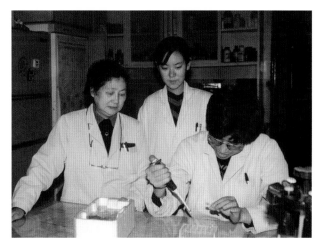

图 2　詹美云研究员指导研究生

（本项目获 1992 年卫生部科学技术进步奖二等奖）

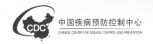
改进表达、发酵和纯化技术，研发成功新型人重组α2a(aA)干扰素

项 目 名 称：人重组α2a(aA)型干扰素的研制和中试生产
项目完成单位：中国预防医学科学院病毒学研究所、卫生部长春生物制品研究所、中国药品生物制品检定所
项目完成人：侯云德、郭德本、吴淑华、李财、丁锡申、郝成章、张智清、智刚、刘景会、李玉英

  中国预防医学科学院病毒学研究所病毒基因工程国家重点实验室在国家生物技术"七五"攻关项目中承担了"干扰素基因工程的研究"专题(75-71-02-02)。本项目实现了人重组α2a型干扰素cDNA在大肠杆菌中的高效表达，表达量与国外同类制品相当，建立了一整套实验室规模的分离、提取和纯化流程。人α2a型基因工程干扰素具有与天然干扰素相当的广谱抗病毒活性、抑制细胞分裂和刺激NK细胞活性。卫生部长春生物制品研究所承担了扩大中试生产工艺的研究，建立了30升、100升发酵罐大规模生产的工艺流程，产量可达920 MD/L，纯度达95%以上，总回收率达20%，20余项指标均达到国际标准。动物急性、亚急性试验表明，国产人α2a型基因工程干扰素是安全的。Ⅰ、Ⅱ期临床试验结果证明国产人α2a型基因工程干扰素在人体应用是安全的，其临床疗效与国外同类产品相当。1991年11月30日国家新药审评委员会对此组织了专家审评，获通过，并投放市场。

  国产基因工程干扰素在组建高效表达载体、发酵及纯化工艺上均有所改进：采用温控型载体，易于操作；自己配制的高密度培养基比较便宜；纯化方法也简单。它的研制成功标志着我国产品已步入国际高新技术产品的行列，为防治我国多种病毒病和恶性肿瘤有巨大的社会效益和经济效益（图1、图2）。

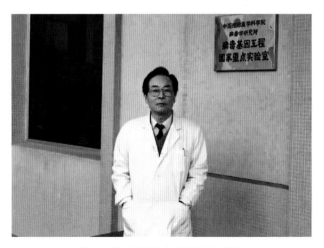

图1　侯云德院士在基因室楼前

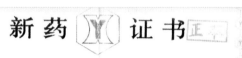
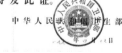

图2　干扰素α2a新药证书

（本项目获1992年卫生部科学技术进步奖一等奖）

成功构建一组通用性强、可温控、可高效表达
非融合蛋白的表达载体系列

项目名称：一组通用性温控型大肠杆菌高效表达载体的组建及其应用
项目完成单位：中国预防医学科学院病毒学研究所
项目完成人：张智清、侯云德、金冬雁、王晓鸣、吴淑华、张德震、金奇、徐荣辉、李玉英、路秀华

　　进入 20 世纪 80 年代以来，随着生物技术的发展和应用，许多在自然界含量极微的多肽产品现在可以通过发酵进行大规模生产。用原核细胞生产多肽药物的关键是要有高效的原核表达载体，使外源基因能转送到细菌细胞内并获得高效表达。

　　本研究采用 DNA 重组技术和人工合成 DNA 的方法组建了一组通用性较强、可温控、可表达非融合蛋白的高拷贝高效表达载体——pBV220/221 系列。其特点是集 c1ts857 调控基因与 PRPL 启动子为一体，以便于转化多种菌株；具有最佳的 SD 序列；便于插入外源基因的多克隆位点以及较强的转录终止信号。这一高效表达载体在国内已推广使用。外源蛋白的表达量一般可达菌体总蛋白的 20% ~ 60%，达到目前国际上的最好水平。本实验室采用这一载体已成功地高效表达了人 α1b 型干扰素、人 α1c 型干扰素、人 α2a 型干扰素、人 α2b 型干扰素、人 β 型干扰素、人 γ 型干扰素、人 αH 型干扰素、人白细胞介素 2 及人白细胞介素 4 等 20 余种具有重要经济价值的多肽，其中人 α2a 型干扰素已经过国家新药审批委员会通过，并已完成中试，人 γ 型干扰素及人白细胞介素 2 均已申报中试，人乙型肝炎核心抗原及 e 抗原等诊断试剂早已推广使用。我国自建的大肠杆菌高效表达载体 pBV220/221 系列确是一种通用性强、具有重大经济效益的载体系统（图 1、图 2 ）。

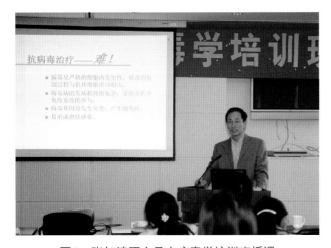

图 1　张智清研究员在病毒学培训班授课

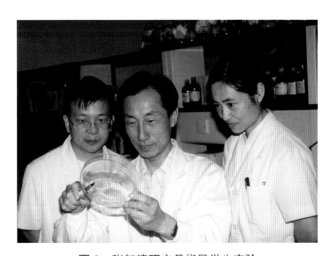

图 2　张智清研究员指导学生实验

（本项目获 1992 年卫生部科学技术进步奖一等奖）

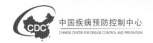

研究乙型肝炎流行因素，助力免疫策略研究

项 目 名 称：乙型肝炎流行因素及免疫预防策略的研究

项目完成单位：中国预防医学科学院病毒学研究所、上海医科大学流行病教研室、河北省卫生防疫站、湖南省卫生防疫站、湘潭市卫生防疫站、河南省卫生防疫站、开封市医科所、黑龙江省卫生防疫站、广东省卫生防疫站

项目完成人：刘崇柏、徐志一、曹惠霖、孙永德、荆庆、陈大宝、陈美征

  "七五"期间，项目组在黑龙江、河北、河南省农村、湖南省及上海市城区整体抽样 10 484 人进行乙型肝炎（简称"乙肝"）血清流行病学研究。乙肝流行率为 58.2%，HBsAg 阳性率为 10.1%，感染主要发生在婴幼儿。0~2 周岁 HBsAg 阳性率每年递增 1 倍，不到 3 周岁已达人群 HBsAg 的最高峰。90% 以上的新感染者为亚临床型无病原或一过性病原血症。HBsAg 阳转者主要集中在 0~3 岁婴幼儿。HBsAg 携带者年阴转率为 2.01%，阴转者主要集中在 5~20 岁年龄组。

  在乙肝的流行因素上，除家庭内传播（包括围生期传播和家庭成员之间的传播）外，在水平传播中医源性传播占有十分重要的地位。在农村开展的试验证明仅注射器穿刺针严格消毒一项，每年至少降低 50% 的 HBsAg 阳性率。这一新的发现为非特异性预防乙肝提供了重要的科学依据。

  关于 HBV 感染的预防策略，"七五"期间，在 200 万人现场，用不同剂量、不同批号的乙肝疫苗免疫 10 万名新生儿及部分儿童和成年人。根据综合保护效果及成本效益分析，得出我国的最佳乙肝疫苗免疫方案为：①孕妇不做 HBsAg 筛选，全部新生儿接种 3 针 10 μg 乙肝疫苗，保护效果可达到 80%。②孕妇筛选 HBsAg，如果母亲为 HBsAg 阴性，则新生儿接种 3 针 10 μg 乙肝疫苗；如果母亲为 HBsAg 阳性，新生儿则按照 30 μg、10 μg、10 μg 方案接种乙肝疫苗。再加上严格控制医源性 HBV 传播，可使乙肝群体 HBsAg 阳性率经两代人降低到 1% 以下，达到基本消灭乙肝的目标（图 1、图 2）。

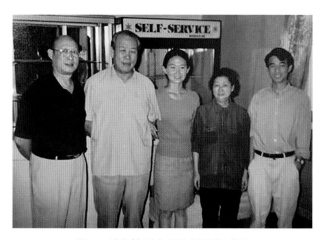

图 1 刘崇柏研究员和课题组成员

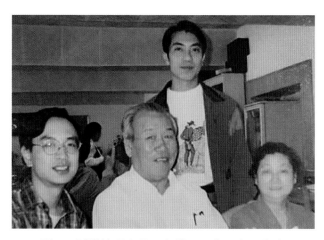

图 2 刘崇柏研究员、詹美云研究员和研究生

（本项目获 1992 年卫生部科学技术进步奖二等奖）

研发新型干扰素，助力国民健康

项目名称：两种新基因工程干扰素（HuIFN-α1b/86D和重组人α2b型）的研制

项目完成单位：中国预防医学科学院病毒学研究所

项目完成人：1. 侯云德、王伟、李燕、周圆、金冬雁

2. 金冬雁、侯云德、曾庆、吴淑华、周圆

  人干扰素是人体细胞分泌的一类蛋白质，具有广谱抗病毒、抗细胞分裂和免疫调节活性。近10年来的研究表明，干扰素治疗某些肿瘤和病毒性疾病有明显疗效。国产重组人 α1b 型干扰素是一类药物，国外尚无此产品。它与国际上广泛使用的重组人 α2a、α2b 型干扰素有所不同。国产干扰素的优点是副作用较低，但是国产重组人 α1b 型干扰素还存在一些产量及表达不稳定的问题，亟待改进。本项目组从分子结构基础研究出发，找到影响热稳定性的关键氨基酸残基，采用核苷酸指导下的定位突变技术人工合成引物，将人 α1b 型干扰素 cDNA 中编码 86 位 Cys 的 TGC 改为编码 Asp 的 GAC，接着进行一系列包括发酵动态、蛋白效价及遗传稳定性等的评价。结果表明这一新的突变体在抗病毒活性、抗细胞分裂活性、激活 NK 细胞活性和热稳定性等方面均明显优于其母体分子。随后，项目组采用寡核苷酸介导的定位诱变技术，将现有的人 α2a 型干扰素 (IFN-α2a) 基因中编码 K23 的密码子 AAA 定向诱变为大肠杆菌喜用的 R 密码子 CGT，构建成可表达人 α2b 型干扰素 (IFN-α2b) 的修饰基因。利用在 trp 启动子上游携有原核增强子序列"E-X"的 IFN-α2b 高效表达载体 pBV889 对蛋白质进行表达，不仅提高了表达量，还简化了表达条件。

  我国自行设计并研制的重组人 α1b 型干扰素于 1991 年完成了治疗毛细胞白血病、乙型和丙型肝炎的中试，并获得我国新药审评委员会的通过，1992 年已经投放市场，试产第一年的产值估计达 2000 万元，在产生巨大社会效益的同时，为我国抗多种病毒和抗恶性肿瘤药物研发带来了希望（图1、图2）。

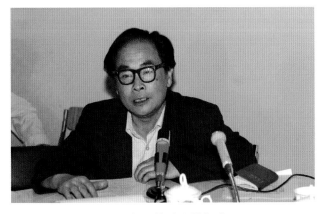

图1　侯云德院士做报告

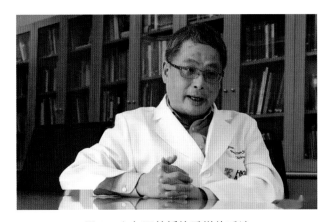

图2　金冬雁教授接受媒体采访

（本项目获 1992 年中国预防医学科学院科技奖一等奖）

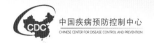

流行性出血热地鼠肾细胞灭活疫苗L99病毒株的鉴定

项 目 名 称：流行性出血热地鼠肾细胞灭活疫苗L99病毒株的鉴定

项目完成单位：中国预防医学科学院病毒学研究所、长春生物制品研究所

项目完成人：宋干、黄永成、杭长寿、郝富勇、刘为民

　　地鼠肾细胞（GHKC）对流行性出血热（EHF）病毒敏感。用 EHF 病毒 L99 株（家鼠型）感染金黄地鼠肾细胞 (GHKC) 传代适应，观察增殖动态曲线，再初步纯化，所选出的毒株具有广谱抗原性和较高的毒力滴度。经福尔马林 (0.025%) 灭活制备 EHF 灭活疫苗免疫动物，检测血清中和抗体反应及对野鼠型和家鼠型强毒攻击的保护力，均证明 L99 疫苗有双向的免疫效果。后经检定批准，肌内 (1 ml) 接种志愿者 12 人进行了安全性及抗体反应的初步人体观察。结果显示，此种疫苗对人体接种无明显不良反应。接种后，12 名接种者特异性抗体经 IFA、ELISA 及中和抗体检测示结果全部阳转，180 天和 360 天后仍分别有 10 人血清中和抗体阳性。初步表明，此疫苗是安全的，可以有效诱导抗体产生，其中和抗体多数可持续 1 年以上。应用 L99 株生产的疫苗已由卫生部批准试生产（图 1、图 2）。

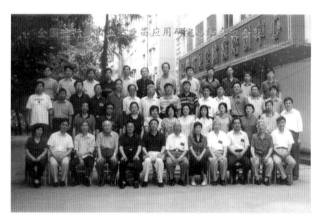

图1　全国流行性出血热疫苗应用研究总结会议

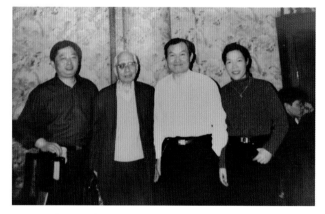

图2　疫苗株病毒分离鉴定与筛选等主要研究人员合影

（本项目获 1992 年中国预防医学科学院科技奖二等奖）

医学病毒科技成果信息的传播及情报交流

项 目 名 称：医学病毒科技成果信息传播及情报交流
项目完成单位：中国预防医学科学院病毒学研究所
项目完成人：陆德敏、王蕊萍、王见南、官宜彬、张宝英

　　1985 年以来，全国约 60% 的医学病毒部级及国家级科技成果是由我们通过以下途径进行宣传的：创办《病毒学报》，编写《病毒学研究所简介》，出版"七五"重大科技攻关项目——《乙型肝炎流行病学和预防接种专集》，出版侯云德撰写的我国第一本《分子病毒学》，出版《首届病毒病防治专业会议会议资料汇编》等。为了配合我院五项任务，与全国 29 个省（市、自治区）卫生防疫机构建立了提供最新病毒科技情报的固定关系，定期向他们提供国外 27 种定期刊物的有关病毒检测的最新资料。同时，有关国际上病毒学的最新理论和尖端技术也由我们通过多种渠道率先向全国介绍。由于宣传速度快、面积大、内容新，大大推动了全国范围内的病毒病防治研究工作的开展，取得了明显的社会效益和经济效益（图1、图 2 ）。

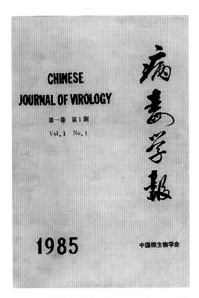

图1 《病毒学报》1985 年 01 期

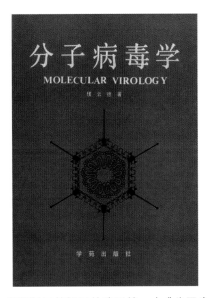

图2 出版侯云德撰写的我国第一本《分子病毒学》

（本项目获 1992 年中国预防医学科学院科技奖三等奖）

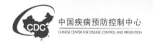

恶性疟原虫抗药性调查方案被优化并广泛应用

项 目 名 称：冰冻干燥培养基及涂氯喹板在恶性疟原虫抗药性调查研究中的广泛应用

项目完成单位：中国预防医学科学院寄生虫病研究所

项目完成人：任道性、刘德全、刘瑞君、蔡贤铮、杨恒林

　　用体外微量法测定恶性疟原虫对氯喹的敏感性，具有简便、快速及准确等优点。本课题组经 3 年多时间，研制成冰冻干燥培养基及涂氯喹板，为采用体外微量法创造了条件。1982—1984 年在粤、桂、黔、滇、闽、皖、苏、豫等省（区）开展了恶性疟原虫对氯喹敏感性的调查，发现海南和云南南部有高度抗氯喹恶性疟，广西和贵州南部、安徽中部的恶性疟对氯喹有明显抗性，但程度低于海南和云南。本项目的成果有：

　　1. 证实河南南部及江苏西部的恶性疟对氯喹抗性处于初始阶段。这一结果为我国疟防工作的全面规划提供了可靠依据。

　　2. 监测恶性疟对氯喹抗性的消长情况，发现海南停止使用氯喹后，恶性疟对氯喹抗性有逐年降低的趋势。

　　3. 开展了其他常用抗疟药及新抗疟药体外测定方法的研究，取得了恶性疟对各药的敏感性基线数据及其抗性情况，对合理选用抗疟药有重要的指导意义。

　　广泛应用体外微量法后，比原先用体内测定法节约经费 50 万元以上，为患者节约和创收 20 万元以上，指导和改进了防疟措施，使全国恶性疟流行区从 1983 年的 8 个省（区）86 个县缩小到 1990 年的 4 省（区）58 个县，其社会效益更为显著（图1、图2）。

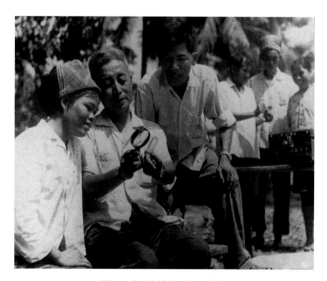

图1　任道性在调查现场

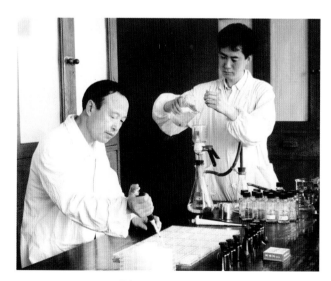

图2　刘德全研究员开展实验研究

（本项目获 1992 年卫生部科学技术进步奖三等奖、1992 年中华医学科技奖三等奖）

阐明海南省及其重点开发区疟疾现状和流行潜势

项 目 名 称：海南省及其重点开发区疟疾现状和流行潜势的调查研究
项目完成单位：中国预防医学科学院寄生虫病研究所、海南省热带病防治研究所
项目完成人：邓达、蔡贤铮、钱会霖、吴开琛、兰昌雄、汤林华、陈文江、柳朝藩、王克安、王志光

　　为了保障经济特区开发建设和为海南抗疟决策提供科学依据，本项目选择5个县市的52个居民点包括洋浦港和大广坝水电站等6个重点开发区，进行了疟疾寄生虫学、血清学、昆虫学和社会经济因素等项的调查，取得如下主要结果：

　　1. 目前海南疟疾总体来说处在中低度流行水平，但存在少数传播程度较高的病灶点或病灶区，它们应是今后疟防的重点。

　　2. 当前的主要媒介仍然是野栖、广泛分布于山区的大劣按蚊，其传播疟疾的主要形式是山上或野外传播。

　　3. 微小按蚊已在丘陵区和山区有广泛的分布，其生态习性已由过去的嗜吸人血和内食性、内栖性转变为对人、牛具有同等趋向性和外食性、外栖性，是丘陵区和近年多数疟疾暴发点的主要媒介。

　　4. 目前多数重点开发区分布在滨海平原区，疟疾潜势很低，但今后分布在丘陵区或山区的重点建设项目仍有较大的疟疾威胁，应引起重视。

　　5. 调查显示社会经济因素对当前的疟疾分布、流行和防治有重要影响，必须更新观念和防治策略，更加重视基层卫生组织的建设与卫生宣教，更好地发挥社区参与和自我保健的作用。

　　6. 通过估算平衡患病率和 Bayes 判别分析等定量、半定量方法分析疟疾潜势，为今后估计疟疾潜势和疟区分层提供了参考（图1、图2）。

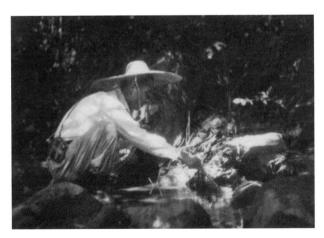

图1　邓达在溪间作海南按蚊滋生调查

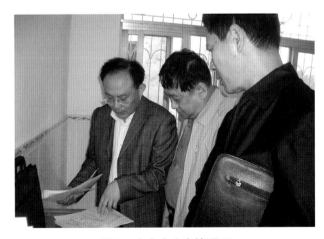

图2　海南疟疾疫情调研

（本项目获 1992 年卫生部科学技术进步奖三等奖、1992 年中华医学科技奖三等奖）

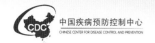

间日疟潜伏期研究取得新进展

项 目 名 称：间日疟潜伏期和潜隐期的相关性及其在间日疟防治中的重要性
项目完成单位：中国预防医学科学院寄生虫病研究所、湖南省卫生防疫站、湖南省怀化地区卫生防疫站、
　　　　　　　　湖南省慈利县卫生防疫站、湖南省疟疾防治研究所
项目完成人：杨柏林、李庆俊、唐来仪、张湘君、庞禄林

　　我们在 1979 — 1989 年对我国的优势虫种间日疟原虫的生物学特性进行了系统研究。结果发现了间日疟潜伏期和潜隐期的相关性，在间日疟种下分类、鉴别新感染和复发以及制订因时因地制宜的防治对策等方面均有重要的理论意义和应用价值。

　　研究结果表明，至少在温带地区迄今未分离出潜伏期稳定短或长的间日疟原虫株。以疫区自然感染的现症患者为亲代传染源，经反复蚊叮咬传给健康志愿者，子代的潜伏期可长（289.3 ± 35.8 天）可短（17.3 ± 2.8 天）。以阳性蚊媒直接叮咬和子孢子定量接种两种方法感染的结果则表明，间日疟的潜伏期长短取决于进入宿主的子孢子量：量多，则潜伏期短；量少，则潜伏期长。短潜伏期间日疟病例经 1.5 g 氯喹治疗后，到出现第一次复发的第一潜隐期均长，为 244.4 ± 37.7 天；而长潜伏期病例经等剂量氯喹治疗后的第一潜隐期均短，为 59.6 ± 9.5 天，无一例外。之后，这两类间日疟的潜隐期均短，约为 2 个月。根据这一规律，可在临床上以第一潜隐期的长短鉴别患者的新感染和复发。

　　鉴于所得结果与国外最近报道的有许多不尽相同之处，遂建议宜将我国的间日疟据其潜伏期长短和复发类型分成三型。

　　本成果以其系统性、完整性和可信度而位居国际先进之列（图 1、图 2）。

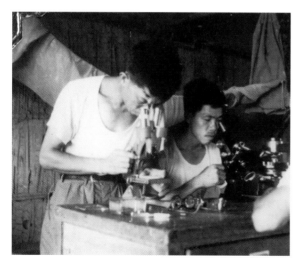

图 1　在湖南开展现场工作

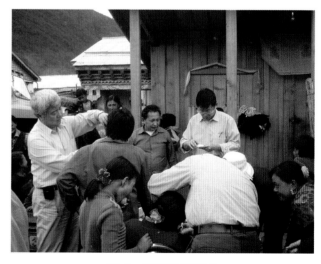

图 2　开展现场调查

（本项目获 1992 年卫生部科学技术进步奖三等奖、1992 年中华医学科技奖三等奖）

建立有毒化学品资料数据检索和咨询系统

项 目 名 称：建立有毒化学品资料数据检索和咨询系统

项目完成单位：中国预防医学科学院环境卫生监测所、中国预防医学科学院计算机与统计研究室

项目完成人：霍本兴、陈秀芬、程刚、蒋莹、沈慧芳、徐丽娟、王公昊

该数据检索和咨询系统由中国有毒化学品数据库、化学物质毒性作用登记数据库（Registry of Toxic Effects of Chemical Substances, RTECS）和化学品研究中国文献题目数据库组成。

中国有毒化学品数据库是在潜在有毒化学品国际登记中心（International Register of Potentially Toxic Chemicals, IRPTC）数据库结构的基础上建立的，包括 24 个文件和 625 个登记项目，涉及化学品的理化性质、化学生物动力学、哺乳动物毒性、特殊毒性、对环境中生物的影响及标准等。数据以 IRPTC 英文代码标示，贮有中国常见有毒污染物的有关数据和标准。

化学物质毒性作用登记数据库是世界权威毒性数据库。该库共有 88 700 种化学物质，涉及化学物质毒性及三致等数据，数据量达 90 兆字节。

化学品研究中国文献题目数据库收集了国内 400 多种杂志的化学品研究题目，涉及医药、卫生、环保、生物、化工、农业及大专院校有关杂志及刊物，收集年代为 1949 年至 1987 年上半年。该数据库包括 1000 多种化学品，共 1 万多篇文献题录。库中对所有化学品及研究内容进行了分类。

该系统数据量大，包括国内外化学品研究的许多领域。整个系统建在 VAX-750 计算机上，可脱机检索，还实现了远程终端联机检索，已为众多用户提供了有关数据和服务（图 1、图 2）。

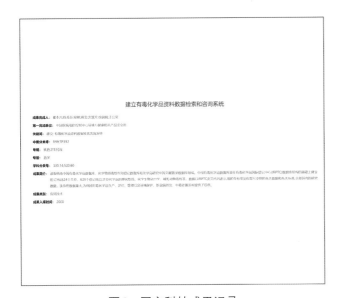

图 1　国家科技成果记录

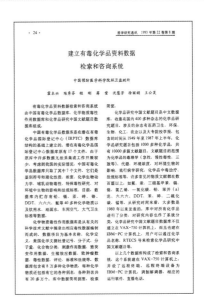

图 2　医学研究通讯《建立有毒化学品资料数据检索和咨询系统》

（本项目获 1992 年卫生部科学技术进步奖三等奖）

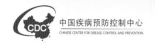
致力化学毒物研究，保护职业人群健康

项 目 名 称： 急性一氧化碳中毒及迟发脑病与慢性二硫化碳中毒的诊断与机理研究
项目完成单位： 中国预防医学科学院劳动卫生与职业病研究所、解放军海军总医院、上海医科大学、解放军总医院
项目完成人： 何凤生、吕伯钦、张寿林等

　　急性一氧化碳中毒是中国所有急性职业中毒中年发病率和年死亡率最高的职业中毒类型。本研究以正中神经躯体感受诱发电位和视觉诱发电位为研究对象，对急性一氧化碳中毒患者进行了脑干听觉诱发电位的研究和随访。研究与正常人群进行对比，用于检测相关的脑功能改变，并预测急性一氧化碳中毒的预后和迟发性脑病的发生。对一氧化碳的研究结果验证了前人研究所得出的方程的可靠性与灵敏度，使诱发点位不仅可以用于定量评估，还可用于个体诊断，而且无须考虑混杂因素。该研究为监测意识障碍患者、预测一氧化碳中毒的临床结局和迟发性脑病的发展提供了有价值的诊断和预后信息，有助于提高对脑功能的评估及一氧化碳中毒的诊断和预后的准确性。本项目对慢性二硫化碳中毒的诊断与机制研究，为二硫化碳中毒的诊断提供了依据，使慢性二硫化碳中毒能够早诊断、早治疗，从而保障了职业人群的健康（图1、图2）。

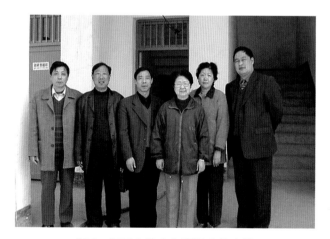

图1　何凤生院士与现场人员合影

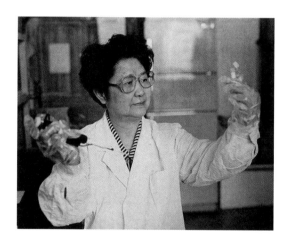

图2　何凤生院士全神贯注地进行实验操作

（本项目获 1992 年卫生部科学技术进步奖三等奖）

全国职业病报告及监测

项 目 名 称：全国职业病报告及监测
项目完成单位：中国预防医学科学院劳动卫生与职业病研究所、中国预防医学科学院信息中心
项目完成人：陈曙旸、李德鸿、陆家瑛、富振英、黄金祥

　　本项目的成果有：①起草修订了我国《职业病报告办法》[卫生部（88）卫防字第70号文]并颁发全国执行；②为治疗乡镇企业严重职业危害提供了科学依据；③研制了全国规范化的劳动卫生职业病报表（卡），经国家统计局批准，使收集信息符合科学化、规范化；④通过技术培训和技术指导，初步建立了运行有效的报告网络和一批专职或兼职的职报队伍；⑤首次研制了全国统一的劳动卫生职业病报告系统软件，解决了职报数据处理占用存储空间大、人机界面大、程序量大、冗余度高及全国无统一机型的技术难点；⑥研制了职业病漏报调查方案。1989年在全国依据该方案首次进行漏报调查，对全国职报数据进行质量控制与评估，并提出了评估指标——报告准确率。该成果属国内首创，达到国际先进水平（图1、图2）。

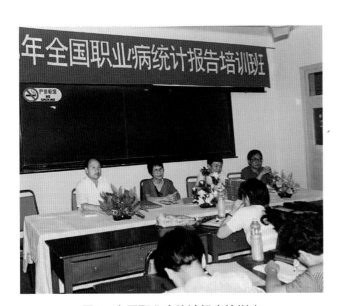

图1　全国职业病统计报告培训班

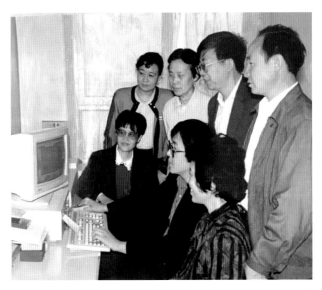

图2　课题组演示《全国劳动卫生职业病报告系统软件》

（本项目获1992年卫生部科学技术进步奖三等奖）

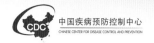
确定达乌尔黄鼠疫源地宿主动物、媒介、病原监测的指标和技术方法

项目名称：达乌尔黄鼠疫源地监测指标及方法的研究
项目完成单位：中国预防医学科学院流行病学微生物学研究所
项目完成人：王淑纯、李书宝

纪树立教授等经过 1948—1957 年的调查研究，最后证实黄鼠是我国东北及内蒙古东部鼠疫疫源地的主要储存宿主，并且明确了家鼠鼠疫来自黄鼠，人的鼠疫主要来自家鼠。为了确定松辽平原乌尔黄鼠动物鼠疫流行的生态数据，王淑纯教授主持了松辽平原达乌尔黄鼠鼠疫自然疫源地动物鼠疫的定点监测，确立了达乌尔黄鼠疫源地宿主动物、媒介、病原监测的指标和技术方法。根据宿主动物和寄生蚤指数季节变动进行统计学分析，确定保证方形黄鼠蚤月与旬寄生蚤指数可信限的最小抽样量，确定了监测和处置效果的评价指标，为东北三省和内蒙古东四盟的达乌尔黄鼠鼠疫成功防控提供了技术支持（图 1、图 2）。

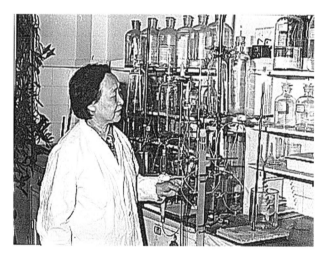

图 1　王淑纯研究员在实验室

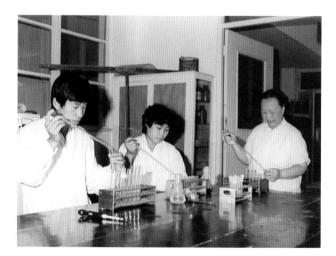

图 2　王淑纯研究员指导实验室人员实验

（本项目获 1991 年吉林省科学技术进步奖二等奖、1992 年国家科学技术进步奖三等奖）

首先发现甲型流行性感冒病毒减毒株（温敏株）——疫苗研发新途径

项 目 名 称：甲型流行性感冒病毒自然温度敏感（Ts）株的发现及其研究
项目完成单位：中国预防医学科学院病毒学研究所
项目完成人：朱既明、田淑芳、任贵方、张一鸣、张吕先

　　由于流感病毒不断发生或大或小的变异，因而全世界流感疫苗的研究始终处于艰难的境地。不论是活疫苗还是灭活疫苗，都不能控制流感的流行，而且需要随自然界的病毒变异而不断更换毒种。朱既明院士在1953—1983年始终没有离开这一课题。1959年他在长春建立了灭活疫苗制备工艺。20世纪60年代初期他提出了"鸡胚传代减毒法"，20世纪70年代提出了"温度敏感株重组法"选育活疫苗毒种，都取得了部分成功，但后一项工作导致了自然温度敏感株（简称"温敏株"）的发现。所谓温敏株，是指温度在39 ℃以下才能繁殖的病毒，以前只有通过人工诱变才能产生，其致病性比野毒株有所减弱，因此温敏株也是减毒株。1973年朱既明首先发现了一株甲3型流感病毒的自然温敏株，并将它用于疫苗研究。1977年甲1型病毒重新出现后他和同事们发现了大量自然温敏株，用甲1型温敏株接种人体，证明它们确实是减毒株。这与甲1型病毒在完全易感的儿童中也只引起部分人发病和引起大量隐性感染的流行病学观察完全符合。他们进一步追查了20世纪30—70年代分离的甲1、甲2和甲3型流感病毒，也发现许多温敏株。他们还对几株甲1型和甲3型自然温敏株进行了基因缺损定位。这是首次证明自然界存在着毒力强弱不同的流感病毒，说明在自然界甲型流感病毒不但经常发生抗原变异，同时还经常发生毒力变异。自然温敏株的发现为减毒活疫苗毒种选育提供了一条新的简便可行的途径。这项结果后来得到了国内外许多学者的证实，对解释流感的临床和流行病学表现有重要意义，并有可能利用自然温敏株制备疫苗（图1、图2）。

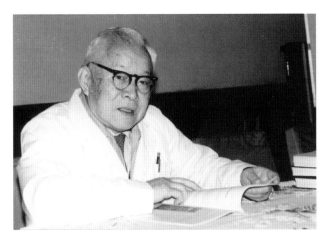

图1　本项目第一完成人朱既明院士

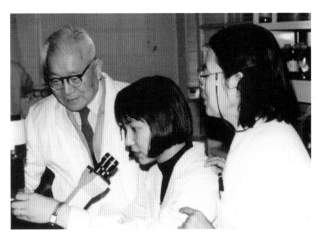

图2　朱既明（左）与田淑芳（右）在实验室指导工作

（本项目获1991年国家自然科学奖三等奖）

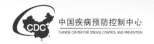
在国内较先实现用ELISA法作为我国常规用于早期、快速诊断病毒病的血清学方法

项 目 名 称： 15种常见病毒病ELISA诊断方法的建立和推广应用

项目完成单位： 中国预防医学科学院病毒学研究所、卫生部科技司成果处、中国预防医学科学院技术指导处

项目完成人： 张礼璧、许文波、苏崇鳌、江永珍、郑浩强、张大、刘玉清

    为适应临床特异性诊断常见病毒病的需要，1985—1990 年间建立了用 ELISA 法检测 15 种常见病毒病的 IgG 和 IgM 特异性抗体的方法并用于常规诊断，在国内较先实现用ELISA法作为我国常规用于早期、快速诊断病毒病的血清学方法。项目组首先研究成功检测了麻疹 IgM 和 IgG 抗体的捕捉 ELISA 和间接法 ELISA 的诊断方法，并率先在县级卫生机构应用，同时研制麻疹单克隆抗体应用于试剂配装，改进了抗原的制备方法，使捕捉 ELISA 法达到了国际同类产品水平，而价格仅为国外同类产品的 1/15。

    15 种病毒病包括麻疹、风疹、呼吸道合胞病毒感染、脊髓灰质炎、副流感病毒感染、腺病毒感染、乙型脑炎、疱疹病毒性脑炎、柯萨奇 B 组病毒性心肌炎、埃可病毒性脑膜炎、巨细胞病毒感染、登革热、肠道病毒 71 型感染、腮腺炎及其脑炎以及水痘 - 带状疱疹感染。

    这些特异性诊断方法的建立，为我国常见病毒病提供了快速、特异、简便的诊断方法，满足了临床诊断的时间要求，使我国病毒病诊断上了一个新的台阶，解决了上述各病的早期快速诊断问题。这些特异性诊断方法大多数为国内新建，其中脊髓灰质炎 IgM 抗体的 ELISA 法在当时为国际领先。这些方法推广后获得了很大的社会效益，1997 年被卫生部列入"十年百项"推广项目。项目组先后举办培训班，为全国省卫生防疫站培养了数千名病毒科技人员（图1、图2）。

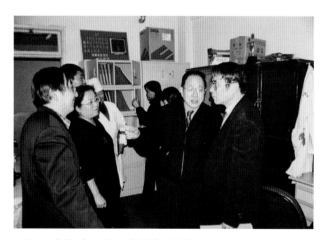

图1　张礼璧研究员在甘肃省疾控中心检查实验室工作

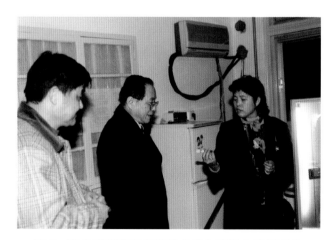

图2　张礼璧研究员在安徽省脊灰实验室指导工作

（本项目获 1991 年卫生部科学技术进步奖二等奖）

发现H1N2新亚型流感病毒株

项目名称： H1N2新亚型流感病毒株的发现及其意义

项目完成单位： 中国预防医学科学院病毒学研究所、黑龙江省哈尔滨市卫生防疫站、北京市卫生防疫站、
上海市卫生防疫站、四川省卫生防疫站

项目完成人： 郭元吉、郭忠明、董振英、沈方正、许凤琴

　　本项目在国际上首次证实了在人群中同时流行的 H3N2 和 H1N1 亚型毒株在自然条件下能发生基因重配，形成 H1N2 亚型毒株。但它并没有引起人间大流行，证实了人群免疫状态在决定流感是否流行中同样起着重要的作用。对 H1N2 毒株基因组进行分析表明，仅 H1 RNA 节段来自当时人群中流行的 H1N1 亚型病毒株，而其余 7 个 RNA 节段均来自 H3N2 亚型病毒株，同时未分离到 H3N1 亚型毒株。这意味着不同亚型流感病毒在自然条件下基因重配不是随机的（图1、图2）。

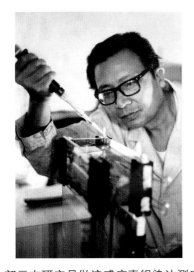

图1　郭元吉研究员做流感病毒银染法测序实验

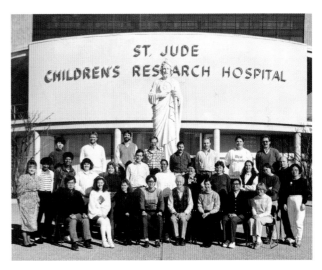

图2　1990 年郭元吉研究员与美国孟菲斯 St Jude 儿童医院流感研究人员合影

（本项目获 1991 年卫生部科学技术进步奖三等奖）

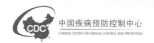
流感快速诊断和抗原分析方法的建立

项 目 名 称：流感快速诊断和抗原分析方法的建立
项目完成单位：中国预防医学科学院病毒学研究所
项目完成人：陶三菊、杨冬荣、过迪、王焕琴、吴立平

　　流感病毒经常因抗原变异而造成流行，建立流感病毒系列单抗，不仅可做快速诊断和定型，还可做快速抗原分析，其特点为：①直接检查病毒抗原做快速诊断，可缩短时间。研究所创建的组织培养免疫荧光法在标本感染细胞后 24 h 可诊断和定型。如直接检查患者呼吸道脱落细胞抗原，仅需 3 ~ 4 h。与第二代鸡胚分离法相比，敏感性各为 87.5％和 62.5％。②可预制各亚型流感病毒单抗并了解其性状，需要时可立即做抗原分析，且无传统方法动物血清的非特异性抑制物影响因素。在单抗检测中，通过观察各亚型毒株与系列单抗的反应，找出具有与亚型毒株都反应的共同抗原决定簇的单抗，以提高检测的正确性（图 1、图 2）。

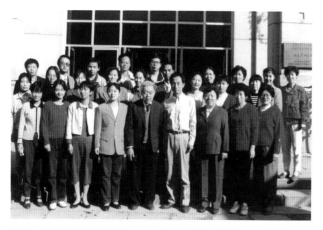

图1　陶三菊研究员在 1997 年虫媒病毒讲习班与单位领导与学员合影留念

图2　已发表论文

（本项目获 1991 年卫生部科学技术进步奖三等奖）

利什曼原虫单克隆抗体诊断盒研发成功

项 目 名 称：利什曼原虫单克隆抗体诊断盒的研究

项目完成单位：中国预防医学科学院寄生虫病研究所

项目完成人：瞿靖琦、包意芳、许永湘、汪俊云、杨玥涛、管立人

　　本项目用淋巴细胞杂交瘤技术，筛选具有实用价值的细胞株，制备了特异性高及具有多种用途的单克隆抗体，开展了多项研究工作。本项目在国内首先建立了以小鼠巨噬细胞为供体的体外培养利曼原虫无鞭毛体的方法，并用抗前鞭毛体单抗 L12F7 测出其相关抗原，为检测黑热病患者体内循环抗原找到了可靠的依据。

　　1. 检测诊断黑热病的循环抗原　用 Dot-ELISA 直接法检测 159 例黑热病患者血清的阳性率为 90.6%。骨髓涂片原虫计数患者血清检测结果表明，循环抗原水平与感染度有一定关系。该法除用于诊断及疗效评价外，还可为流行病学的动态监测提供新的方法。上述研究结果经华西医科大学验证，四川省寄生虫病防治研究所和甘肃省武都县防疫站使用，均获满意效果。

　　2. 媒介白蛉体内分离物的鉴定　用 Dot-ELISA 间接法检验 130 只自然及人工感染的亚历山大白蛉体内分离物，证实为利什曼原虫，与自然感染白蛉体内分离物接种动物后内脏利什曼结果一致。该法简易，敏感性较免疫荧光试验提高了 20 倍，仅需 3 h，亦较以动物接种确定虫种的传统方法缩短 3 个月。

　　运用该研究提供的检测方法确定了亚历山大白蛉为我国新疆吐鲁番黑热病疫区内的传病媒介（图 1、图 2）。

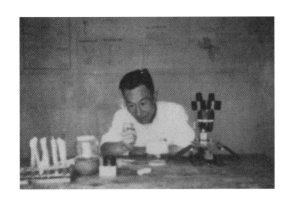

图1　科研人员解剖白蛉

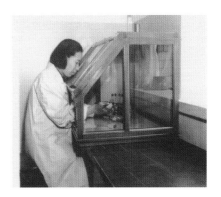

图2　科研人员开展实验研究

（本项目获 1991 年卫生部科学技术进步奖三等奖、1991 年中华医学科技奖三等奖）

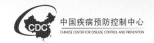

防控大山区血吸虫病流行有了新方案

项 目 名 称：大山区血吸虫病流行因素、规律和干预试验的研究

项目完成单位：中国预防医学科学院寄生虫病研究所、四川省医学科学院寄生虫病研究所、云南大理州血吸虫病防治所、四川西昌血吸虫病防治站、云南巍山县血吸虫病防治站

项目完成人：张容、辜学广、郑江、谢法仙、李玉祥、赵文贤、周镇炳

    我国大山区血吸虫病流行区主要分布在四川和云南的高原山区。由于环境复杂，经济不发达，血吸虫病流行情况一度十分严重。这些地区血吸虫病的流行特点主要表现在：居民感染具有家庭聚集性，感染率高但感染度低；动物传染源种类多、数量大，牛、驴、猪及野鼠等感染率较高；钉螺沿水系从上游到下游呈点状散在分布，环境复杂，控制难度大。针对以上特点，本项目完成了以下工作：

    1. 明确了大山区血吸虫病的流行因素　据地理及流行病学特点，将我国大山区血吸虫病流行区划分为高原峡谷和平坝两种类型。峡谷型流行区巍山试区居民粪检阳性率为25.34%，牛类为7.25%。平坝型流行区西昌试区居民粪检阳性率为56.2%，牛类为36.92%。由于生产体制的改变，一些地区血吸虫病患者的分布呈明显的家庭聚集性。在粪便污染环境特点中，西昌试区的主要污染源为人粪，主要污染方式是施肥；巍山试区的主要污染源是家畜粪，主要污染方式是野粪。

    2. 明确了大山区血吸虫病的流行规律　大山区血吸虫病主要流行于宽阔的河谷地带，中低山、高山和燥热的狭窄河谷无血吸虫病流行。因地貌、高程及水系等关系，大山区血吸虫病流行区呈孤立割裂状态。生产体制的改变，如扩大水稻种植面积、发展以牛为主的畜牧业等，均可加剧当地血吸虫病的流行。鉴于大山区钉螺密度较低，阳性螺有较高的阴转率，且逸蚴量较少，感染季节较短，故大山区血吸虫病流行呈高感染率而低感染度的状态。

    3. 进行了干预试验　巍山试区按水系及自然村分为三个组，用患病率变化基本数学模型计算各村患病率动态平衡水平，以此评价防治效果和疫情发展趋势，为因地制宜地调整防治措施提供了科学依据（图1、图2）。

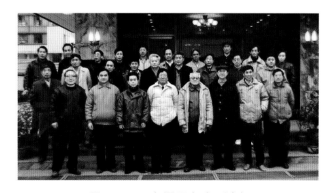

图1　1990年课题启动研讨会

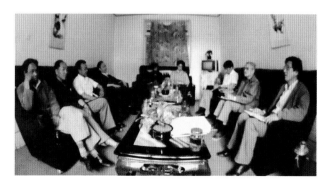

图2　1990年9月大山区血吸虫病流行因素及干预措施研究课题组会议

（本项目获1991年卫生部科学技术进步奖二等奖、1992年国家科学技术进步奖三等奖）

单克隆抗体免疫试验可用于血吸虫病的诊断

项 目 名 称：单克隆抗体免疫试验检测循环抗原诊断血吸虫病的研究
项目完成单位：中国预防医学科学院寄生虫病研究所
项目完成人：严自助、吕再婴、王文、吴缨

既往以粪便中查虫卵或孵化毛蚴法诊断血吸虫病，仅能证明受检者曾有血吸虫的感染，而不能反映感染状况及程度，也不能考核防治效果。

从 1985 年开始，用细胞杂交瘤技术制备了一系列单克隆抗体，经筛选及试验后，获高效价的血吸虫肠相关抗原的单克隆抗体 3D8A 和抗血吸虫糖蛋白的单克隆抗体 SM21-3，将其纯化后标记过氧化物酶，用单克隆抗体斑点酶联试验检测患者血清中相应的循环抗原。采用该试验检测湖南和安徽等地急性血吸虫病患者血清 139 份，阳性 126 份（阳性率 90.6%）；慢性血吸虫病患者血清 329 份，阳性 282 份（阳性率 85.7%）；正常人血清无阳性反应。除肺吸虫病血清（2/20）外，未见肝吸虫、疟疾及其他非寄生虫感染性疾病的 106 份血清有交叉反应。检测不同粪便虫卵数患者血清时，粪便虫卵计数 >100 组 20 例的抗原水平与阳性率高于 EPG<100 组 30 例。湖南 30 例慢性血吸虫病患者，治疗前抗原均为阳性。治疗后 1 年，25 例粪检阴性者中 21 例循环抗原转为阴性，其余 4 例抗原水平有不同程度的下降。结果表明，该方法诊断血吸虫病具较好的敏感性和特异性，并对估计感染程度和药物疗效具有一定的参考意义。方法简单、经济，不需要特殊仪器，肉眼观察结果，适于现场大规模应用（图 1、图 2）。

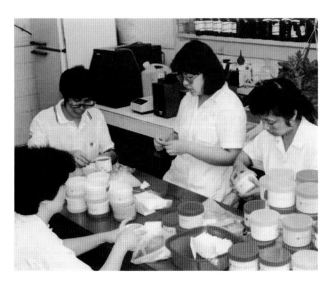

图 1　科研人员在制作试剂盒

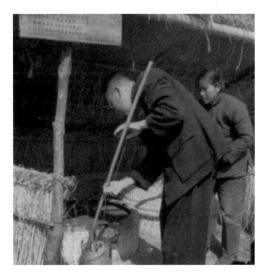

图 2　现场工作

（本项目获 1991 年卫生部科学技术进步奖三等奖、1992 年国家科学技术进步奖三等奖、

1992 年上海市科技进步奖二等奖）

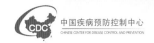
室内燃煤空气中苯并（a）芘与人群肺癌剂量-反应关系的研究

项 目 名 称： 室内燃煤空气中苯并（a）芘与人群肺癌剂量-反应关系的研究

项目完成单位： 中国预防医学科学院环境卫生监测所与卫生工程研究所

项目完成人： 何兴舟、曹守仁、杨儒道、陈威、李学明、陈宝生、余淑懿、赵炳成、D.B. Harris、梁超轲、R.S. Chapman、黄朝富、J.L. Mumford、刘青、徐崇旺

20 世纪 70 年代云南省宣威农民肺癌高发病率引起国内外医疗卫生界的高度重视。为探明原因，何兴舟带领科研团队在 60 万人口、3000 多平方公里的农村地区调查统计了 7 年肺癌死亡率资料，采集分析了 3000 多个空气样品，历时 5 年完成大部分现场工作。获得结果如下：

1. 应用分析性流行病学的方法，提出了"室内燃煤空气污染是宣威肺癌高发的主要危险因素"的病因假说，并通过动物实验病因学研究为宣威肺癌的病因假说提供了有力的佐证。之后进行了定量的多因素研究，证实煤烟中的多环芳烃物质及苯并（a）芘有较强的诱发肺癌的作用。

2. 研究发现室内空气中苯并（a）芘最高容许浓度应该定在 0.05 μg/m³ 以下，是我国《室内空气质量标准》（GB/T18883-2002）中规定苯并（a）芘日均限值要求的重要依据之一。

3. 在我国农村居民常用的生活燃料（烟煤、无烟煤及柴）中，烟煤燃烧排放物的粒径小，有机物含量高，含有大量致癌性多环芳烃，并具有较强的致突变性及致癌性，对人体危害较大，因此不宜在通风不良或无排烟设备的条件下大量使用烟煤等化石燃料。

1987 年《中国宣威室内空气污染与肺癌》一文刊登于《科学》（*Science*）杂志，何兴舟作为中方第一作者荣获美国国家环保局科技进步成就奖（图1、图2）。

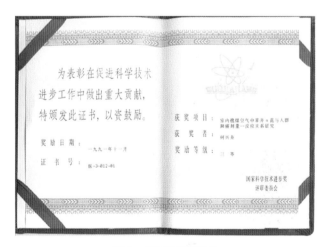

图1 项目获奖证书

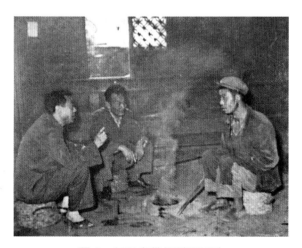

图2 何兴舟带领科研团队

（本项目获 1990 年卫生部科学技术进步奖一等奖、1991 年国家科学技术进步奖三等奖）

具多种元素保证值的牛血清标准参考物质的研制

项目名称：具多种元素保证值的牛血清标准参考物质的研制

项目完成单位：中国预防医学科学院环境卫生监测所

项目完成人：郑星泉、陈辰

本标准按照国家计量技术规范"一级标准物质"(JJG1006-86)的要求，使用基体组织成分与人血清相近的牛血清为原料，经过离心、混合、分装、辐射及消毒后，按规范要求进行均匀性检验、定值和稳定性检验，共使用了包括原子吸收、等离子质谱、中子活化及质子光谱等15种先进、灵敏的元素分析方法。汇总的数据经统计后，共获得 Ca、Cu、Fe、K、Mg、Na、Se、Zn 8种元素的保证值和 Al、Co、Mn、Mo 四种元素的参考值。

本标样与国际上其他血清标样同时分析时获得的结果和给出值一致，证明本标样的保证值准确可信，完全可代替国外标样。本标样保证值的不确定值与国外标样基本相同，表明本标样已达到国际标样的水平。

本标样经中国预防医学科学院营养与食品卫生研究所、北京积水潭医院及中国人民解放军总医院微量元素研究室试用，认为该标样定值准确、样品稳定、使用方便。在江苏省徐州医学科学研究所组织的多实验室对比分析中，也以该标样为分析质量保证样品使用。

血清中元素含量分析结果在医药卫生、疾病防治、畜牧营养以及基础研究中极为重要，而当前元素分析结果准确性不高的问题已影响到我国微量元素与人体健康这一领域科学事业的发展，此现状已引起国内广大科学研究人员的重视，纷纷要求采取质量保证措施。本标样是我国第一个研究并批准为国家一级参考物质的血清标样，它可以代替国外现有的同类标样，已经应用于医药卫生、畜牧营养、地方病防治以及元素与健康关系等研究领域，以监控和评价分析结果的准确性，对研究结果的可信和可比性起了保证作用，不仅提高了因元素浓度异常而引起的疾病的防治和诊断水平，也保护了人民健康，并促进了元素与健康关系领域的科学研究（图1、图2）。

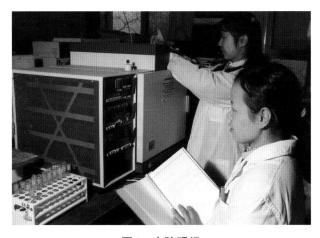

图1　实验现场

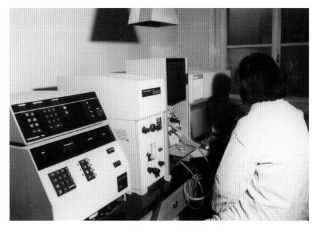

图2　科研人员在做实验

（本项目获 1991 年卫生部科学技术进步奖三等奖）

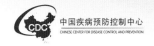

具铅镉标准值的全血标准物的研制

项 目 名 称：具铅镉标准值的全血标准物的研制
项目完成单位：中国预防医学科学院环境卫生监测所
项目完成人：郑星泉、吉荣娣、刘建荣、王宇生

本标准按国家计量技术规范"一级标准物质"(JJG1006-86) 的要求，以牛全血为原料，经超声、离心、混合、加标、混合、分装及辐射消毒后，进行均匀性检验、稳定性检验，经全国 10 家单位用原子吸收法或电化学法定值。本标准采用不经冻干、直接以原液进行低温保存的技术方案制备标准物。标准铅及镉浓度分为高、中、低三档，能满足各种实际工作的需要。与国外标准同批测定，证明本标准准确可信。标准的相对不确定度已达到或优于国际标准水平。本标准已应用于包括 28 省、市的全国血铅及镉背景值调查和全国铅中毒诊断指标的研究中，对调查研究结果的可信和可比性起了保证作用，不仅第一次获得了人群血铅、血镉真实可信的背景值及其变化趋势，也提高了铅中毒诊断的准确性，对制定有关的卫生环我国保政策和保障健康起了重大作用（图1、图2）。

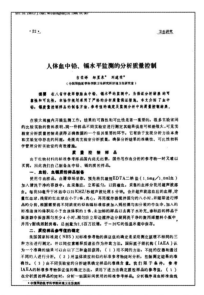

图1　卫生研究杂志《人体血中铅、镉水平监测的分析质量控制》

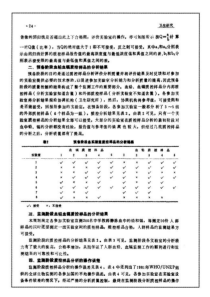

图2　主要研究结论

（本项目获 1991 年国家技术监督局科技进步奖四等奖）

对制定燃煤氟中毒防治卫生标准及监测方法研究和质量控制提供了国家一级标准物，填补了我国此类环境标准参考物质的空白

项 目 名 称：玉米和煤飞灰中氟成分分析标准物质的研制
项目完成单位：中国预防医学科学院环境卫生与卫生工程研究所、中国计量科学研究院国家标准物质研究中心
项目完成人：吉荣娣、杨瑞康、曹守仁、全笑江、史乃捷、应波、秦耘

　　1988—1990 年，中国预防医学科学院环境卫生与卫生工程研究所吉荣娣及杨瑞康等承担"玉米及煤飞灰中氟分析标准物质研究"课题，该课题是卫生部重点项目"长江三峡地区燃煤污染氟中毒防治措施研究"的分题。三峡地区燃煤氟污染与该地区特殊的取暖方式和玉米烘干方式有关。燃高氟煤而排放出大量含氟的煤烟污染空气和室内存放的食物所引起的氟中毒称为燃煤氟中毒。选择玉米及煤飞灰中的氟研制标准物质，适合我国治理氟污染的工作需要，对制定卫生标准及控制地方病、建立准确可靠的监测方法和分析质量控制具有重要的意义。这两种标准物质（各两种浓度）被批准为国家一级标准物质，填补了我国此类环境标准参考物质的空白（图 1、图 2）。

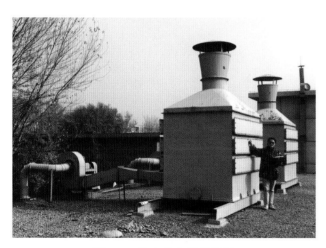

图1　工作人员在采样现场

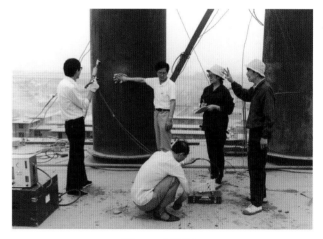

图2　采样现场

（本项目获 1991 年国家技术监督局计量科技进步奖四等奖）

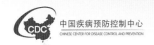
长江三峡地区燃煤污染氟中毒防治措施研究

项 目 名 称：长江三峡地区燃煤污染氟中毒防治措施研究
项目完成单位：中国预防医学科学院环境卫生与卫生工程研究所、中国地方病防治研究所、哈尔滨医科大学
项目完成人：曹守仁、汤瑞琦、李承泽、王志成、孙玉富、孙淑庄、富德、吉荣娣、滕国兴

　　1987—1989 年，中国预防医学科学院环境卫生与卫生工程研究所曹守仁、汤瑞琦等承担卫生部重点项目"长江三峡地区燃煤污染氟中毒防治措施研究"。该研究在长江三峡地区五个燃煤污染型氟中毒病区试点县进行了为期三年的系统调查研究，总结出三峡地区环境监测、氟病流行特征、改灶降氟、临床治疗和发病机制等方面大量现场及实验室研究成果，共获得 38 000 多个科学数据，通过改灶降氟等多方面综合防治措施，收到了良好的效果。该项研究为国内燃煤型氟中毒防治标准和法规的制定提供了依据（图 1）。

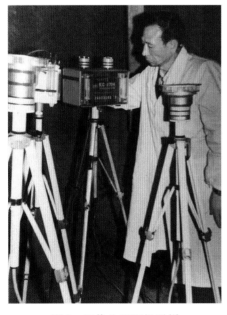

图1　工作人员现场采样

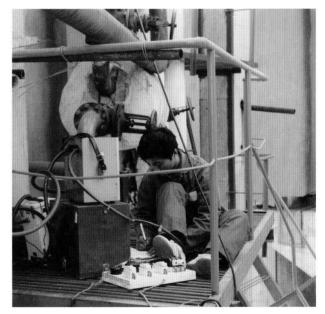

图2　科研人员现场检测

（本项目获 1991 年卫生部科学技术进步奖二等奖、1992 年国家科学技术进步奖二等奖）

开展人体生物监测，评估健康危害，为相关政策制定提供科学依据

项目名称：中国人群体内有害物质蓄积水平的动态监测

项目完成单位：中国预防医学科学院环境卫生监测所等38个单位

项目完成人：郑星泉、郭彩霞、刘建荣、张静宜、陈昌杰、王庭栋、吉荣娣、蔡士林、陈辰、闫慧珍

　　20世纪80年代开始，中国预防医学科学院环境卫生监测所（简称环监所）开展了生物监测相关研究工作。1981—1989年，作为联合国环境规划署（United Nations Environment Programme，UNEP）和WHO全球环境监测系统（Global Environmental Monitoring System，GEMS）在中国的主要执行单位，环监所负责牵头组织我国人体生物材料监测工作，1982—1998年在全国28个省、市、自治区共35个主要城市先后开展血铅、血镉或人乳有机氯化合物的生物监测，先后有1000多名专业技术人员参加，共采集人体样品17 056份，获得监测数据59 900个，代表调查区人口9000万人，测定了人体生物材料中有机氯农药（DDT、六六六和六氯苯）和重金属（铅、镉）。通过本项监测工作，摸清了这些环境污染物在我国人体内的真实污染水平和变化趋势，分析和评估了对人体健康的危害，为国家制定环境保护和预防保健政策提供了科学依据（图1、图2）。

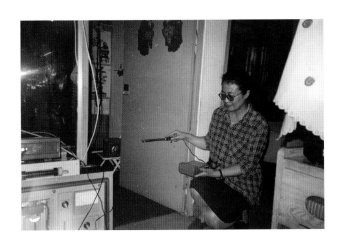

图1　科研人员在住宅实施采样

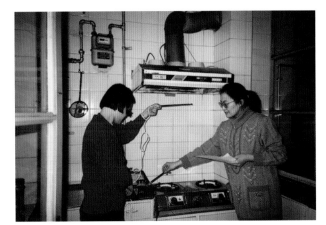

图2　科研人员在住宅实施检测

（本项目获1991年卫生部科学技术进步奖一等奖、1992年国家科学技术进步奖三等奖）

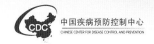
全国职业性肿瘤流行病学调查研究

项 目 名 称：全国职业性肿瘤流行病学调查研究

项目完成单位：全国职业性肿瘤调查协作组、中国预防医学科学院劳动卫生与职业病研究所、上海市卫生防
疫站、四川省卫生防疫站、四川省工业卫生研究所、成都市卫生防疫站、重庆市卫生防疫
站、黑龙江省劳动卫生职业病研究所、辽宁省沈阳市职业病防治院、锦州市职业病防治所、
天津市卫生防疫站、河南省职业病防治所、江西省工业卫生研究所、南昌市卫生防疫站、广
州市职业病防治所

项目完成人：尹松年、李桂兰、田凤调、富振英、金淬、陈因文、杨士兴、王耀祖、罗黄俊、张万友、
戴弹容、曹心杰、叶培正、姜凤云、张静珍、樊英华、丁澄宇、王光重、蒋钟链、张西川、
英昌奇、英惠能、周捷森、盈娟菲、钟秋桂

　　本项目组对苯作业工人患白血病的情况开展了流行病学调查，共调查接触苯工人 28 640 人，非苯
作业对照工人 28 257 人。白血病死亡率在苯作业工人组为 14/10 万人 / 年，非苯作业组为 2/10 万人 / 年。
标化死亡比是 4.59，$P<0.01$。苯作业组白血病的发病率和死亡率均显著高于对照组，RR 分别为 7.8 和
6.97，$P<0.01$。苯组白血病死亡人数在全肿瘤死亡人数中的构成比增高。苯组白血病与对照组白血病的
比例（PMR）增高至 3.08，苯组 25 例白血病死亡病例在患病前有慢性苯中毒史者 7 例，占 28%，说明苯
白血病与慢性苯中毒有关系（图 1、图 2）。

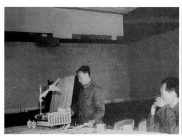
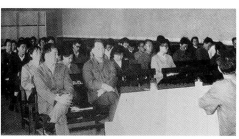

图1　1982 年，苯与白血病回顾性队列调查组会

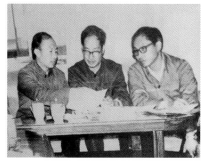
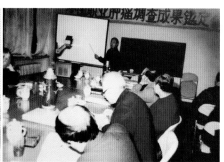

图2　1985 年，苯、联苯胺、氯乙烯、铬等八种致癌物调查研究成果鉴定会

（本项目获 1991 年卫生部科学技术进步奖一等奖）

全国尘肺流行病学调查研究

项 目 名 称：全国尘肺流行病学调查研究

项目完成单位：中国预防医学科学院劳动卫生与职业病研究所、辽宁省劳动卫生研究所以及全国及29个省
（市、自治区）尘肺流行病学调查办公室

项目完成人：邹昌淇、刘占元、程玉海、李德鸿、金水高、符绍昌、朱惠兰、李朝林、邢春生

　　本项目是新中国成立以来在全国范围内开展的大规模调查研究，调查研究方法科学，内容丰富，资料翔实完整。项目组通过调查，摸清了我国新中国成立以来尘肺的发病和死亡情况以及发病规律，对今后尘肺的防治趋势进行了宏观预测，为采取防治措施及加强管理提供了科学依据（图1、图2）。

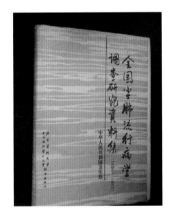

图1　全国尘肺流行病学调查研究

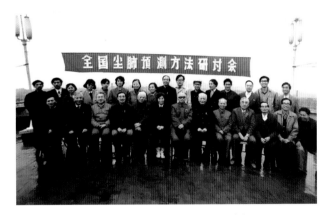

图2　全国尘肺预测方法研讨会

（本项目获1991年卫生部科学技术进步奖一等奖）

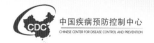
研究建立了50多个生物材料中化学物质标准检测方法，并制定方法研制指南，填补了领域空白

项 目 名 称：生物样品中有毒物质或其代谢物测定方法规范

项目完成单位：中国预防医学科学院劳动卫生与职业病研究所、上海市卫生防疫站、辽宁省劳动卫生研究所、广东省职业病防治院、湖北省卫生防疫站、上海医科大学公共卫生学院、山东省劳动卫生职业病防治研究所、北京市劳动卫生职业病防治研究所、上海市劳动卫生职业病防治研究所

项目完成人：线引林等

　　生物监测在职业病防治工作中起着重要作用，进行生物监测工作首要解决的问题就是建立正确的生物材料检测方法。1986年，本项目被列入"七五"国家医药科技重点攻关项目。本项目由中国预防医学科学院劳动卫生与职业病研究所牵头，组织了全国有经验的省、市级劳动卫生研究所、职业病防治院、卫生防疫站、医科大学和医院职业病科在内的多家单位，投入70多名科研人员，经过5年的工作，研制出26种常见毒物的35个监测指标，51个部颁标准测定方法。在研制这套生物材料检测方法的过程中，同时制定了"生物材料检测方法研制指南"。该指南为今后同类工作的开展建立了可遵循的准则和依据。

　　该项目填补了职业卫生和职业病防治领域的多项空白，为我国生物材料中化学物质检测方法标准体系的建立奠定了坚实的基础（图1、图2）。

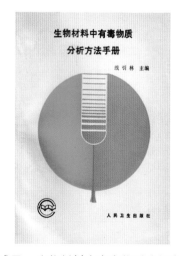

图1　成果－生物材料中有害物质分析方法手册

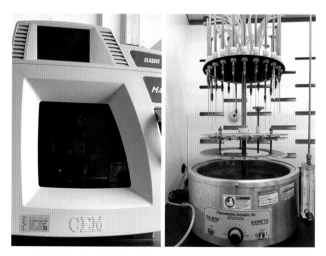

图2　生物材料中有害物质检测用仪器设备

（本项目获 1991 年卫生部科学技术进步奖三等奖）

我国食品和水中天然放射性核素水平及对公众所致内照射剂量水平

项 目 名 称：中国食品和水中天然放射性核素水平及其对居民所致内照射剂量研究
项目完成单位：卫生部工业卫生实验所及全国28个省、自治区、直辖市卫生防护机构
项目完成人：朱昌寿、刘玉兰、徐宁、胡爱英、寇太禄、史忠信

　　1981年9月至1988年12月，卫生部工业卫生实验所组织28个省、自治区、直辖市共同开展了我国各地区食品和水中天然放射性核素的含量水平调查研究。该研究共采食品样品2840个，水样2305个。研究结果表明，我国大部分地区食品中天然放射性核素的比活度为正常水平。从全国地区分布上看，我国北方一些地区食品和水中铀含量略高于南方，尤其是水中铀的比活度明显高于南方。

　　我国饮用水中各种天然放射性核素的比活度因地区而有一定差异。自来水和井水中各放射性核素比活度的高低次序为：钾-40＞铀＞镭-226＞铅-210＞钋-210＞钍。除钾-40外，铀的比活度约为钍的40倍，为铅-210和钋-210的8倍。

　　该课题调查了中国人的膳食习惯和食品结构，估算了中国人经食入途径各种放射性核素的年摄入量。经食入途径对中国人所致内照射剂量年有效剂量在310～390 μSv。我国食品和水中各放射性核素含量水平均接近各国的平均水平，我国各地区各种主要食品和各种水源水中天然放射性核素水平均为正常天然辐射地区水平。

　　本项目估算了中国人经食入途径的天然放射性核素年摄入量及所致内照射剂量，成为我国重要的基本国情资料，为核能开发利用，制定放射卫生防护标准和有关核能法规提供了科学依据，也为环境卫生监测与评价进出口食品和饮料的卫生检验提供了科学依据（图1、图2）。

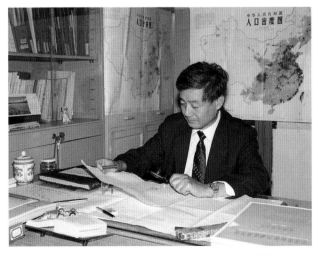

图1　朱昌寿研究员在分析研究课题资料

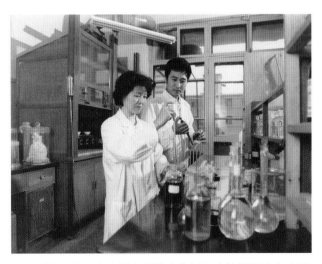

图2　课题组研究人员在实验室分析水中放射性核素水平

（本项目获1991年卫生部科学技术进步奖三等奖）

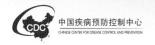

推广分离鉴定霍乱弧菌的选择性培养基及其在霍乱诊断中的应用

项 目 名 称：庆大霉素琼脂培养基的研制及其在霍乱诊断中的应用

项目完成单位：中国预防医学科学院流行病学微生物学研究所

项目完成人：高守一、刘秉全、叶顺章、吴顺娥、武士珍

在霍乱防治工作中，快速分离检出病原菌极为重要。庆大霉素琼脂培养基的研制成功为解决这一问题创造了条件。该培养基是以庆大霉素为主要杂菌抑制剂，以亚硫酸钠和柠檬酸钠为霍乱弧菌的主要生长刺激剂的选择性培养基。10 余年来，在国内近 20 个省、自治区、市的防疫站、检疫所和其他有关单位推广应用，并经卫生部组织的两次现场考核证明，霍乱弧菌特别是埃尔托生物型在此培养基上生长快，菌落大，数量多，易于识别，不仅提高了检出率，而且可用于快速诊断。1986 年研制出含有抑菌剂 BBA 的庆大霉素琼脂干燥制品，抑制杂菌能力明显提高。

与国外使用最广、国际公认的 TCBS 琼脂比较，庆大霉素琼脂培养基有以下优点：①在庆大霉素琼脂上霍乱弧菌生长快，比 TCBS 提早 6 h 出现菌苔，提前 8 h 出现菌落。37 ℃培养 24 h，菌落直径比 TCBS 上的菌落平均大 0.5～1 倍；②生长菌落数量多，比 TCBS 约多 5 倍；③敏感性高，庆大霉素琼脂的最小可检出菌量在 10^2 cfu/ml，而 TCBS 要 10^3 cfu/ml；④在制法的简便程度上两者相同，使用前称取干粉加水煮沸溶化，不需要高压蒸气灭菌，不需要后加种菌剂；⑤价格低，庆大霉素琼脂的价格是 TCBS 的 1/8（图 1、图 2）。

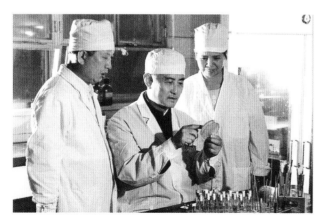

图1 高守一院士与工作人员在实验室查看霍乱弧菌选择性培养基的分离培养效果

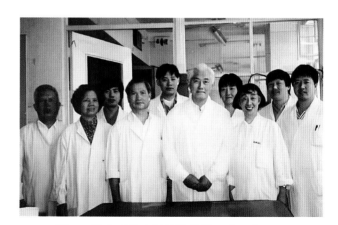

图2 霍乱弧菌选择性培养基研发工作人员

（本项目获 1990 年卫生部科学技术进步奖三等奖）

推广表达霍乱弧菌保护性抗原的基因工程疫苗

项 目 名 称：同时表达霍乱弧菌脂多糖O抗原和霍乱毒素B亚单位基因工程疫苗构建与保护作用的研究
项目完成单位：中国预防医学科学院流行病学微生物学研究所
项目完成人：刘延清、高庆申、张树波、祁国明、徐兆炜

　　霍乱是由霍乱弧菌引起的急性传染病，发病急、传播快、波及面广，在我国属于甲类传染病，也是三种国际检疫传染病之一。研究认为发展有效的菌苗是预防霍乱的重要途径。免疫学研究认为，理想的菌苗应是高效、安全的口服活菌苗。本研究采用基因工程的方法克隆霍乱弧菌的保护性抗原基因，组建安全、高效的工程菌苗。首先采用 COSMID 包装技术克隆了霍乱弧菌的主要保护性抗原——霍乱弧菌的脂多糖 O 抗原的基因，并进行了核酸分析和亚克隆，将其定位在一个 20 kb 的核酸片段上。免疫学实验证明含有该片段克隆子的保护作用与霍乱全菌的保护作用相同，因此，此基因可作为构建菌苗的出发基因。

　　霍乱弧菌的致病主要是由霍乱毒素引起的。霍乱毒素由 A、B 两种亚单位构成，其中 A 亚单位是毒性亚单位，B 亚单位起与小肠黏膜 GM1 受体结合的作用，本身没有毒性，并具有很强的免疫原性。本研究克隆了霍乱毒素 B 亚单位的基因，并与霍乱弧菌脂多糖的基因连在一起，得到了一株同时表达霍乱弧菌脂多糖 O 抗原和霍乱毒素 B 亚单位的初步菌苗菌株。保护实验证明，其保护作用与全菌产生的保护作用相似，并能保护霍乱毒素的攻击。另外，我们把霍乱弧菌脂多糖 O 抗原和 CT-B 基因转入伤寒菌株 TY21A 中并得到了有效的表达。TY21A 是一个被广泛证实的安全的菌苗株，可以把保护性抗原带入肠黏膜下组织中，有效地激发预防霍乱的肠道局部免疫。这样组建的菌苗是一个安全的、保护作用较完整的口服活菌苗，预计有良好的经济效益和应用前景（图1、图2）。

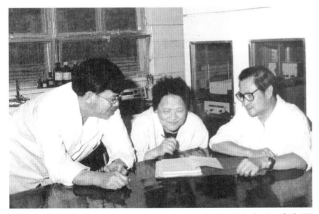

图1　刘延清（中）、祁国明（左）、张树波（右）讨论霍乱基因工程疫苗研制

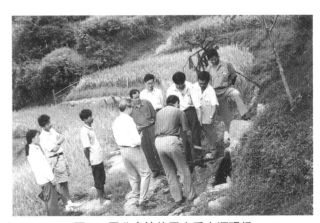

图2　霍乱疫情处置查看水源现场

（本项目获 1990 年中国预防医学科学院科技奖三等奖）

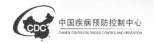

首次对我国犬种布鲁氏菌病进行了流行病学调查，建立了有效的检疫诊断方法

项 目 名 称：我国犬种布鲁氏菌病的调查研究

项目完成单位：中国预防医学科学院流行病学微生物学研究所、上海医科大学实验动物部，广西、江苏、辽宁、湖南、山东省卫生防疫站，新疆兽医防疫总站、黑龙江省卫生防疫站

项目完成人：尚德秋、鲁齐发、吕秀芝、李玉兰、徐宗环

　　犬种布鲁氏菌病是由犬种布鲁氏菌（*B. canis*）侵入犬和人体后引起的一种变态性人畜共患传染病。1985—1989 年，23 个省、市协作，对国内犬种布鲁氏菌病进行了广泛的研究，建立了有效的检疫诊断方法（图 1、图 2）。

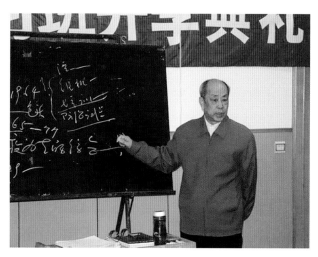

图1　尚德秋研究员在布病培训班授课

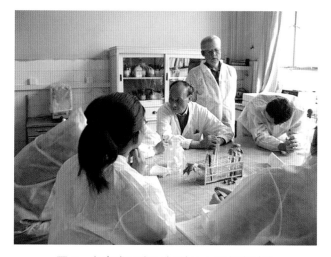

图2　鲁齐发研究员与科员人员交流讨论

（本项目获 1990 年卫生部科学技术进步奖三等奖）

建立了布鲁氏菌非典型菌株及R型菌株的鉴定分类方法

项目名称：布鲁氏菌非典型菌株及R型菌株的鉴定分类研究
项目完成单位：中国预防医学科学院流行病学微生物学研究所
项目完成人：尚德秋、鲁齐发、李元凯、武素怀、李兰玉

20世纪80年代以来，国内外从人畜各种病原材料中分离到的布鲁氏菌的菌株中有10%～30%是非典型菌株和R型菌株。非典型菌株及R型菌株的某些特点偏离了用常规鉴定方法确定的布鲁氏菌属各种型的经典特征，这不仅造成对其分类的困难，更重要的是影响对疫区的判定和流行病学分析，从而影响布鲁氏菌病防治工作的开展。

通过上述方法对布鲁氏菌不同种型67株的综合研究证明：①对于用常规方法不能定种型的非典型菌株和R型菌株，用六大群布鲁氏菌噬菌体和氧化代谢试验能定种；②对已确定种的非典型和R型菌株再用常规方法定型；③采用系列的不同种型的布鲁氏菌McAb对确定种和型是有益的；④建立不同种布鲁氏菌的DMP图谱，对于确定未知种的布鲁氏菌的定种和定型是可能的。

本研究的突出贡献有：

1. 采用包括现代先进科学技术成就在内的方法，对非典型和R型布鲁氏菌株进行综合鉴定、分类，确定了鉴定分类程序，绝大多数这类菌株可以定种、定型。

2. 首次采用系列McAb和系列DMP图谱鉴定布鲁氏菌的种型，并证明了其可能性。这项研究成果使我国对非典型和R型布鲁氏菌的鉴定分类进入了世界先进行列（图1、图2）。

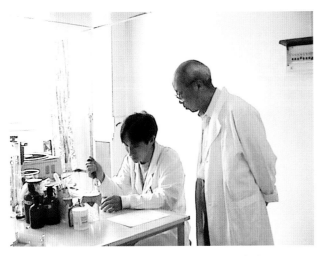

图1　尚德秋研究员亲自指导学员实验

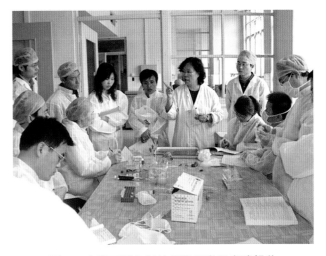

图2　李兰玉副主任技师指导学员实践操作

（本项目获1990年中国预防医学科学院科技奖三等奖）

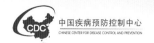

重组甲肝病毒抗原助力甲肝疫苗和诊断试剂研究

项 目 名 称：甲型肝炎病毒抗原在重组痘苗病毒中的表达
项目完成单位：中国预防医学科学院病毒学研究所
项目完成人：高峰、刘崇柏、伊瑶、毕胜利、阮力

　　本项目利用痘苗病毒作载体表达甲型肝炎病毒（简称"甲肝病毒"）蛋白，并证明具有良好的抗原性和免疫原性。含甲肝病毒基因组全部开放读码框 cDNA 的重组痘苗病毒感染 143TK 细胞后表达了甲肝病毒抗原。ELISA 测定抗原滴度为 1∶8，免疫荧光显示抗原呈颗粒状分布在胞质内，Western-blot 试验证实重组痘苗病毒表达的甲肝病毒抗原有两条特异性多肽，一条分子量为 29 kD，与甲肝病毒 VP2 相对应；另一条分子量为 64 kD，可能是未全裂解的甲肝病毒抗原多肽或聚合体。重组痘苗病毒可在家兔体内诱导出中和抗体。基础免疫后，动物中和抗体滴度为 1∶10。加强免疫后，滴度升至 1∶80。由重组病毒诱导的抗体中和指数比甲肝病毒诱导的抗体中和指数略低。表达抗原已应用于人群抗 HAV 抗体的测定和早期诊断，同唐山市防疫站生产的组织培养甲肝抗原诊断试剂相比是一致的。特异性为 97%，敏感性为 95%。重组痘苗病毒易于培养，2 天后即可收获，可以取代组织培养的甲肝病毒抗原（图1、图2）。

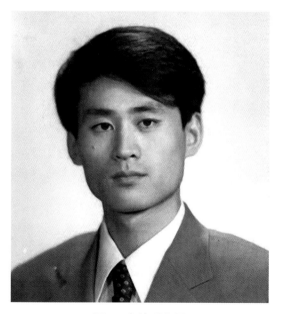

图1　高峰研究员

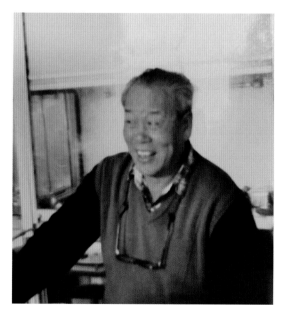

图2　刘崇柏研究员在实验室

（本项目获 1990 年卫生部科学技术进步奖三等奖）

国内最早自主研制的艾滋病病毒抗体检测免疫酶试剂盒

项 目 名 称：艾滋病病毒抗体检测免疫酶试剂盒
项目完成单位：中国预防医学科学院病毒学研究所
项目完成人：王哲、曾毅

　　自从 20 世纪 80 年代艾滋病被发现以来，逐渐在全球蔓延。对病毒的流行病学进行调查研究的基础是建立灵敏度高、特异性好、简便易行的检测方法。中国预防医学科学院病毒学研究所王哲、曾毅在前期研究的基础上，建立了基于免疫酶法的艾滋病病毒抗体检测试剂盒。该检测试剂盒制备成本低，易于操作，方便推广。该研究解决了国内缺少艾滋病检测技术的难题，为我国早期艾滋病防治工作奠定了坚实的技术基础（图1、图2）。

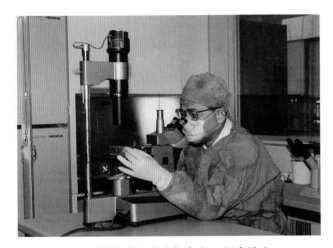

图1　曾毅院士在生物安全 3 级实验室

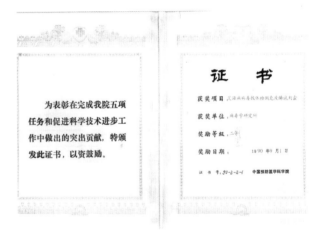

图2　中国预防医学科学院科技奖二等奖获奖证书

（本项目获 1990 年中国预防医学科学院科技奖二等奖）

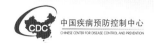
研制HBcAg检测试剂盒，助力乙型肝炎的诊断

项 目 名 称：检测抗乙型肝炎核心IgG、IgM和总抗体的新型原材料的研制与应用
项目完成单位：中国预防医学科学院病毒学研究所
项目完成人：詹美云、叶廷安、张文荣、田瑞光、刘崇柏

　　"七五"期间我们利用基因重组技术成功地在大肠杆菌中高效表达HBcAg，表达抗原蛋白占菌体总蛋白的16%，ELISA滴度为1∶80 000，超过国内报道的9%。由于抗原滴度高，特异性好，粗提液便可用于组装RIA和ELISA试剂盒，并已投入大批量生产，以满足国内外市场的需要并获得用户的一致好评。

　　我们还应用杂交瘤技术先后制备出诊断三种抗体用的全部单克隆抗体，包括1株稳定分泌抗人IgG（γ链）杂交瘤细胞系，1株分泌抗人IgM（μ链）杂交瘤细胞系，8株稳定分泌抗HBc单克隆抗体的杂交瘤细胞系，其分泌的抗体滴度高，亲和性好，完全可以代替多克隆抗体，组装检测抗HBc的上述3种诊断试剂。

　　应用上述抗HBc单克隆抗体对基因工程表达的核心抗原进行抗原决定簇的分析，在国内外首次证实乙型肝炎病毒核心抗原上存在3个不同的抗原决定簇，并分别命名为α、β和γ。这对于研究乙型肝炎病毒c基因的结构与功能以及合理组装检测试剂具有重要的理论和应用价值（图1、图2）。

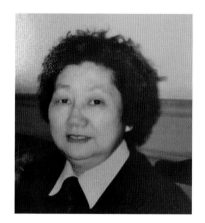

图1　詹美云研究员

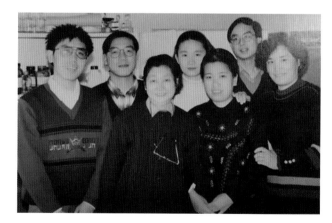

图2　詹美云研究员和课题组成员

（本项目获1990年中国预防医学科学院科技奖三等奖）

分析丁型肝炎病毒的流行病学特征，助力防治策略研究

项目名称：应用核酸打点杂交法和酶联免疫吸附法检测24个省、市16个不同民族乙肝感染者中丁型肝炎
病毒（HDV）感染的流行病学特征的研究
项目完成单位：中国预防医学科学院病毒学研究所
项目完成人：詹美云、马虹、汤少华、易炎杰、张文英、田瑞光

　　丁型肝炎病毒（HDV）是缺陷型负链RNA病毒，它需要乙型肝炎病毒或其他嗜肝DNA病毒的辅助才能感染人体，引起疾病。我国是乙型肝炎高发区，HDV的感染情况至今不清楚。为了解决HDV感染的快速诊断以及开展流行病学调查和监测，我们从抗δ阳性血清中提取抗δ IgG，并制备其HRP标志物，利用引进的表达HDAg的大肠杆菌生产的抗原首次在我国建立了检测抗δ抗体的ELISA方法，随后又建立了双抗体夹心法检测血清中的HDV抗原，以及对^{32}P标记HDV-cDNA探针应用核酸打点杂交法检测血清中的HDV-RNA，并利用这三项技术检测了我国24个省、市16个不同民族的HDV感染者8277例中HDV的感染指标。通过大量工作，基本摸清了我国HDV的感染状况以及在不同民族中的分布特征。发现乙型肝炎患者和携带者中HDV抗原的阳性率分别为4.25%和3.0%，抗体阳性率分别为1.46%和1.18%，HDV核酸阳性率分别为3.7%和2.2%。在16个民族中，维吾尔族、蒙古族和藏族HDV抗体阳性率明显高于其他民族（图1、图2）。

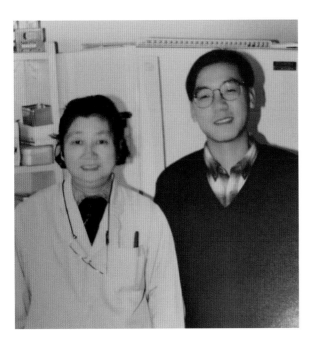

图1　詹美云研究员在实验室

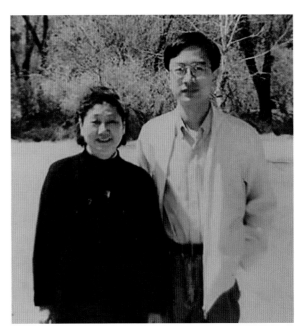

图2　詹美云研究员和研究生

（本项目获1990年中国预防医学科学院科技奖三等奖）

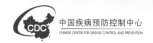
构建新型原核系统表达载体，为生物制药产业发展提供有力工具

项 目 名 称：原核高效表达载体的组建及其在研制抗病毒有关活性多肽上的应用
项目完成单位：中国预防医学科学院病毒学研究所
项目完成人：张智清、侯云德、张德振、金奇、金冬雁

外源基因在原核细胞获得高效表达的关键问题是要有合适的高效表达载体，目前国内还没有较理想的自己构建的载体，国外的高效表达载体及表达条件又往往是一些大公司的专利，因此，组建我国自己的高效表达载体是开发基因工程多肽药物的一个重要的先决条件。我们组建了一个含 PRPL 串联启动子的高效表达载体 (pBV220)，它的主要特点是：① C1ts857 抑制子基因与 PL 启动子同在一个载体上，可以转化任何菌株，以便选用蛋白酶活性较低的宿主菌，使表达产物不易降解；② SD 序列后面紧跟多克隆位点，便于插入带起始 ATG 的外源基因，表达非融合蛋白，其产品可供人体使用；③强的转录终止信号可防止"通读"现象，有利于质粒—宿主系统的稳定；④整个质粒仅为 3.66 kb，以利于增加拷贝数及容量，即可以插入较大片段的外源基因；⑤ PR 与 PL 启动子串联，可能有增强作用。

高效表达载体 pBV220 的组建为我国生物技术的发展提供了有力的工具，我们应用 pBV220 载体成功地表达了人白细胞介素 -2 和 γ 干扰素等外源基因，在高效表达上已达到国际先进水平，这为在我国大规模生产这两种有希望的抗肿瘤药物奠定了基础（图 1、图 2 ）。

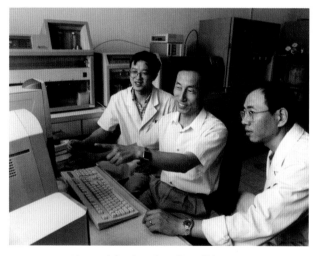

图1 张智清研究员指导数据分析

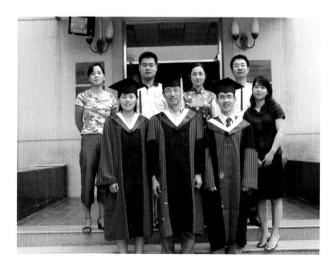

图2 张智清研究员课题组学生答辩

（本项目获 1990 年中国预防医学科学院科技奖一等奖）

吡喹酮抗日本血吸虫机制研究取得进展

项 目 名 称：吡喹酮抗日本血吸虫作用机制的研究

项目完成单位：中国预防医学科学院寄生虫病研究所

项目完成人：肖树华、邵葆若、杨元清、郭惠芳、乐文菊、尤纪青

　　吡喹酮是目前治疗日本血吸虫病的首选药物。中国预防医学科学院寄生虫病研究所自 1979 年以来，就吡喹酮的杀虫机制从药理、免疫、生化、病理和细胞生物学等方面进行了系统研究。

　　1. 发现吡喹酮兴奋血吸虫的作用类似 5- 羟色胺，通过离子测定和同位素示踪，证明 Ca^{2+} 在血吸虫皮层和肌肉中的分布发生的改变可能与虫体挛缩和皮层损害有关。

　　2. 用整体虫间接免疫荧光抗体检测法，证明吡喹酮损害虫的皮层，导致虫的体表抗原显露和干扰虫的糖代谢，使血吸虫易于受宿主免疫反应的攻击，这是导致虫体死亡的主要原因。

　　3. 研究发现吡喹酮的疗效依赖于宿主的体液免疫（特异性抗体）水平，对于特异性抗体水平高的宿主，即使感染度高 10 倍，其疗效不低于感染度低的宿主。

　　4. 不同发育期的血吸虫对吡喹酮的敏感性不一，入侵 3 h 的童虫体表抗原显露，白细胞易于附着，并受到宿主非特异性免疫的攻击而死亡。

　　5. 吡喹酮可迅速溶解尾蚴体表的糖萼，使其失去适应非等渗的水环境而肿胀、死亡。另外，口服吡喹酮后可自皮肤排泌，杀死侵入宿主皮肤的童虫，因此，人在接触疫水 12 h 内，口服吡喹酮可预防尾蚴感染。

　　本研究为吡喹酮抗血吸虫作用及其用于预防血吸虫感染提供了科学依据（图 1、图 2）。

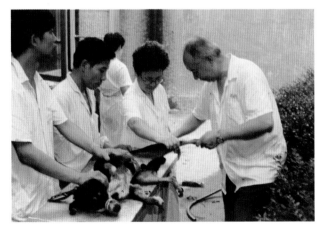

图 1　肖树华做动物药物实验

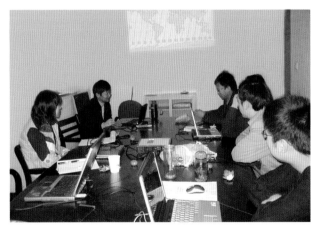

图 2　带教进修生

（本项目获 1990 年卫生部科学技术进步奖二等奖、1990 年中华医学科技奖二等奖）

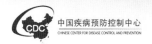
对我国新发现食物中毒菌进行菌体抗原结构分析，开辟重要研究领域

项 目 名 称：椰毒假单胞菌酵米面亚种血清学研究及其应用
项目完成单位：卫生部食品卫生监督检验所、中国预防医学科学院营养与食品卫生研究所
项目完成人：白竟玉、刘秀梅、付萍、孟昭赫

　　酵米面黄杆菌是我国新发现的一种食物中毒菌，病死率极高。为了进一步摸清该菌的分布和流行情况，寻求防治对策，项目组对该菌进行了血清学分型研究。运用抗原抗体吸收技术，对51株酵米面黄杆菌进行了菌体抗原分析，初步明确该菌的菌体抗原结构和型特异性抗原，并制备出 O-Ⅲ、O-Ⅳ、O-Ⅴ、O-Ⅵ和 O-Ⅶ等5种因子血清。随后，对收集到的酵米面黄杆菌进行菌型分布分析，发现不同地区、型别似有一定差别，对酵米面中毒的细菌学追踪、血清型分布调查及流行病学研究具有重要意义（图1、图2）。

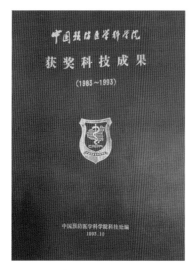

图1　项目成果入选《中国预防医学科学院获奖科技成果》

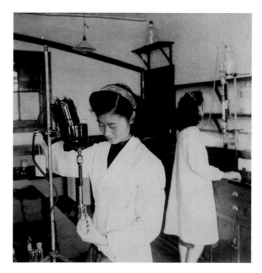

图2　实验研究

（本项目获 1990 年中国预防医学科学院科技奖三等奖）

不同膳食特点地区中老年人群的营养现状及存在的问题

项 目 名 称：不同膳食特点地区中老年人群综合性营养调查研究

项目完成单位：中国预防医学科学院营养与食品卫生研究所、新疆医学院、上海市食检所、山东省食检所、中国预防医科院计算机室

项目完成人：陈孝曙、赵熙和、闻芝梅、薛安娜、白锦、范文洵、张月明、吴其乐、李文辉、何武

　　为了解占我国总人口 8% 以上中老年人群的营养现状及存在的问题，本项目进行了营养调查。其情况如下：①调查选择北京城区和郊区、上海和山东渔区以及新疆新源县半农半牧区、牧区 6 个不同膳食点地区的 45～75 岁中老年共 2169 人进行了膳食调查，体检 1302 人，拍跟骨 X 线片 656 张；收集血样 826 份，测定血红蛋白、全血钙、全血硒和甘油三脂等项目 9 个；收集 24 h 尿样 752 份，总计约获 20 多万个数据，输入 VAX 计算机，并用 SAS 软件进行分析，找出与冠心病、高血压、贫血、骨质疏松和肥胖等有关营养因素的 Logistic 模型，进行综合分析。②结果发现 6 个地区的中老年人群因食物结构不同，营养素摄入有差异，其中膳食中钙和维生素 B 普遍不足，其中膳食中钙和维生素 B2 普遍不足；除老年女性外，多数人群热量摄入量接近或稍超过计算的供给标准；不同膳食与某些老年慢性病如冠心病和高血压、骨质疏松检出率有关（图 1、图 2）。

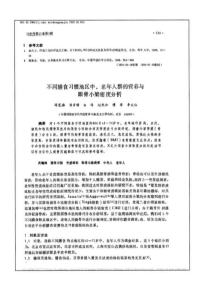

图1　科研论文

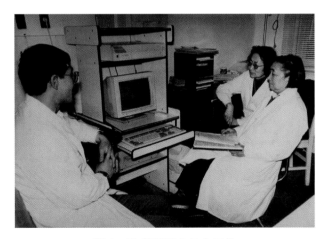

图2　陈孝曙研究员在工作

（本项目获 1990 年卫生部科学技术进步三等奖）

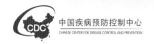

乡镇企业尘毒危害及其控制技术研究

项 目 名 称：乡镇企业尘毒危害及其控制技术研究
项目完成单位：中国预防医学科学院环境卫生与卫生工程研究所工业通风研究室
项目完成人：钮式如、邵强、彭泰瑶、郭文宏、刘彦昌

　　"六五"期间，为了解决乡镇企业带来的职业危害，特别是尘毒的危害，在既往工作的基础上，项目组对尘毒的控制技术进行了有效的研究。①通过对江苏、浙江两省及上海市的 29 个县的 200 639 个乡镇工业、1059.49 万从业人员开展尘毒危害调查研究，掌握了我国乡镇企业尘毒危害现状。调查结果显示：有 9%～18% 的从业人员接触有害作业，作业环境粉尘合格率为 10%～20%，毒物合格率为 10%～72%，物理因素合格率为 0～31%；涉及尘肺、中毒或物理因素方面的职业病发病率占 1%～5%，其中尘肺检出率高达 5%；②开展乡镇企业尘源控制及隔离技术研究。在现场调研的基础上，提出了针对乡镇企业水泥厂等主要尘毒危害工厂防尘防毒适宜技术，设计绘制了尘源控制和隔离装置及通风除尘排毒系统图集；拍摄制作了乡镇企业有关工厂的防尘防毒措施示范案例影集；在实验室开展了三维近实体局部吸气罩空气动力学特性实验研究，用示踪气体研究局部吸气罩的捕集效率，建立了以局部吸气罩捕集效率评价吸气罩性能的指标方法。课题组结合研究成果和经验，编写出版了《乡镇企业职业危害控制手册》。在此阶段共举办了三期全国乡镇企业防尘防毒技术培训班，有 27 个省、自治区、直辖市的卫生技术人员参加，累计近 200 人，为全国开展乡镇企业防尘防毒工作打下了基础（图1、图2）。

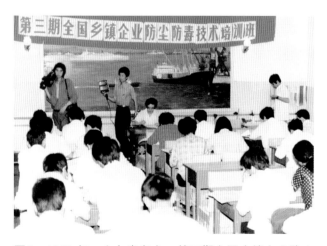

图1　1986 年，山东青岛市，第三期全国乡镇企业防尘防毒技术培训班

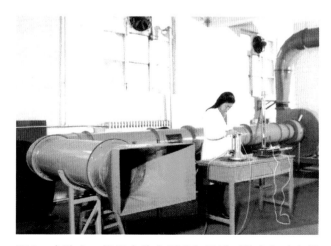

图2　实验室三维近实体旁侧吸气罩模型的空气动力学特性试验装备

（本项目获 1990 年卫生部科学技术进步奖三等奖）

开展环境监测，摸清我国大江大河、湖泊水质基本状况和动态变化规律

项 目 名 称：全球环境监测系统——长江、黄河、珠江及太湖水质动态研究

项目完成单位：中国预防医学科学院环境卫生监测所、湖北省环境卫生监测站、山东省环境卫生监测站、
广东省环境卫生监测站、江苏省环境卫生监测站

项目完成人：鄂学礼、徐幼云、丁鄭、陈守建

　　我国于 1979 年加入全球水质监测系统，由卫生部牵头，中国医学科学院卫生研究所作为我国执行这项任务的技术中心，以长江、黄河、珠江及太湖水系为监测点，组织湖北省环境卫生监测站、山东省环境卫生监测站、广东省环境卫生监测站及江苏省环境卫生监测站等单位共同参与。该工作连续开展 13年（1980—1992 年），基本摸清了我国大江大河、湖泊水质基本状况和动态变化规律。自 1980 年 1 月起，我国开始向 WHO 报送监测数据，合计报送监测数据 18 000 余个。在获取大量监测数据的基础上，对四个水系水质变化规律、预测今后水质变化的可能性以及测定指标之间的相互关系进行了探讨，根据《生活饮用水卫生标准》《工业企业设计卫生标准》《渔业水质标准》和《农业灌溉水质标准》等对监测数据进行评价和分级，对水质变化趋势进行分析，研究成果为国家进行河、湖水源保护和制定相关计划和政策提供了基础数据和科学依据（图 1、图 2）。

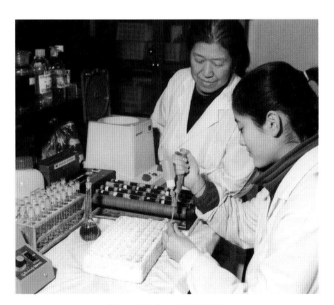

图 1　研究人员做实验

全球环境监测系统——长江、黄河、珠江、太湖水质动态研究

【成果完成人】	
【第一完成单位】	中国预防医学科学院环境卫生监测所
【关键词】	长江;动态;湖水;环境;环境监测;黄河;监测;监测系统;全球;全球环境;水;水质;太湖;系统;研究
【中图分类号】	X832
【学科分类号】	
【成果简介】	
【成果水平】	国际先进
【成果入库时间】	

图 2　国家科技成果数据库记录

（本项目获 1990 年卫生部科学技术进步奖二等奖、1991 年国家科学技术进步奖三等奖）

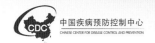

研究人体农药暴露监测，护佑职业人群和农民健康

项 目 名 称： 溴氰菊酯及氰戊菊酯的监测、中毒诊断及流行病学研究
项目完成单位： 中国预防医学科学院劳动卫生与职业病研究所、河北省职业病防治所
项目完成人： 何凤生、陈曙旸、孙金秀、姚佩佩、吴宜群等

　　我国自1980年开始进口、试制和应用拟除虫菊酯类杀虫剂。该类农药因抗虫效果好，迅速得以广泛应用，其中以溴氰菊酯、氰戊菊酯、氯氰菊酯和氯菊酯类应用得较多。但是在消除虫害的同时，也出现了对农药施用者的健康危害。针对这一现状，课题组从流行病学、生物标志物、毒理学和临床医学方面对拟除虫菊酯类农药的人群毒性进行了系列研究。通过对从事拟除虫菊酯类杀虫剂作业的人员进行健康状况调查、身体检查和实验室标志物分析，发现了拟除虫菊酯类杀虫剂接触人群早期的中毒改变特征。

　　研究发现了暴露于氰戊菊酯、溴氰菊酯和氯氰菊酯受试者的显著神经系统症状与体内代谢物含量的关联改变。该研究为溴氰菊酯及氰戊菊酯的监测指标和方法的选择、溴氰菊酯及氰戊菊酯农药的急慢性中毒诊断提供了依据。同时，也为实现及时发现接触氰戊菊酯、溴氰菊酯和氯氰菊酯的职业工人和农业人员的中毒情况，以及防治拟除虫菊酯类杀虫剂造成的人体健康危害做出了职业卫生贡献（图1、图2）。

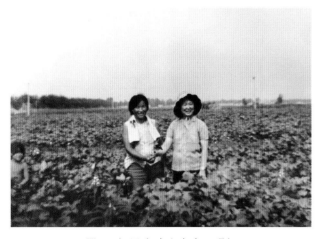

图1　何凤生院士在农田现场

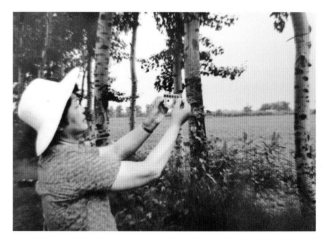

图2　何凤生院士在农药项目现场

（本项目获1990年卫生部科学技术进步奖三等奖）

务实求进，推动丙烯酰胺中毒研究

项 目 名 称： 丙烯酰胺中毒的诊断及发病机制研究
项目完成单位： 中国预防医学科学院劳动卫生与职业病研究所
项目完成人： 何凤生、张寿林、贺锡雯

　　丙烯酰胺是主要用于生产聚丙烯酰胺的原料，被认为是一种神经毒剂。自 1953 年以来，在中国多次发生了丙烯酰胺中毒事件。针对这种情况，课题组开展了丙烯酰胺中毒的诊断及发病机制研究。研究者在丙烯酰胺的接触工人和对照人群中开展职业流行病学调查，同时开展临床检查、实验室检查和神经电生理检查。研究发现丙烯酰胺暴露与多项神经肌电图指标改变有关。

　　研究首次提出长期工业暴露于丙烯酰胺主要会对周围神经系统造成损害，严重暴露还会引起小脑功能紊乱。结合现场和职业病的临床表现，研究组提出并制定了职业丙烯酰胺的诊断标准。该研究为防治丙烯酰胺危害、保障职业人群的健康以及促进我国职业卫生事业的发展做出了贡献（图 1、图 2）。

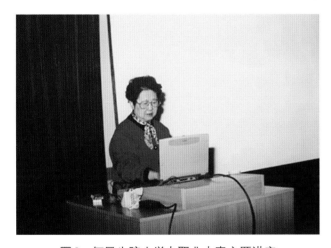

图 1　何凤生院士举办职业中毒主题讲座

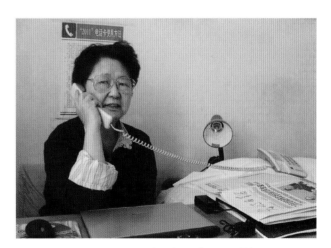

图 2　何凤生院士与工作人员联络

（本项目获 1990 年卫生部科学技术进步奖三等奖）

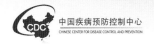

推广霍乱弧菌流行株和非流行株的区分鉴定及其在霍乱疫情防控和流行病学调查中的应用

项 目 名 称：埃尔托型霍乱弧菌两类菌株的研究及其在霍乱防病中的应用

项目完成单位：中国预防医学科学院流行病学微生物学研究所

项目完成人：高守一、刘延清、杨永民、祁国明、童道玉、徐兆炜、吴顺娥、张树波、陈晶晶、刘秉金

  埃尔托型霍乱于 1961 年首次传入我国并引起流行，但在流行后人群中没有或很少有发病的情况下，不断报告从外界水中查出埃尔托型霍乱弧菌，当时无法区分这些外环境水中的菌株与流行期间来自患者的菌株是否相同，给防病工作和流行病学调查造成了困难。中国医学科学院流行病学微生物学研究所于 1966 年建立了噬菌体分型方案，将埃尔托型霍乱弧菌区分为流行株和非流行株两类菌株，1978 年进一步提出与生物分型相结合的噬菌体 - 生物分型方案，不仅增加了菌株的型别，而且能更准确地区分两类菌株。流行株是能引起流行或大流行的菌株，主要分离自流行期间的患者、带菌者及其污染的外环境；非流行株主要分离自疫区和非疫区的自然水中，一般不致病或仅引起散发病例。进一步的系统研究发现两类菌株在毒力、定居能力和产毒能力等方面均有显著的差异。分子遗传学研究证实，流行株具有不同于非流行株的特征性染色体酶谱。霍乱毒素基因检测证明，两类菌株存在有无毒素基因的根本区别。噬菌体 - 生物分型、染色体酶谱和毒素基因检测在区分两类菌株上结果相符。10 余年来全国 25 个省、区、市有关卫生防疫单位的实验证明了噬菌体 - 生物分型是区分两类菌株、追溯传染来源、分析传播途径以及预测流行趋势上有效的流行病学工具。

  根据两类菌株的特点采取集中力量加强对流行株的监测和控制，对非流行株则按一般腹泻处理的防疫对策，不仅提高了防疫效果，而且节省了大量人力和物力，减少了以往一概按霍乱处理所造成的不必要的经济损失和政治影响。噬菌体 - 生物分型方案和两类菌株的理论已经过国内各疫区多年的实践考验，证实与霍乱的流行规律相吻合，对制订霍乱防治策略及指导防疫实践起到了显著的作用，已被卫生部印发的全国《霍乱防治手册》所采纳和推广（图 1、图 2）。

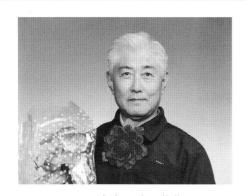

图 1　高守一院士获奖

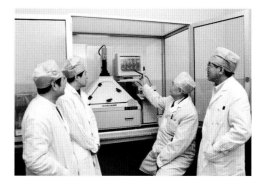

图 2　高守一院士与祁国明（右一）等分析讨论霍乱弧菌核酸电源图谱

（本项目获 1989 年卫生部科学技术进步一等奖、1991 年国家科学技术进步奖一等奖）

通过动物实验开展鼠疫活菌苗新菌株的选育，包括与鼠疫EV菌株免疫获得性的比较，提出更多鼠疫活菌苗的备选株

项 目 名 称：鼠疫活菌苗新菌株的选育研究
项目完成单位：中国预防医学科学院流行病学微生物学研究所
项目完成人：贾明和等

鼠疫 EV 活菌疫苗是 1926 年由 Girard 和 Robic 在马达加斯加开展的 EV76，原是一株从患者中分离的具有强毒性的鼠疫耶尔森菌经高温传代所得，第 76 代后培养物出现毒力明显下降。我国在 1953 年由苏联引入 EV 疫苗，发现这种疫苗仍然具有非常强的副作用。后经过重新选育，筛选出目前储备应用的 EV 鼠疫菌苗，接种方式也由皮下注射改为皮上划痕。但在内蒙古开展的追踪调查显示，接种疫苗后的抗体阳转率还不到 20%，并且发现青海地方病研究所存用的 EV 疫苗株毒力低于白城鼠布基地保存的 EV 疫苗株。本研究经过筛选获得两个减毒鼠疫菌株。通过测定其对豚鼠和小鼠的保护率，发现这两株减毒株的免疫保护率优于现行鼠疫疫苗株 EV 菌，残余毒力与鼠疫疫苗株 EV 株类似。为进一步研究用于人体的可能性，通过返祖和毒力的测定，确定这两株备选株可作为鼠疫疫苗的备选菌株。该备选疫苗株在青海高原地区得到了应用（图1、图2）。

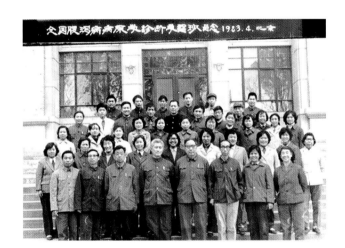

图1 贾明和研究员在 1983 年 4 月全国腹泻病病原学诊断学习班与单位领导及学员合影留念

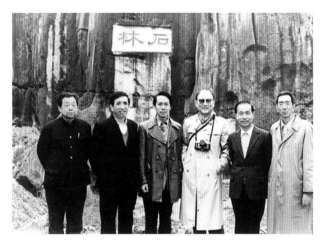

图2 贾明和研究员赴昆明讲授传染病防治工作进展

（本项目获 1989 年青海省科学技术成果二等奖）

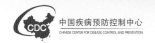

我国乙型脑炎主要传播媒介和主要宿主动物的研究

项 目 名 称：我国乙型脑炎主要传播媒介和主要宿主动物的研究
项目完成单位：中国预防医学科学院病毒学研究所、内蒙古自治区卫生防疫站、沈阳市卫生防疫站
项目完成人：王逸民、任广宏、葛继乾、周光甫、冯国新

　　该项研究对乙型脑炎（简称"乙脑"）的传播媒介、宿主动物、流行病学监测和疫区区划等重要问题进行了深入、系统的研究，取得以下成果：①在国际上首先确定猪为乙脑的主要扩散宿主；②在国际上首先确定三带喙库蚊为乙脑的主要传播媒介；③在国际上首先开展了乙脑地理学及疫区区划的研究；④根据乙脑主要媒介和主要宿主动物的确定，通过近10余年的连续流行病学监测研究，建立起13个省（市、自治区）乙脑监测网络，对我国的乙脑流行规律有了新的认识，并获得近期预测的经验，在国际上首次获得了利用监测资料提早预测当年乙脑流行，并为灭蚊时间的选定及预防效果的考核提供了依据（图1、图2）。

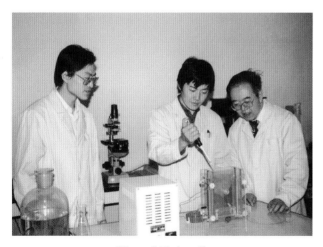

图1　实验室工作

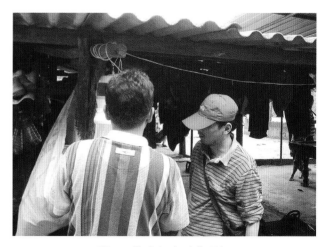

图2　蚊虫标本采集现场

（本项目获 1989 年国家自然科学奖二等奖）

国内最早开展的艾滋病血清学流行病学调查和病毒分离研究

项 目 名 称：艾滋病的血清流行病学调查和病毒分离研究

项目完成单位：中国预防医学科学院病毒学研究所、浙江医科大学传染病研究所、中国预防医学科学院流行
　　　　　　　病学微生物学研究所、中国预防医学科学院技术指导处、云南省卫生防疫站

项目完成人：曾毅、王必嫦、郑锡文、苏崇鳌、邵一鸣

　　1981年，美国报道了一种新的传染病——艾滋病。曾毅研究团队于1983年在国内率先开始了艾滋
病的血清学检测工作和流行病学调查工作。

　　中国预防医学科学院病毒学研究所联合浙江医科大学传染病研究所、中国预防医学科学院流行病学
微生物学研究所、中国预防医学科学院技术指导处和云南省卫生防疫站，在国内率先进行了HIV流行病
学研究。流行病学调查和实验室研究证明，1982年HIV随美国一家公司赠送给浙江省人民医院的血液
制品从美国传入中国，1983年感染中国第一个公民。研究结果指出HIV在我国有传播的潜在危险。

　　曾毅研究团队于1987年分离出中国第一株HIV（HIV AC株），在此基础上研发了HIV系列检测试剂，
如简单易行的酶免疫法和作为确证的快速蛋白印迹法试剂。快速诊断试剂盒获得卫生部批准使用，制备
试剂供应全国（图1、图2）。

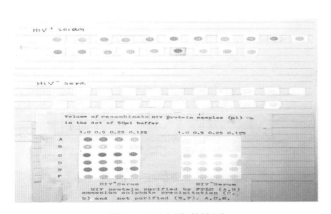

图1　HIV血清学检测

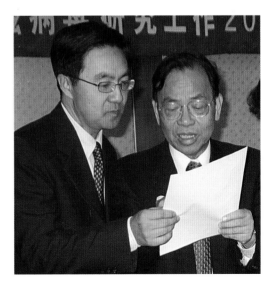

图2　曾毅研究员与邵一鸣工作的照片

（本项目获1989年卫生部科学技术进步奖三等奖）

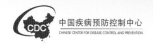
中国疾病预防控制中心
CHINESE CENTER FOR DISEASE CONTROL AND PREVENTION

中国首次研制成功哺乳动物细胞乙肝基因工程疫苗

项 目 名 称：哺乳动物细胞分泌乙型肝炎病毒表面抗原基因工程疫苗的研制与临床小试
项目完成单位：中国预防医学科学院病毒学研究所
项目完成人：任贵方、朱既明、阮力、阮薇琴、杨安道

　　乙型肝炎（简称"乙肝"）是严重危害我国人民健康的重要传染病，预防乙肝感染对我国来说是关系子孙后代健康和振兴中华大业的紧迫任务，有效的预防措施是接种乙肝疫苗。本项研究使用自行构建的 pSV_2DHBR1-32 乙肝 S 基因重组 DNA 质粒（adr 亚型），转化中华地鼠卵巢细胞选育 C-28 工程系。C-28 细胞分泌的 HBsAg 经纯化获得了乙肝表面抗原（HBsAg）基因工程疫苗，并对其全过程逐项进行了检查。对此系统的各项指标分析显示，C-28 基因工程疫苗是高产、高纯度、高效、安全的，从质量水平判断合乎疫苗生产要求，从产量判断具有中试投产水平，是国内首次应用基因工程技术研制成功的疫苗，在国际上也达到同类产品的先进水平。哺乳动物细胞乙肝基因工程疫苗的推广会产生巨大的社会效益和经济效益（图1、图2）。

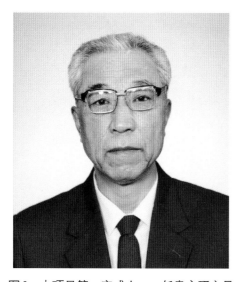

图1　本项目第一完成人——任贵方研究员

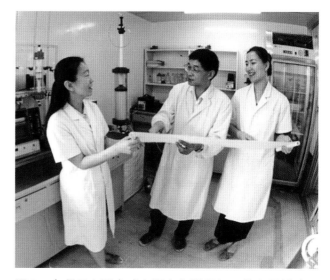

图2　本项目主要完成人阮力与课题组工作人员讨论工作

（本项目获 1989 年卫生部科学技术进步奖一等奖）

酶联免疫电转移印斑技术开始广泛应用于寄生虫病诊断

项 目 名 称：酶联免疫电转移印斑技术在寄生虫病诊断中的应用

项目完成单位：中国预防医学科学院寄生虫病研究所

项目完成人：裘丽姝、薛海筹、瞿靖琦、张永红、朱震霞、包意芳

　　酶联免疫电转移印斑技术是 20 世纪 80 年代初发展的新技术。该法由 SDS- 聚丙烯酰胺凝胶电泳、电转移及酶联免疫吸附试验三种技术结合而成，兼有高分辨率、高敏感性和特异性强的优点，因此日益受到重视，近年来已用于病毒、细菌、蛋白质以及激素的研究。在国内 1986 年本课题首先将其应用于寄生虫病的诊断，利用这一检测手段发现急性血吸虫病患者的血清可识别成虫分子量为 38 kD 及（或）34 kD 抗原组分，治疗后该两条带减弱或消失；现症黄热病患者的血清可于 95 kD、89 kD 及 80 kD 处出现条带，并于治疗后消失；90% 的包虫病患者血清与羊源及人源棘球囊液中分子量 12～60 kD 组分反应，其中 32 kD、24 kD、17 kD 及 12 kD 条带尤为清楚。表明该技术对于寄生虫病诊断、疗效考核的价值，同时使我国寄生虫病诊断达到分子水平而跻于国际先进行列。

　　1987 年以来已多次在上海市免疫学会和中华医学会检验医学分会举办的学术报告会、卫生部委托举办的全人体寄生虫病学进修班以及寄生虫病防治研究机构组织的学术活动中进行了本研究的专题讲座，1988 年举办了由 19 个省、市、区及部队的医学院校专业人员参加的讲习班。在寄生虫病门诊中，采用此法为疑难患者进行诊断亦取得了良好效果。本项研究促进了我国有关疾病抗原分析、单克隆抗体鉴定以及免疫诊断研究的发展（图 1、图 2）。

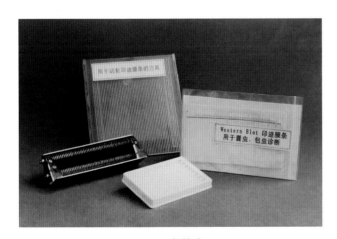

图1　研发的产品

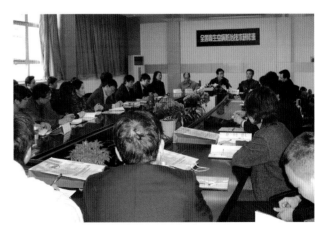

图2　寄生虫病防治培训班

（本项目获 1989 年上海市科技进步奖三等奖）

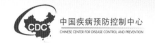

嗜人按蚊在疟疾传播中的重要作用被证实

项 目 名 称：当前我国嗜人按蚊和中华按蚊传疟作用的比较研究
项目完成单位：中国预防医学科学院寄生虫病研究所
项目完成人：柳朝藩、钱会霖、顾政诚、潘嘉云、郑香

　　嗜人按蚊（原称雷氏按蚊嗜人亚种）和中华按蚊均为我国的传疟媒介，但由于过去国内嗜人按蚊自然感染率高，而中华按蚊种群数量大，所以对这两种按蚊的传疟作用何者更为重要尚无定论。1982 —1987 年，中国预防医学科学院寄生虫病研究所对此进行了研究。

　　采取不同地区、大样本的多项昆虫学调查，获得了以下主要结果：①嗜人按蚊对恶性疟原虫的敏感性明显高于中华按蚊；②两种按蚊的自然感染率有明显差异，嗜人按蚊平均子孢子率为 0.58%，而中华按蚊仅为 0.02%；③从叮人率、人血指数、媒介能量和昆虫学接种率几个主要参数比较，嗜人按蚊的传疟作用相当于中华按蚊的 20 倍；④室内嗜人按蚊组成的高低与疟疾流行程度密切相关，并与居民恶性疟发病率和带虫率呈正比；⑤证实了 1983 年深圳市间日疟暴发流行的主要媒介是嗜人按蚊；⑥当前嗜人按蚊在部分地区的消失或存在可能与各地单季稻和双季稻地区化学农药的使用量不同有关；⑦首次发现北纬 24° 以南地区有嗜人按蚊分布。

　　本研究证实了嗜人按蚊的传疟作用远较中华按蚊重要，并发现嗜人按蚊分布至少向南延伸至北纬22°。这对分析我国疟疾现状、疟区的分层及制订防治对策都有实际意义，为我国疟疾流行病学增加了新的内容（图 1、图 2）。

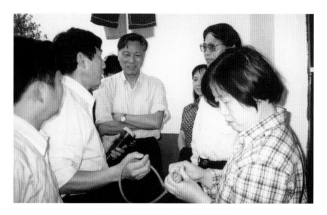

图1　钱会霖在检查捕蚊器

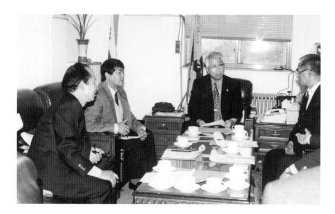

图2　潘家云研究员参加学术交流

（本项目获 1989 年卫生部科学技术进步奖二等奖、1989 年中华医学科技奖二等奖）

化妆品的卫生质量有标准可依

项目名称：化妆品卫生标准系列
项目完成单位：中国预防医学科学院环境卫生监测所等
项目完成人：秦钰慧、郑星泉、周淑玉、徐凤丹、刘燕华、姜正德、贺锡文、尹先仁、沈文

　　改革开放后，特别是 20 世纪 80 年代后期，我国化妆品工业发展迅猛，同时进口化妆品大量涌入，在一定程度上造成市场管理混乱，产品质量良莠不齐。为保障消费者安全，卫生部门于 1987 年首次颁布了化妆品技术规范，包括《化妆品卫生标准》（ GB7916-87 ）、《化妆品卫生化学标准检验方法》（ GB7917.1-87、GB7917.2-87、GB7917.3-87、GB7917.4-87 ）、《化妆品微生物标准检验方法》（ GB7918.1-87、GB7918.2-87、GB7918.3-87、GB7918.4-87、GB7918.5-87 ）和《化妆品安全性评价程序和方法》（ GB7919-87 ）。系列标准的制定使化妆品的卫生质量有标准可依，为化妆品行业的发展提供了良好有序的发展环境，为化妆品的科学管理和安全性评价提供了技术支持，也对于立法起到了推动作用。在此基础上，1989 年 5 月国务院正式批准了布《化妆品卫生监督条例》，标志着我国化妆品监督管理进入了法治化轨道。同年，化妆品卫生标准系列作为我国第一个系统、完整的化妆品标准获得国家科技进步二等奖（图 1、图 2）。

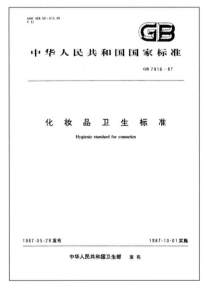

图 1 《化妆品卫生标准》（ GB7916–87 ）

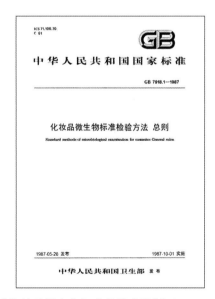

图 2 《化妆品微生物标准检验方法》（ GB7918.1–87 ）

（本项目获 1989 年国家科学技术进步奖二等奖）

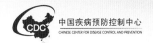

农村饮用水除氟技术及设备研究

项 目 名 称：农用水除氟技术及设备
项目完成单位：中国预防医学科学院环境卫生与卫生工程研究所等
项目完成人：黄承武、傅玉治

　　1975 年以后，在天津市的郊区县相继建立了许多集中式供水除氟装置，采用活性氧化铝滤层吸附法除氟，规模为 40~80 m³/d，但此装置存在吸氟容量低、再生频繁及制水成本高等缺点。为此，开展了调节原水 pH 值及提高活性氧化铝效能的试验研究。饮水除氟方法所提供的设计和运转参数均被编入《饮用水除氟设计规程》（ CECS 46: 93 ）中，同时还被编入了预防医学大专函授系列材料《环境卫生学》中（图 1、图 2 ）。。

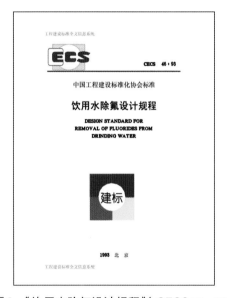

图 1 《饮用水除氟设计规程》（ CECS46：93 ）

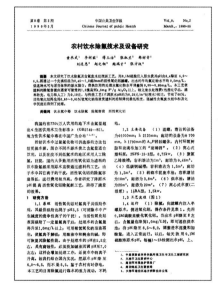

图 2　中国公共卫生学报《农村饮水除氟技术及设备研究》

（ 本项目获 1989 年国家科学技术进步奖三等奖 ）

首次全国生活饮用水水质和水性疾病调查，
为饮水健康研究和管理提供科学依据

项 目 名 称：全国生活饮用水水质与水性疾病调查

项目完成单位：中国预防医学科学院环境卫生监测所、环境卫生与卫生工程研究所及全国29个省、直辖市、
自治区卫生防疫站等单位

项目完成人：陈昌杰、黄承武、王子石、甘德坤、刘岳、戚其平、鄂学礼、黄巍、金雪英

　　中国预防医学科学院环境卫生监测所、环境卫生与卫生工程研究所等于1983年组织全国29个省、市、自治区，开展了我国第一次全国生活饮用水水质和水性疾病调查工作（1983—1988年）。本次调查涉及人口9.8亿人，共布设采样点28 000余处，采集水样83 000余个，获得调查数据200多万个，建立了全国饮用水水质的基础数据库，基本查明了当时的饮用水及水性疾病状况、饮用水水质存在的问题、程度及分布；初步查清了伤寒、细菌性痢疾、传染性肝炎和流行性腹泻等水性传染病在我国的发病情况和历年来水致传染病暴发流行情况；查清了地方性氟中毒、地方性甲状腺肿和地方性克汀病的流行地区、流行特点和发病情况；反映了集中式给水污染事故引起疾病的情况；编辑出版的《中国生活饮用水地图集》是我国一项重要的历史性基础资料。此次调查在工作内容与规模、数据的质量控制和大型图集的编绘技术等方面都达到国际先进水平。研究成果应用于制订全国饮用水改良规划，同时为引进世界银行贷款提供了基础资料；为落实我国"七五"规划及国际饮用水供应十年规划，发现饮用水与肠道传染病、消化道癌症、心血管疾病以及多种地方病的相关关系及制订有关疾病的预防政策提供依据；为建设部和水利部相关工作提供了基础资料（图1、图2）。

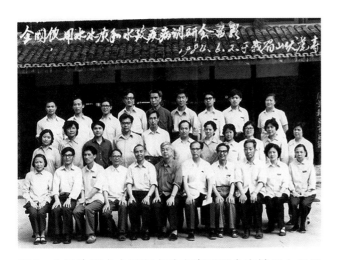

图1　全国饮用水水质和水致疾病调研会在峨眉山召开
（1984年）

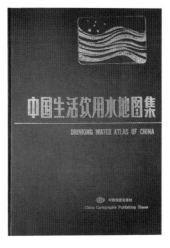

图2　《中国生活饮用水地图集》

（本项目获1989年国家科学技术进步奖一等奖）

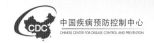
制定饮用天然矿泉水国家标准，并配套标准检验方法

项 目 名 称：饮用天然矿泉水国家标准（GB8537-87）及标准检测方法（GB8538.1-63-87）

项目完成单位：中国预防医学科学院环境卫生监测所、卫生部食品卫生监督检验所等

项目完成人：徐方、陈亚妍、许延聪、陈昌杰、艾有年

　　本课题开展饮用天然矿泉水监测项目，调查分析污染途径，提出防治措施，制定了饮用天然矿泉水国家标准（GB8537-87）及配套的标准检测方法（GB8538.1-63-87）（图1、图2）。

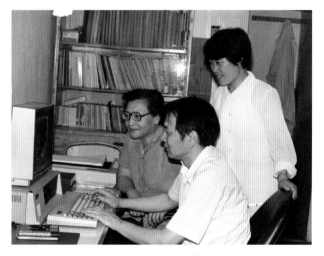

图1　科研人员进行数据分析

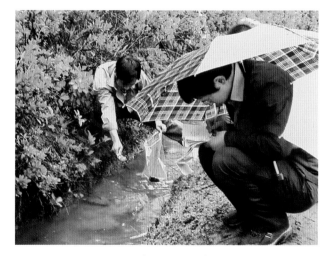

图2　科研人员采样调查

（本项目获1989年卫生部科学技术进步奖三等奖、轻工业部科技进步奖二等奖）

我国土壤中放射性核素的水平及分布

项　目　名　称：我国土壤中放射性核素的水平及分布

项目完成单位：卫生部工业卫生实验所和29个省、市、自治区放射卫生防护单位

项目完成人：张淑荣、潘京全、李允兴、徐翠华、朱昌寿

　　1982—1987 年，卫生部工业卫生实验所组织卫生系统的 29 个有关单位对中国土壤中有关放射性核素的水平及分布进行了调查。本次调查根据地质地理情况在全国布点近 2000 个，覆盖面积占全国总面积的 94%，覆盖人口约占全国总人口的 96%。

　　结果表明，我国铀 -238 的比活度范围值为 7.3～449 Bq/kg，均值为 38.5 Bq/kg，是世界均值的 1.5 倍。我国钍 -232 的比活度范围值是 10.3～1844 Bq/kg，均值为 54.6 Bq/kg，是世界均值的 2.3 倍。我国钾 -40 比活度的范围值是最小可探测活度（MDA）～1548 Bq/kg，全国均值为 584 Bq/kg，是世界均值的 1.6 倍。土壤中铯 -137 的范围值为（MDA～168）Bq/kg，全国均值为 10.2 Bq/kg，全国铯 -137 的平均沉降量是 13.3×10^2 Bq/m^2。

　　估算居民受到的天然 γ 辐射的人均年有效剂量当量为 590 μSv，全国约 92% 的人口接受的人均年有效剂量当量为 350～950 μSv。土壤中铀 -238、钍 -232 及钾 -40 对外剂量的贡献份额分别为 21%、48% 和 31%，全国土壤中钍 -232 对外剂量的贡献份额比世界均值高 20%。全国居民由于铯 -137 所致人均年有效剂量当量为 2.7 μSv，约是天然 γ 辐射造成的外剂量的 0.45%。全国有 82% 的人口接受的铯 -137 所致居民年有效剂量当量值在 0.9～4.5 μSv。

　　通过该项调查，基本掌握了我国土壤中有关放射性核素（铀 -238、钍 -232、钾 -40 和铯 -137）的水平及分布，并进行了居民外照射剂量估算。这是了解和控制环境放射性污染情况的重要依据，是重要的环境背景数据，在加强放射卫生防护工作及保护人民身体健康等方面都有重要意义（图 1、图 2）。

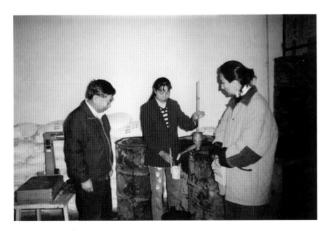

图 1　课题组研究人员在居民家中开展调查工作

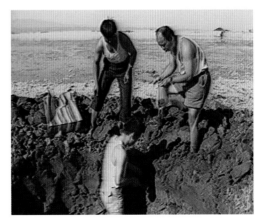

图 2　课题组研究人员进行土壤样品采集

（本项目获 1989 年卫生部科学技术进步奖三等奖）

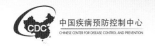
对大连、吉林、丹东及青岛创建无鼠害市进行技术指导

项 目 名 称：对大连、吉林、丹东及青岛创建无鼠害市进行技术指导
项目完成单位：中国预防医学科学院流行病学微生物学研究所
项目完成人：汪诚信

　　进入 20 世纪 80 年代以来，全国鼠多害重，国务院于 1983 年批转了中央爱国卫生运动委员会第六次委员会扩大会议纪要，要求大中城市和开放地区在"七五"期间达到无鼠害标准。但是，新中国成立以来的经验证明，若只有领导重视，但缺乏科学管理与技术方法方面的指导，则灭鼠工作难以收到实效，也不可能深入、持久。因此，从 1984 年以来，汪诚信先后受聘担任了丹东、大连、吉林及青岛等市的灭鼠技术顾问，从组织措施和技术方法方面进行指导，为这些城市灭鼠达标起到了积极作用。

　　项目指导的主要内容包括：①阐明严密组织及科学管理的重要性，协助建立从上到下的灭鼠组织，做到层层有人管；②通过讲课、座谈和现场指导，提高当地专业人员的技术水平，协助培训专业灭鼠队，提供技术资料；③坚持推广高效、安全的慢性药，纠正以往用药过浓的偏向，强调全面处理，定期投药；④建立鼠情调查和监测系统，及时掌握动态，采取对策；⑤协助制定规章制度，落实责任制，讲求实效，赏罚分明；⑥分阶段共同总结经验教训，对工作中遇到的问题提出指导性意见或建议；⑦组织经验交流。

　　迄今，这 4 个城市已先后达到了上级规定的无鼠害标准，通过了技术鉴定，基本消除鼠害，取得了显著的社会效益和经济效益，在国内外产生了良好的反响（图 1、图 2 ）。

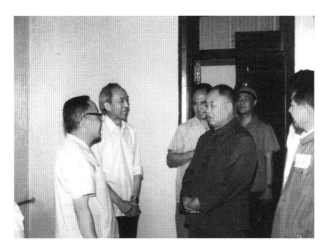

图1　汪诚信研究员接待部领导视察

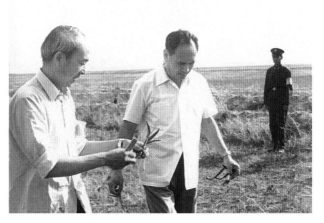

图2　汪诚信研究员在现场

（本项目获 1988 年中国预防医学科学院科技奖二等奖）

确定了流行性出血热流行的主要因素、监测内容、方法和指标，对于指导流行性出血热防制实践起到重要作用

项目名称：流行性出血热流行病学监测研究

项目完成单位：中国预防医学科学院流行病学微生物学研究所、浙江天台县、山西太原市卫生防疫站

项目完成人：陈化新、王嫒、曹希亮、姚兆华、陈富

本研究取得的成果有：

1. 确定了流行性出血热流行的主要因素、监测内容、方法和指标，对指导本病的流行病学监测工作起到了重要作用。

2. 证明了姬鼠型及家鼠型流行性出血热的主要流行因素是主要宿主动物的种群构成比和密度大，带病毒率高。

3. 研究确定了监测的主要内容，包括人间疫情监测、兽间疫情监测、控制效果监测、疫区和疫源地监测。

4. 进一步完善和简化了监测的技术方法，在免疫荧光方法的基础上又推广了酶标葡萄球菌 A 组化法和血凝抑制试验。

5. 确定了监测指标，包括主要宿主动物种群构成比、密度及带病毒率（或抗体阳性率）以及健康人群隐性感染率和人群发病率等。

上述监测工作均为具有创造性的劳动，监测内容是根据本病流行病学和动物流行病学特点确定的，对于开展全国性监测具有重要的指导作用，监测结果的一些结论对指导本病的防制实践起到很大的作用（图 1、图 2 ）。

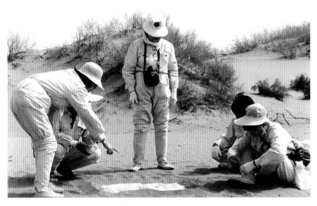

图 1　陈化新主任技师团队与防疫站协作进行现场采样

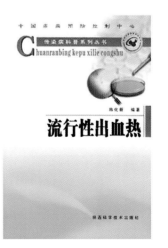

图 2　流行性出血热——传染病科普系列丛书

（本项目获 1988 年中国预防医学科学院科技奖三等奖）

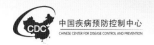

五大群噬菌体在布鲁氏菌分类鉴定中，
尤其对非典型菌和Bcanis型菌，有其独到之处

项 目 名 称：五大群布鲁氏菌噬菌体在国内首次增殖后在布鲁氏菌属分类中应用的研究
项目完成单位：中国预防医学科学院流行病学微生物学研究所
项目完成人：尚德秋、李元凯、曹钰、吴从雅、程晓章

本项研究具有以下几个意义：

1. 在国内首次增殖和应用五大群布鲁氏菌噬菌体。

2. 改造了增殖方法（连续增殖比一次增殖好）。

3. 对我国首次分离的 Bcanis 型菌进行了关键性鉴定。

4. 支援全国各地（新疆、内蒙古、广西及河南等10余省、自治区），为其提供噬菌体，推动了布鲁氏菌鉴定分型的进展，为流行病的防制提供分类依据。

5. 对某些非典型株予以澄清。

6. 对我国开展犬种布鲁氏菌病的调查提供了有力的手段（图1、图2）。

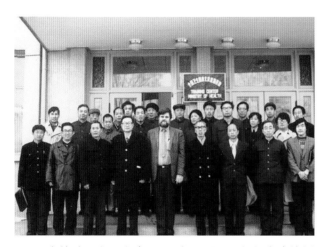

图1　尚德秋研究员出席1985年世界卫生组织布病培训班并与外国专家合影

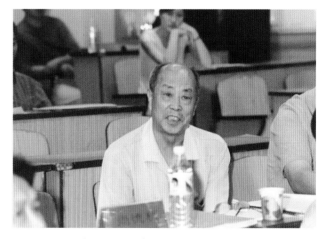

图2　尚德秋研究员参加研究生毕业答辩会并发言

（本项目获 1988 年中国预防医学科学院科技奖三等奖）

查明我国流行性出血热病毒宿主动物及主要传染源的种类组成和分布情况

项 目 名 称：中国流行性出血热病毒宿主动物种类组成和传染源的研究

项目完成单位：中国预防医学科学院流行病学微生物学研究所，吉林延边朝鲜族自治州、辽宁本溪市、山东临沂地区、河南南阳地区卫生防疫站、沈阳军区军事医学研究所、西安市出血热研究室、云南省卫生防疫站、四川达县卫生防疫站

项目完成人：陈化新、董必军、李泽林、李钟琪、任樵等

　　为尽快查明我国流行性出血热病毒宿主动物及主要传染源的种类组成和分布情况，采取全国性协作形式，1980—1984年在全国22个省（市、自治区）的86个调查点采集35种脊椎动物标本，用免疫荧光方法，从27 692只动物肺组织标本中查出874只小兽携带有流行性出血热病毒抗原。共发现带本病病毒动物14种，均为国内首次发现，包括黑线姬鼠、大林姬鼠、高山姬鼠、褐家鼠、大白鼠、黄胸鼠、大足鼠、罗赛鼠、社鼠、小家鼠、东方田鼠、棕背䶄和短尾鼩等。其中带病毒鼠数量最多的为黑线姬鼠，占63.5%(555/874)，其次是褐家鼠，占29.4%(257/874)，其他带病毒小兽数量较少，进一步明确了黑线姬鼠和褐家鼠是我国流行性出血热的主要宿主动物和传染源。

　　本项目首次证实了黑龙江、内蒙古、吉林、辽宁、山西、河南、山东、陕西、安徽、湖北、上海、江苏、福建、贵州、四川、浙江、广东、广西、江西和云南等省、自治区存在流行性出血热的疫源地，初步提出了中国存在姬鼠型（或称野鼠型）、家鼠型（包括实验动物型）和混合型疫区。

　　以上研究结论为在全国开展流行性出血热监测和控制以及进行全国性的地理流行病学研究提供了依据，创造了条件，在指导监测和预防实践中起到了重要作用（图1、图2）。

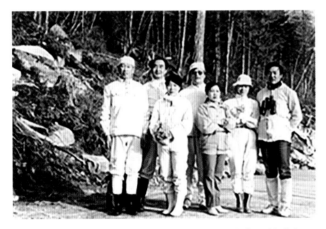

图1　陈化新主任技师在流行性出血热自然疫源地进行现场调查

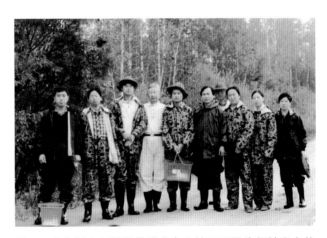

图2　陈化新主任技师带队在东北林区开展流行性出血热调查

（本项目获1988年中国预防医学科学院科技奖三等奖）

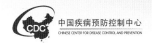
我国乙型脑炎主要传播媒介和主要宿主动物的确定及其在疫区区划和流行病学监测中的应用

项 目 名 称：我国乙型脑炎主要传播媒介和主要宿主动物的确定及其在疫区区划和流行病学监测中的应用
项目完成单位：中国预防医学科学院病毒学研究所、内蒙古自治区卫生防疫站、沈阳市卫生防疫站
项目完成人：王逸民、任广宏、葛继乾、周光甫、冯国新

该研究在流行性乙型脑炎（简称"乙脑"）的若干关键性问题上做出了重要贡献：①在国际上首先确定了猪为乙脑的主要扩散宿主，三带喙库蚊为乙脑的主要传播媒介；②开展了乙脑地理学及疫区区划的研究；③提出不同年代乙脑病毒的毒力和抗原性无明显变化；④乙脑流行无明显的周期性规律；⑤在国际上首次取得了利用监测资料提早预测当年乙脑流行的经验，并为灭蚊时间的选定及预防效果的考核提供了依据（图1、图2）。

图1 已发表论文

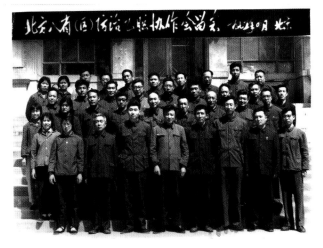

图2 北方八省（区）防治乙脑协作会合影

（本项目获 1988 年卫生部科学技术进步奖一等奖）

基因工程方法在病毒病筛查的早期探索

项 目 名 称：基因工程方法表达EB病毒膜抗原作为鼻咽癌的诊断抗原
项目完成单位：中国预防医学科学院病毒学研究所
项目完成人：谷淑燕、江民康、皮国华、赵文平、曾毅

  EB 病毒 (EBV) 是对人类致病的疱疹病毒，很多研究证明 EB 病毒与鼻咽癌 (NPC) 的发生密切相关。在我国南方数省鼻咽癌的发病率和死亡率均占恶性肿瘤的第一位。早期诊断和早期治疗能使 70% 以上的肿瘤患者得到完全控制。在临床上和前瞻性血清流行病学调查中，用血清学检测 EB 病毒特异性抗体是早期发现鼻咽癌患者的重要手段。常用的血清学诊断方法是免疫荧光 (IF) 或免疫酶 (IE) 方法，以带有 EB 病毒基因组的淋巴母细胞株 B95-8 细胞或 Raji 细胞涂片检查人血清中对 EB 病毒壳抗原 (VCA) 和早期抗原 (EA) 的 lgA 抗体。IF 或 IE 方法以固定的细胞作为抗原的来源，在显微镜下逐一判断结果，方法烦琐，而且在带有 EB 病毒基因组的细胞中存在多种特异的或非特异的抗原成分，影响了检测方法的特异性和敏感性。很多研究者试探采用 ELISA 检测人血清中对 EB 病毒相关抗原的抗体，较细胞涂片方法更为简便、敏感。但是，从自然表达抗原的淋巴细胞中提取抗原的量极低，限制了 ELISA 的应用。谷淑燕、江民康等用基因工程技术表达的 EB 病毒抗原作为诊断抗原，建立了敏感、特异的 ELISA，用来检测血清中的 EB 病毒抗体，为血清学诊断建立了一个有效的方法 (图 1、图 2)。

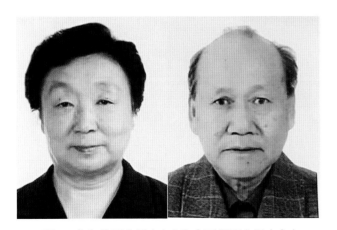

图1　谷淑燕研究员 (左) 和皮国华研究员 (右)

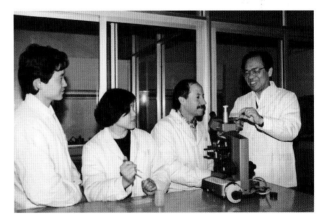

图2　曾毅院士向阿尔及利亚默罕默德医生讲解鼻咽癌筛查技术

(本项目获 1988 年卫生部科学技术进步奖三等奖)

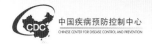

流感病毒变异规律的一些新发现及其应用

项 目 名 称：流感病毒变异规律的一些新发现及其在流感监测及生态学研究中的应用
项目完成单位：中国预防医学科学院病毒学研究所
项目完成人：郭元吉、王敏、王平、朱既明

　　本项目在国际上首次证实猪为丙型流感病毒的天然宿主之一，纠正了长期以来错误地认为人为丙型流感病毒的唯一宿主，也丰富了流感病毒生态学的内容。我国野鸭携带有大量不同亚型的流感病毒，在禽流感传播中起着重要的作用。在鸭饮用过和粪便污染的水中也含有大量不同亚型的流感病毒，表明禽流感病毒在自然界中具有很强的生存能力，在禽流感传播中同样起着重要的作用（图1、图2）。鸭，尤其家鸭，与人类关系密切。因此，猪与家禽应作为流感病毒生态学研究的重要对象。

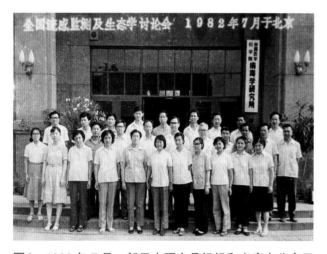

图1　1982年7月，郭元吉研究员组织和出席在北京召开的全国流感监测和流感病毒生态学讨论会

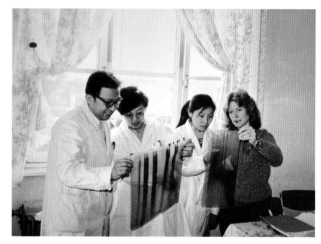

图2　1988年美国CDC流感病毒专家帮助我国流感中心建立流感病毒分子生物学实验室，郭元吉研究员在与专家讨论

（本项目获1988年卫生部科学技术进步奖三等奖）

首次报道ECHO3型肠道病毒引起以肌痛和游走性肌痉挛为特征的疾病——"纸坊病"

项 目 名 称： 新发现的一种传染病——"纸坊病"病毒病因的研究

项目完成单位： 中国预防医学科学院病毒学研究所、贵州省卫生防疫站、贵州省沿河县卫生局、贵州省沿河县卫生防疫站

项目完成人： 张礼璧、江永珍、王睦深、李仕宽、张珍双

　　1985年4—10月与1986年6—8月，在贵州省沿河县的纸坊村和崔家坨村先后发生了病因不明的传染病。纸坊村约有1/5的村民发病，病死率为12%；崔家坨村有1/10的村民发病，病死率高达30%。发病波及各年龄组，以青壮年居多，有家庭聚集现象。本病起病急，轻症者只有头晕、乏力、肌痛、多汗、心悸伴以低热，有的初期有短暂腹泻。重症者有高热（40℃以上）、大汗、心悸、游走性肌肉痉挛，伴有明显疼痛和触痛，以腰骶部及四肢肌肉为好发部位。患者烦躁不安，于2～5天内死亡。经实验室检查，排除了食物中毒、农药中毒、钩端螺旋体病和弓形体感染。从患者和接触者的粪便中分离到9株病毒，性状一致，为RNA型25 nm的球形颗粒，耐酸、耐乙醚，能凝集人"O"型血细胞。经血清学鉴定为ECHO3型病毒。对16份患者双份血清进行的检测结果表明，恢复期血清对该病毒中和抗体有4倍以上升高者共8例（纸坊村和崔家坨村各4例）。患者单份血清也有较高的抗体。项目组证明1985—1986年先后在这两个村庄发生的传染病（纸坊病）与ECHO3型肠道病毒有密切关系，首次报道了ECHO3型肠道病毒引起以肌痛及游走性肌痉挛为特征的疾病——纸坊病（图1、图2）。

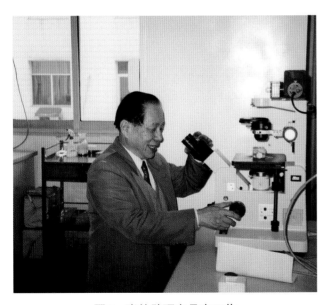

图1　张礼璧研究员在工作

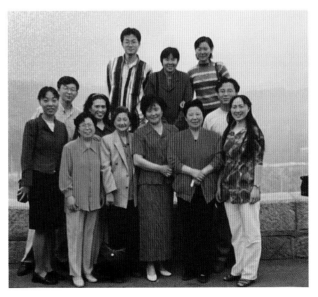

图2　江永珍主任技师与同事合影

（本项目获1988年卫生部科学技术进步奖三等奖）

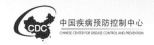
吡喹酮治疗日本棘隙吸虫病效果显著

项 目 名 称：日本棘隙吸虫病的临床表现和吡喹酮的治疗
项目完成单位：中国预防医学科学院寄生虫病研究所、福建省寄生虫病研究所
项目完成人：朱道韫、林金祥

　　1982 年，福建省首先报道在云霄县发现了日本棘隙吸虫自然感染病例。通过在闽粤交界处的调查，共发现 100 余例病例，但在国内外尚未见有关该病临床表现和治疗的总结报道。

　　本研究以 50 例粪检虫卵阳性确诊的日本棘隙吸虫病病例为对象，其中男性 34 例，女性 16 例，年龄为 4~59 岁，临床表现为营养不良、乏力、头晕、头痛、食欲不良、腹痛、肠鸣、大便次数增多、糊状便、水样便、大便带黏液、大便带血和便秘等。儿童病例占 88%。本研究比较主要临床表现与年龄的关系，发现儿童的症状较成人明显为重。比较大便虫卵数与年龄、临床表现的关系，发现儿童的感染程度较重，大便虫卵数较多。

　　按性别、年龄及大便虫卵数分层随机抽样分为 3 组，第 1、2、3 组分别采用吡喹酮 20 mg/kg、10 mg/kg、5 mg/kg 顿服治疗 15、17、17 例，治毕 7~10 天，大便虫卵阴转率依次为 93.3%(14/15)、94.1%(16/17) 和 100%(17/17)。上述结果经统计学处理，3 组间均无显著性差异（$P>0.05$）。第 1、2、3 组治疗后 7~10 天的大便虫卵减少率依次为 99.9%、99.9% 和 100%，治疗后 1 个月依次为 98.5%、99.9% 和 100%。另 1 例服 2 mg/kg 者，治疗后 7~10 天粪检虫卵 3 次阴性，治疗后 1 个月转阳性，但大便虫卵减少 94.4%。药物的副作用较轻且持续时间短暂，无须处理（图 1、图 2）。

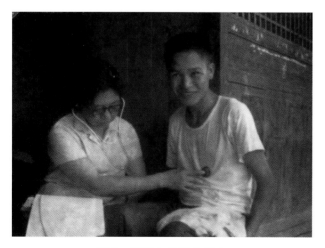

图1　科研人员检查病人

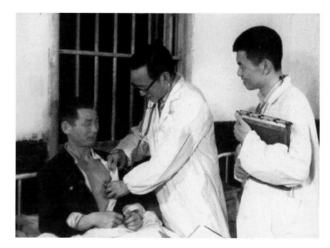

图2　为病人诊治

（本项目获 1988 年上海市科技进步奖三等奖）

日本血吸虫尾蚴钻穿皮肤的机制得到系统阐述

项目名称：日本血吸虫尾蚴钻穿皮肤的研究
项目完成单位：中国预防医学科学院寄生虫病研究所
项目完成人：何毅勋等

日本血吸虫是以尾蚴侵肤方式而感染人体，因此，掌握血吸虫尾蚴钻穿宿主皮肤的机制、原理对预防本病十分重要。迄今，国内外尚缺乏有关日本血吸虫尾蚴钻穿皮肤的专门研究。

中国预防医学科学院寄生虫病研究所从1980年开始应用组织学、组织化学、超微结构、生理学、血清学及微量测定等多学科手段进行研究，系统地阐述了日本血吸虫尾蚴的头器、头腺和钻腺的构造及其分泌物内蛋白酶和多糖酶在钻穿皮肤时所起的作用；阐明了尾蚴钻穿宿主皮肤是依靠腺细胞分泌物的酶促作用、头器伸缩的探查作用及全身肌肉运动的机械作用而协同完成的；报道了尾蚴钻穿宿主皮肤的方式及其入侵皮肤后在8种动物皮肤中的动态分布；揭示了尾蚴钻穿宿主皮肤后转变为童虫的若干生理特点；提供了童虫钻进宿主皮肤血管腔并进入血液循环系统的直接证据。

这些结果为尾蚴感染防治措施的制定提供了科学依据（图1、图2）。

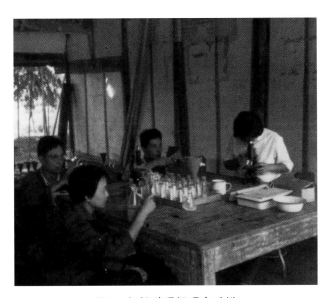

图1　何毅勋现场观察毛蚴

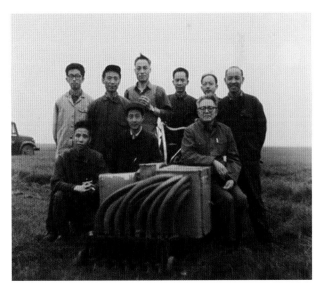

图2　工作现场

（本项目获1988年卫生部科学技术进步奖三等奖、1988年中华医学科技奖三等奖）

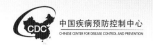

大气中铅及其无机化合物卫生标准

项 目 名 称：大气中铅及其无机化合物卫生标准
项目完成单位：中国预防医学科学院环境卫生监测所
项目完成人：尹先仁、李文华、刘允青、李成华、尚翠娥

为控制和改善铅及其无机化合物对居住区大气环境的污染，保障人民的身体健康而制定本标准。本标准适用于铅冶炼、生产和加工企业周围居住区的大气环境，同时也适用于城市大气环境（图1、图2）。

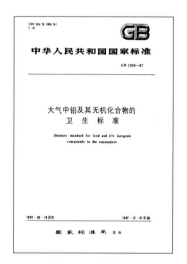

图1　标准封皮

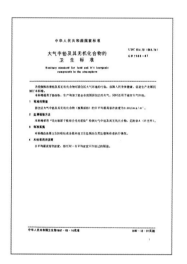

图2　标准内容页

（本项目获 1988 年中国预防医学科学院科技奖三等奖）

开展污灌区环境生物污染人体健康影响研究和污染综合防治

项目名称：高碑店污灌区环境生物污染及其对人体健康的影响

项目完成单位：中国预防医学科学院环境卫生与卫生工程研究所、环境卫生监测所等

项目完成人：蔡诗文、周淑玉、王俊起、李士英、薛金荣、祝学礼、王京京

1982—1985 年，项目组承担国家科技攻关课题"高碑店污水系统污染综合防治"，进行了"高碑店污灌区环境生物性污染及其对人体健康的影响"研究，针对北京市东郊农田采用高碑店污水处理厂一级出水灌溉及污泥肥田的现状，开展了环境污染调查、致病菌存活力实验、人群生物材料检查和污水处理措施评价等工作。该项研究提出了污水处理的新建议，形成了适用于我国国情的用于灌溉蔬菜的污水水质标准（图 1、图 2）。

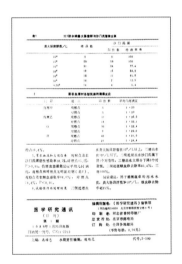

图1 医学研究通讯《高碑店污灌区环境生物性污染及其对人体健康的影响》

图2 主要研究结论

（本项目获 1988 年卫生部科学技术进步奖三等奖）

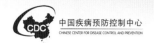

个体恒流可吸入颗粒物采样器的研制

项 目 名 称：个体恒流可吸入颗粒物采样器的研制
项目完成单位：中国预防医学科学院环境卫生监测所
项目完成人：李霞、马天朗、葛电虹、曲建翘、王桂芳

此仪器是在借鉴国外个体采样器的基础上自主研制而成的一种模拟人体呼吸系统设计的个体恒流可吸入颗粒物采样器。该仪器体积小、重量轻、恒流量、低噪声，可交、直流两用。它可以采集粒径小于 10 μm 以下的可吸入颗粒物。如果接上采样管，还可以测定室内外空气中的污染物，如二氧化硫、氮氧化物及甲醛等，可为环保和卫生科学研究提供准确、可靠的数据（图1、图2）。

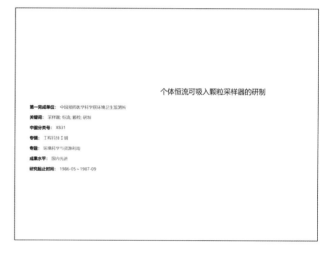

图1 医学研究通讯《个体恒流可吸入颗粒采样器的研制》

图2 国家科技成果记录

（本项目获 1988 年卫生部科学技术进步奖三等奖）

恒温恒流空气采样器的研制

项 目 名 称：恒温恒流空气采样器的研制
项目完成单位：中国预防医学科学院环境卫生与卫生工程研究所、中国预防医学科学院环境卫生监测所
项目完成人：李宝成、曲建翘、宋瑞金、赵光礼

恒温恒流空气采样器是根据 WHO 所规定的指标设计的，采样流量稳定准确，保证了监测数据的准确可靠。仪器适用于地面自动检测站和固定采样点在 24 h 内连续或 23 h 内任意时间的常规采样，可采集空气中的二氧化硫、二氧化氮及硫化氢等可被溶液吸收的有害气体（图 1、图 2）。

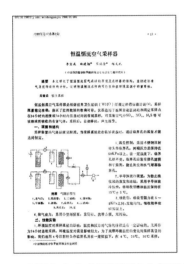

图 1　卫生研究杂志《恒温恒流空气采样器》

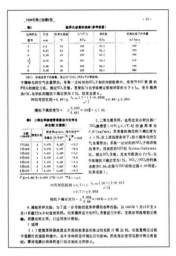

图 2　主要研究结论

（本项目获 1988 年卫生部科学技术进步奖三等奖）

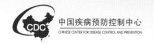

开展水质速测方法研究，在基层单位水质监测工作中发挥重要作用

项 目 名 称：农村饮用水卫生快速检测设备
项目完成单位：中国预防医学科学院环境卫生与卫生工程研究所等
项目完成人：黄承武、傅玉治

　　20 世纪 50 年代起，中国医学科学院卫生研究所启动了饮水水质理化和细菌快速检测方法以及速测箱的研究工作。研发的水质理化速测箱可检测 16 个理化指标；细菌箱可检测细菌总数、总大肠菌群、粪大肠菌群和肠道致病菌 4 项指标。该研究成果被卫生部列入《十年百项重大医药卫生技术丛书》中。1985 年 WHO 聘请两批环境所研究人员赴马来西亚传授此项技术，并向我国购买速测箱 200 套。《农村饮水卫生检测技术》研究报告于 1993 年 8 月由华夏出版社出版。此项研究成果被列入第一批国家"星火计划"第 198 项"农村饮用水成套设备"子项"农村饮用水卫生快速检测设备"中，于 1990 年列入了卫生部第一批"十年百项计划"科技成果推广计划，并面向农村和基层进行重点推广。饮水水质速测箱在此后的十多年中在基层卫生防疫和监督单位、中小型自来水厂得到了广泛的应用并大获好评（图 1、图 2）。

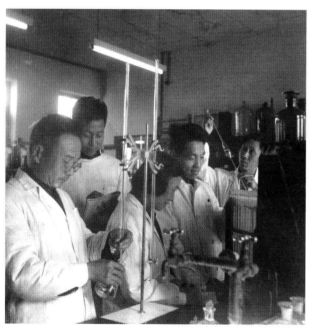

图1　黄承武带领科研团队

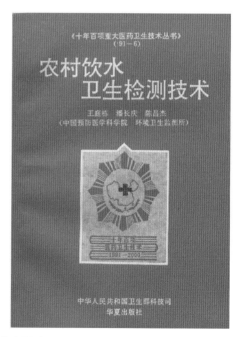

图2　《农村饮用水卫生检测技术》于 1993 年 8 月由华夏出版社出版

（本项目获 1988 年全国爱国卫生运动委员会、卫生部科学技术进步奖二等奖）

建立水质分析质量保证工作体系，提高分析数据的准确性和可比性

项 目 名 称： 水质分析质量保证工作体系的建立与效益

项目完成单位： 中国预防医学科学院环境卫生监测所等

项目完成人： 鄂学礼、陈昌杰、陈守健、庄丽

　　本课题研究提出了在全国范围开展水质分析质量保证的方法和步骤、质量控制图的编绘、质量控制样品的制备等一整套方法以及实验室内部质量控制的内容、实验室间质量控制的方法和步骤、数据处理方法以及结果评价方法等。本课题用 7 年时间在我国卫生系统建立起一整套水质分析的质量保证体系，在我国首先开展此项课题的研究工作。1980 年 2 月、10 月和 1981 年 4 月，课题组在全国范围进行了三次实验室间水质分析质量控制工作试验，提高了参加实验室的分析工作水平，使合格率提高到 80%，同时促进了水质分析方法的改进。在 1983 年 5 月开展的饮水水质调查中，应用这套质量保证体系，在全国范围内对 700 多个水质中心化验室进行质量控制工作，并举办了 213 个培训班，培训人员达 5000 人次，形成了一个全国规模的分析质量控制网络。其规模之大，在国际上也是少有的。课题组还提出了一套对调查水样的分析质量管理方法，保证了水样分析数据的合格率在 95% 左右。这种水质分析质量控制的水平在国际上是先进的。本课题总结了我国水质分析质量控制的经验教训，编写和发表了一系列专著和论文、译文并多次获奖（图 1、图 2）。

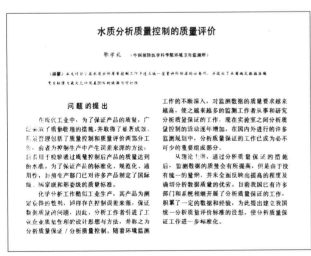

图1　中国环境监测杂志《水质分析质量控制的质量评价》

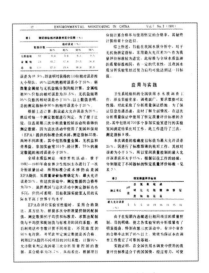

图2　主要研究结论

（本项目获 1988 年中国预防医学科学院科技奖三等奖）

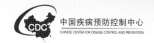
氚相对生物效应的实验研究及遗传危害的估计

项 目 名 称：氚相对生物效应的实验研究及遗传危害的估计
项目完成单位：卫生部工业卫生实验所
项目完成人：周湘艳、董金婵、周舜元、陈金娣、郭芙蓉、耿秀生、姚素艳、章于平、沈文雅

在世界上许多国家大力发展核电及快速推进核聚变能源的当前和未来，聚变能源的开发备受关注。一旦开发成功，人类将获得充足的清洁能源。氘氚燃料循环是核聚变反应的核心，因此，氚的研究受到核能发展较快国家的高度重视。

卫生部工业卫生实验所（即中国疾病预防控制中心辐射防护与核安全医学所）近几十年来进行了大量氚的实验研究。采用了指数递减剂量率照射的单次腹腔注入氚水和恒定剂量率照射的持续摄入氚水两种照射方式，以钴-60γ射线作为参考辐射，以精原细胞显性骨骼突变、精细胞显性致死突变、精原细胞染色体易位、精原细胞存活率、初级卵母细胞存活率及卵母细胞显性致死突变数等多项生物终点，比较系统地研究了低水平氚照射下的相对生物效能（relative biological efficacy，RBE）值并估算了氚的遗传危险度。研究结果表明，当氚的剂量率为（4.20～4.38）×10^{-5} Gy/min，累计剂量为（0.61～0.63）Gy/10 天时，RBE 值为 2.3～3.4，并且随生物终点的不同而有差异，其中以成年雌鼠初级卵母细胞存活率为生物终点时所得 RBE 的值偏低，平均值为 1.6；以遗传危害为生物终点时 RBE 值大于 3。氚的遗传危险度比 γ 射线高 6 倍（图 1、图 2）。

本研究结果已被引用于我国专业标准《氚内照射剂量估算及评价方法》中。本课题发表的有关氚 RBE 值的中英文论文曾被国际放射防护委员会 ICRP-148 2021 年、联合国辐射效应科学委员会（United Nations Scientific Committee on the Effects of Atomic Radiation，UNSCEAR）2016 年、加拿大核安全局的报告书等国际重要学术组织及刊物报道并引用。

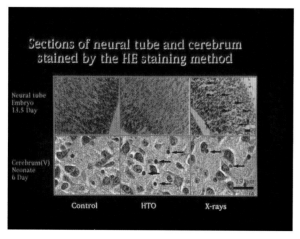

图1　HE 染色的神经管和大脑切片

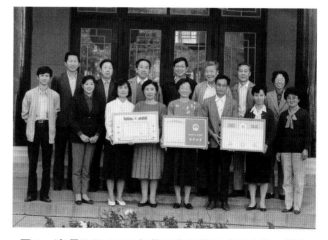

图2　该项目于 1989 年获国家科学技术进步奖三等奖

（本项目获 1988 年卫生部科学技术进步奖二等奖、1989 年国家科学技术进步奖三等奖）

对我国鼠疫疫源地深入研究，基本查清了疫源地动物的流行病学规律，对部分疫源地还进行了疫源地结构的研究

项 目 名 称：中国鼠疫自然疫源地的发现与研究
项目完成单位：中国预防医学科学院流行病学微生物学研究所
项目完成人：纪树立、贺建国、白鋆兴、滕云峰、詹心如、雷宗熙、汪闻绍、秦长育、康成贵、王成柱

　　从 20 世纪 50 年代开始，在纪树立等的推动下，我国开展了对鼠疫自然疫源地的大规模调查，之后陆续发现与确定了内蒙古、甘肃、青海和新疆的疫源地。到 1983 年，我国大部分疫源地类型和范围大致确定，各种类型疫源地中的鼠疫活动规律也基本查明。1983 年，纪树立教授全面总结了中国鼠疫自然疫源地的研究，确定和发现了 8 块鼠疫自然疫源地，其中 5 块由我国自主首次发现。结合鼠疫耶尔森菌与宿主、媒介、地理等诸因素，在国内外首次阐明我国鼠疫耶尔森菌的生态分型及其流行病学意义。1985 年，"中国鼠疫自然疫源地的发现与研究"项目获卫生部甲级科研成果奖，1987 年获国家自然科学奖二等奖。这项研究的广度和深度以及防控鼠疫的成效达到了同类研究的世界先进水平。根据研究确定的我国鼠疫自然疫源地及动物鼠疫的流行规律，形成"因地制宜、分类指导"的鼠疫防控原则，在迅速控制我国鼠疫的流行方面起到了重要作用（图 1、图 2）。

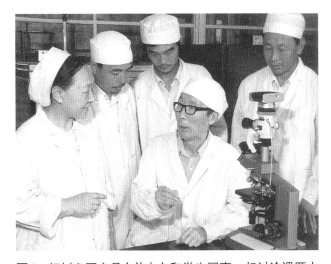

图 1　纪树立研究员（前中）和学生同事一起讨论课题内容

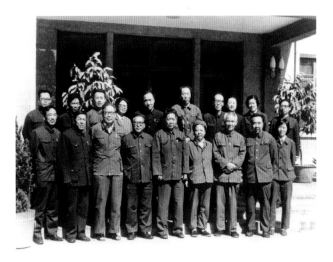

图 2　鼠疫耶尔森菌生态分型总结会与专家合影留念（纪树立研究员右 4

（本项目获 1987 年国家自然科学奖二等奖）

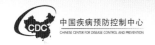

流行性出血热病原鉴定

项 目 名 称：中国流行性出血热的研究

项目完成单位：中国预防医学科学院病毒学研究所、中国预防医学科学院流行病学微生物学研究所、黑龙江省卫生防疫站、江苏省卫生防疫站、安徽省医学科学研究所、陕西省卫生防疫站

项目完成人：严玉辰、宋干、杭长寿、洪涛、陈化新、陈伯权、刘学礼、裘学昭

  本项目首次用重疫区阳性黑线姬鼠肺组织悬液皮下与腹腔联合接种的方法接种到非疫区黑线姬鼠，在感染鼠的肺组织中查见一种可传代的相关因子，经鉴定证明为流行性出血热病毒，并将此病毒培养适应在 A549 细胞上。经免疫荧光阻断试验证明流行性出血热病毒 A549 细胞抗原与朝鲜出血热病毒抗原具有相近或相同的特异性。使用超薄切片免疫酶电镜方法首次在感染细胞中观察到了流行性出血热病毒颗粒，初步确定此类病原体属于布尼亚病毒科的汉坦病毒属。1985 年、1986 年从监测点 840 只鼠类中应用 IFAT 或 IFA 免疫荧光技术检出 6 份黑线姬鼠肺流行性出血热病毒抗原，并以 2 份免疫荧光较强的阳性鼠肺接种 Vero-E6 细胞，首次获得 2 株可连续传代的流行性出血热病毒。鉴定证实分离株病毒具有较高的特异性，毒力强。项目建立了流行性出血热血清学诊断方法，并且进行血清流行病学调查，测定流行性出血热患者的血清抗体及正常人群免疫水平。项目使用杂交瘤技术在国内首次获得高滴度的流行性出血热单克隆抗体，并对不同地区流行性出血热病毒株的抗原进行分析，发现家鼠型和野鼠型流行性出血热病毒可能存在不同的亚型（图1、图2）。

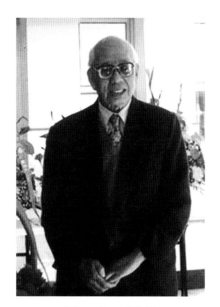

图1 宋干研究员

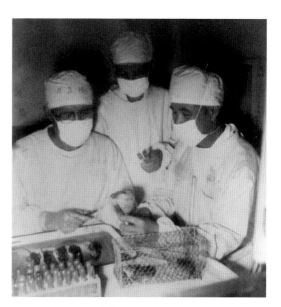

图2 鉴定流行性出血热病原

（本项目获 1987 年国家自然科学奖三等奖）

为麻疹的诊断建立了实验室确诊方法

项 目 名 称：ELISA法测定麻疹IgG与IgM抗体
项目完成单位：中国预防医学科学院病毒学研究所
项目完成人：郭可謇、张礼璧

　　该项成果采用 ELISA 法检测麻疹 IgG 及 IgM 抗体，改进了国外制备抗原的技术路线，提高了抗原的特异性、敏感度及效价，并使抗原的有效期达到 1 年以上，并且试剂价格仅为国外产品的 1/100，全套试验器材已国产化。此外，该成果还研制了高效价麻疹单克隆抗体，用于 ELISA 法早期检测麻疹 IgM 抗体，使方法更加敏感、特异和稳定，只要一滴耳血就能检测，诊断率高于 HI 法（图 1、图 2）。

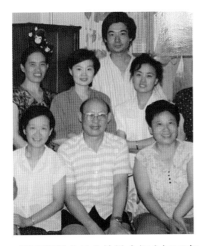

图 1　郭可謇研究员（前排中间）与同事合影

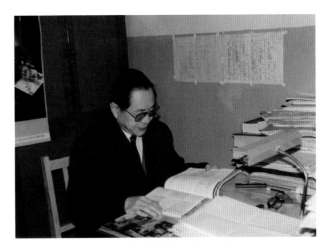

图 2　张礼璧研究员在工作

（本项目获 1987 年卫生部科学技术进步奖三等奖、1990 年中国预防医学科学院科技奖二等奖）

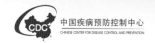
从实验室到现场的典范：
鼻咽癌早期诊断方法的建立和应用

项 目 名 称：1. 鼻咽癌前瞻性现场研究及早期诊断方法的建立和应用
　　　　　　 2. 鼻咽癌早期诊断技术的建立和应用及前瞻性现场的研究
项目完成单位：中国预防医学科学院病毒学研究所、广西壮族自治区人民医院、广西梧州市肿瘤研究所、
　　　　　　 广西苍梧县鼻咽癌防治所等
项目完成人：曾毅、皮国华、王培中、张芦光、钟建明

　　全世界大约 80% 的鼻咽癌发生在中国，而中国约 80% 的鼻咽癌发生在广东、广西、福建等省、自治区。鼻咽癌患者如果能早期发现、早期规范治疗，就有可能长期生存或彻底治愈。据调查数据统计，早期鼻咽癌患者规范化治疗的 5 年生存率达 90% 以上，而中晚期鼻咽癌患者 5 年生存率仅为 50% 左右。因此，鼻咽癌早诊早治是目前最行之有效的二级防癌手段。EB 病毒与鼻咽癌的发生密切相关。90% 以上的患者会显示 EB 病毒抗体阳性。在这些抗体中，VCA IgA、EA IgA 这两项指标与鼻咽癌的发病关系密切。如果此两项指标滴度渐高，应警惕鼻咽癌的存在。另外，若家族中有人患鼻咽癌，则更要引起足够的重视，积极参加鼻咽癌筛查，定期检查，及早发现鼻咽癌。本项目自 1978 年成立以来，曾毅教授团队与广西梧州市肿瘤防治研究所、广西苍梧县鼻咽癌防治所长期合作，在鼻咽癌的早期发现与筛查、病因学与发病机制、临床诊断与治疗、遗传易感性与发病的环境因素等方面开展了全方位研究，取得了一系列成果。在曾毅团队的推动下，梧州市建立了全世界第一个鼻咽癌前瞻性研究现场，也是首批获准的"国家鼻咽癌早诊早治示范基地"之一（图 1、图 2）。

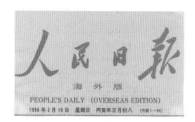

图 1　1986 年 12 月 6 日，人民日报海外版对鼻咽癌防治工作进行了报道

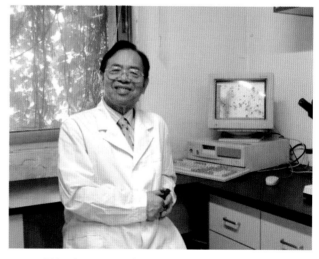

图 2　曾毅院士使用免疫酶法检测标本中的 EB 病毒抗体

（本项目获 1987 年卫生部科学技术进步奖二等奖、1988 年国家科学技术进步奖三等奖）

系统说明了黄芪抗病毒感染的作用机制

项 目 名 称：黄芪对病毒感染的作用
项目完成单位：中国预防医学科学院病毒学研究所
项目完成人：侯云德、胡裕文、李玉英、钱止维、吴淑华

为了从调动机体免疫功能的角度寻找防治病毒感染的药物，中国预防医学科学院病毒学研究所等7家单位于1973—1986年系统地研究并阐明了中药玉屏风散的主药黄芪的抗病毒感染作用。

本项目证明黄芪有以下作用：①黄芪在细胞培养、动物及人体内均有一定的抗病毒作用；②黄芪对干扰素有明显的刺激作用，包括自身诱生、促进诱生和增强活性作用三个方面；③黄芪可调节机体的体液免疫，特别是使 SIgA 低下者恢复正常，并能促进 19S 抗体的产生；④黄芪能调节机体的细胞免疫功能；⑤黄芪可延长细胞在体外的存活时间；⑥现场试验表明，黄芪的确可预防感冒，发病率可降低50%以上；与干扰素联合应用可提高预防效果，发病率可降低70%以上；⑦黄芪可提高干扰素治疗宫颈糜烂的疗效，显效率从31.8%提高到60.7%；⑧黄芪的抗菌、抗病毒繁殖、抗小鼠仙台病毒感染、延长动物细胞在体外的存活时间以及促进体液免疫反应5种活性指标的筛选研究结果表明，黄芪的多种作用并非由某一成分所具有，而是不同成分具有不同活性。

本研究结果初步阐明了黄芪的抗病毒感染机制，为研究抗病毒药物提出了一个新的途径。黄芪与干扰素联合应用可有效地防治感冒和宫颈糜烂，为扩大黄芪的用途提供了依据（图1、图2）。

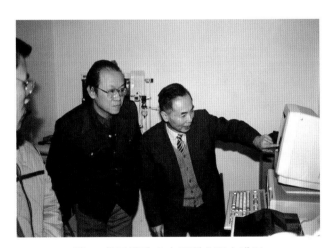

图1　侯云德院士介绍科室研究进展

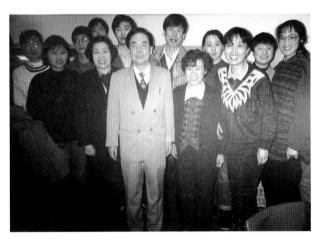

图2　侯云德院士与基因室职工学生

（本项目获1987年卫生部科学技术进步奖二等奖）

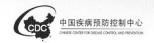

抗疟药筛选动物模型系统在抗疟药筛选中已发挥重要作用

项 目 名 称：根治疟疾药物筛选动物模型系统的建立及其应用
项目完成单位：中国预防医学科学院寄生虫病研究所
项目完成人：张家埙、黄文洲、叶秀玉

　　疟原虫的生活史较为复杂，因此抗疟药物疗效测定也比较困难。筛选根治间日疟的杀组织期原虫新药，需要建立动物模型和筛选方法。本研究完成了以下工作：①斯氏按蚊的引进、实验室饲养和繁殖，并改进了饲养方法；②约氏疟原虫的生物学特性观察，发现其通过斯氏按蚊传代；③鉴定了国外引进的食蟹猴疟原虫；④建立了食蟹猴疟原虫—斯氏按蚊系统的猴疟模型；⑤建立了约氏疟原虫—斯氏按蚊系统的鼠疟模型。本研究为我国筛选抗疟药建立了一套筛选系统，达到了国外使用的动物模型对化合物做生物测定的水平，且实验动物均可由国内自供自给。

　　该动物模型系统已定型，并已在国内推广应用。国内用此系统已筛选出 3,5- 双碘水杨酸伯喹、5- 对氟苯氧基伯喹、辛酰伯喹及维 C 伯喹等有效抗疟药物（图1、图2）。

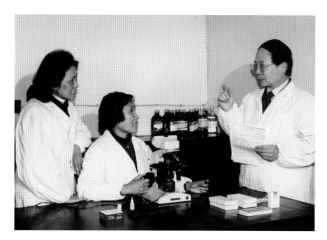

图1　张家勋等在实验室

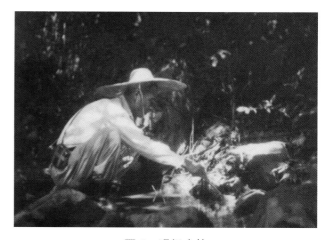

图2　现场查蚊

（本项目获 1987 年卫生部科学技术进步奖三等奖、1988 年中华医学科技奖三等奖）

氯丙烯卫生标准及慢性中毒诊断标准研究

项 目 名 称：烯丙基氯（氯丙烯）卫生标准及慢性中毒诊断标准研究
项目完成单位：中国预防医学科学院劳动卫生与职业卫生研究所等
项目完成人：何凤生、吕伯钦、张寿林、虞爱如、贺锡雯

　　氯丙烯是生产环氧氯丙烷、环氧树脂、甘油及丙烯磺酸钠的中间体或原料，工人接触较多时会有不同程度的身体不适。本项目首次在国内建立了车间空气中氯丙烯和环氧氯丙烷气相色谱测定方法。动物实验采用动式吸入染毒方法，进行了慢性毒性、肌电图及神经病理等研究，发现了氯丙烯的周围神经毒性，未见肝、肾毒性。通过对北京、天津、山东四个工厂接触工人操作环境空气中氯丙烯浓度的测定、工人健康检查及神经肌电图检查等流行病学研究，并对长期接触高浓度氯丙烯慢性中毒病例的发病规律、病程预后、临床表现及肌电图检查进行研究，在国内外首次发现单一或混合接触高浓度氯丙烯中毒属于周围 - 远端型轴索病，以临床表现及肌电图异常（神经电位改变等）为主，不伴肝、肾功能改变。依据研究结果，提出氯丙烯最高容许浓度为 2 mg/m^3，使车间空气中氯丙烯浓度降至所建议的卫生标准，从而改善工人的作业环境。项目组首次提出氯丙烯是神经毒物，并提供了翔实的动物病理生理学和人体神经行为学的证据，并根据本研究撰写的《慢性氯丙烯中毒——流行病、临床、毒理及神经病理研究》论文获意大利劳动医学基金会"西比昂、卡古利"国际奖。本研究为保护工人健康和改善作业环境以制定国家标准提供了先进、可靠、有力的科学依据（图1、图2）。

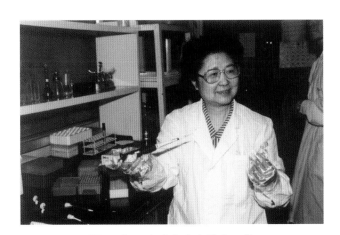

图1　何凤生院士在实验室工作

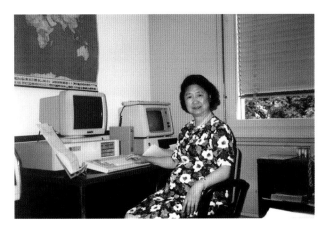

图2　何凤生院士在办公室

（本项目获 1987 年国家科学技术进步奖二等奖）

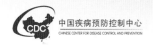

用自行改进的HAI分型法挑出我国A群脑膜炎奈瑟菌LPS分型的参考菌株

项 目 名 称：A群脑膜炎奈瑟菌脂多糖血清学分型及其流行病学意义

项目完成单位：中国预防医学科学院流行病学微生物学研究所

项目完成人：胡绪敬、李新武、王士明、奚文龙

　　我国流行性脑髓膜炎（简称"流脑"）的主要病原体是 A 群脑膜炎奈瑟菌。中国预防医学科学院流行病学微生物学研究所从 1983 年开始，用自行改进的 HAI 分型法，将我国 12 省 1 市所收集的 420 株 A 群菌分成 3 个 LPS 血清型（L9、L10 和 L11），分型率为 96.19%，所分型的部分菌株还做了十二烷基磺酸钠 - 聚丙烯酰胺凝胶电泳法检查。利用铵银染色，发现不同型的 LPS SDS-PAGE 的模式不同。根据 HAI 和 SDS-PAGE 检查结果，挑出我国 A 群脑膜炎奈瑟菌 LPS 分型的参考菌株。本项目还发现 L10 型 A 群菌在时间和地区分布上均占优势，并且从患者及其密切接触者中均可分离到同型菌。该型菌对磺胺嘧啶较耐药，能使患者的脑脊液有显著变化。已发现 L10 型菌曾在江西流行，该型菌目前是引起我国流脑流行的主要菌型（图1、图2）。

　　国内很多单位已用上述方法和分型制剂检查了 A 群菌的菌型，并获较好结果。由于该方法简便、重复性较好、经济、安全，故易被基层单位所接受。

　　A 群菌分型的成功，除监测流脑流行菌群外，也可监测其流行菌型，有效地追溯传染源。监测流行菌型的变迁有助于更正确地选择菌苗菌株，分析各型菌的致病作用，提高防治措施的效果，便于国家之间的交流。

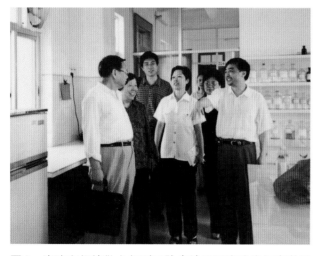

图1　流脑室胡绪敬主任到县防疫站开展流脑流行病学调查工作

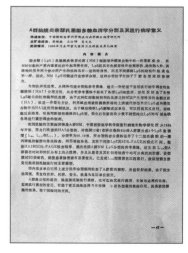

图2　流脑室胡绪敬课题组申请卫生部重大医药卫生科技成果奖的材料

（本项目获 1986 年卫生部重大医药卫生科学技术成果奖乙级奖）

新生儿乙肝疫苗免疫预防策略的理论依据

项目名称：乙型肝炎母婴传播及其阻断的研究

项目完成单位：中国预防医学科学院病毒学研究所、中国药品生物制品检定所、卫生部北京生物制品研究
　　　　　　　所、河南省卫生防疫站、上海医科大学

项目完成人：刘崇柏、胡宗汉、徐志一、李羽、赵凯

　　文献报道 80% 的 HBsAg 携带者母亲分娩的新生儿在同一时期内可以出现 HBsAg 血症，其中 80% 的新生儿可以成为 HBsAg 长期携带者。本项目主要围绕我国疫苗生产对母婴围生期 HBV 传播及其阻断开展工作。

　　1. 对乙型肝炎病毒（HBV）母婴围生期传播规律开展的研究发现出生后 3～6 个月时 HBsAg 血症出现高峰，3 个月时达最高峰，阳转率约为 40%，出生后 6 个月内转阳性的人数占年转阳性人数的 95% 以上，揭示乙型肝炎围生期传播主要发生在分娩过程中。另外，本项目证明了 HBV 可以通过胎盘屏障在子宫内对胎儿造成感染，但概率只有 5%。以上研究从理论上阐明了 HBV 母婴围生期传播绝大部分是可以阻断的，免疫注射应在出生后 24 h 内完成。

　　2. 关于乙肝母婴围生期传播疫苗阻断的研究，用血源性 HBsAg 灭活疫苗进行免疫后，抗体阳转率达 95% 以上，保护效果达 80%～90%。单独应用疫苗以及与高效价乙型肝炎免疫球蛋白（HBIg）合用时阻断效果是相似的，在使用过程中未发现疫苗有明显的辅佐作用。

　　本研究对我国制定和推行以新生儿免疫为主的乙型肝炎疫苗预防策略提供了科学依据，具有重大的社会效益，达到了国际先进水平（图 1、图 2）。

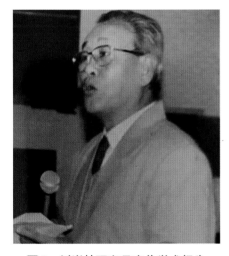

图 1　刘崇柏研究员在作学术报告

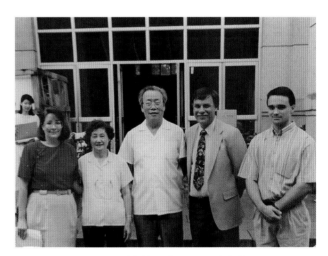

图 2　刘崇柏研究员和国外专家

（本项目获 1986 年卫生部科学技术进步奖一等奖、1987 年国家科学技术进步奖三等奖）

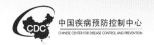
中国疾病预防控制中心
CHINESE CENTER FOR DISEASE CONTROL AND PREVENTION

我国26个城市大气污染与居民死亡情况调查

项 目 名 称： 我国26个城市大气污染与居民死亡情况调查
项目完成单位： 中国预防医学科学院环境卫生与卫生工程研究所等
项目完成人： 何兴舟、曹守仁、陆宝玉、肖汉屏、史济德

由于环境因素复杂，我国大气污染与健康研究基础薄弱。该课题的目的在于系统积累我国有代表性城市的大气污染水平和居民健康水平的资料，探索大气污染与人体健康的关系以及大气污染防治措施效果评价，制定大气中有害物质卫生标准，研究空气污染与疾病发生的关系，为探讨病因提供流行病学依据。通过我国26个城市大气污染与人体健康关系调查项目，初步掌握了我国城市大气污染现状及居民死亡水平，初步探讨了肺癌发病危险因素。调查的26个城市大气污染类型均属于煤烟型污染，获得了市区大气中飘尘、苯并（a）芘和二氧化硫的日均浓度范围及超标率、市区居民一般死亡率（调整率）、恶性肿瘤死亡率（调整率）、肺癌死亡率（调整率）及不同性别的肺癌死亡率等数据，表明大气污染严重程度与居民肺癌死亡率之间存在一定的相关性。通过本课题研究初步掌握了我国城市大气污染现状以及居民死亡水平，并初步探讨了肺癌发病危险因素，为今后进一步研究大气污染与健康的关系积累了资料（图1、图2）。

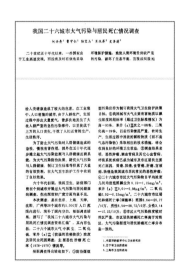

图1 医学研究通讯《我国二十六城市大气污染与居民死亡情况调查》

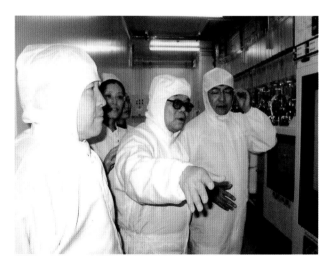

图2 科研人员在工厂调研

（本项目获1986年卫生部乙级科学技术成果奖）

我国天然环境电离辐射外照射剂量的调查和评价

项 目 名 称：我国天然环境电离辐射外照射剂量的调查和评价
项目完成单位：卫生部工业卫生实验所及全国29省、市、自治区有关单位
项目完成人：王其亮、何苗挺、崔广志、尉可道、朱昌寿、宣小兰、舒奇、赵士庵

　　世界上有许多国家重视天然环境电离辐射水平的研究。我国在 20 世纪 50 年代逐渐开始在某些地区或水域进行环境放射性本底的调查。为了掌握全国各地区环境电离辐射水平和对居民受照剂量及可能的影响，项目组在卫生部的组织领导下，在 1978—1984 年完成了全国环境电离辐射外照射水平及其对居民照射剂量的调查。

　　本项目以县级行政区为调查点，分设室内、室外和道路共 13 万多个调查点。项目使用美国产 RSS-111 型高压电离室作为现场测量的质量控制仪器，选取国产 FD-71 型 γ 闪烁辐射仪作为现场测量仪器。调查的范围包括了全国约 90% 的面积，占全国约 97% 的人口居住区。

　　本项目在我国首次完成了大规模的全国性统一调查研究，查清了居室内外、道路及水面、风景区和一些边防哨所的天然外照射剂量水平；绘制了剂量率分布图；分析了不同建筑材料居室内的 γ 辐射水平；估算了各地区天然外照射对居民产生的剂量；探讨了天然环境电离辐射外照射的一些规律，发现了一些高本底区域。本项目不但填补了我国的空白，也在国际上首次提供了中国的数据。本项目研究成果是我国经济建设、国防建设、资源开发、核技术应用、放射卫生学研究、疾病预防控制和环境保护等领域均可利用的重要资料（图1、图2）。

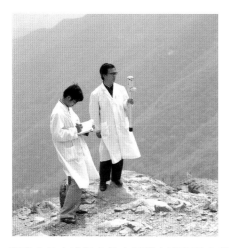

图1　研究人员在进行山体中环境电离辐射水平调查

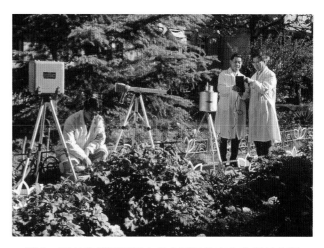

图2　王其亮等课题组人员在测量地表电离辐射水平

（本项目获 1986 年卫生部甲级科学技术成果奖、1987 年国家科学技术进步奖三等奖）

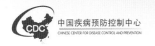

• 1985 年科技成果 •

晋东南农村家鼠及其防制

项 目 名 称：晋东南农村家鼠及其防制

项目完成单位：中国预防医学科学院流行病学微生物学研究所、山西省卫生防疫站、晋东南地区卫生防疫站、襄垣县卫生防疫站、雁北鼠防站、阳高县卫生防疫站

项目完成人：汪诚信、赵月明、郭成玉、李焰

　　本项研究在深入调查晋东南农村家鼠的种群密度、分布和组成情况的基础上，进一步查明了两种家鼠的共存条件，不同用途房间内的鼠密度及其季节变动，房舍新旧、位置和建筑材料、贮粮状况，以及养鸭、养猪、养猫对鼠密度的确切影响等，从而基本掌握了以晋东南为代表的华北农村鼠多的主要原因及应该采取的对策。同时，用高效、安全、经济的 0.025% 敌鼠钠小麦进行持续 1 年的灭鼠试验，近期与终末效果均保持在 85% 左右。由于狠抓了环境防制，工作结束后，鼠密度继续下降，经济效益和社会效益显著。本项成果正在襄垣县和晋东南区迅速推广，并获得了国内外专家和同行的好评（图1、图2）。

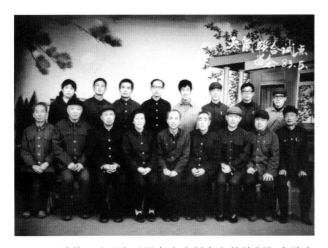

图1　汪诚信研究员与"晋东南农村家鼠的防制"实验全体成员合影

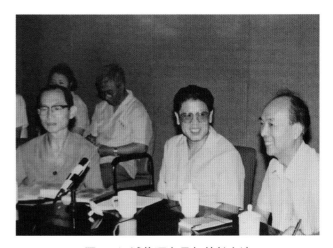

图2　汪诚信研究员与首长座谈

（本项目获 1985 年全国除四害、农村环境卫生科技进步奖二等奖）

鼻咽癌病毒病因探索的重要工具——核酸重组和标记新方法研究

项 目 名 称：核酸重组和标记新方法的建立及在EB病毒核酸研究中的应用

项目完成单位：中国预防医学中心病毒学研究所肿瘤病毒室

项目完成人：谷淑燕、曾毅

鼻咽癌病因的研究是在大量血清流行病学的基础上建立分子生物学手段，检查癌上皮细胞中的 EB 病毒基因，以阐明鼻咽癌与 EB 病毒的关系：①除人的 B 淋巴细胞外，在其他类型的细胞中 EB 病毒均不能复制，带 EB 病毒的淋巴母细胞株也只产生极少的病毒颗粒；②从病毒感染的细胞中制备病毒核酸，不可避免地会污染少量细胞 DNA，从而直接影响了反应的特异性，因此迫切需要用基因工程手段制备 EB 病毒核酸；③直接研究癌组织中的 EB 病毒核酸，需要更敏感而有效的探针，以用于原位核酸杂交技术，定位癌细胞中的 EB 病毒基因（图1、图2）。

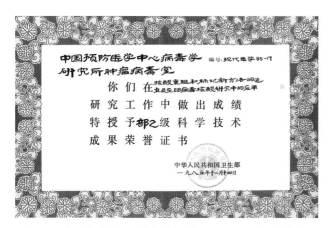

图1 核酸重组和标记新方法的建立及在 EB 病毒核酸研究中的应用获奖证书

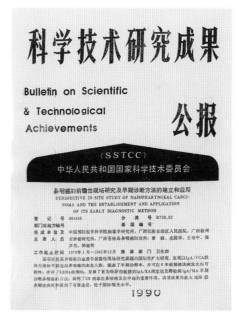

图2 1990 年中华人民共和国国家科学技术委员会关于鼻咽癌前瞻性研究及早期诊断方法的建立和应用的公报

（本项目获 1985 年卫生部乙级科学技术成果奖）

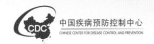
首次利用基因工程技术成功研制出人αD型干扰素

项 目 名 称：人αD型基因工程干扰素的研究
项目完成单位：中国预防医学科学院病毒学研究所、中国科学院上海生化所
项目完成人：侯云德、刘新垣、周建华、张智清、杨新科

　　国内外近十余年的经验表明，干扰素对乙型肝炎等多种病毒性疾病有明显的疗效，对某些恶性肿瘤也有一定效果，但天然干扰素大多用人工血白细胞制备，来源困难，价格昂贵。中国预防医学科学院病毒学研究所等单位于1978—1985年进行了本研究并获得成功。本项目首先建立了人脐血细胞 - 新城疫病毒的干扰素高诱生系统，从新城疫病毒诱生的人脐血白细胞中提取并纯化 12S 聚 (A)RNA，经反转录后，建立了人白细胞干扰素基因无性繁殖系。经酶谱及部分 DNA 序列分析，证明所克隆的人干扰素基因属于 αD 型。通过一系列基因操作，使该 αD 型干扰素基因在原核细胞中获得高效表达。本技术达到了国际先进水平。

　　本研究是我国第一个采用 cDNA 途径克隆成功并获得高效表达的人细胞染色体基因，而且在干扰素基因的表达研究技术方面还有所创新：把 TGATG 这一序列的功能用于实际，使干扰素基因在原核细胞中直接表达为非融合的完全的人干扰素多肽，发现 SV40 DNA Hind Ⅲ β 片段对人 αD 型干扰素基因在大肠杆菌中的表达有增强作用，可使表达量平均再提高 7 倍。此外，还发现大肠杆菌对人 αD 型干扰素分泌多肽有加工能力。本研究成果对我国病毒病的治疗具有较高的实用价值和较大的社会效益。本研究所采用的新技术为在我国研制其他基因工程产品提供了经验（图1、图2）。

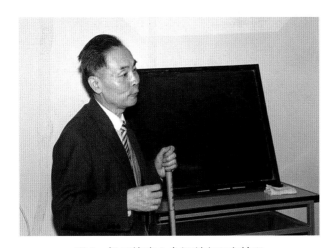

图1　侯云德院士介绍科室研究情况

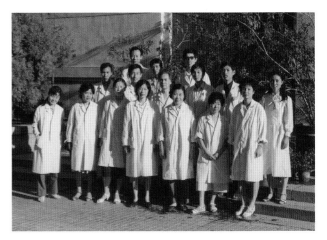

图2　侯云德院士与基因室部分人员

（本项目获 1985 年卫生部甲级科学技术成果奖）

用酶联免疫法检测细胞培养病毒的研究

项 目 名 称：用酶联免疫法检测细胞培养病毒的研究
项目完成单位：中国预防医学科学院病毒学研究所
项目完成人：张永和、郁文芳、田仲文、葛继乾、王逸民

本项目报道了一种十分简便的新方法以鉴定虫媒病毒，即用辣根过氧化物酶标记金黄色葡萄球菌 A 蛋白做间接免疫测定，以检测 C6/36 细胞培养的虫媒病毒。从三带喙库蚊分离的 35 株病毒中，经鉴定 20 株为流行性乙型脑炎病毒，与免疫荧光及蚀斑中和实验的结果完全一致。本项目还研究了本方法的适宜条件、检测病毒滴度的敏感性以及操作的安全性问题，为今后虫媒病毒的检测及监测提供了快速、简便、敏感的新方法。结果表明，本方法很值得在虫媒病毒的调查与研究中推广应用（图1、图2）。

图1 已发表论文

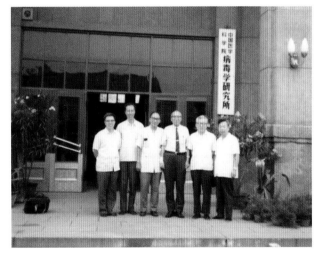

图2 专家合影

（本项目获 1985 年卫生部科学技术进步奖二等奖）

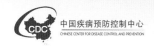
新轮状病毒的发现及其引起成人流行性腹泻病因学关系的研究

项 目 名 称：新轮状病毒的发现及其和成人流行性腹泻病因学关系的研究

项目完成单位：中国预防医学中心病毒学研究所、兰州市卫生防疫站、黑龙江省卫生防疫站、锦州市卫生防疫站、青岛生建机械厂医院、阜新市卫生防疫站、江西省医学科学研究所

项目完成人：洪涛、陈广牧、王长安、姚恒礼、方肇寅、孟庆海

轮状病毒是人和动物急性胃肠炎（腹泻）的主要病因。20世纪80年代，在我国东北、西北、华北及华南等10多个省、市相继暴发流行了一种以成人为主的流行性腹泻，1982—1983年发病人数达数十万。本项目在流行病学调查的基础上展开了病因学研究。在95%的患者粪渣切片中通过电镜观察到典型轮状病毒形态。研究发现该病毒具有如下特点：①不具有普通轮状病毒的组抗原；②病毒核酸电泳分析表明其基因组是由11个分节段的双链RNA组成的，电泳带的分布模式与典型的以及报道过的轮状病毒皆具有明显区别；③具有独特的流行病毒学特征。根据国际上区别新轮状病毒的标准，本项目发现了一种新的轮状病毒。通过血清中和抗体实验、免疫电镜实验、细菌学检验及志愿者实验感染等结果确定了这种新轮状病毒是引起大规模暴发流行的成人腹泻的病因。国际上之前尚未发现以侵袭成年人为主的腹泻病毒。该成果首次发现了人类B组轮状病毒并被世界病毒学界所公认。它主要感染青壮年，被定名为成人腹泻轮状病毒（ADRV）。本项目为防治成人流行性腹泻做出了贡献（图1、图2）。

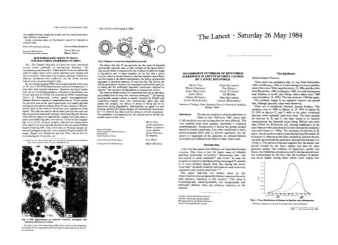

图1 两篇在《柳叶刀》（*Lancet*）上刊载的文章

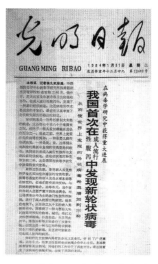

图2 《光明日报》刊载文章

（本项目获1985年卫生部科学技术进步奖一等奖、1987年国家自然科学奖三等奖）

吡喹酮治疗猪囊尾蚴病的临床研究取得重要进展

项 目 名 称：吡喹酮治疗猪囊尾蚴病的临床研究

项目完成单位：中国预防医学科学院寄生虫病研究所、上海闸北区中心医院

项目完成人：朱道韫、徐文成、吴惠敏、曾明清

　　猪囊尾蚴病分布于世界各地，在我国至少存在于半数以上的省、市、自治区。该病特别是脑型可致残或致死，却无确切、有效的病原治疗方法。我们于 1978 年即开始吡喹酮治疗的临床探索。获得初步结果后，于 1980 年将 69 例患者分治疗和对照两组对比观察。治后 3 个月，治疗组体表结节减少 69.5%，对照组未见减少，由此肯定了吡喹酮的疗效。

　　本项目继而观察了 36 例脑型患者。随访 3 个月至 2 年，癫痫消失者占 59.2%，改善者占 40.8%，头痛消失者占 66.7%，改善者占 33.3%。其他神经精神症状和脑脊液等检查也见好转或恢复正常。3 例假性肌肥大患者治后痊愈。表明该药对皮下肌肉型、脑型以及引起的假性肌肥大均有效。

　　治疗皮下肌肉型患者时，我们从中发现并于 1980 年首先提出了"亚临床脑型"的存在。3 年来，94 例患者治疗后出现癫痫 9 例和肢体瘫痪伴失语 1 例，25 例皮下肌肉型的脑脊液酶联免疫吸附测定示阳性 9 例，证实了"亚临床脑型"这一设想，并对其临床表现与转归进行了总结与分析。

　　对治疗前后 109 个结节的病理观察表明，治疗后虫体体表有改变，继以结构模糊和凝固性坏死。囊壁增厚，内有大量炎症细胞浸润。进一步肯定了吡喹酮的疗效，并为亚临床脑型和脑型治疗后出现亚临床症状和症状加重的现象提供了病理基础，对临床应用有指导意义（图1、图2）。

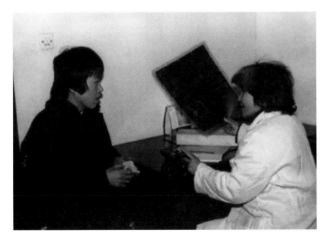

图1　治疗病人

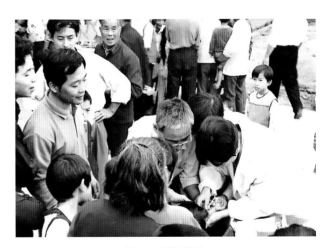

图2　现场调查

（本项目获 1985 年上海市科技进步奖三等奖、1985 年中国医学科学院科技成果奖）

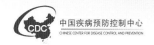
首部生活饮用水卫生国家标准，并配套推荐性国家标准检验方法

项目名称：《生活饮用水卫生标准》（GB 5749-85）和《生活饮用水标准检验法》（GB 5750-85）
项目完成单位：中国预防医学中心环境卫生监测所、环境卫生与卫生工程研究所等
项目完成人：王子石、陈昌杰、秦钰慧、孙淑庄

　　《生活饮用水卫生标准》（GB 5749-85）由卫生部批准并发布，自 1986 年 10 月 1 日起实施。这是我国第一部生活饮用水卫生国家标准。该标准共有五大部分，包括总则、水质标准和卫生要求、水源选择、水源卫生防护及水质检验。该标准是在 1982—1984 年大量工作的基础上对 1976 年标准加以修订而成的。在工作中，研究人员调查和综合分析了 1977—1982 年上海、北京、天津、广州和长春大型集中式给水的水质资料，包括水源情况和 35 项水质指标；调查和汇总了北京、上海郊区、吉林、四川、甘肃、湖北和辽宁省范围内的一些中小型集中式给水和农村分散式给水的水源、给水设施及水质情况，共获得约 30 万个数据，并在全国广泛征求意见进行反复修改。该标准增订了 10 项指标，修订了 5 项指标，并首次列入了与健康密切相关的有机化合物指标，提高了对水质的要求。本标准填补了许多空白项目，具有我国特色，并吸收了发达国家饮水标准的一些先进内容。

　　《生活饮用水标准检验法》（GB 5750-85）是为了配合饮用水卫生标准的执行，满足监测和监督工作的需要，于 1973—1984 年通过反复探讨、研究和验证，以 300 余篇科学论文为依据编写而成。本标准包括物理化学、卫生、细菌和放射性等指标共 61 项。本标准为统一我国水质的分析方法、保证水质分析质量以及提高我国水质分析技术创造了条件（图 1、图 2）。

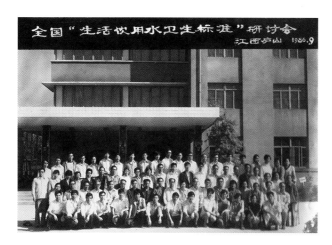

图 1　全国"生活饮用水卫生标准"研讨会在江西庐山召开（1986 年

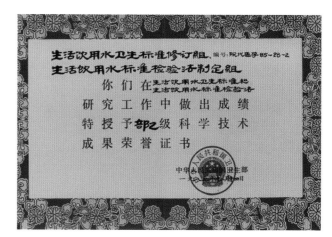

图 2　卫生部乙级科学技术成果荣誉证书

（本项目获 1985 年卫生部乙级科学技术成果奖）

建立饮水除氟示范工程，防治氟中毒

项 目 名 称：碱式氯化铝饮水降氟效果
项目完成单位：中国预防医学中心卫生研究所
项目完成人：李树猷等

本项目建立了采用硫酸铝、氯化铝和碱式（聚合）氯化铝等作为混凝剂的饮水除氟混凝沉淀法，先后在河北省阳原县、北京市小汤山苗圃和大港油田等地建立了生产性集中式供水的饮水除氟示范工程，对减轻当地氟中毒患者的病情及预防氟中毒新发病例起到了很好的作用（图1、图2）。

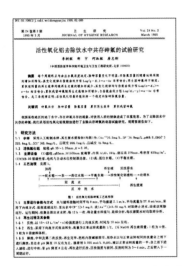

图1　卫生研究杂志《活性氧化铝去除饮水中共存砷氟的试验研究》

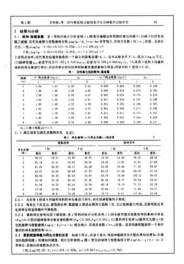

图2　主要研究结论

（本项目获1985年北京市科学技术奖三等奖）

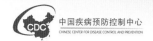
空气中几种有害物理因素测定仪的研制：动压平衡型等速烟尘测试仪

项 目 名 称：空气中几种有害物理因素测定仪的研制：动压平衡型等速烟尘测试仪

项目完成单位：中国预防医学中心卫生研究所

项目完成人：李赞和等

　　20世纪80年代初，中国预防医学中心卫生研究所与武汉分析仪器厂联合研制成功动压平衡型等速烟尘测试仪。该仪器是新型的烟尘等速采样装置，为国内首次研制，主要性能指标达到了国外同类仪器的先进水平。仪器由等速采样管、双联倾斜微压计、流量计量箱和抽气泵等部分组成。利用装在采样管上的孔板与采样管并联的毕托管动压相平衡原理来实现等速采样，因而可跟踪管道流速变化而随时保持等速采样条件，等速误差在国家规定的 -5%～10% 以内，适用于常温管道烟尘浓度测定。仪器自1983年投产以来，产值已达数百万元，获得了较大的经济和社会效益（图1、图2）。

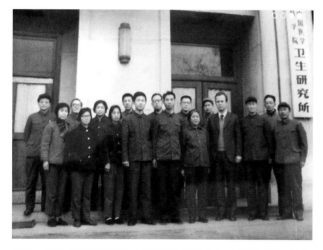

图1　阿尔巴尼亚进修生培训组成员在卫生研究所门前合影

图2　职业医学杂志《动压平衡型等速烟气测试仪研制成功》

（本项目获1985年卫生部乙级成果奖）

空气中几种有害物理因素测定仪的研制：热辐射校正装置及辐射热计

项目名称：空气中几种有害物理因素测定仪的研制：热辐射校正装置及辐射热计
项目完成单位：中国预防医学中心卫生研究所、中国预防医学中心环境卫生监测所
项目完成人：张希仲、苏晓虎等

　　该项目研究了辐射热的测量、标定与应用，研制了热电堆式的辐射热传感器，建立了辐射热校正台及锥型空腔式的黑体，并对辐射热传感器进行标定。项目组进而在此基础上研制了指针式和数字显示式的辐射热计，广泛应用于高温车间的劳动保护工作中高温作业的分级和公共场所的热环境测试，还参与制定了《高温作业分级》（GB4200）和公共场所卫生标准（现 GB/T8204-1）（图 1、图 2）。

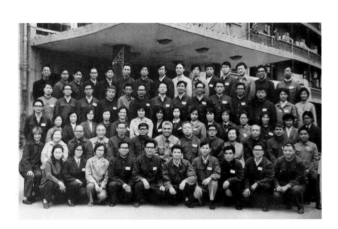

图 1　检测方法培训班合影

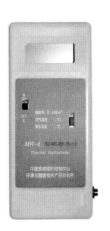

图 2　MR-4 型辐射热计

（本项目获 1985 年卫生部乙级科学技术成果奖）

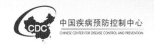
掌握我国农村自来水的技术现状，
对农村自来水工程进行系统调查研究

项 目 名 称：农村自来水工艺系统和净化构筑物的调查与卫生学评价
项目完成单位：中国预防医学中心卫生研究所
项目完成人：李树猷、凌波、何淑敏、樊荣涛、张魁太

1982—1983 年，为掌握我国农村自来水的技术现状，项目组对 21 个省市的 211 宗自来水工程进行了系统调查研究。全国 17 个省、市、自治区卫生防疫站参与此项工作。该研究突破了传统观念，在净水工艺、水源选择、净水设备和技术等方面具有创造性。研究成果在全国农村广泛得到推广应用，获得了较好的经济、卫生与社会效益。编印的《中国农村自来水参考图选》在全国发行，获得了国内外同行专家的一致好评。研究成果纳入《中国农村饮水供应和卫生规划手册》，并发行到各省改水办公室，用以指导农村改水工作。编写的剧本由上海科学教育电影制片厂拍摄成《农村改水》两集彩色科普片，在全国发行。慢滤净水技术得到肯定后，保存了一批原拟改建的小水厂，同时在福建和广东等地新建了一批类似水厂。静止沉淀-快滤工艺得到肯定后，保存了一个打算拆掉重建的水厂。该方案简化了管理技术，降低了日常运转管理费用。如以 100 万人计，仅基建投资即可节省 1000 万元以上。一批适宜的先进技术如旋流式、涡流式和波纹板反应池，以及斜管（板）沉淀池、无阀滤池和组合式净水池等得到了迅速推广，不仅减少了占地面积，而且使工程总造价降低近一半，收到了很好的经济与社会效益（图1、图2）。

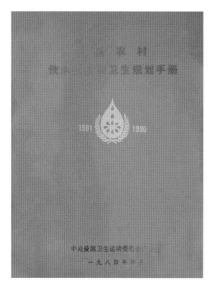

图1 《中国农村饮水供应和卫生规划手册》

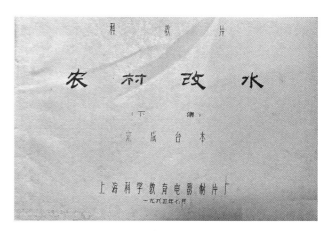

图2 《农村改水》

（本项目获 1985 年全国爱国卫生运动委员会、卫生部科研课题二等奖）

多学科结合，丰富中毒性神经发病机制新理论

项 目 名 称：烯丙基（氯丙烯）卫生标准及慢性中毒诊断标准的研究

项目完成单位：中国预防医学中心卫生研究所职业病临床研究室、劳动卫生研究室、山东省劳动卫生职业病防治研究所

项目完成人：何凤生、吕伯钦、张寿林、虞爱如、贺锡雯等

　　氯丙烯是农药、医药生产及有机合成过程中的主要原料，用途广泛。20世纪70年代起，在我国一些制造企业中，大量氯丙烯作业工人出现了病因未明的多发性神经病症状。何凤生、吕伯钦等组织职业病临床研究室和劳动卫生研究室专家，开展了深入、系统的职业流行病学和机制研究。项目组将劳动卫生学、临床医学、基础医学和毒理学方法相结合，通过家兔和小鼠的毒理学模型，首次观察到氯丙烯中毒动物神经组织中的病理学改变，提出了外周神经系统中央-外周远端轴突病变模式的证据，且在国内外首次证实了氯丙烯对周围神经系统的毒性作用，并对氯丙烯所致神经系统损害的病理特点提出了独到的见解，丰富了中毒性神经病发病机制的新理论（图1、图2）。

　　为了保护劳动者的健康，项目组联合多个职业卫生机构，深入人群和现场研究，制定了氯丙烯职业中毒诊断标准和氯丙烯劳动卫生标准。该标准被批准为国家职业病诊断标准和国家劳动卫生标准。该研究为全国氯丙烯职业危害的预防和控制工作起到了指导作用，对保障职业作业工人的健康做出了重大贡献。

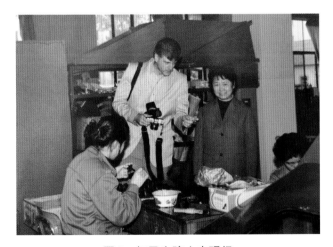

图1　何凤生院士在现场

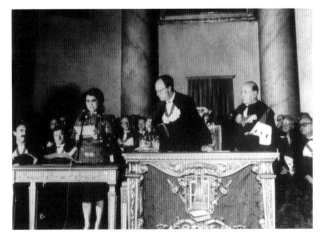

图2　何凤生院士获 Scipione Caccuri 国际奖

（本项目获 1985 年卫生部甲级科学技术成果奖一等奖）

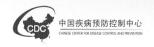
在国际上首次建立了低分化鼻咽癌上皮细胞株

项 目 名 称：人体部分肿瘤细胞株的建立及生物学特性低分化鼻咽癌上皮细胞株的建立
项目完成单位：中国预防医学中心病毒学研究所肿瘤病毒室、湛江医学院肿瘤所
项目完成人：谷淑燕、唐慰萍、曾毅

EB 病毒（Epstein-Barr virus）又称人类疱疹病毒Ⅳ型，它是 1964 年爱泼斯坦（M.A. Epstein）等从非洲儿童淋巴瘤的瘤细胞株中发现的，后来以其发现者爱泼斯坦和巴尔（Y.M. Barr）两人的名字命名，简称 EB 病毒。1966 年美国学者欧德（L.J. Old）等应用免疫扩散试验，首次发现 EB 病毒与鼻咽癌存在血清学关系。随后，又相继有研究者应用分子生物学技术证实了 EB 病毒与鼻咽癌血清学的关系密切。

鼻咽癌是发生于人鼻咽腔顶部和侧壁的恶性肿瘤，也是东南亚和我国南方几个省区的常见高发恶性肿瘤，在两广地区尤甚。90% 以上的鼻咽癌患者为 30 岁以上的青壮年人，以男性多见。与很多肿瘤相似，鼻咽癌的病因不明，而且早期难以发现，晚期难以治疗，病死率很高，但如果能早发现、早治疗，则生存率大大提高。因此，早发现、早诊断、早治疗对鼻咽癌患者尤为重要。

20 世纪 70 年代初，在国际上科学家对 EB 病毒在鼻咽癌发生中所起的作用存在不同看法。有很多学者想要通过血清流行病学调查研究试图证明 EB 病毒与鼻咽癌的关系，但是并未得到证实。也有一部分学者认为，EB 病毒是在细胞已经发生癌变后才感染的，在鼻咽癌的发生上不起作用，只是"过客"而已。

要想深入地研究某种癌症的发生机制，建立能够体外培养的癌细胞株是至关重要的。很早就有国外学者试图建立鼻咽癌体外培养的上皮细胞株，但未获得成功。1976 年，曾毅等在国际上首次建立了第一株鼻咽癌高分化癌细胞株（CNE-1），1980 年又建立了国际上第一个低分化癌细胞株（CNE-2），1987 年又从裸鼠的鼻咽移植癌建立了转移鼻咽癌细胞株（CNE-3）。这些工作为曾毅研究 EB 病毒与鼻咽癌的关系铺平了道路（图 1、图 2）。

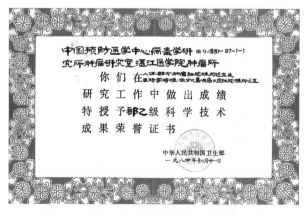

图 1　卫生部乙级科学技术成果奖获奖证书

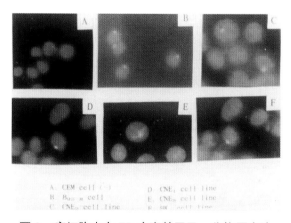

图 2　癌细胞中有 EB 病毒基因及一些抗原表达

（本项目获 1984 年卫生部乙级科学技术成果奖）

建立三带喙库蚊实验室种群，助力媒介传染病研究

项 目 名 称： 三带喙库蚊实验室种群的建立和若干生态习性的研究

项目完成单位： 中国预防医学科学院流行病学微生物学研究所

项目完成人： 张淑媛、柔玉莲、何胜国、王美秀、刘玉书、郝小玉、徐淑惠、肖亦美、薛素琴、董培孔、徐惠珍、韩幼凤、陶琴（根据档案整理）

　　三带喙库蚊（*Culex tritaeniorhynchus* Giles, 1901）是我国流行性乙型脑炎（简称"乙脑"）最重要的传播媒介，对人畜危害极大。近年来许多省、市从该蚊体内分离出乙脑病毒，然而，关于该蚊的人工饲养国内尚无报道。本课题组于 1973 年通过采集北京郊区的野外三带喙库蚊，将雌蚊卵筏放在人工容器孵化、交配、饲血和产卵，首次成功地在实验室建立了三带喙库蚊实验室种群，且已传至 254 代。根据 9 年的饲养经验，本课题组总结出一整套大量繁殖的方法，包括适宜的环境温度、湿度、光照、清洁水体条件及合理的饲料。实验室种群的幼虫存活率达 70%，蛹羽化率达 95% 以上。同时通过观察，掌握了该蚊生长发育各龄期的时间和影响因素，为该蚊的饲养、应用和防治提供了依据。

　　自该蚊种群建立以来，为全国许多医学科研和防疫单位提供了引种，为蚊虫生物学、杀虫剂筛选和抗性研究提供了虫源，为全国 15 个防疫站与科研单位拍摄乙脑科技影片输送了大批生物资料，为防疫机构人员培训提供了实习材料，为杂鳞库蚊组的分类学研究提供了材料。特别是药品生物制品检定所引用该蚊种开展乙脑病毒的感染实验研究，证明其感染敏感性未变。该成果将为我国乙脑等蚊传疾病研究和防治提供更多的支持（图 1、图 2）。

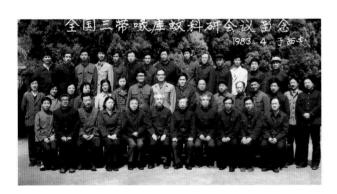

图1　1983 年 4 月西安，全国三带喙库蚊科研会议

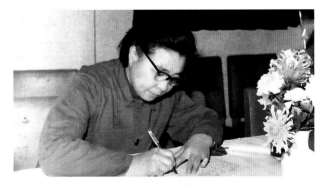

图2　张淑媛研究员在 1981 年苏州"灭蚊灯鉴定会"签字

（本项目获 1983 年卫生部科学技术进步奖二等奖）

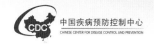中国疾病预防控制中心
CHINESE CENTER FOR DISEASE CONTROL AND PREVENTION

流行性出血热病毒的形态学研究

项 目 名 称：经典型和轻型肾综合出血热病毒的形态学研究
项目完成单位：中国预防医学中心病毒学研究所病毒形态研究室、病毒学研究所流行病组
项目完成人：洪涛、夏诗茂、周静仪、赵同兴、宋干、杭长寿

　　肾综合征出血热（hemorrhagic fever with renal syndrome，HFRS）也称流行性出血热（EHF），是一种严重危害人民健康、死亡率较高的传染性疾病。1976 年，韩国首先从黑线姬鼠中分离到引起该疾病的相关抗原，经过研究认为其是一种病毒。然而，因缺少形态学证据，国内外一直不能确定其病原属于何种病毒，更无从了解其形态学特征。1983 年，我们用特异性和敏感性较强的超薄切片免疫酶电镜方法首次在感染细胞中观察到了流行性出血热病毒颗粒。随后对经典型（重型）和轻型流行性出血热病毒以及从我国不同地区和不同宿主（包括黑线姬鼠、褐家鼠，以及从急性患者血内直接分离和猫肺分离）中获得的 12 株病毒进行了比较形态学研究，发现都具有共同的形态学和形态发生学特征。流行性出血热病毒呈圆形或卵圆形，平均直径 122 nm，由双层膜包裹着的颗粒丝状结构的内浆组成，形态与布尼亚病毒相似。形态发生学的研究又发现，流行性出血热病毒在感染细胞中产生大量具有特征性的病毒包涵体，高尔基体不起明显作用，而在普通的布尼亚病毒的发生中高尔基体是主要的参与细胞器。根据以上研究结果，我们认为流行性出血热病毒从分类学上应划归为布尼亚病毒科的一个新的病毒属。此后，我们还证明由韩国和美国分离的经典韩国出血热病毒（Hantaan 株）与我国的流行性出血热病毒具有完全相同的形态（图 1、图 2）。

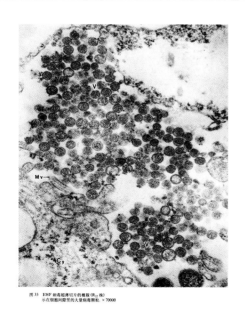

图 1　病毒电镜照片

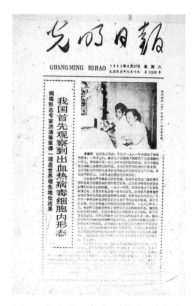

图 2　《光明日报》刊载相关文章

（本项目获 1983 年卫生部甲级科学技术成果奖）

25-1 流行性出血热单克隆抗体的获得及其应用

项 目 名 称：25-1流行性出血热单克隆抗体的获得及其在病原学诊断和流行病学调查中的应用
项目完成单位：中国预防医学中心病毒学研究所
项目完成人：陈伯权、周国芳、刘琴芝、吴美英、杭长寿

　　以往用于流行性出血热病原及流行病学调查的标准血清主要是患者恢复期血清，存在个体差异和血清复杂性，影响检查结果。本项目使用流行性出血热病毒 A9 株（野鼠型）免疫的 BALB/C 鼠脾细胞与小鼠骨髓瘤细胞融合杂交，在国内首先获得高滴度（≥1/81 920）、高特异性的 25-1 流行性出血热单克隆抗体（McAb）。用间接免疫荧光法能识别从不同地区、动物和人血清分离到的轻型和经典型出血热。鼠肺抗原检查证明，25-1 McAb 的敏感性与人恢复期血清一致。用 McAb 荧光素结合物直接染色法检查抗原及进行流行病学调查，证明此法可靠。McAb- 荧光素结合物能被特异性免疫血清阻断，有可能替代人恢复期血清进行流行性出血热的流行病学调查及病原学检定（图1、图2）。

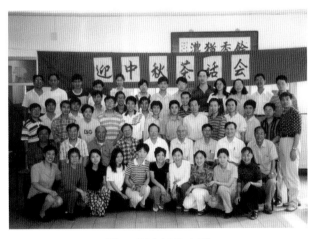

图1　研究团队合影

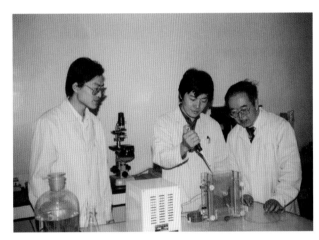

图2　陈伯权研究员在实验室工作

（本项目获 1983 年卫生部乙级科学技术成果奖）

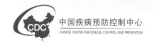
调查甲、乙型肝炎流行状态，助力防治策略研究

项目名称：中国病毒性肝炎流行病学调查研究

项目完成单位：中国预防医学科学院病毒学研究所、中国药品生物制品检定所、北京生物制品研究所以及全国29个省市、自治区卫生防疫站

项目完成人：刘崇柏、胡宗汉、李羽等

　　1979—1980年项目组对全国29个省、市、自治区进行了病毒性肝炎的流行病学调查研究，经过科学抽样，我们统一部署，研究对象共277 186人，得到较可靠的全国性病毒性肝炎综合疫情资料，对肝炎的感染率、发病率、带毒率和流行态势提出了基本估算。①地区分布特征与差异：各县市均有甲型、乙型肝炎存在。甲型肝炎的流行率北方高于南方，乙型肝炎则南方高于北方。②性别：发病率、现患率及HBsAg阳性率男高于女，HBsAg阳性率尤为明显。抗HBs则女高于男。抗HAV男女无显著性差异。③年龄：抗HAV阳性率在10岁前随年龄迅速上升，15岁达82%，以后维持高水平。肝炎的发病率、现患率和HBsAg阳性率的年龄分布均有两个高峰，第一峰在10岁，第二峰在30～40岁。④HBsAg亚型分布：以adr为主（59.60%），其次为adw（34.84%）。北方为adr优势区，南方adw增多。Ayw分布于蒙古族、藏族及维吾尔族等少数民族。⑤HBsAg家庭聚集性：HBsAg有明显的家庭聚集性。我国的高低度e抗原阳性率较高。肝炎现患患者中慢性肝炎的比例最高（占51%），而且多为30～50岁青壮年。我国乙型肝炎的感染率为31.1%～61.56%，确定我国有1亿以上人口带毒。

　　本调查研究为制定全国肝炎防治对策和科研规划提供了重要的基础资料，这是我国首次进行的全国规模的肝炎流行病学调查，与国际上同类研究相比属于先进水平（图1、图2）。

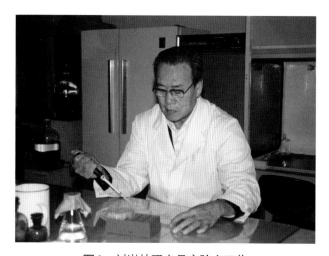

图1　刘崇柏研究员实验室工作

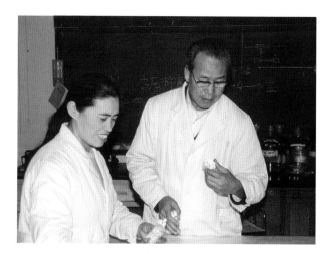

图2　刘崇柏研究员在实验室

（本项目获1983年卫生部甲级科学技术成果奖）

• 1982 年科技成果 •

新型温度梯度型热流计的研制

项 目 名 称：温度梯度型热流计
项目完成单位：中国预防医学中心卫生研究所
项目完成人：戴自祝、张希仲

温度梯度型热流计的课题改进了传感器的设计，新研制的软测头可适合弯曲表面的测试，可以用于管道和设备以及人体表面的测试。在张希仲教授的领导下，团队对热环境和室内气候条件（微小气候）的测试研究历来走在全国的前列。本设计参加过国际对比测试，并取得过较好的成绩。本项目对传感器的性能进行深入研究，实现了系数的一致化和温度补偿，为测试仪器的研制创造了条件。热流计不仅用于热环境的测试研究，还广泛应用于建筑节能的测试评价（图1、图2）。

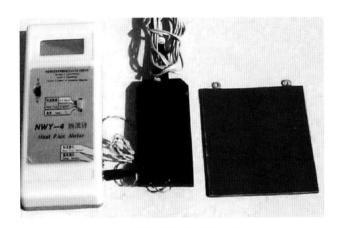

图1 温度梯度型热流计实物图

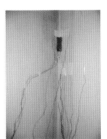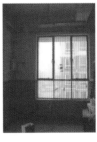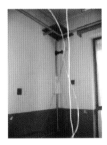

图2 现场布置图

（本项目获 1982 年卫生部乙级科学技术成果奖）

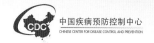

中小型磷肥厂大气污染调查研究

项 目 名 称：中小型磷肥厂大气污染调查研究
项目完成单位：中国预防医学中心卫生研究所等
项目完成人：钮式如等

　　该项目成立的中小型磷肥厂大气污染科研协作组，于1977—1980年先后在湖南、江苏、福建及广东等地对8个中小型磷肥厂进行了多学科密切配合的现场综合实测调查，包括污染源强度、气象参数、近地面大气中污染物浓度分布、植物和土壤中污染物含量以及工人和居民健康状况调查等内容。此项工作为在国内首次开展。调查资料表明，无组织排放（跑、冒、滴、漏）是中小型磷肥厂的主要污染源，不仅量大于高架源的有组织排放，而且分布面广，对近地面污染影响大，是中小型磷肥厂大气污染防治的重点。根据实测资料，推导出用于计算中小型磷肥厂对大气污染影响的范围和程度的公式，可确定中小型磷肥厂所必需的卫生防护距离（图1、图2）。

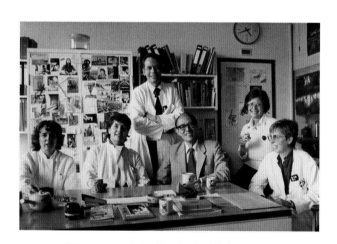

图1　1982年钮式如与苏联专家在一起

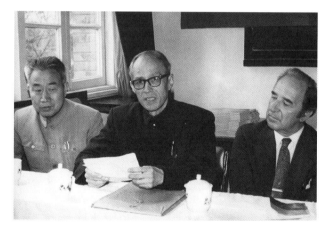

图2　钮式如70年代末与外国专家在一起

（本项目获1982年卫生部乙级科学技术成果奖）

成功研发血吸虫病治疗药物——吡喹酮

项 目 名 称： 血吸虫病治疗药物的研究
项目完成单位： 中国预防医学科学院寄生虫病研究所、上海第六制药厂及江苏省、上海市、浙江省血吸虫病
治疗药物会战组
项目完成人： 胡玉琴、邵葆若、符遂、王锐

　　1977 年德国杂志报道吡喹酮有广谱抗血吸虫作用。我们根据文献的化学结构式，设计合成路线，着手研制，于同年 11 月底合成了吡喹酮。当年 12 月的药理试验证明了自制的吡喹酮实验治疗日本血吸虫病效果很好。随即与上海第六制药厂合作，改进合成方法，使之适合于生产。1978 年合成 7 kg 吡喹酮供动物实验与临床研究。1979 年完成中试生产。

　　我们以自制的吡喹酮为药源，用感染小鼠、兔、犬及正常猴进行一系列的疗效与毒性试验，于 1978 年 7 月完成了主要的临床前药理研究，得出吡喹酮的毒性低、治疗日本血吸虫病疗程短（1~2 天）且疗效高（90% 以上）的结论，并对临床疗法提出了建议。

　　从 1978 年 7 月 I 期临床试验至同年 12 月底，共收治慢性血吸虫病 634 例，其中 15 例伴有夹杂症。疗法为总剂量 45~60 mg/kg，疗程 1~2 天，其中 210 例对国产吡喹酮片与德国片进行比较。结果表明，总剂量 60 mg/kg 的 2 天疗法治毕 6 个月的粪检阴转率高达 99%。国产片的疗效和反应率与德国片相似，无统计学差异。所有受治患者耐受良好。研究结果表明吡喹酮的临床效果很好，所致不良反应极轻。吡喹酮已载入 1984 年版《国家基本药物》及《中国医学百科全书（寄生虫学与寄生虫病学）》。现该药成为治疗日本血吸虫病的首选药物（图 1、图 2）。

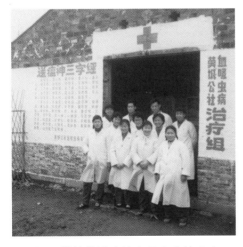

图 1　常熟莫城公社血吸虫病治疗点

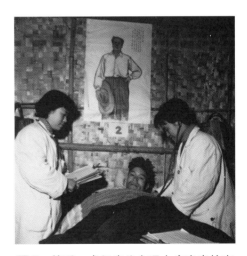

图 2　符遂、尤纪青为血吸虫病患者检查

（本项目获 1978 年中国医学科学院科技成果奖二等奖、1980 年上海市重大科技成果二等奖、
1980 年卫生部重大医药卫生科技成果乙级奖、1985 年国家科学技术进步奖二等奖）

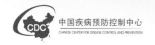
我国创制的第一个化学合成的抗疟药

项 目 名 称：抗疟新药——磷酸咯萘啶
项目完成单位：中国预防医学科学院寄生虫病研究所
项目完成人：郑贤育、刘德全、孙金琳、陈昌、王元昌

　　本发明在于用已知物 2- 甲氧基 -7,10- 二氯苯骈 [b]1,5- 萘啶及对 - 氨基酚在稀硫酸中作用，而创制了一种未知的新化合物，证明为 2- 甲氧基 -7- 氯 -10-(4'- 羟基苯基）氨基苯骈 [b]1,5- 萘啶。此种新化合物与甲醛及四氢吡咯在醇液中反应，又生成一种未知的新化合物，证明为 2- 甲氧基 -7 氯 -10-[3',5'- 双（四氢吡咯 -1- 甲基 4'- 羟基苯基）] 氨基苯骈 [b]1,5- 苯啶，继续与磷酸作用，形成其磷酸盐。这个新化合物具有显著的抗疟作用，毒性低，与氯喹、哌喹等抗疟药无交叉抗性，定名磷酸咯萘啶（ pyronaridine phosphate ）。它是既可口服、又可肌内注射和静脉滴注多途径给药的疟原虫红内期裂殖体杀灭剂，临床上用于治疗疟疾，特别适用于抗氯喹恶性疟和抢救脑型疟等凶险型疟疾危重患者的救治。

　　本新药是 1970 年我国创制的第一个化学合成的抗疟药。经过各种元素分析、红外和紫外吸收光谱、核磷共振和质谱等测定，证明本新药的结构式无误。后经 WHO 疟疾化疗工作组交国外有关协作单位复核，也证明本新药的化学结构式无误，纯度达到要求，经过系统的药效、药理、毒理和临床疗效试验，均表明本药抗疟疗效确切，与氯喹无交叉抗性，毒性反应和副作用低，临床效果显著，经抢救的脑型疟患者未见失败病例。本药已载入 1990 年版《中华人民共和国药典》(图 1、图 2)。

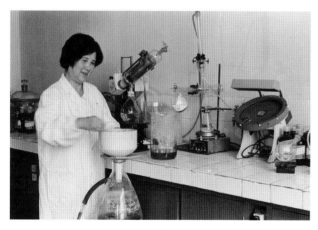

图 1　郑贤育在实验室

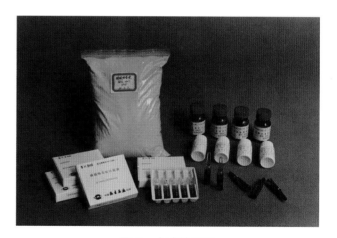

图 2　合成的药品

（本项目获 1977 年上海市科学大会重大科技成果奖、1978 年全国科学大会奖、1979 年浙江省人民政府优秀科技成果二等奖、1980 年杭州市重大科技成果一等奖、1985 年国家科学技术进步奖三等奖、1985 年国家发明奖三等奖）

中国疾病预防控制中心传染病预防控制所科技成果一览

序号	年份	奖项及等级	项目名称	完成单位	完成人
1	2021	中华预防医学会科学技术奖三等奖	布鲁氏菌病快速诊断及溯源关键技术建立与应用	中国疾病预防控制中心传染病预防控制所、中国动物卫生与流行病学中心、辽宁迪浩生物科技有限公司	姜　海、赵鸿雁、肖　迪、崔步云、田国忠、朴东日、张　雯、田莉莉
2	2021	中华预防医学会科学技术奖三等奖	华南边境省份重点细菌性传染病监测体系构建与应用	广西壮族自治区疾病预防控制中心、中国疾病预防控制中心传染病预防控制所	林　玫、王　鑫、董柏青、王鸣柳、曾　竣、权　怡、黄　君、廖和壮、廖驰真、陆　宝、李永红、梁大斌
3	2021	河北省科学技术进步三等奖	人唾液疲劳相关生物标志物的筛选与评价	河北工程大学、中国疾病预防控制中心传染病预防控制所	许岩丽、张建中、刘志军、肖　迪、席爱萍
4	2019	中华医学科技奖二等奖	序列7型猪链球菌在中国的显现、暴发和应对研究	中国疾病预防控制中心传染病预防控制所、中国疾病预防控制中心、四川省疾病预防控制中心、首都医科大学附属北京地坛医院	徐建国、杨维中、郑　翰、叶长芸、景怀琦、杜华茂、罗隆泽、杜鹏程、余宏杰、陈　晨
5	2019	中华预防医学会科学技术奖一等奖	序列7型猪链球菌在中国的显现、暴发和应对研究	中国疾病预防控制中心传染病预防控制所、中国疾病预防控制中心、四川省疾病预防控制中心、首都医科大学附属北京地坛医院	徐建国、杨维中、郑　翰、叶长芸、景怀琦、杜华茂、罗隆泽、杜鹏程、余宏杰、陈　晨、白雪梅、郑　宵、李　伟、陈志海、刘红露
6	2019	黑龙江省科技进步奖二等奖	黑龙江省布鲁氏菌病防治关键技术研究与应用	黑龙江省疾病预防控制中心、中国疾病预防控制中心传染病预防控制所、齐齐哈尔市疾病预防控制中心	邹明远（1）、邢智锋（2）、金福芝（3）、姜　海（4）、尹世辉（5）、孙建飞（6）、代伟萍（7）、唐　磊（8）、赵鸿雁（9）
7	2019	云南省科学技术进步奖三等奖	腹泻病原监测检测及腹泻病防制关键技术优化推广	云南省疾病预防控制中心、中国疾病预防控制中心寄生虫病预防控制所、中国疾病预防控制中心传染病预防控制所、云南省第一人民医院、玉溪市疾病预防控制中心	周永明、张顺先、张京云、田利光、尹建雯、杨景晖、杨汝松
8	2018	中华医学科技奖三等奖	病原菌质谱识别鉴定新型技术体系创建与应用	中国疾病预防控制中心传染病预防控制所、北京鑫汇普瑞科技发展有限公司	肖　迪、张建中、卢金星、张慧芳、姜　海、叶长芸、赵　飞、孟凡亮
9	2018	华夏医学科技奖二等奖	病原菌质谱识别鉴定新型技术体系创建与应用	中国疾病预防控制中心传染病预防控制所、北京鑫汇普瑞科技发展有限公司	肖　迪、张建中、卢金星、朱家强、张慧芳、赵　飞、姜　海、叶长芸、尤元海、孟凡亮
10	2018	北京市科学技术奖三等奖	鼠疫等致病性耶尔森菌的流行规律及防控关键技术研究	中国疾病预防控制中心传染病预防控制所、贵州省疾病预防控制中心、云南省地方病防治所、甘肃省疾病预防控制中心、北京市东城区疾病预防控制中心、广西壮族自治区疾病预防控制中心	王　鑫、景怀琦、宋志忠、韦小瑜、席进孝、汪　静

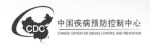
序号	年份	奖项及等级	项目名称	完成单位	完成人
11	2018	青海省科技进步奖三等奖	青海高原藏系绵羊鼠疫流行特征及现代空间信息技术应用研究	中国疾病预防控制中心传染病预防控制所	魏柏青、代瑞霞、李伟、熊浩明、杨晓艳、祁美英、靳娟
12	2017	浙江省科技进步奖三等奖	幽门螺杆菌与免疫性肾炎相关性及其致病机制研究	温岭市第一人民医院，中国疾病预防控制中心传染病所	张建中（2）、何利华（4）、吴忠标、张建中、李云生、何利华、林曦、赵飞、柯颖杰、曹奇志、林国兵、王卫军、郑敏巧、江天
13	2016	中华医学科技奖、中华医学会二等奖	胃癌早期诊断的新方法及致病因子HP的流行病学和诊治新策略	北京大学第三医院、中国疾病预防控制中心传染病所	张建中（3）、周丽雅、张建中
14	2016	中华预防医学会科学技术奖二等奖	我国病原微生物实验室生物安全风险控制和管理体系的建立及应用	中国疾病预防控制中心病毒病预防控制所、中国疾病预防控制中心、中国疾病预防控制中心传染病预防控制所、中国医学科学院病原微生物研究所、复旦大学	李振军（3）、卢金星（9）、武桂珍、韩俊、李振军、魏强、赵赤鸿、王健伟、梁米芳、瞿涤、卢金星、王子军、张曙霞、侯雪新、王宇、卢选成、刘晓宇
15	2016	华夏医学科技奖、中国医疗保健国际交流促进会二等奖	胃癌早期诊断的新方法及致病因子HP的流行病学和诊治新策略	北京大学第三医院、中国疾病预防控制中心传染病所	张建中（3）、周丽雅、张建中
16	2016	华夏医学科技奖三等奖	我国弯曲菌感染致吉兰·巴雷综合征分子识别及溯源关键技术研究	中国疾病预防控制中心传染病预防控制所、中国疾病预防控制中心、吉林省疾病预防控制中心	张茂俊、张建中、顾一心、何利华、李群、冉陆、孟凡亮、杨修军
17	2016	新疆维吾尔科学技术进步奖、新疆维吾尔自治区人民政府三等奖	新疆莱姆病自然疫源地的发现及其诊断技术研究	新疆维吾尔自治区人民医院、中国疾病预防控制中心传染病预防控制所	谭毓绘、万康林、刘勇、郝琴、孙荷、侯学霞、于录海、耿震
18	2016	福建省科技进步奖二等奖	福建省1962年以来霍乱弧菌系列分子生物学研究	福建省疾病预防控制中心、中国疾病预防控制中心传染病预防控制所	陈爱平、严延生、郑金凤、阚飙、陈拱立、陈亢川、王多春、徐海滨、董新平、杨劲松、罗朝晨
19	2016	科技进步奖、湖北省人民政府三等奖	湖北省钩端螺旋体病地理流行病学研究	湖北省疾病预防控制中心、中国疾病预防控制中心传染病预防控制所	蒋秀高（2）、程均福、蒋秀高、吕桂阳、罗昌盛、杨森焙、李进
20	2015	中华预防医学会科学技术奖三等奖	中国小肠结肠炎耶尔森菌监测体系建立与流行传播规律研究	中国疾病预防控制中心传染病预防控制所、中国疾病预防控制中心、河南省疾病预防控制中心、徐州市疾病预防控制中心、宁夏回族自治区疾病预防控制中心	景怀琦、王鑫、杨维中、夏胜利、童晶、郝琼、邱海燕、肖玉春

序号	年份	奖项及等级	项目名称	完成单位	完成人
21	2014	吉林省科学技术奖三等奖	应用间接免疫荧光抗原片对莱姆病检测	吉林省疾控中心、中国疾病预防控制中心传染病预防控制所	杨修军、王 岙、王笑蕾、郝 琴、王 慧、刘金荣、万康林、王 峰
22	2013—2014	吉林省公共卫生科学技术奖、吉林省预防医学会一等奖	应用间接免疫荧光抗原片对莱姆病检测	吉林省疾控中心、中国疾病预防控制中心传染病预防控制所	杨修军、李 岐、王笑蕾、王 慧、郝 琴、隋达伟、郭建华、张国芳、王 博、刘金荣、黄 鑫、耿 震、王 峰、万康林、王春生
23	2012	中华医学科技奖三等奖	中国流行的小肠结肠炎耶尔森菌分子特征研究	中国疾病预防控制中心传染病预防控制所、宁夏回族自治区疾病预防控制中心、河南省疾病预防控制中心、徐州市疾病预防控制中心、天津市蓟县疾病预防控制中心	景怀琦、王 鑫、郝 琼、夏胜利、杨晋川、陈继永、肖玉春、邱海燕
24	2011	吉林省科学技术进步奖三等奖	吉林省伯氏疏螺旋体基因分型的研究	吉林省疾控中心、中国疾病预防控制中心传染病预防控制所	杨修军、王春生、郝 琴、于 峰、王艳华、孔祥云、刘桂艳、于继春
25	2009	中华预防医学科技进步奖二等奖	我国发现人粒细胞无形体病	中国疾病预防控制中心传染病预防控制所、安徽省疾病预防控制中心、中国疾病预防控制中心、安徽省芜湖市弋矶山医院、Department of Pathology, University of Texas Medical Branch, Galveston, USA、中国疾病预防控制中心病毒病预防控制所、Department of Pathology, The Johns Hopkins University School of Medicine, Baltimore, Maryland,USA	张丽娟、柳 燕、倪大新、李 群、俞艳林、于学杰、万康林、李德新、梁国栋、蒋秀高、景怀琦、芮 景、栾明春、付秀萍、张景山、杨维中、王 宇、J. Stephen Dumler、冯子健、任 军、徐建国
26	2007	教育部科学技术进步奖一等奖	中国碘缺乏病监测与防治策略	哈尔滨医科大学、中国地方病协会、中国疾病预防控制中心传染病预防控制所、中国疾控中心国家碘缺乏病参照实验室	李素梅（7）、孙殿军、刘守军、申红梅、陈吉祥、许弘凯、苏晓辉、李素梅、刘 颖、张 政、孙树秋、魏红联、吕建国、李健群、于 钧、张树彬
27	2007	教育部科学技术进步奖一等奖	出血性大肠杆菌O157:H8防治及策略研究	哈尔滨医科大学、中国地方病协会、中国疾控中心国家碘缺乏病参照实验室、中国疾病预防控制中心传染病预防控制所	孙殿军、刘守军、申红梅、陈吉祥、许弘凯、苏晓辉、李素梅、刘 颖、张 政、孙树秋、魏红联、吕建国、李健群、于 钧、张树彬
28	2007	中华医学科技奖二等奖	流行性脑脊髓膜炎病原学监测及ST-4821序列群的发现	中国疾病预防控制中心传染病预防控制所、安徽省疾病预防控制中心、中国疾病预防控制中心	邵祝军、徐建国、王建军、梁晓峰、阚 飙、陆美娟、徐 丽、刘丹青、李艺星、陈 霞
29	2007	河北省科学技术奖三等奖	吉兰—巴雷综合征相关空肠弯曲菌的比较蛋白质组学研究	河北医科大学第二医院、中国疾病预防控制中心传染病所	张建中（2）、田新英、张建中、刘瑞春、邹清华、赵 哲、尹 焱

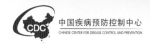
序号	年份	奖项及等级	项目名称	完成单位	完成人
30	2007	云南省科学技术进步奖三等奖	云南汉、白、纳西族人群HP基因型分布特征及致病性研究	昆明医学院第一附属医院、中国疾病预防控制中心传染病所	张建中（2）、周曾芬、张建中
31	2007	吉林省科学技术进步奖三等奖	莱姆病地理分布与病原学研究	吉林省疾控中心、中国疾病预防控制中心传染病预防控制所、磐石市疾病预防控制中心、吉林大学第一临床学院、集安市疾病预防控制中心	杜占森、万康林、王春生、杨修军、郝　琴、施德文、耿　镇、王　峰
32	2005	内蒙古自治区科学技术奖三等奖	呼伦贝尔市动物莱姆病调查及防治方法的研究	呼伦贝尔市兽医工作站、内蒙古牙克石动物疫情测报站、中国疾病预防控制中心传染病预防控制所	郭振梅、杨有福、陈宝柱、郭锁链、郝　琴、万康林、姚景林、隋　伟
33	2004	河南省科学技术进步奖二等奖	河南省新发传染病EHEC O157:H7流行与基因特征研究	河南省卫生防疫站、中国疾病预防控制中心传染病预防控制所、睢县卫生防疫站、商丘市卫生防疫站、济源市卫生防疫站、太康县卫生防疫站	马　宏、张　锦、王建丽、逄　波、夏胜利、黄丽莉、沈刚健、王殿法、靳会娟、黄全勇
34	2004	江苏省科技进步奖二等奖	出血性大肠杆菌O157:H7防治及策略研究		景怀琦（3）
35	2004	上海市科学技术进步奖二等奖	钩端螺旋体全基因组测序和部分功能的研究	国家人类基因组南方研究中心、中国疾病预防控制中心传染病预防控制所、中国科学院上海生命科学研究院、上海第二医科大学、国家人类基因组北方研究中心、复旦大学上海医学院、中国科学院生物物理研究所	蒋秀高（2）、徐建国（4）、任双喜、蒋秀高、傅　刚、徐建国、赵国屏
36	2003	国家科技进步二等奖	青藏高原青海田鼠鼠疫自然疫源地的发现与研究	中国疾病预防控制中心鼠疫布氏菌病预防控制基地、中国疾病预防控制中心传染病预防控制所、四川省卫生防疫站、青海省地方病预防控制所、甘肃省预防控制中心、甘孜藏族自治州卫生防疫站、四川省石渠县卫生防疫站	刘振才、李富忠、李　超、丛显斌、海　荣（2）、高崇华、汪立茂、魏柏青、陈洪舰、陈　虹
37	2003	中华医学科技奖二等奖	肠出血性大肠杆菌O157: H7感染流行病学调查及防治技术措施的研究	中国疾病预防控制中心传染病预防控制所、江苏省疾病预防控制中心、河南省卫生防疫站、安徽省疾病预防控制中心、山东省疾病预防控制中心、江苏省徐州市疾病预防控制中心	徐建国、汪　华、任　军、夏胜利、李洪卫、崔树玉、景怀琦、倪大新、张　锦、胡万富、张　锦、毕振强、杨晋川、逄　波、郑　翰、赵广法
38	2002	辽宁省科学技术进步奖二等奖	辽宁省首次从患者腹泻便及动物体内分离出携带小肠结肠炎耶尔森氏菌HPI毒力岛的大肠杆菌研究		景怀琦（4）

序号	年份	奖项及等级	项目名称	完成单位	完成人
39	2001	云南省科技进步成果三等奖	云南省炭疽监控与炭疽杆菌外环境生态学研究	中国预防医学科学院流行病学微生物学研究所	邱　燕、梁旭东、甘荣海、汪　莉、李　瑛
40	2000	北京市科学技术奖二等奖	我国 O139 群霍乱弧菌的分子特征及分子流行病学研究	中国预防医学科学院流行病学微生物学研究所	刘延清、刘彩莲、章丽娟、阚　飙、段广才、祁国明、高守一、张拥军、曲　梅、王世霞、于纪桂、邓训安、张远明、栗朝华、陈建平
41	1999	新疆维吾尔自治区科技进步成果三等奖	新疆人间炭疽流行病学和病原学监测与新技术应用研究	中国预防医学科学院流行病学微生物学研究所	刘远恒、梁旭东、杨　珊、赛娜瓦尔、王效俊、穆　冰
42	1998	卫生部科学技术进步奖三等奖	我国附红细胞体感染人畜的流行病学调查	中国疾病预防控制中心传染病预防控制所、江苏省阜宁县卫生防疫站、河北省卫生防疫站、广东省南海市卫生防疫站	尚德秋、李兰玉、裴　标、王书义、陆宙光
43	1998	卫生部科学技术进步奖三等奖	幽门螺杆菌生物学特性，致病性及其应用	中国预防医学科学院流行病学微生物学研究所	陈晶晶、张建中、蒋秀高、杨昭徐、甘毓麟
44	1998	江西省科技进步奖二等奖	钩端螺旋体病主要传染源（耕牛）和主要流行菌群型（七日热）研究	上高县卫生防疫站、中国预防医学科学院流行病学微生物学研究所	龙　健、梁中兴、李文斌、时曼华、龙良云、聂一新
45	1998	广西科技进步奖三等奖	广西炭疽监测及控制研究	中国预防医学科学院流行病学微生物学研究所	刘　军、梁旭东、方锦松、曾　俊、魏柏青
46	1997	国家科学技术进步奖二等奖	O157∶H7 大肠杆菌研究	中国预防医学科学院流行病学微生物学研究所、江苏省徐州市卫生防疫站	徐建国、赖心河、权太淑、吴艳萍、程伯鲲、黄力保、刘秉阳、余秀军
47	1996	国家科技进步奖二等奖	急性运动性轴索型格林 - 巴利综合征及其病原学研究	河北医科大学；中国预防医学科学院流行病学微生物学研究所	李春岩（1）、陈晶晶（2）、张建中（4）
48	1996	卫生部科学技术成果一等奖	O157∶H7 大肠杆菌研究	中国预防医学科学院流行病学微生物学研究所、江苏省徐州市卫生防疫站	徐建国、赖心河、权太淑、吴艳萍、程伯鲲、黄力保、刘秉阳、余秀军
49	1996	卫生部科学技术进步奖二等奖	中国钩端螺旋体病地理流行病学研究	中国预防医学科学院流行病学微生物学研究所	时曼华（1）、梁中兴（7）
50	1996	卫生部科学技术进步奖三等奖	我国炭疽高发省（区）监测与控制研究	中国预防医学科学院流行病学微生物学研究所	梁旭东、李爱芳、马凤琴、肖东楼、俞东征
51	1996	江西省科技进步奖三等奖	上高县钩体病暴发的系统性流行病学调查和研究	上高县卫生防疫站、中国预防医学科学院流行病学微生物学研究所	龙　健、林　涛、李文斌、龙良云、罗衡生

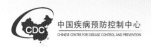

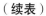（续表）

序号	年份	奖项及等级	项目名称	完成单位	完成人
52	1996	福建省科技进步三等奖	福建省宁化县两种新发现的自然疫源性疾病的研究	宁化县卫生防疫站、福建省卫生防疫站、中国预防医学科学院流研所、福建医学院基因工程室	陈振光、潘 亮、毕德增、陈贻楷、于恩庶、范明远
53	1995	卫生部科学技术进步奖三等奖	布氏田鼠鼠疫对人的危害及防制对策的研究	中国预防医学科学院流行病学微生物学研究所	樊振亚、罗运珩、王身荣、金玲玲、周 祥
54	1995	卫生部医药卫生科技进步奖三等奖	流行性出血热动物模型的建立和免疫机制的研究	中国预防医学科学院流行病学微生物学研究所	姚楚铮、黄莉莉、卢文红、杨抗抗、刁保卫
55	1995	军队科技进步奖二等奖	我国斑点热立克次体生物学特性及分子流行病学研究	军事医学科学院微生物流行病研究所、中国预防医学科学院流行病学微生物学研究所	陈香蕊、范明远、华德增、汪 民、张永国、周 方、张健之、赵立成
56	1994	中国预防医学科学院科技奖一等奖	O157: H7 大肠杆菌研究	中国预防医学科学院流行病学微生物研究所、江苏省徐州市防疫站	徐建国、赖心河、权太淑、吴艳萍、程伯鲲、黄力保、刘秉阳、余秀军
57	1994	预科院科技进步三等奖	酶免疫斑点试验用于钩端螺旋体病快速诊断的研究与应用	中国预防医学科学院流行病学微生物学研究所	时曼华等
58	1994	全国爱国卫生科研成果奖三等奖	灭鼠引诱剂的试验研究	中国预防医学科学院流行病学微生物学研究所	李镜辉等
59	1993	卫生部科技进步奖三等奖	我国猪种布鲁氏菌病流行病学及防制措施的研究	中国预防医学科学院流行病学微生物学研究所	张见麟、陆士良、魏 涛、唐浏英、郭宝岚
60	1992	国家科技进步奖三等奖	达乌尔黄鼠疫源地监测指标及方法的研究	中国预防医学科学院流行病学微生物学研究所	王淑纯、李书宝
61	1992	卫生部科学技术进步奖二等奖	我国流行性脑脊髓膜炎流行特征的监测与研究	中国预防医学科学院流行病学微生物学研究所	胡绪敬、李新武、奚文龙、计银铎、高立慧、徐 丽
62	1992	卫生部科技进步奖三等奖	我国北亚蜱传斑点热的发现、证实和研究	中国预防医学科学院流行病学微生物学研究所	范明远、于学杰、毕德增、赵立成、周 玲
63	1992	中国预防医学科学院科技奖二等奖	中国流行性出血热的监测与研究	中国预防医学科学院流行病学微生物学研究所	陈化新、陈 富、王锡怀、杨建华、马立军、胡经畲、孙怀玉
64	1992	中国预防医学科学院科技奖三等奖	布鲁氏菌病发病机制研究	中国预防医学科学院流行病学微生物学研究所	尚德秋、鲁齐发、吕秀芝、李玉兰、徐宗环
65	1992	中央爱卫会三等奖	灭鼠毒性诱饵引诱剂的实验研究	中国预防医学科学院流行病学微生物学研究所	李镜辉等

序号	年份	奖项及等级	项目名称	完成单位	完成人
66	1991	国家科技进步奖一等奖	埃尔托型霍乱弧菌两类菌株的研究及其在霍乱防病中的应用	中国预防医学科学院流行病学微生物学研究所	高守一、刘延清、杨永民、祁国明、童道玉、徐兆炜、吴顺娥、张树波、陈晶晶、刘秉金
67	1991	卫生部科技进步奖二等奖	云南德宏保山黄胸鼠鼠疫自然疫源地的发现、证实与研究	中国预防医学科学院流行病学微生物学研究所	雷崇熙、刘云鹏
68	1991	吉林省科技进步奖二等奖	达乌尔黄鼠疫源地监测指标及方法的研究	中国预防医学科学院流行病学微生物学研究所	王淑纯、李书宝
69	1990	卫生部科技进步奖三等奖	我国犬种布鲁氏菌病的调查研究	中国预防医学科学院流行病学微生物学研究所、上海医科大学实验动物部、广西、江苏、辽宁、湖南、山东省卫生防疫站、新疆兽医防疫总站、黑龙江省卫生防疫站	尚德秋、鲁齐发、吕秀芝、李玉兰、徐宗环
70	1990	卫生部科学技术进步奖三等奖	庆大霉素琼脂培养基的研制及其在霍乱诊断中的应用	中国预防医学科学院流行病学微生物学研究所	高守一、刘秉金、叶顺章、吴顺娥、武士珍
71	1990	中国预防医学科学院科技奖三等奖	布鲁氏菌非典型菌株及R型菌株的鉴定分类研究	中国预防医学科学院流行病学微生物学研究所	尚德秋、鲁齐发、李元凯、武素怀、李兰玉
72	1990	中国预防医学科学院科技奖三等奖	同时表达霍乱弧菌脂多糖O抗原和霍乱毒素B亚单位基因工程疫苗构建与保护作用的研究	中国预防医学科学院流行病学微生物学研究所	刘延清、高庆申、张树波、祁国明、徐兆炜
73	1989	卫生部科学技术进步奖一等奖	埃尔托型霍乱弧菌两类菌株的研究及其在霍乱防病中的应用	中国预防医学科学院流行病学微生物学研究所	高守一、刘延清、杨永民、祁国明、童道玉、徐兆炜、吴顺娥、张树波、陈晶晶、刘秉金
74	1989	青海省科技成果二等奖	鼠疫活菌苗新菌株的选育研究	中国预防医学科学院流行病学微生物学研究所	贾明和等
75	1988	卫生部医药卫生科学进步二等奖	球形芽胞杆菌BS-10生物灭蚊幼的研制及开发应用	中国预防医学科学院流行病学微生物学研究所	王美秀等
76	1988	全国除"四害"农村二等奖	城镇大面积蚊虫综合防治的研究	中国预防医学科学院流行病学微生物学研究所	王美秀等
77	1988	环境卫生科技进步奖二等奖	球型芽胞杆菌开发研究	中国预防医学科学院流行病学微生物学研究所	王美秀等
78	1988	中国预防医学科学院科技奖二等奖	对大连、吉林、丹东及青岛创建无鼠害市进行技术指导	中国预防医学科学院流行病学微生物学研究所	汪诚信

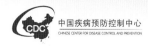
序号	年份	奖项及等级	项目名称	完成单位	完成人
79	1988	中国预防医学科学院科技奖三等奖	流行性出血热流行病学监测研究	中国预防医学科学院流行病学微生物学研究所、浙江天台县、山西太原市卫生防疫站	陈化新、王媛、曹希亮、姚兆华、陈富
80	1988	中国预防医学科学院科技奖三等奖	五大群布鲁氏菌噬菌体在国内首次增殖后在布鲁氏菌属分类中应用的研究	中国预防医学科学院流行病学微生物学研究所	尚德秋、李元凯、曹钰、吴从雅、程晓章
81	1988	中国预防医学科学院科技奖三等奖	中国流行性出血热病毒宿主动物种类组成和传染源的研究	中国预防医学科学院流行病学微生物学研究所、吉林延边自治州、辽宁本溪市、山东临沂地区、河南南阳地区卫生防疫站、沈阳军区军事医学研究所、西安市出血热研究室、云南省卫生防疫站、四川达县卫生防疫站	陈化新、董必军、李泽林、李钟琪、任樵等
82	1988	爱卫会科技进步奖二等奖	中国鼠传疾病地理区域研究	中国预防医学科学院流行病学微生物学研究所	汪城信等
83	1987	国家自然科学奖二等奖	中国鼠疫自然疫源地的发现与研究	中国预防医学科学院流行病学微生物学研究所	纪树立、贺建国、白鹭兴、滕云峰、詹心如、雷宗熙、汪闻绍、秦长育、康成贵、王成柱
84	1987	国家自然科学三等奖	中国流行性出血热的研究	中国预防医学科学院病毒学研究所、中国预防医学科学院流行病学微生物学研究所、黑龙江省卫生防疫站、江苏省卫生防疫站、安徽省医学科学研究所、陕西省卫生防疫站	严玉辰、宋干、杭长寿、洪涛、陈化新、陈伯权、刘学礼、裘学昭
85	1986	卫生部重大医药卫生科学技术成果奖乙级奖	A群脑膜炎奈瑟菌脂多糖血清学分型及其流行病学意义	中国预防医学科学院流行病学微生物学研究所	胡绪敬、李新武、王士明、奚文龙
86	1985	全国除四害、农村环境卫生科技进步奖二等奖	晋东南农村家鼠及其防制	中国预防医学科学院流行病学微生物学研究所、山西省卫生防疫站、晋东南地区卫生防疫站、襄垣县卫生防疫站、雁北鼠防站、阳高县卫生防疫站	汪诚信、赵月明、郭成玉、李焰
87	1983	卫生部科学技术进步奖二等奖	三带喙库蚊实验室种群的建立和若干生态习性的研究	中园预防医学科学院流行病学微生物学研究所	张淑媛、柔玉莲、何胜国、王美秀、刘玉书、郝小玉、徐淑惠、肖亦美、薛素琴、董培孔、徐惠珍、韩幼风、陶琴
88	1983	福建省科技进步二等奖	福建恙虫病立克次体的抗原型	福建省流行病研究所、中国医学科学院流行病学微生物学研究所	于恩庶、关碧玮、黄桂森、何似、庄履平、范明远、毕德增、陈潮权、蔡虹

中国疾病预防控制中心病毒病预防控制所科技成果一览

序号	年份	奖项及等级	项目名称	完成单位	完成人
1	2021	中华预防医学会科学技术奖一等奖	全球脊灰病毒根除阶段关键疫苗 sIPV 和 bOPV 的研发及应用	中国生物技术股份有限公司、中国食品药品检定研究院、北京生物制品研究所有限责任公司、中国疾病预防控制中心病毒病预防控制所、上海楚鲲生物科技有限公司	杨晓明、王 辉、李长贵、赵玉秀、许文波、王红燕、英志芳、张 晋、王剑锋、杨云凯、李爱灵、梁宏阳、于守智、董 圆、李婉莉
2	2021	中华预防医学会科学技术奖二等奖	人朊病毒病流行特征和脑损伤分子机制研究	中国疾病预防控制中心病毒病预防控制所	董小平、石 琦、陈 操、高 晨、周 伟、肖 康、韩 俊、张 瑾、王 晶、高利萍、王吉春、许 尹、郭燕军、陈利娜、王 荟
3	2021	华夏建筑科学技术奖特等奖	生物安全建筑防护关键技术研究与标准体系创建	中国建筑科学研究院有限公司、中国疾病预防控制中心病毒病预防控制所、中国电子系统工程第二建设有限公司、上海杰昊生物技术有限公司、中国合格评定国家认可中心、苏州安泰空气技术有限公司、山东新华医疗器械股份有限公司、苏州苏净安发空调有限公司	王清勤、武桂珍、曹国庆、赵 力、杨九祥、马立东、李 姝、朱宁涛、王 荣、金 真、吴伟伟、蒋境邦、杨良生、范 乐、吴 强、陈旭东、王小勇、章植栋、仇丽娉、范东叶
4	2020	中华医学科技奖二等奖	流感防控的关键生物信息技术及其创新应用体系	中国医学科学院基础医学研究所、中国疾病预防控制中心病毒病预防控制所、中国科学院生物物理研究所、湖南大学、苏州系统医学研究所、华中农业大学	蒋太交、舒跃龙、吴爱平、杨 磊、彭友松、杜向军、王大燕、程根宏、金梅林、秦晓峰
5	2020	华夏医学科技奖二等奖	我国人朊病毒病疾病特征和朊病毒致中枢神经损伤机理研究	中国疾病预防控制中心病毒病预防控制所	董小平、石 琦、陈 操、高 晨、周 伟、韩 俊、肖 康、张 瑾、王 晶、王吉春、许 尹、王 园、张宝云、王 荟、陈利娜
6	2020	甘肃医学科技奖二等奖	儿童中呼吸道合胞病毒的流行特征和变异变迁研究	甘肃省疾病预防控制中心、中国疾病预防控制中心病毒病预防控制所、白银市疾病预防控制中心	乔瑞娟、于德山、汪 鹏、李红育、张 燕、康 倩、陈建华
7	2020	河北省科学技术进步奖一等奖	感染性疾病病原体分子诊断关键技术创新与应用	河北省人民医院、河北省儿童医院、中国疾病预防控制中心病毒病预防控制所	冯志山、李贵霞、马学军、王 乐、赵梦川、申辛欣、王 佶、孙素真、郭巍巍、杨 硕
8	2000	何梁何利奖科学与技术进步奖		中国预防医学科学院病毒学研究所	刘崇柏
9	2019	北京市科学技术进步奖一等奖	全球脊灰病毒根除阶段关键疫苗 sIPV 和 bOPV 的研发及应用	中国生物技术股份有限公司、中国食品药品检定研究院、北京生物制品研究所有限责任公司、中国疾病预防控制中心病毒病预防控制所、上海楚鲲生物科技有限公司	杨晓明、王军志、王 辉、李长贵、许文波、魏树源、赵玉秀、王红燕、徐康维、杨云凯、江 征、张 晋、李爱灵、梁宏阳、于守智

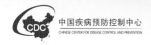

（续表）

序号	年份	奖项及等级	项目名称	完成单位	完成人
10	2018	北京市科学技术奖三等奖	援塞拉利昂高等级生物安全实验平台的构建及应用	中国疾病预防控制中心、中国疾病预防控制中心病毒病预防控制所、中国建筑科学研究院、北京城建集团有限责任公司、苏州金燕净化设备有限公司	高　福、梁晓峰、武桂珍、王子军、蒋晋生、董小平、王　鑫、马立东、刘　军、魏　强、赵赤鸿、张　勇、薄珊珊、陈杰云
11	2018	湖南医学科技奖一等奖	基于分子诊断的儿童病毒感染性疾病临床流行病学调查及应用	湖南省人民医院（湖南师范大学附属第一医院）、中国疾病预防控制中心病毒病预防控制所	张　兵、曾赛珍、肖霓光、钟礼立、段招军、谢乐云、熊　洁、刘　沁、谢志萍、黄　寒
12	2018	江西省自然科学奖一等奖	新型 H10N8 禽流感病毒的首次发现及其起源和致病机制	南昌市疾病预防控制中心、中国疾病预防控制中心病毒病预防控制所	陈海婴、刘明斌、王大燕、周剑芳
13	2017	国家最高科学技术奖		中国疾病预防控制中心病毒病预防控制所	侯云德
14	2017	国家科学技术进步特等奖	以 H7N9 禽流感为代表的新发传染病防治体系重大创新和技术突破	浙江大学医学院附属第一医院（浙江省第一医院）、中国疾病预防控制中心病毒病预防控制所、中国疾病预防控制中心、汕头大学、香港大学、复旦大学、中国科学院微生物研究所、上海市疾病预防控制中心、上海市第五人民医院、首都医科大学附属北京朝阳医院、浙江省疾病预防控制中心	李兰娟、舒跃龙、管　轶、冯子健、袁国勇、高　福、袁正宏、王　宇、余宏杰、王大燕、高海女、王　辰、郑树森、杨仕贵、杨维中、曹　彬、陈鸿霖、李　群、朱华晨、周剑芳、刘　翟、高荣保、吴南屏、胡芸文、姚航平、张　曦、俞　亮、郑书发、吴　凡、卢洪洲、王　嘉、夏时畅、崔大伟、白　天、梁伟峰、林赞育、武桂珍、揭志军、郭、静、杜启泓、盛吉芳、刁宏燕、向妮娟、杨益大、赵　翔、汤灵玲、邹淑梅、余　斐、朱丹华
15	2017	中华医学科技奖三等奖	应对输入脊髓灰质炎野病毒关键技术体系的研究及其应用	中国疾病预防控制中心、中国疾病预防控制中心病毒病预防控制所、新疆维吾尔自治区疾病预防控制中心、新疆生产建设兵团疾病预防控制中心、山东省疾病预防控制中心	罗会明、杨维中、王华庆、余文周、张　勇、王　宇、冯玉明、严冬梅
16	2017	中华预防医学会科学技术奖一等奖	禽流感病毒感染人的生态与分子机制研究	中国科学院微生物研究所、中国农业大学、中国科学院天津工业生物技术研究所、中国科学院动物研究所、中国疾病预防控制中心病毒病预防控制所	高　福、施　一、严景华、刘　翟、齐建勋、刘金华、校海霞、雷富民、刘文军、张　蔚、刘　军、毕玉海、吴　莹、李学兵、路希山
17	2017	中华预防医学会科学技术奖三等奖	新型多重 PCR 检测技术平台的建立及其应用	中国疾病预防控制中心病毒病预防控制所、北京卓诚惠生生物科技股份有限公司、陕西省疾病预防控制中心、湖南省疾病预防控制中心、甘肃省疾病预防控制中心	马学军、毛乃颖、王　佶、张　益、崔爱利、张　勇、申辛欣、王　雷

（续表）

序号	年份	奖项及等级	项目名称	完成单位	完成人
18	2017	中华预防医学会科学技术奖三等奖	应对输入脊髓灰质炎野病毒关键技术体系的研究及其应用	中国疾病预防控制中心病毒病预防控制所、中国疾病预防控制中心、新疆维吾尔自治区疾病预防控制中心、中国医学科学院病原生物学研究所、北京市疾病预防控制中心	许文波、罗会明、杨维中、温　宁、武桂珍、王　宇、王新旗、汪海波等
19	2017	华夏医学科技奖三等奖	应对输入脊髓灰质炎野病毒关键技术体系的研究及其应用	中国疾病预防控制中心病毒病预防控制所　中国疾病预防控制中心　新疆维吾尔自治区疾病预防控制中心　新疆生产建设兵团疾病预防控制中心　中国医学科学院病原生物学研究所	张　勇、温　宁、崔富强、王东艳、王世文、王　宇、郝立新、张国民
20	2017	北京市科学技术奖三等奖	新型多重 PCR 检测技术平台的建立及其应用	中国疾病预防控制中心病毒病预防控制所、北京卓诚惠生生物科技股份有限公司、陕西省疾病预防控制中心、湖南省疾病预防控制中心、甘肃省疾病预防控制中心	马学军、王　佶、毛乃颖、申辛欣、张　益、王　雷、崔爱利、张　勇
21	2016	中华人民共和国教育部科技进步二等奖	重要和新发现呼吸道及肠道病毒的病原学研究及其应用	北京协和医学院，中国疾病预防控制中心病毒病预防控制所，首都医科大学附属北京儿童医院，中国医学科学院北京协和医院，甘肃省疾病预防控制中心，陕西省疾病预防控制中心	王建伟、任丽丽、许文波、郭　丽、毛乃颖、相子春、朱　贞、肖　艳、崔爱利、周红莉、张　勇、杨　帆、谢正德、李太生、董　杰
22	2016	深圳市科学技术进步奖二等奖	深圳诺如病毒的网络监测及分子流行病学研究	深圳市疾病预防控制中心、中国疾病预防控制中心病毒病预防控制所	何雅青、靳　淼、杨　洪、李慧莹、张海龙、吴　微、刘　娜、姚相杰
23	2015	中华医学科技奖一等奖	人感染新型 H7N9 禽流感病毒的发现及其病原学研究	中国疾病预防控制中心病毒病预防控制所、中国疾病预防控制中心、复旦大学、香港大学、上海市疾病预防控制中心、首都医科大学附属北京朝阳医院、复旦大学附属上海市第五人民医院、中国科学院生物物理研究所	舒跃龙、管　轶、袁正宏、王大燕、朱华晨、周剑芳、高荣保、胡芸文、张　曦、曹　彬、王　宇、高　福、武桂珍、揭志军、蒋太交
24	2015	中华医学科技奖二等奖	重要和新发现呼吸道及肠道病毒的病原学研究及其应用	中国医学科学院病原生物学研究所、中国疾病预防控制中心病毒病预防控制所、中国医学科学院北京协和医院、首都医科大学附属北京儿童医院、中国疾病预防控制中心、陕西省疾病预防控制中心、甘肃省疾病预防控制中心	金　奇、许文波、相子春、崔爱利、李太生、朱　贞、彭俊平、杨维中、杨　帆、毛乃颖、申昆玲、张　勇、胡永峰、周红莉、肖　艳
25	2015	中华预防医学会科学技术奖一等奖	重要和新发现呼吸道病毒的病原学研究及其应用	中国医学科学院病原生物学研究所、中国疾病预防控制中心病毒病预防控制所、首都医科大学附属北京儿童医院、中国医学科学院北京协和医院、甘肃省疾病预防控制中心、陕西省疾病预防控制中心	王健伟、许文波、申昆玲、毛乃颖、李太生、朱　贞、郭　丽、崔爱利、谢正德、张　燕、范洪伟、周红莉、肖　艳、于德山、余鹏博

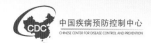
序号	年份	奖项及等级	项目名称	完成单位	完成人
26	2015	中华预防医学会科学技术奖一等奖	人感染新型H7N9禽流感病毒的发现及其病原学研究	中国疾病预防控制中心病毒病预防控制所、中国疾病预防控制中心、复旦大学、香港大学、上海市疾病预防控制中心、首都医科大学附属北京朝阳医院、复旦大学附属上海市第五人民医院、中国科学院生物物理研究所	舒跃龙、管轶、袁正宏、王大燕、朱华晨、周剑芳、高荣保、胡芸文、张曦、曹彬、王宇、高福、武桂珍、揭志军、蒋太交
27	2015	中华预防医学会科学技术奖二等奖	30年中国艾滋病流行特征与防控对策研究	中国疾病预防控制中心性病艾滋病预防控制中心、中国疾病预防控制中心病毒病预防控制所、中国疾病预防控制中心、云南省疾病预防控制中心、河南省疾病预防控制中心、四川省疾病预防控制中心、天津市疾病预防控制中心	吴尊友、曾毅、王宇、王陇德、郑锡文、贾曼红、王哲、汪宁、张灵麟、朱效科
28	2015	中华预防医学会科学技术奖二等奖	我国病原微生物实验室生物安全风险控制和管理体系的建立及应用	中国疾病预防控制中心病毒病预防控制所	武桂珍、韩俊、李振军、魏强、赵赤鸿、王健伟、梁米芳、瞿涤、卢金星、王子军
29	2015	中华预防医学会科学技术奖二等奖	我国手足口病病原学研究和关键防控技术的建立及推广应用	中国疾病预防控制中心病毒病预防控制所、中国医学科学院病原生物学研究所、中国疾病预防控制中心、山东省疾病预防控制中心、北京贝尔生物工程有限公司、北京金豪制药股份有限公司、江苏硕世生物科技有限公司	许文波、杨帆、张勇、胡永峰、张燕、杜江、崔爱利、吴志强、张静、薛颖
30	2015	北京市科学技术奖三等奖	我国手足口病病原学研究和关键防控技术的建立及推广应用	中国疾病预防控制中心病毒病预防控制所、中国医学科学院病原生物学研究所、北京贝尔生物工程有限公司、北京金豪制药股份有限公司、江苏硕世生物科技有限公司	许文波、张勇、胡永峰、张燕、吴志强、崔爱利、杜江、祝双利、苏浩翔、檀晓娟、朱贞、邵育晓、张誌、毛乃颖、王显军
31	2015	吉林省科学技术奖二等奖	我国野生动物和流浪犬狂犬病病原生态学研究	中国人民解放军军事科学院军事兽医研究所、中国疾病预防控制中心病毒预防控制所	扈荣良、刘晔、陶晓燕、张守峰、赵敬慧、李浩
32	2014	国家科技进步奖一等奖	我国首次对甲型H1N1流感大流行有效防控及集成创新性研究	中国疾病预防控制中心、首都医科大学附属北京朝阳医院、中国疾病预防控制中心病毒病预防控制所、北京市疾病预防控制中心、浙江大学医学院附属第一医院、中国医学科学院病原生物学研究所、中国科学院微生物研究所、中国检验检疫科学研究院、中国人民解放军军事科学院、中国中医科学院	侯云德、王宇、王辰、王永炎、李兰娟、赵铠、李兴旺、杨维中、刘保延、舒跃龙、金奇、高福、胡孔新、梁晓峰、钟南山
33	2014	中国人民解放军科学技术进步奖二等奖	重要战略地区和军事驻地狂犬病流行侦查技术及预防策略研究	军事医学科学院军事兽医研究所、中国疾病预防控制中心病毒病预防控制所、济南军区疾病预防控制中心、公安部南昌警犬基地	扈荣良、张守峰、刘晔、唐青、张菲、李浩、马凤龙、叶俊华、陶晓燕

序号	年份	奖项及等级	项目名称	完成单位	完成人
34	2014	中华医学科技奖三等奖	人感染高致病性禽流感 H5N1 的流行病学研究及应用	中国疾病预防控制中心、北京大学人民医院、中国疾病预防控制中心病毒病预防控制所、湖南省疾病预防控制中心、浙江省疾病预防控制中心	余宏杰、王 宇、杨维中、冯子健、高占成、廖巧红、高立冬、陈恩富
35	2013	中华医学科技奖二等奖	中国艾滋病重大疫情与关键技术研究及应用	中国疾病预防控制中心、河南省疾病预防控制中心、云南省疾病预防控制中心、四川省疾病预防控制中心、湖南省疾病预防控制中心、广东省疾病预防控制中心	吴尊友、王 宇、王 哲、汪 宁、吕 繁、曾 毅、贾曼红、毛宇嵘、刘中夫、张灵麟
36	2013	中华医学科技奖二等奖	我国虫媒病毒分布及其与疾病关系研究	中国疾病预防控制中心病毒病预防控制所	梁国栋、付士红、王环宇、李铭华、吕 志、朱武洋、王力华、吕新军、曹玉玺、张海林
37	2013	中华预防医学会科学技术奖一等奖	我国虫媒病毒分布及其与疾病关系研究	中国疾病预防控制中心病毒病预防控制所、云南省地方病防治所	梁国栋、付士红、王环宇、李铭华、吕 志、朱武洋、王力华、吕新军、高晓艳、张海林、曹玉玺、何 英、唐 青、李 浩、陶晓燕
38	2013	中华预防医学会科学技术奖二等奖	我国维持无脊髓灰质炎状态 10 年间疫苗衍生病毒的研究	中国疾病预防控制中心病毒病预防控制所、中国疾病预防控制中心、贵州省疾病预防控制中心、安徽省疾病预防控制中心、广西壮族自治区疾病预防控制中心、山东省疾病预防控制中心、四川省疾病预防控制中心	许文波、张 勇、祝双利、梁晓峰、李 黎、严冬梅、朱 晖、王东艳、温 宁、李 杰
39	2013	中华预防医学会科学技术奖一等奖	新发传染病发热伴血小板减少综合征及其病原研究	中国疾病预防控制中心病毒病预防控制所、中国疾病预防控制中心、江苏省疾病预防控制中心、山东省疾病预防控制中心、湖北省疾病预防控制中心、辽宁省疾病预防控制中心、安徽省疾病预防控制中心	李德新、于学杰、王 宇、汪 华、梁米芳、李建东、王显军、金 聪、占发先、鲍倡俊、王世文、毕振强、姚文清、刘 红、冯子健
40	2013	北京市科学技术奖二等奖	我国虫媒病毒分布及其与疾病关系研究	中国疾病预防控制中心病毒病预防控制所	梁国栋、付士红、王环宇、李铭华、吕 志、朱武洋、王力华、吕新军、曹玉玺、高晓艳
41	2013	福建省科学技术进步奖三等奖	福建省流行性乙型脑炎病毒的分子流行病学	福建省疾病预防控制中心、中国疾病预防控制中心病毒病预防控制所	张拥军、王环宇、严延生、付士红、陈 端
42	2012	中华医学科技奖三等奖	中国维持无脊髓灰质炎十年间脊髓灰质炎疫苗衍生病毒的研究	中国疾病预防控制中心病毒病预防控制所、中国疾病预防控制中心、贵州省疾病预防控制中心、安徽省疾病预防控制中心、广西壮族自治区疾病预防控制中心	许文波、张 勇、祝双利、梁晓峰、李 黎、严冬梅、朱 晖、王东艳

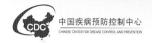
序号	年份	奖项及等级	项目名称	完成单位	完成人
43	2012	吉林省自然科学学术成果奖一等奖	吉林省麻疹野病毒株快速诊断方法及麻疹病毒变异研究	中国疾病预防控制中心病毒病预防控制所（第二完成单位）	周剑惠、张 燕、杜占森、陈 超、姬奕欣、王 爽、常 新、刘桂艳、田 鑫、赵国涛、张 帆、林 琳、李大强、许文波
44	2011	中华预防医学会科学技术奖一等奖	甲型 H1N1 流感病原学研究及其在流感大流行防控中的应用	中国疾病预防控制中心病毒病预防控制所、北京金豪制药股份有限公司	舒跃龙、王大燕、张 誌、徐翠玲、高荣保、温乐英、白 天、周剑芳、张彦平、曹健荣、李晓丹、张陆明、赵 翔、李希妍、王 伟
45	2011	中华预防医学会科学技术奖二等奖	我国乙型病毒性肝炎流行规律和防治对策研究	中国疾病预防控制中心、中国疾病预防控制中心病毒病预防控制所、宁波市疾病预防控制中心、甘肃省疾病预防控制中心、广东省疾病预防控制中心	梁晓峰、崔富强、毕胜利、董红军、龚晓红、陈园生、王富珍、郑 徽、李 黎、王华庆
46	2011	中华预防医学会科学技术奖三等奖	中国麻疹疫苗株与野病毒株快速诊断方法及麻疹病毒变异研究	吉林省疾病预防控制中心、中国疾病预防控制中心病毒病预防控制所	周剑惠、许文波、侯 祥、陈 超、张 燕、王 爽、常 新、田 鑫
47	2011	中华预防医学会科技奖三等奖	假病毒技术平台在流感和丙肝病毒研究及药物/免疫评价中的应用	中国疾病预防控制中心病毒病预防控制所	王 岳、周剑芳、赵洪兰、鲁 健、郭敏卓、伊 瑶、舒跃龙、谭文杰
48	2011	北京市科学技术奖一等奖	甲型 H1N1 流感的临床和应用基础研究	首都医科大学附属北京地坛医院、中国疾病预防控制中心病毒病预防控制所、首都医科大学附属北京朝阳医院-北京市呼吸疾病研究所、中国科学院微生物研究所、北京中医药大学东直门医院、首都医科大学	王 辰、舒跃龙、李兴旺、高 福、毛 羽、曹 彬、王 岳、刘清泉、曹志新、齐建勋、谷 丽、蒋荣猛、周剑芳、王玉光、翟晓辉
49	2011	北京市科学技术奖三等奖	甲型流感病毒感染动物模型的建立及应用	中国医学科学院医学实验动物研究所、中国疾病预防控制中心病毒病预防控制所	秦 川、鲍琳琳、许黎黎、李 梓、邓 巍、占玲俊
50	2010	广西自然科学奖三等奖	鼻咽癌患者免疫功能及 Ad5F35-LMP2 疫苗的研究	广西医科大学、中国疾病预防控制中心病毒病预防控制所	莫武宁、曾 毅、周 玲、唐安洲、王 湛、黄光武
51	2009	中华医学科技奖三等奖	我国人类朊病毒病检测监测体系建立及相关基础和应用研究	中国疾病预防控制中心病毒病预防控制所	董小平、洪 涛、韩 俊、高 晨、石 琦、张宝云、周 伟、田 婵、姜慧英、屈建国、张 瑾、董辰方、张 莹、赵同兴
52	2009	中华预防医学会科学技术奖二等奖	我国人类朊病毒病检测监测体系建立及相关基础和应用研究	中国疾病预防控制中心病毒病预防控制所	董小平、洪 涛、韩 俊、高 晨、石 琦、张宝云、周 伟、田 婵、姜慧英、屈建国、张 瑾、董辰方、张 莹、赵同兴

序号	年份	奖项及等级	项目名称	完成单位	完成人
53	2009	中华预防医学会科学技术奖二等奖	登革热预防控制技术集成与应用研究	广东省疾病预防控制中心、中国疾病预防控制中心病毒病预防控制所、广州市第八人民医院	何剑峰、罗会明、李德新、张复春、梁文佳、柯昌文、杨　芬、林锦炎、周惠琼、王世文、郑　夔、王　建、林立丰、李灵辉、蔡松武
54	2008	中华医学科技奖一等奖	我国既往有偿供血人群艾滋病流行病学与控制策略研究	中国疾病预防控制中心性病艾滋病预防控制中心、中国疾病预防控制中心病毒病预防控制所、安徽省疾病预防控制中心、安徽省阜阳市疾病预防控制中心、河南省疾病预防控制中心	吴尊友、曾　毅、柔克明、计国平、徐　臣、庞　琳、徐　杰、郑锡文、王　哲、汪　宁、张福杰、王　岚、高　玉、吕　繁、施小明
55	2008	中华医学科技奖三等奖	呼吸道感染相关新病原体 HBoV 的研究	中国疾病预防控制中心病毒病预防控制所、郴州市第一人民医院	段招军、郑丽舒、瞿小旺、刘劲松、谢志萍、刘巧突、漆正宇、刘文培、高寒春、侯云德
56	2008	北京市科学技术进步奖二等奖	我国既往有偿供血人群艾滋病流行病学与控制策略研究	中国疾病预防控制中心性病艾滋病预防控制中心、中国疾病预防控制中心病毒病预防控制所、安徽省疾病预防控制中心、安徽省阜阳市疾病预防控制中心、河南省疾病预防控制中心	吴尊友、曾　毅、柔克明、计国平、徐　臣、庞　琳、徐　杰、郑锡文、王　哲、汪　宁
57	2007	中华医学科技奖二等奖	中国 14 年麻疹病毒的分子流行病学研究	中国疾病预防控制中心病毒病预防控制所、山东省疾病预防控制中心、湖南省疾病预防控制中心、山西省疾病预防控制中心、上海市疾病预防控制中心、河南省疾病预防控制中心、辽宁省疾病预防控制中心	许文波、朱　贞、张　燕、蒋小泓、姬奕昕、许松涛、王常银、张　红、郑　蕾、胡家瑜
58	2007	中华医学科技奖三等奖	重组人干扰素 α2b 喷雾剂预防 SARS 的研究	中国疾病预防控制中心病毒病预防控制所、北京远策药业有限责任公司、北京金迪克生物技术研究所、南方医科大学、中国医学科学院实验动物研究所	张丽兰、段招军、张利萍、喻志爱、谢志萍、陈　清、俞守义、秦　川、舒跃龙、侯云德
59	2007	中华预防医学会科学技术奖一等奖	抗病毒人源基因工程抗体的基础和应用研究	中国疾病预防控制中心病毒病预防控制所	梁米芳、李德新、曹经瑗、张全福、毕胜利、李　川、刘琴芝、张世珍、李建东、孟庆玲、孙丽娜、刘　峰、王世文
60	2007	中华预防医学会科学技术奖二等奖	人禽流感实验室监测技术的建立与应用	中国疾病预防控制中心病毒病预防控制所	舒跃龙、郭元吉、温乐英、王　敏、董　婕、张　烨、蓝　雨、邹淑梅、李　梓、高荣保、王　伟、徐翠玲、李德新、余宏杰、王世文

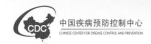

（续表）

序号	年份	奖项及等级	项目名称	完成单位	完成人
61	2007	中华预防医学会科学技术奖二等奖	我国病毒性腹泻的病原学和流行病学研究	中国疾病预防控制中心病毒病预防控制所、长春市儿童医院、河北省卢龙县疾病预防控制中心、北京市友谊医院、昆明市儿童医院、兰州大学第一附属医院、安徽省池州市疾病预防控制保健中心	方肇寅、段招军、章青、谢华萍、孙利炜、唐景裕、金玉、马莉、杜曾庆、童志礼、刘娜、崔淑娴
62	2007	中华预防医学会科学技术奖二等奖	中国14年麻疹病毒的分子流行病学研究	中国疾病预防控制中心病毒病预防控制所、山东省疾病预防控制中心、湖南省疾预防控制中心、山西省疾病预防控制中心、上海市疾病预防控制中心、河南省疾病预防控制中心、辽宁省疾病预防控制中心	许文波、朱贞、张燕、蒋小泓、姬奕昕、许松涛、王常银、张红、郑蕾、胡家瑜
63	2007	湖南省科学技术进步奖三等奖	我国人博卡病毒的发现及相关研究	郴州市第一人民医院、中国疾病预防控制中心病毒病预防控制所	刘巧突、段招军、熊波、肖斌梅、刘劲松、瞿小旺
64	2005	中华医学科技奖三等奖	新疆出血热病毒分子特征研究及诊断方法建立	中国疾病预防控制中心传染病预防控制所、中国疾病预防控制中心病毒病预防控制所、新疆维吾尔自治区疾病预防控制中心、新疆巴楚县疾病预防控制中心、新疆巴楚县人民医院	唐青、杭长寿、冯崇慧、赵秀芹、司马义巴吾东、张玉贞
65	2005	北京市科学技术三等奖	新疆出血热病毒分子特征研究及诊断方法建立	中国疾病预防控制中心传染病预防控制所、中国疾病预防控制中心病毒病预防控制所、新疆维吾尔自治区疾病预防控制中心、新疆巴楚县疾病预防控制中心、新疆巴楚县人民医院	唐青、杭长寿、冯崇慧、赵秀芹、司马义巴吾东、张玉贞
66	2005	云南省科学技术奖三等奖	云南省澜沧江下游地区虫媒病毒调查和研究	中国疾病预防控制中心病毒病预防控制所	陶三菊（2）（其他人员不详）
67	2004	中华医学科技奖三等奖	一种引起脑炎、无名热的新病毒——Colti病毒的发现	中国疾病预防控制中心病毒病预防控制所	陶三菊、徐普庭、陈伯权、杨冬荣、王焕琴、徐丽宏、宋立亭、游志勇
68	2004	北京市科学技术二等奖	SARS冠状病毒感染恒河猴等动物的模型建立	中国医学科学院实验动物研究所、中国疾病预防控制中心病毒病预防控制所、中国医学科学院基础医学研究所、中国医学科学院北京协和医院、中国医学科学院医学生物学研究所	秦川、魏强、王健伟、高虹、蒋虹、朱华、涂新明、张兵林、丛吉吉
69	2004	北京市科学技术奖三等奖	一种引起脑炎、无名热的新病毒——Colti病毒的发现	中国疾病预防控制中心病毒病预防控制所	陶三菊、徐普庭、陈伯权、杨冬荣、王焕琴、徐丽宏、宋立亭、游志勇
70	2003	国家科学技术进步二等奖	丙肝试剂系列国家标准参考品及高质量诊断试剂的研究	中国药品生物制品检定所、中国人民解放军军事医学科学院基础医学研究所、北京大学肝病研究所、中国预防医学科学院病毒学研究所	祁自柏、凌世淦、陶其敏、毕胜利、李河民、张贺秋、冯百芳、江永珍、周诚、宋晓国

序号	年份	奖项及等级	项目名称	完成单位	完成人
71	2003	中国人民解放军总后勤部科学技术进步奖三等奖	中国东北地区新亚型Colti病毒的发现及人群感染调查研究	沈阳军区联勤部军事医学研究所、中国预防医学科学院病毒学研究所	陶三菊（2）、陈伯权（4）、杨冬荣（6）（其他人员不详）
72	2003	中华医学科技奖一等奖	痢疾杆菌全基因组序列测定与分析	中国疾病预防控制中心病毒病预防控制所、复旦大学、中国疾病预防控制中心传染病预防控制所、北京大学人民医院、国家人类基因组北方研究中心（北京诺塞基因组研究中心有限公司）、华北制药集团有限责任公司	金奇、刘红、杨帆、张笑冰、董杰、薛颖、朱俊萍、侯云德、袁正宏、闻玉梅、徐建国、王宇、姚志建、陈润生、吕渭川
73	2003	北京市科学技术奖二等奖	痢疾杆菌全基因组序列测定与分析	中国疾病预防控制中心病毒病预防控制所、复旦大学、中国疾病预防控制中心传染病预防控制所、北京大学人民医院、国家人类基因组北方研究中心（北京诺塞基因组研究中心有限公司）、华北制药集团有限责任公司	金奇、刘红、杨帆、张笑冰、董杰、薛颖、朱俊萍、侯云德、袁正宏、闻玉梅、徐建国、王宇、姚志建、陈润生、吕渭川
74	2003	北京市科学技术奖三等奖	禽H9N2亚型流感病毒感染人的发现	中国疾病预防控制中心病毒病预防控制所、广东省疾病预防控制中心、广州市儿童医院、广东省深圳市疾病预防控制中心	郭元吉、谢健屏、程小雯、彭国文、王敏、温乐英
75	2002	广东省科学技术一等奖	利用酵母双杂交系统筛选功能域受体及其生物学活性研究	第一军医大学热带军队卫生学系、中国预防医学科学院病毒学研究所	马骊、王小宁、张智清、姚立红、周明乾、陈爱君、陈泽洪、胡志明、苏瑾、周晓明
76	2001	国家自然科学奖二等奖	丙型肝炎病毒核心蛋白免疫抗原表位和致癌性的分子基础的研究	中国预防医学科学院病毒学研究所	金冬雁、王海林、侯云德、刘崇柏
77	2001	中华医学科技奖一等奖	中国实现无脊髓灰质炎-国家防制体系建立、策略研究与实施	中国预防医学科学院	王克安、张礼璧、于竞进、张兴录、张荣珍、王钊、王晓军、朱徐、侯晓辉、徐涛、吴沪生、连文远、李杰、曹雷、王莉霞
78	2001	北京市科学技术进步奖一等奖	抗HCV国家参考品及高质量丙肝诊断试剂研究	中国药品生物制品检定所、军事医学科学院基础所、北京大学肝病研究所、中国预防医学科学院病毒学研究所	毕胜利（排名第四）（其他人员不详）
79	2000	中国人民解放军总后勤部科学技术进步奖二等奖	减蛋综合征病毒的分离鉴定、分子生物学特性、载体构建和实验免疫研究	军需大学动物科技系、中国预防医学科学院病毒学研究所、军需大学军事兽医研究所	参加人员不详

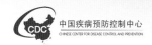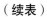

序号	年份	奖项及等级	项目名称	完成单位	完成人
80	2000	何梁何利基金科学与技术进步奖		中国预防医学科学院病毒学研究所	刘崇柏
81	2000	广西壮族自治区医药卫生科学技术进步奖二等奖	鼻咽癌血清学早期诊断成果推广及应用研究	中国预防医学科学院	参加人员不详
82	2000	湖北省重大科学技术成果奖	以缺失痘苗病毒为载体的兽用狂犬病毒重组疫苗研究	武汉生物制品研究所、中国预防医学科学院病毒学研究所等	朱家鸿、李　萍、阮　力、胡巧玲、王继麟、吴　杰、曹瑞瑶、孙朝晖、郑新雄、李承平、薛红刚、刘碧芬、祝玉桃、苏　焱、徐葛林、严家新
83	1999	国家科学技术进步奖二等奖	新型系列病毒载体的研制和应用	中国预防医学科学院病毒学研究所	颜子颖、侯云德、舒跃龙、杨天忠、吴小兵、王晓丹、贡惠宇、乔　健、姚二梅
84	1999	国家科学技术进步二等奖	戊型肝炎病毒分子生物学、血清学、诊断方法及散发性戊型肝炎研究	北京医科大学、中国预防医学科学院病毒学研究所、新疆维吾尔自治区卫生防疫站	庄　辉、毕胜利、李　凡、江永珍、朱万孚、刘崇柏、朱晓洁、朱永红、鲁凤民
85	1999	国家科学技术进步奖三等奖	流行性出血热病毒分子生物学研究及应用	中国预防医学科学院病毒学研究所	杭长寿、李德新、梁米芳、石晓宏、张全福
86	1999	国家自然科学奖四等奖	我国痘苗天坛株基因组一级结构的测定与分析及其应用	中国预防医学科学院病毒学研究所	金　奇、陈南海、侯云德
87	1999	卫生部科学技术进步奖三等奖	我国两株新虫媒病毒的分离及其全基因组序列测定与分析	中国预防医学科学院病毒学研究所	梁国栋、侯云德、李　蕾、周国林、付士红
88	1999	卫生部科学技术进步奖二等奖	在我国流行的脊髓灰质炎中发现脊髓灰质炎病毒Ⅰ型自然重组株	中国预防医学科学院病毒学研究所	郑渡平、方肇寅、任　斌、温乐英、章　青、张振国、陈美光
89	1999	湖南省医药卫生科学技术进步奖二等奖	麻疹病原分离及鉴定	湖南省防疫站、中国预防医学科学院病毒学研究所	胡　瑚、唐蕊妍、李树民、张礼璧、许文波、黄端雯、聂利菲
90	1999	海南省科学技术进步奖三等奖	海南省1985-1993年脊髓灰质炎流行野毒株的分子病毒学分析	海南省卫生防疫站、中国预防医学科学院病毒学研究所	张礼璧（第六名）（其他人员不详）
91	1998	国家科学技术进步奖三等奖	EB病毒在鼻咽癌细胞的存在及其与促癌物在鼻咽癌发生中的协同作用	中国预防医学科学院病毒学研究所、第四军医大学	曾　毅、滕智平、刘振声、李保民、纪志武

序号	年份	奖项及等级	项目名称	完成单位	完成人
92	1998	卫生部科学技术进步奖一等奖	疱疹病毒科基因元件的研究开发和利用	中国预防医学科学院病毒学研究所	颜子颖、侯云德、舒跃龙、杨天忠、吴小兵、王晓丹、贡惠宇、乔　健、姚二梅、梁国栋
93	1998	卫生部科学技术进步奖二等奖	流行性出血热病毒分子生物学研究及应用	中国预防医学科学院病毒学研究所	杭长寿、李德新、梁米芳、石晓宏、张全福、霍子威、解燕乡
94	1998	卫生部科学技术进步奖三等奖	泌尿生殖系统和呼吸系统沙眼衣原体MOMP基因全序列分析、基因型及分子流行病学	中国预防医学科学院病毒学研究所、广东省老年医学研究所、中山医科大学	汪玎妍、侯云德、罗宪玲、杨新科、郭辉玉
95	1997	国家科学技术进步一等奖	流行性出血热灭活疫苗研究	中国药品生物制品检定所、浙江省卫生防疫站、卫生部兰州生物制品研究所、中国预防医学科学院病毒学研究所、卫生部长春生物制品研究所、卫生部上海生物制品研究所	俞永新、朱智勇、孙柱臣、宋　干、黄永成、曾蓉芳、姚智慧、唐汉英、王维新、杭长寿、郝富勇、舒浩麒
96	1997	国家科学技术进步奖二等奖	我国丁型肝炎病毒分子生物学和血清流行病学研究	中国预防医学科学院病毒学研究所	詹美云、刘善虑、谭文杰、易炎杰、汤少华、邵立军、马　虹、张文英、丛　旭
97	1997	国家科学技术进步奖二等奖	天坛株痘苗病毒高效表达载体的研究及其应用	中国预防医学科学院病毒学研究所	阮　力、朱既明、曹　旭、徐水婵、杨克俭、娄元梅、陆柔剑、郭可謇、侯云德、谷淑燕
98	1997	国家科学技术进步二等奖	基因工程人白细胞介素-2的研制、中试生产及临床应用	军事医学科学院生物工程研究生（所）、中国科学院上海生物化学研究生（所）、中国预防医学科学院病毒学研究所、卫生部长春生物制品研究所	刘新垣、马清钧、张智清、刘东升、侯云德、范佩芳、单传伟、孙凤知、李玉英
99	1997	国家科学技术进步二等奖	丙型肝炎分子生物学、血清学诊断方法的研究和临床应用	北医大人民医院肝病研究所、中国预防医学科学院病毒学研究所、军事医学科学院基础所、中国药品生物制品检定所	陶其敏、李玉英、马贤凯、李河民、冯百芳、毕胜利、陈正英、祁自柏、郭建平
100	1997	国家科学技术进步奖三等奖	云南瑞丽流行区艾滋病病毒的生物学和分子生物学跟踪研究	中国预防医学科学院病毒学研究所、云南省卫生防疫站、云南省瑞丽市卫生防疫站	邵一鸣、张家鹏、段一娟、曾　毅、赵全壁
101	1997	国家中医药管理局中医药科学技术进步奖三等奖	暑令上呼吸道感染高热病毒病原及香石双解泡剂抗病机理与临床研究	中国中医研究院西苑医院、中国预防医学科学院病毒学研究所	张礼璧（第二名）
102	1997	卫生部科学技术进步奖二等奖	EB病毒在鼻咽癌细胞的存在及其与促癌物在鼻咽癌发生中的协同作用	中国预防医学科学院病毒学研究所、第四军医大学西京医院	曾　毅、滕智平、刘振声、李保民、纪志武、刘彦仿、苏　玲

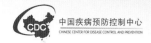
序号	年份	奖项及等级	项目名称	完成单位	完成人
103	1997	卫生部科学技术进步二等奖	戊型肝炎病毒分子生物学、血清学及散发性戊型肝炎研究	北京医科大学、中国预防医学科学院病毒学研究所、新疆维吾尔自治区卫生防疫站	庄 辉、毕胜利、李 凡、江永珍、朱万孚、刘崇柏、朱晓洁
104	1997	卫生部科学技术进步奖三等奖	流行性感冒病毒抗原性变异规律研究中的一些新发现	中国预防医学科学院病毒学研究所、广东省深圳市卫生防疫站、湖北省武汉市卫生防疫站、美国疾病预防控制中心流感部	郭元吉、王 敏、程小雯、刘传楠、徐西雁
105	1997	何梁何利基金科学与技术进步奖		中国预防医学科学院病毒学研究所	洪 涛
106	1997	云南省科学技术进步奖三等奖	虫媒病毒与虫媒病毒病	云南省流行病防治研究所、中国预防医学科学院病毒学研究所	自登云、陈伯权、俞永新、丘福禧、张海林
107	1996	国家科学技术进步奖二等奖	成人腹泻轮状病毒基因组克隆及主要基因的分子生物学研究	中国预防医学科学院病毒学研究所	陈广牧、洪 涛、王长安、赵同兴、赵姜勤
108	1996	国家科学技术进步奖二等奖	大肠杆菌增强子样序列的发现及其在医学基因工程中的应用	中国预防医学科学院病毒学研究所	吴淑华、潘 卫、谢 明、薛水星、韩 峰、张丽兰、万晓余、刘哲伟、侯云德
109	1996	国家科学技术进步奖二等奖	基因工程人γ型干扰素的研制、中试生产及临床应用	中国科学院上海生物化学研究所、中国预防医学科学院病毒学研究所、卫生部上海生物制品研究所、第二军医大学生物化学与分子遗传研究所、复旦大学遗传所	侯云德、刘新垣、童蓉塘、陆德如、王启松、张智清、王子轩、陈国富、宋一鸣
110	1996	国家科学技术进步奖三等奖	遗传因素、环境因素及EB病毒在鼻咽癌发生中的作用研究	中国预防医学科学院病毒学研究所、广西壮族自治区人民医院、广西壮族自治区梧州市肿瘤研究所、广西壮族自治区苍梧县鼻咽癌防治所	曾 毅、陆圣经、钟建明、邓 洪、王培中、潘文俊、李秉钧
111	1996	国家技术发明奖三等奖	一组通用性温控型大肠杆菌高效表达载体的组建及其应用	中国预防医学科学院病毒学研究所	张智清、侯云德、李福胜、金冬雁、金 奇、李玉英
112	1996	国家技术发明奖三等奖	一组通用性温控型大肠杆菌高效表达载体的组建及其应用	中国预防医学科学院病毒学研究所	张智清、侯云德、李福胜、金冬雁、金 奇、李玉英
113	1996	卫生部科学技术进步一等奖	流行性出血热疫苗的研究	中国药品生物制品检定所、浙江省卫生防疫站、卫生部兰州生物制品研究所、中国预防医学科学院病毒学研究所、卫生部长春生物制品研究所、卫生部上海生物制品研究所	俞永新、朱智勇、孙柱臣、宋 干、黄永成、曾蓉芳、姚智慧、唐汉英、王维新、杭长寿
114	1996	卫生部科技进步一等奖	丙型肝炎分子生物学、血清学诊断方法的研究和临床应用	北京医科大学肝病研究所、中国预防医学科学院病毒学研究所、军事医学科学院基础医学研究所、中国药品生物制品检定所	陶其敏、李玉英、马贤凯、李河民、冯百芳、毕胜利、陈正英、祁自柏、郭建平、金冬雁

序号	年份	奖项及等级	项目名称	完成单位	完成人
115	1996	卫生部科学技术进步奖二等奖	云南瑞丽流行区艾滋病病毒的生物学和分子生物学跟踪研究	中国预防医学科学院病毒学研究所、云南省卫生防疫站、云南省瑞丽卫生防疫站	邵一鸣、曾 毅、张家鹏、段一娟、滕智平、赵全壁、管永军
116	1996	卫生部科学技术进步奖三等奖	PCR方法在肠传病毒检测中的应用	中国预防医学科学院病毒学研究所	方肇寅、温乐英、王秋红、晋圣瑾、任 斌
117	1996	卫生部科学技术进步奖三等奖	我国人群中HTLV-1病毒血清流行病学调查及其与人类疾病关系的研究	中国预防医学科学院病毒学研究所、江西医学院、福建省福清市医院、汕头大学医学院、汕头大学医学院第一附属医院、新疆儿科研究所、浙江医科大学	蓝祥英、陈国敏、曾 毅、何士勤、薛守贵
118	1996	卫生部科学技术进步奖三等奖	出版《流行性出血热图谱》	中国预防医学科学院病毒学研究所、科学出版社	洪 涛
119	1996	中国预防医学科学院科技奖二等奖	流行性出血热病毒IgM抗体检测试剂盒	中国预防医学科学院病毒学研究所	邢 峥、霍子威、张礼壁、梁米芳、张 大
120	1996	中国预防医学科学院科技奖三等奖	首次在我国分离到辛德毕斯病毒	中国预防医学科学院病毒学研究所	梁国栋、李其平、何 英、陈伯权、谢杏初
121	1996	中国预防医学科学院科技奖三等奖	人流感病毒血凝素pH特征的发现及其在人流感病毒快速检测中的应用	中国预防医学科学院病毒学研究所	陶三菊、杨冬荣、王焕琴、陈立红
122	1996	宁夏回族自治区科学技术进步奖三等奖	单克隆抗体在流感监测中的应用	中国预防医学科学院病毒学研究所	陶三菊（2）（其他人员不详）
123	1996	何梁何利基金科学与技术进步奖		中国预防医学科学院病毒学研究所	朱既明
124	1995	国家科学技术进步奖三等奖	流行性感冒病毒大流行株起源研究的一些新发现	中国预防医学科学院病毒学研究所、黑龙江省哈尔滨市卫生防疫站、黑龙江省兽医科学研究所、黑龙江省兽医卫生防疫站	郭元吉、王 敏、郭忠明、刘锦旭、董长安
125	1995	卫生部科学技术进步奖一等奖	我国痘苗病毒天坛株全基因组一级结构的测定与分析及其应用	中国预防医学科学院病毒学研究所	陈南海、金 奇、侯云德、杨新科、宇文镐、白宏东、陈淑霞、金冬雁、段淑敏、袁劲松
126	1995	卫生部科学技术进步奖一等奖	重组人γ型干扰素的研制、中试生产与应用	中国预防医学科学院病毒学研究所、卫生部上海生物制品研究所	侯云德、童葵塘、张智清、宋一鸣、吴淑华、庄晨杰、杨新科、陈宇光、李玉英、张涛涛

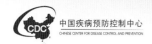

序号	年份	奖项及等级	项目名称	完成单位	完成人
127	1995	卫生部科学技术进步奖二等奖	大肠杆菌增强子样序列的特点及其在医学基因工程中的应用	中国预防医学科学院病毒学研究所	吴淑华、侯云德、潘卫、谢明、薛水星、韩峰、万晓余
128	1995	卫生部科学技术进步奖	中国脊髓灰质炎监测系统的建立和应用	中国预防医学院、中国预防医学院病毒学研究所	张礼璧（第五名）（其他人员不详）
129	1995	卫生部科学技术进步奖二等奖	中国脊髓灰质炎实验室网络的建立及运作	中国预防医学科学院病毒学研究所	张礼璧、李杰、郑红、侯晓辉、许文波、方勇、孙立连
130	1995	卫生部科学技术进步奖二等奖	我国丁型肝炎病毒分子生物学和血清流行病学研究	中国预防医学科学院病毒学研究所	詹美云、刘善虑、易炎杰、汤少华、邵立军、谭文杰、马红
131	1994	卫生部科学技术进步奖二等奖	我国马群中新甲型流感病毒及其新特性的发现	中国预防医学科学院病毒学研究所、黑龙江省哈尔滨市卫生防疫站、黑龙江省兽医科学研究所、黑龙江省兽医卫生防疫站	郭元吉、郭忠明、王敏、刘锦旭、董长安
132	1994	卫生部科学技术进步奖二等奖	成人腹泻轮状病毒基因组的分子生物学研究	中国预防医学科学院病毒学研究所	陈广牧、洪涛、赵姜勤、王长安、赵同兴
133	1994	卫生部科学技术进步奖三等奖	基因工程人白细胞介素-2（IL-2）的研制和中试生产	中国预防医学科学院病毒学研究所、卫生部长春生物制品研究所	张智清、刘东升、孙凤至、路秀华、侯云德
134	1994	中国预防医学科学院科技奖二等奖	我国人群中 HTLV-1 病毒血清流行病学调查及人类疾病关系的研究	中国预防医学科学院病毒学研究所	曾毅、蓝祥英、何士勤、陈国敏、杨锦华
135	1994	中国预防医学科学院科技奖二等奖	人 GM-CSF cDNA 在大肠杆菌的表达与纯化	中国预防医学科学院病毒学研究所	张智清、路秀华、周园、李玉英、侯云德
136	1994	中国预防医学科学院科技奖三等奖	人精液、宫颈部厌氧菌和中草药促癌物在实验性鼠宫颈癌发生中作用的研究	中国预防医学科学院病毒学研究所	曾毅、孙瑜、纪志武、刘潮奇、陈敏海
137	1994	何梁何利基金科学与技术进步奖		中国预防医学科学院病毒学研究所	侯云德
138	1994	山东省科技进步三等奖	由双重抗原型 ECHO 病毒引发脑膜炎流行研究	中国预防医学科学院病毒学研究所（排名第二）	张礼璧（其他人员不详）
139	1993	国家科学技术进步奖一等奖	乙型肝炎基因工程疫苗（哺乳动物细胞表达和痘苗表达）的研制和中试	中国预防医学科学院病毒学研究所、中科院上海生化所、卫生部长春生物制品研究所、卫生部北京生物制品研究所、中国药品生物制品检定所	任贵方、汪垣、朱既明、韩雅儒、李载平、张权一、胡宗汉、阮力、赵铠、阮薇琴、李河民、梅雅芳、吴雪、张兴义、王淑珍

（续表）

序号	年份	奖项及等级	项目名称	完成单位	完成人
140	1993	国家科学技术进步奖一等奖	人基因工程 α 型干扰素系列产品的研制、生产与应用	中国预防医学科学院病毒学研究所、卫生部上海生物制品研究所、卫生部长春生物制品研究所、中国药品生物制品检定所	侯云德、童蔡塘、郭德本、丁锡申、吴淑华、张智清、徐伦、屠宗青、李财、郝成章、李玉英、陈志家、刘景会、杨新科、金冬雁
141	1993	国家科学技术进步二等奖	戊型肝炎病原学及流行病学研究	北京医科大学、中国预防医学科学院病毒学研究所、新疆维吾尔自治区卫生防疫站、中国医学科学院实验动物研究所	庄辉、刘崇柏、曹学义、王光明、李凡、李玉璋、方喜业、毕胜利
142	1993	国家科学技术进步奖三等奖	肝炎诊断试剂的研制（甲、乙型病毒性肝炎系列化标准化试剂的研究）	中国预防医学科学院病毒学研究所、中国药品生物制品检定所等	詹美云、李河民、马贤凯、吴绍源、蒋競武
143	1993	卫生部科学技术进步奖一等奖	天坛株痘苗病毒高效表达载体及其在基因表达和基因工程活疫苗研制中的应用	中国预防医学科学院病毒学研究所	曹旭、阮力、朱既明、徐水婵、王双平
144	1993	卫生部科学技术进步奖二等奖	遗传因素、环境因素及 EB 病毒在鼻咽癌发生中作用的研究	中国预防医学科学院病毒学研究所、广西自治区人民医院、广西梧州市肿瘤研究所、广西苍梧县鼻咽癌防治所	曾毅、陆圣经、钟建明、邓洪、王培中、潘文俊、李秉钧
145	1992	卫生部科学技术进步奖一等奖	一组通用性温控型大肠杆菌高效表达载体的组建及其应用	中国预防医学科学院病毒学研究所	张智清、侯云德、金冬雁、王晓鸣、吴淑华、张德震、金奇、徐荣辉、李玉英、路秀华
146	1992	卫生部科学技术进步奖一等奖	人重组 α2a(αA) 型干扰素的研制和中试生产	中国预防医学科学院病毒学研究所、卫生部长春生物制品研究所、中国药品生物制品检定所	侯云德、郭德本、吴淑华、李财、丁锡申、郝成章、张智清、智刚、刘景会、李玉英
147	1992	卫生部科学技术进步奖一等奖	戊型肝炎病原学及流行病学研究	北京医科大学、中国预防医学科学院病毒学研究所、新疆维吾尔自治区卫生防疫站、中国医学科学院实验动物研究所	庄辉、刘崇柏、曹学义、王光明、李凡、李玉璋、方喜业、毕胜利、马学众、郭晓霞
148	1992	卫生部科学技术进步奖二等奖	乙型肝炎流行因素及免疫预防策略的研究	中国预防医学科学院病毒学研究所、上海医科大学流行病教研室、河北省卫生防疫站、湖南省卫生防疫站、湘潭市卫生防疫站、河南省卫生防疫站、开封市医科所、黑龙江省卫生防疫站、广东省卫生防疫站	刘崇柏、徐志一、曹惠霖、孙永德、荆庆、陈大宝、陈美征
149	1992	卫生部科学技术进步奖二等奖	检测乙型肝炎 e 抗原抗 HBe 新型原材料和试剂盒的研制及推广应用	中国预防医学科学院病毒学研究所、中国人民解放军军事医学科学院基础医学研究所、卫生部长春生物制品研究所、北京医科大学肝病研究所、中国药品生物制品检定所	詹美云、马贤凯、蒋竞武、陶其敏、李河民、刘崇柏、叶梁

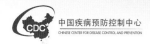
序号	年份	奖项及等级	项目名称	完成单位	完成人
150	1992	中国预防医学科学院科技奖一等奖	新型基因工程干扰素的研制 1.一种有较高生物学活性的新型重组人干扰素（HuIFN-α1b/86D）的研制 2.重组人α2b型干扰素的研制	中国预防医学科学院病毒学研究所	1.侯云德、王伟、李燕、周圆、金冬雁 2.金冬雁、侯云德、曾庆、吴淑华、周圆
151	1992	中国预防医学科学院科技奖二等奖	流行性出血热地鼠肾细胞灭活疫苗L99病毒株的鉴定	中国预防医学科学院病毒学研究所、长春生物制品研究所	宋干、黄永成、杭长寿、郝富勇、刘为民
152	1992	中国预防医学科学院科技奖三等奖	医学病毒科技成果信息传播及情报交流	中国预防医学科学院病毒学研究所	陆德敏、王蕊萍、王见南、官宜彬、张宝英
153	1992	河北省科技进步一等奖	河北省丙型肝炎病原血清流行病学研究	河北省卫生防疫站、中国预防医学科学院病毒学研究所	孙永德、刘崇柏、庄辉
154	1991	国家自然科学奖三等奖	甲型流行性感冒病毒自然温度敏感（Ts）株的发现及其研究	中国预防医学科学院病毒学研究所	朱既明、田淑芳、任贵方、张一鸣、张吕先
155	1991	卫生部科学技术进步奖二等奖	15种常见病毒病ELISA诊断方法的建立和推广应用（推广应用项目）	中国预防医学科学院病毒学研究所、卫生部科技司成果处、中国预防医学科学院技术指导处	张礼璧、许文波、苏崇鳌、江永珍、郑浩强、张大、刘玉清
156	1991	卫生部科学技术进步奖三等奖	流感快速诊断和抗原分析方法的建立	中国预防医学科学院病毒学研究所	陶三菊、杨冬荣、过迪、王焕琴、吴立平
157	1991	卫生部科学技术进步奖三等奖	H1N2新亚型流感病毒株的发现及其意义	中国预防医学科学院病毒学研究所、黑龙江省哈尔滨市卫生防疫站、北京市卫生防疫站、上海市卫生防疫站、四川省卫生防疫站	郭元吉、郭忠明、董振英、沈方正、许凤琴
158	1991	陈嘉庚医药科学奖	鼻咽癌早期诊断、前瞻性现场和病因研究	中国预防医学科学院病毒学研究所、广西南宁市自治区人民医院、广西梧州市肿瘤研究所	曾毅、王培中、邓洪
159	1991	浙江省科学技术进步奖二等奖	浙江省艾滋病病毒感染者监测与防治的综合研究	浙江省艾滋病科研协作组、中国预防医学科学院病毒学研究所	汤德骐、王绪敖、徐英含、吴南屏、戴迪、钟达锦、刘克洲等
160	1990	卫生部科学技术进步奖三等奖	甲型肝炎病毒抗原在重组痘苗病毒中的表达	中国预防医学科学院病毒学研究所	高峰、刘崇柏、伊瑶、毕胜利、阮力
161	1990	中国预防医学科学院科技奖一等奖	原核高效表达载体的组建及其在研制抗病毒有关活性多肽上的应用	中国预防医学科学院病毒学研究所	张智清、侯云德、张德振、金奇、金冬雁

序号	年份	奖项及等级	项目名称	完成单位	完成人
162	1990	中国预防医学科学院科技奖二等奖	艾滋病病毒抗体检测免疫酶试剂盒	中国预防医学科学院病毒学研究所	王　哲、曾　毅
163	1990	中国预防医学科学院科技奖二等奖	ELISA 法测定麻疹 IgG 与 IgM 抗体	中国预防医学科学院病毒学研究所	郭可謇、张礼璧
164	1990	中国预防医学科学院科技奖三等奖	检测抗乙型肝炎核心 IgG、IgM 和总抗体的新型原材料的研制与应用	中国预防医学科学院病毒学研究所	詹美云、叶廷安、张文荣、田瑞光、刘崇柏
165	1990	中国预防医学科学院科技奖三等奖	应用核酸打点杂交法和酶联免疫吸附法检测 24 省市 16 个不同民族乙肝感染者中丁型肝炎病毒（HDV）感染的流行病学特征的研究	中国预防医学科学院病毒学研究所	詹美云、马　虹、汤少华、易炎杰、张文英、田瑞光
166	1989	国家自然科学奖二等奖	我国乙型脑炎主要传播媒介和主要宿主动物的研究	中国预防医学科学院病毒学研究所、内蒙古自治区卫生防疫站、沈阳市卫生防疫站	王逸民、任广宏、葛继乾、周光甫、冯国新
167	1989	卫生部科学技术进步奖一等奖	哺乳动物细胞分泌乙型肝炎病毒表面抗原基因工程疫苗的研制与临床小试	中国预防医学科学院病毒学研究所	任贵方、朱既明、阮　力、阮薇琴、杨安道
168	1989	卫生部科学技术进步奖三等奖	艾滋病的血清流行病学调查和病毒分离研究	中国预防医学科学院病毒学研究所、浙江医科大学传染病研究所、中国预防医学科学院流行病学微生物学研究所、中国预防医学科学院技术指导处、云南省卫生防疫站	曾　毅、王必嫦、郑锡文、苏崇鳌、邵一鸣
169	1989	河北省科技进步三等奖	一起接触性成人轮状病毒腹泻爆发流行调查研究	秦皇岛市卫生防疫站、中国预防医学科学院病毒学研究所	叶　青、方肇寅、董　虹等
170	1988	国家发明二等奖	抗病毒化疗新药——酞丁安的研究	中国医学科学院药物研究所、中国预防医学科学院病毒研究所、河南省人民医院	吴元鋆、赵知中、王　琳、尹明标、王子厚、朱　钵、蒋湘君、章观德、黄　量
171	1988	国家科学技术进步奖三等奖	鼻咽癌早期诊断技术的建立和应用及前瞻性现场的研究	中国预防医科院病毒学研究所、广西自治区人民医院、广西梧州肿瘤所、广西苍梧县鼻咽癌防治所	曾　毅、皮国华、王培中、张芦光、钟建明
172	1988	卫生部科学技术进步奖一等奖	我国乙型脑炎主要传播媒介和主要宿主动物的确定及其在疫区区划和流行病学监测中的应用	中国预防医学科学院病毒学研究所、内蒙古自治区卫生防疫站、沈阳市卫生防疫站	王逸民、任广宏、葛继乾、周光甫、冯国新

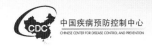
序号	年份	奖项及等级	项目名称	完成单位	完成人
173	1988	卫生部科学技术进步奖三等奖	流感病毒变异规律的一些新发现及其在流感监测及生态学研究中的应用	中国预防医学科学院病毒学研究所流感研究室	郭元吉、王 敏、王 平、朱既明
174	1988	卫生部科学技术进步奖三等奖	新发现的一种传染病——"纸坊病"病毒病因的研究	中国预防医学科学院病毒学研究所、贵州省卫生防疫站、贵州省沿河县卫生局、贵州省沿河县卫生防疫站	张礼璧、江永珍、王睦深、李仕宽、张珍双
175	1988	卫生部科学技术进步奖三等奖	基因工程方法表达EB病毒膜抗原作为鼻咽癌的诊断抗原	中国预防医学科学院病毒学研究所	谷淑燕、江民康、皮国华、赵文平、曾 毅
176	1988	中国科协首届全国青年科技奖	成人腹泻轮状病毒ELISA方法的建立和成人腹泻轮状病毒的分子流行病学调查	中国预防医学科学院病毒学研究所、江西大学	王长安、杨荣鉴、梁晓光、赵同兴、洪 涛
177	1987	国家科学技术进步奖三等奖	乙型肝炎母婴传播及其阻断的研究	中国预防医学科学院病毒学研究所、中国药品生物制品检定所、卫生部北京生物制品研究所、河南省卫生防疫站、上海医科大学	刘崇柏、胡宗汉、徐志一、李 羽、赵 铠
178	1987	国家自然科学奖三等奖	新轮状病毒的发现及其和成人流行性腹泻病因学关系的研究	中国预防医学中心病毒学研究所、兰州市卫生防疫站、黑龙江省卫生防疫站、锦州市卫生防疫站、青岛生建机械厂医院、阜新市卫生防疫站、江西省医学科学研究所	洪 涛、陈广牧、王长安、姚恒礼、方肇寅、孟庆海
179	1987	国家自然科学奖三等奖	中国流行性出血热的研究	中国预防医学科学院病毒学研究所、中国预防医学科学院流行病学微生物学研究所、黑龙江省卫生防疫站、江苏省卫生防疫站、安徽省医学科学研究所、陕西省卫生防疫站	严玉辰、宋 干、杭长寿、洪 涛、陈化新、陈伯权、刘学礼、裘学昭
180	1987	卫生部科学技术进步奖二等奖	黄芪对病毒感染的作用	中国预防医学科学院病毒学研究所	侯云德、胡裕文、李玉英、钱止维、吴淑华
181	1987	卫生部科学技术进步奖二等奖	鼻咽癌前瞻性现场研究及早期诊断方法的建立和应用	中国预防医学科学院病毒学研究所、广西壮族自治区人民医院、广西梧州市肿瘤研究所、广西苍梧县鼻咽癌防治所等	曾 毅、皮国华、王培中、张芦光、钟建明
182	1987	卫生部科学技术进步奖三等奖	ELISA法测定麻疹IgG与IgM抗体	中国预防医学科学院病毒学研究所	郭可謇、张礼璧
183	1987	河北省科委科技进步三等奖	乙型肝炎基础流行病学研究	河北省卫生防疫站、中国预防医学科学院病毒学研究所、河北省正定县卫生防疫站	孙永德、刘崇柏、谢永富等

（续表）

序号	年份	奖项及等级	项目名称	完成单位	完成人
184	1986	卫生部科学技术进步奖一等奖	乙型肝炎母婴传播及其阻断的研究	中国预防医学科学院病毒学研究所、中国药品生物制品检定所、卫生部北京生物制品研究所、河南省卫生防疫站、上海医科大学	刘崇柏、胡宗汉、徐志一、李 羽、赵 铠
185	1986	卫生部科学技术进步奖二等奖	单纯疱疹病毒Ⅱ型基因组无性繁殖系的建立及其主要酶切片段的分析	西安医科大学（西安医学院）、中国预防医学科学院病毒学研究所	房益兰、侯云德、胡裕文、辛 红、宇文镐
186	1986	农牧渔业部科技进步三等奖	蜜蜂麻痹病病毒的鉴定和酞丁胺在防治上的应用	中国农业科学院养蜂研究所、中国预防医学科学院病毒学研究所	方肇寅（其他人员不详）
187	1985	卫生部科学技术成果奖甲级	新轮状病毒的发现及其和成人流行性腹泻病因学关系的研究	中国预防医学中心病毒学研究所	洪 涛、陈广牧、王长安、姚恒礼、方肇寅、孟庆海
188	1985	卫生部科学技术成果奖甲级	人 αD 型基因工程干扰素的研究	中国预防医学科学院病毒学研究所、中国科学院上海生化所	侯云德、刘新垣、周建华、张智清、杨新科
189	1985	卫生部医药卫生科学技术进步二等奖	抗病毒化疗新药——酞丁安的研究	中国医学科学院药物研究所所、中国预防医学科学院病毒研究所、河南省人民医院	吴元鎏、赵知中、王 琳、尹明标、王子厚、朱 钵、蒋湘君、章观德、黄 量
190	1985	卫生部科学技术成果奖乙级	用酶联免疫法检测细胞培养病毒的研究	中国预防医学科学院病毒学研究所	张永和、郁文芳、田仲文、葛继乾、王逸民
191	1985	卫生部科学技术成果奖乙级	核酸重组和标记新方法的建立及在 EB 病毒核酸研究中的应用	中国预防医学中心病毒学研究所肿瘤病毒室	谷淑燕、曾 毅
192	1984	卫生部科学技术成果奖乙级	人体部分肿瘤细胞株的建立及生物学特性低分化鼻咽癌上皮细胞株的建立	中国预防医学中心病毒学研究所肿瘤病毒室、湛江医学院肿瘤所	谷淑燕、唐慰萍、曾 毅
193	1984	四川省卫生厅科技成果三等奖	流行性出血热病毒的首次分离与鉴定	1.四川省流行性出血热协作组 2.中国预防医学科学院病毒学研究所	1.谢运菊、傅宗道、陈尚智、陈文华 2.廖化新、傅建林、杭长寿、宋 干
194	1983	卫生部科学技术成果奖甲级	经典型和轻型肾病综合出血热病毒的形态学研究	中国预防医学中心病毒学研究所	洪 涛、夏诗茂、周静仪、赵同兴、宋 干、杭长寿
195	1983	卫生部科学技术成果奖甲级	中国病毒性肝炎流行病学调查研究	中国预防医学科学院病毒学研究所、中国药品生物制品检定所、北京生物制品研究所、全国29个省、市、自治区卫生防疫站	刘崇柏、胡宗汉、李羽等

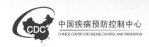
序号	年份	奖项及等级	项目名称	完成单位	完成人
196	1983	卫生部科学技术成果奖乙级	25-1 肾病综合征出血热单克隆抗体的获得及其在病原学诊断和流行病学调查中的应用	中国预防医学中心病毒学研究所	陈伯权、周国芳、刘琴芝、吴美英、杭长寿

中国疾病预防控制中心寄生虫病预防控制所科技成果一览

序号	年份	奖项及等级	项目名称	完成单位	完成人
1	2021	中华医学科技奖三等奖、中华预防医学会科学技术奖三等奖	巴贝虫病、疟疾等重要媒传疾病早诊、溯源和防控技术创新与应用	中国疾病预防控制中心寄生虫病预防控制所（国家热带病研究中心）、中国医学科学院基础医学研究所、复旦大学、中国农业科学院上海兽医研究所	周晓农、王　恒、郑　直、陈家旭、周金林、胡　薇、陈木新、程训佳
2	2019	上海市科技进步二等奖、中华医学科技奖二等奖、华夏医学科技奖三等奖	我国重要新发肠道原虫病原和分子检测关键技术研究及应用	中国疾病预防控制中心寄生虫病预防控制所、哈尔滨医科大学	曹建平、沈玉娟、刘爱芹、尹建海、刘　华、张唯哲、姜岩岩、凌　虹、曹胜魁、袁忠英、杨凤坤、孙　磊
3	2018	中华医学科技奖二等奖	重大媒传与食源性寄生虫病检测关键技术研究与应用	中国疾病预防控制中心寄生虫病预防控制所、复旦大学、中国医学科学院基础医学研究所、中山大学、江苏省血吸虫病防治研究所、南京医科大学、中国农业科学院上海兽医研究所	周晓农、陈家旭、胡　薇、王　恒、汪俊云、陈木新、陈军虎、黄　艳、秦志强、余传信
4	2017	中华预防医学会科学技术奖三等奖、华夏医学科技奖三等奖	快速特异检测两型包虫病试纸条方法的研制和应用	中国疾病预防控制中心寄生虫病预防控制所、上海生物信息技术研究中心、中国科学院上海应用物理研究所、上海人类基因组研究中心	汪俊云、高春花、杨玥涛、石　锋、朱慧慧
5	2017	上海市科技进步奖二等奖（2016）、中华预防医学会科学技术奖三等奖、华夏医学科技奖三等奖	基于功能基因组的重要寄生虫病防治基础科研支撑平台及应用	中国疾病预防控制中心寄生虫病预防控制所、上海生物信息技术研究中心、中国科学院上海应用物理研究所、上海人类基因组研究中心	胡　薇、李园园、樊春海、陈军虎、张皓冰、徐　斌、张　颋、于复东、汪俊云、陈家旭
6	2017	华夏医学科技奖三等奖	青蒿素类抗疟药对恶性疟疗效的监测研究与遏制抗性对策	中国疾病预防控制中心寄生虫病预防控制所、云南省寄生虫病防治所	汤林华、杨恒林、黄　芳、刘　慧、李　美、李春富、周水森、夏志贵、张国庆、郑　彬、官亚宜、邓道伟
7	2016	上海市科技进步一等奖、中华医学科技三等奖	我国重要寄生虫虫种资源库的构建与应用	中国疾病预防控制中心寄生虫病预防控制所、中国农业科学院上海兽医研究所、中国农业科学院兰州兽医研究所、中国人民解放军第二军医大学、东北农业大学	周晓农、黄　兵、陈韶红、董　辉、沈海默、罗建勋、胡　薇、朱淮民、张　仪、刘金明、宋铭忻、段玉玺、吕志跃、陈盛霞、李莉莎
8	2016	福建省科技进步三等奖、福建医学科技奖（恒瑞杯）二等奖	白纹伊蚊种群遗传特征及对登革病毒易感性研究	福建省疾病预防控制中心、中国疾病预防控制中心寄生虫病预防控制所	张山鹰、肖方震、谢汉国、邓艳琴、张　仪、方义亮、严延生

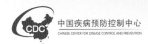
序号	年份	奖项及等级	项目名称	完成单位	完成人
9	2015	中华医学科技奖二等奖、中华预防医学会科学技术奖三等奖	我国血吸虫病监测预警体系的建立与应用	中国疾病预防控制中心寄生虫病预防控制所、江苏省血吸虫病防治研究所	周晓农、杨国静、李石柱、杨 坤、许 静、孙乐平、梁幼生、贾铁武、洪青标、曹淳力
10	2015	中华预防医学会科学技术奖三等奖	我国隐孢子虫核酸检测和基因分型技术的研究及应用	中国疾病预防控制中心寄生虫病预防控制所、哈尔滨医科大学	曹建平、沈玉娟、尹建海、姜岩岩、刘爱芹、袁忠英、刘 华、汤林华
11	2013	福建省科技进步二等奖	福建省广州管圆线虫病的系列研究	福建省疾病预防控制中心、中国疾病预防控制中心寄生虫病预防控制所	李莉莎、杨发柱、张榕燕、周晓农、陈宝建、林陈鑫、张 仪
12	2013	中华预防医学会科学技术奖三等奖	土源性、食源性寄生虫病防控策略与应用成效	中国疾病预防控制中心寄生虫病预防控制所	王 宇、李华忠、陈颖丹、许隆祺、方悦怡、田洪春
13	2012	医学科普奖	出版《谨防肺吸虫病》	中国疾病预防控制中心寄生虫病预防控制所	周晓农、陈韶红、陈家旭、顾承文、张永年、洪加林
14	2010	中华医学科技奖二等奖	我国广州管圆线虫病的传播规律与监测技术的研究	中国疾病预防控制中心寄生虫病预防控制所、福建省疾病预防控制中心	周晓农、吕 山、张 仪、刘和香、李莉莎、杨 坤、严延生、林金祥、胡 铃、程由注
15	2009	中华预防医学会科学技术奖一等奖	中国血吸虫病防治策略的研究	中国疾病预防控制中心寄生虫病预防控制所、安徽省寄生虫病防治研究所、江西省寄生虫病防治研究所、进贤县血吸虫病防治站、中共汉川市委血吸虫病防治领导小组办公室、安乡县血吸虫病防治办公室、贵池区血吸虫病防治站、湖北省血吸虫病防治所	王陇德、周晓农、汪天平、陈红根、郭家钢、吴晓华、林丹丹、熊继杰、袁文宗、洪献林、张志海、易冬华、朱绍平、陈更新、徐兴建
16	2009	中华预防医学会科学技术奖三等奖	建立长江流域、湖区 GIS 血吸虫病预警系统研究	中国疾病预防控制中心寄生虫病预防控制所、中国科学院遥感应用研究所、四川省疾病预防控制中心寄生虫病研究所、安徽省寄生虫病防治研究所、湖南省血吸虫病防治研究所、湖北省血吸虫病防治研究所、江西省寄生虫病防治研究所、武汉大学测绘遥感信息工程国家重点实验室、江西省师范大学教育部鄱阳湖综合治理与资源开发重点实验室	郭家钢、余 晴、鲍子平、朱 蓉、梁 松、钟 波、张世清、李岳生、元 艺、陈红根、龚健雅、鲍曙明
17	2007	中华医学科技奖二等奖、中华预防医学会科学技术奖二等奖	嗜人按蚊地区疟疾流行潜势及控制暴发流行的研究	中国疾病预防控制中心寄生虫病预防控制所、中国人民解放军第二军医大学、江苏省寄生虫病防治研究所、河南省疾病预防控制中心、四川省疾病预防控制中心、湖北省疾病预防控制中心、广东省疾病预防控制中心、华中科技大学	汤林华、顾政诚、高 琪、尚乐园、朱淮民、杨 文、黄光全、潘 波、闫 云、郑 香、周华云、陈怀录、陈建设、袁方玉、林荣幸

序号	年份	奖项及等级	项目名称	完成单位	完成人
18	2007	中华医学科技奖三等奖、中华预防医学会科学技术奖二等奖	生态环境变化对血吸虫病流行态势的影响及干预措施研究	中国疾病预防控制中心寄生虫病预防控制所、安徽省血吸虫病防治研究所、湖北省疾病预防控制中心血吸虫病防治研究所、四川省疾病预防控制中心血吸虫病防治研究所、湖南省血吸虫病防治研究所、江西省血吸虫病防治研究所、江苏省血吸虫病防治研究所、浙江省寄生虫病研究所、重庆市疾病预防控制中心、第四军医大学、浙江大学传染病研究所	郑　江、周晓农、汪天平、魏凤华、蔡凯平、肖邦忠、吴晓华、陈红根、闻礼永、黄轶昕、徐德忠、邱东川、张世清、徐兴建、李岳生、梁幼生、许　静、王汝波、郑　敏
19	2001	国家科学技术进步奖二等奖、卫生部科学技术进步二等奖、中华医学科技奖二等奖	蒿甲醚预防日本、曼氏和埃及血吸虫病的应用及基础研究	中国疾病预防控制中心寄生虫病预防控制所、昆明制药股份有限公司、江西省寄生虫病研究所、长江水利委员会血吸虫病防治办公室、云南省血吸虫病防治研究中心、安徽省血吸虫病防治研究所、湖南省常德市血吸虫病防治院	肖树华、郑　江、梅静艳、焦佩英、王存志、宋　宇、黄安生、杨　忠、徐明生、田子英
20	2000	国家科学技术进步奖一等奖、卫生部科学技术进步一等奖	中国阻断淋巴丝虫病传播的策略和技术措施的研究	中国疾病预防控制中心寄生虫病预防控制所、卫生部疾病控制司、山东省寄生虫病防治研究所、贵州省寄生虫病研究所、广西壮族自治区寄生虫病防治研究所、福建省寄生虫病防治研究所、湖北省医学科学院寄生虫病研究所、广东省寄生虫病防治研究所、四川省寄生虫病防治研究所、湖南省卫生防疫站、河南省卫生防疫站、上海市寄生虫病防治研究所、海南热带病防治研究所、浙江省卫生防疫站、浙江省医学科学院寄生虫病研究所、江苏省寄生虫病防治研究所、江西省卫生防疫站、安徽省卫生防疫站	史宗俊、孙德建、徐淑惠、王兆俊、陶增厚、潘士贤、刘心机、张绍清、欧作炎、朱素贞、李庆俊、常　江、吴让庄、邓珊珊、郑贤球
21	1998	国家科学技术进步奖二等奖、卫生部科技进步二等奖、中华医学科技奖二等奖	控制和阻断大山区血吸虫病流行对策	中国疾病预防控制中心寄生虫病预防控制所、四川省医学科学院寄生虫病研究所、云南省血吸虫病防治研究所、云南省巍山县血吸虫病防治站、四川省西昌市血吸虫病防治站	郑　江、辜学广、邱宗林、李兴加、陈建勋、许发森、杨寿鼎、文　松、殷关林、梁　松、杨文胜、赵文贤、左希芬、赵联国、彭忠惠
22	1998	国家科学技术进步奖三等奖、卫生部科技进步二等奖	中华按蚊为媒介地区疟疾防治后期流行病学新特点和监测方案研究	中国疾病预防控制中心寄生虫病预防控制所	汤林华、钱会霖、崔　钢、郑　香、罗曼珍、周水森
23	1998	卫生部科技进步二等奖、中华医学科技奖二等奖	新疆克拉玛依地区皮肤利什曼病的研究	中国疾病预防控制中心寄生虫病预防控制所、新疆地方病防治研究所、新疆石油管理局总医院	管立人、瞿靖琦、杨元清、许永湘、左新平、王　革、任灝远

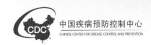
序号	年份	奖项及等级	项目名称	完成单位	完成人
24	1996	卫生部科学技术进步三等奖、中华医学科技奖三等奖	蒿甲醚口服预防血吸虫病的研究	中国疾病预防控制中心寄生虫病预防控制所	肖树华、尤纪青、梅静艳、焦佩英、郭惠芳、杨元清、石中谷、卓尚炯、王存志、王家龙
25	1996	中华医学科技奖三等奖（著作奖）	血吸虫生物学与血吸虫病的防治	中国疾病预防控制中心寄生虫病预防控制所	毛守白
26	1996	卫生部科学技术进步三等奖、中华医学科技奖三等奖（推广应用奖）	血吸虫病诊断新方法的推广及应用	中国预防医学科学院寄生虫病研究所	严自助、吕再婴、王　文、吴　缨、唐伟忠、
27	1995	国家科学技术进步奖二等奖、卫生部医药卫生科学技术进步一等奖	首次全国人体寄生虫分布调查	中国疾病预防控制中心寄生虫病预防控制所、河南省卫生防疫站、卫生部卫生防疫司、福建省寄生虫病防治研究所、四川省医学科学院寄生虫病防治研究所、安徽省寄生虫病防治研究所、山东省寄生虫病防治研究所、全国其他省（区、市）卫生防疫站或寄生虫病研究所及中国预防医学科学院信息中心、共计33个单位	余森海、许隆祺、蒋则孝、徐淑惠、韩家俊、朱育光、常　江、林金祥、徐伏牛
28	1995	卫生部医药卫生科技进步二等奖、中华医学科技奖二等奖	日本血吸虫疫苗候选抗原GST的研究及重组GST抗原的应用	中国疾病预防控制中心寄生虫病预防控制所	刘述先、宋光承、蔡志红、徐裕信、丁丽韵、陈彩云、林之晨、杨新科、何永康、侯云德
29	1995	卫生部科学技术进步三等奖、中华医学科技奖三等奖	都兰利什曼原虫在我国的发现研究	中国预防医学科学院寄生虫病研究所	管立人、杨元清、许永湘、瞿靖琦、沈炳贵、包意芳、吴嘉彤、杨玥涛、张超威、左新平、王　革
30	1993	卫生部科学技术进步二等奖、中华医学科技奖二等奖、	中国大陆日本血吸虫品系的研究	中国预防医学科学院寄生虫病研究所	何毅勋、胡亚青、郁琪芳、倪传华、薛海筹、裘丽姝、谢　觅、王晓勤
31	1993	卫生部医药卫生科技进步三等奖、中华医学科技奖三等奖	陇南川北中华白蛉种型垂直分布及其与黑热病关系的研究	中国预防医学科学院寄生虫病研究所	熊光华、金长发、刘丕宗、洪玉梅、陈信忠、苏忠伟、罗　萍、任文蔚

（续表）

序号	年份	奖项及等级	项目名称	完成单位	完成人
32	1992	国家科学技术进步奖三等奖、卫生部医药卫生科技进步三等奖、上海市科技进步二等奖	单克隆抗体免疫实验检测循环抗原诊断血吸虫病的研究	中国疾病预防控制中心寄生虫病预防控制所	严自助、吕再婴、王　文、吴　缨
33	1992	国家科学技术进步奖三等奖、卫生部医药卫生科技进步二等奖	大山区血吸虫病流行因素、规律和干预试验的研究	中国疾病预防控制中心寄生虫病预防控制所、四川省医学科学院寄研所、云南大理州血吸虫病防治所、四川西昌血吸虫病防治站、云南巍山县血吸虫病防治站	张　容、辜学广、郑　江、谢法仙、李玉祥、赵文贤、周镇炳
34	1992	卫生部科技进步三等奖、中华医学科技奖三等奖	间日疟潜伏期和潜隐期的相关性及其在间日疟防治中的重要性	中国预防医学科学院寄生虫病研究所、湖南省卫生防疫站、湖南省怀化地区卫生防疫站、湖南省慈利县卫生防疫站、湖南省疟疾防治研究所	杨柏林、李庆俊、唐来仪、张湘君、庞禄林
34	1992	卫生部医药卫生科技进步三等奖、中华医学科技奖三等奖	海南省及其重点开发区疟疾现状和流行潜势的调查研究	中国预防医学科学院寄生虫病研究所、海南省热带病防治研究所	邓　达、蔡贤铮、钱会霖、吴开琛、兰昌雄、汤林华、陈文江、柳朝藩、王克安、王志光
36	1992	卫生部医药卫生科技进步三等奖、中华医学科技奖三等奖	冰冻干燥培养基及涂氯喹板在恶性疟原虫抗药性调查研究中的广泛应用	中国预防医学科学院寄生虫病研究所	任道性、刘德全、刘瑞君、蔡贤铮、杨恒林
36	1991	卫生部医药卫生科技进步三等奖、中华医学科技奖三等奖	利什曼原虫单克隆抗体诊断盒的研究	中国疾病预防控制中心寄生虫病预防控制所	瞿靖琦、包意芳、许永湘、汪俊云、杨玥涛、管立人
37	1990	卫生部医药卫生科技进步二等奖、中华医学科技奖二等奖	吡喹酮抗日本血吸虫作用机制的研究	中国预防医学科学院寄生虫病研究所	肖树华、邵葆若、杨元清、郭惠芳、乐文菊、尤纪青
38	1989	中华医学科技奖二等奖、	当前我国嗜人按蚊和中华按蚊传疟作用的比较研究	中国预防医学科学院寄生虫病研究所	柳朝藩、钱会霖、顾政诚、潘嘉云、郑　香
39	1989	卫生部医药卫生科技进步二等奖、上海市科技进步三等奖	酶联免疫电转移印斑技术在寄生虫病诊断中的应用	中国预防医学科学院寄生虫病研究所	裘丽姝、薛海筹、瞿靖琦、张永红、朱震霞、包意芳

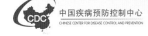

（续表）

序号	年份	奖项及等级	项目名称	完成单位	完成人
40	1988	卫生部医药卫生科技进步三等奖、中华医学科技奖三等奖	根治疟疾药物筛选动物模型系统的建立及其应用	中国疾病预防控制中心寄生虫病预防控制所	张家坝、黄文洲、叶秀玉
41	1988	卫生部医药卫生科技进步三等奖、中华医学科技奖三等奖	日本血吸虫尾蚴钻穿皮肤的研究	中国疾病预防控制中心寄生虫病预防控制所	何毅勋等
42	1988	上海市科技进步三等奖	日本棘隙吸虫病的临床表现和吡喹酮的治疗	中国预防医学科学院寄生虫病研究所、福建省寄生虫病研究所	朱道锟、林金祥
43	1985	国家科学技术进步奖二等奖、上海市重大科技成果二等奖、卫生部重大医药卫生科技成果乙级奖、中国医学科学院科技成果二等奖	血吸虫病治疗药物的研究	中国疾病预防控制中心寄生虫病预防控制所、上海第六制药厂、江苏省、上海市、浙江省血吸虫病治疗药物会战组	胡玉琴、邵葆若、符　遂、王　锐
44	1985	国家科学技术进步奖三等奖、国家发明三等奖、全国科学大会奖、中国医学科学院科技成果奖、上海市科学大会重大科技成果奖、浙江省人民政府优秀科技成果二等奖	抗疟新药——磷酸咯萘啶	中国疾病预防控制中心寄生虫病预防控制所	郑贤育、刘德全、孙金琳、陈　昌、王元昌
45	1985	上海市科技进步三等奖、中国医学科学院科技成果奖	吡喹酮治疗猪囊尾蚴病的临床研究	中国预防医学科学院寄生虫病研究所、上海闸北区中心医院	朱道锟、徐文成、吴惠敏曾明清

中国疾病预防控制中心性病艾滋病预防控制中心科技成果一览

序号	年份	奖项及等级	项目名称	完成单位	完成人
1	2021	中华医学科技奖三等奖、中华预防医学会科学技术奖二等奖	中国艾滋病抗病毒治疗关键技术研究与应用	中国疾病预防控制中心性病艾滋病预防控制中心、首都医科大学附属北京地坛医院、首都医科大学附属北京佑安医院、广州医科大学附属市八医院、中国人民解放军空军军医大学第二附属医院	张福杰、刘中夫、赵红心、马烨、豆智慧、张彤、蔡卫平、孙永涛
2	2021	中华预防医学会科学技术奖二等奖	我国艾滋病"治疗即预防"核心策略的关键技术研究与应用	中国疾病预防控制中心性病艾滋病预防控制中心、首都医科大学附属北京地坛医院、首都医科大学附属北京佑安医院、广州市第八人民医院、中国人民解放军空军军医大学第二附属医院、郑州市第六人民医院、云南省传染病医院	张福杰、刘中夫、马烨、赵红心、赵燕、张彤、蔡卫平、孙永涛、肖江、豆智慧
3	2021	中华预防医学会科学技术奖三等奖	创新型艾滋病传递检测关键技术研究及推广应用	中国疾病预防控制中心性病艾滋病预防控制中心、北京快易检创新技术有限公司、清华大学、北京市疾病预防控制中心、北京仁爱康联网络科技有限公司	蒋岩、戚本昊、韩孟杰、张林琦、吕毅、卢红艳、姚均、金聪
4	2020	中华医学科技奖三等奖	中国高危人群HIV经性传播综合防治措施创新与集成应用	中国疾病预防控制中心性病艾滋病预防控制中心、复旦大学、云南省疾病预防控制中心、北京蓝城兄弟文化传媒有限公司、浙江省疾病预防控制中心	吴尊友、何纳、柔克明、赵燕、贾曼红、米国栋、徐杰、潘晓红
5	2019	中华医学科技奖三等奖	我国HIV的流行起源传播规律和免疫应答研究与应用	中国疾病预防控制中心性病艾滋病预防控制中心、广西壮族自治区疾病预防控制中心、安徽省疾病预防控制中心、河南省疾病预防控制中心、北京市疾病预防控制中心	邵一鸣、冯毅、廖玲洁、邢辉、阮玉华、马丽英、沈智勇、苏斌
6	2019	中华预防医学会科学技术奖一等奖	我国艾滋病分子流行病耐药监测和免疫学研究与技术推广	中国疾病预防控制中心性病艾滋病预防控制中心、广西壮族自治区疾病预防控制中心、四川省疾病预防控制中心、安徽省疾病预防控制中心、北京市疾病预防控制中心	邵一鸣、阮玉华、邢辉、廖玲洁、冯毅、唐振柱、滕涛、梁姝、沈智勇、汪宁、任莉、苏斌、郝彦玲、卢红艳、李丹
7	2019	中华预防医学会科学技术奖二等奖	HIV新发感染监测实验室关键技术建立与推广应用	中国疾病预防控制中心性病艾滋病预防控制中心、北京金豪制药股份有限公司、德宏傣族景颇族自治州疾病预防控制中心、四川省疾病预防控制中心、江西省疾病预防控制中心	蒋岩、汪宁、张誌、肖瑶、邱茂锋、邢文革、金聪、段松、王月华、马春涛
8	2019	北京市科学技术奖一等奖	我国HIV的传播规律耐药特征免疫因素和疫情动态研究及应用	中国疾病预防控制中心性病艾滋病预防控制中心、北京市疾病预防控制中心、广西壮族自治区疾病预防控制中心、安徽省疾病预防控制中心、河南省疾病预防控制中心	邵一鸣、邢辉、冯毅、廖玲洁、阮玉华、卢红艳、沈智勇、苏斌、王哲、辛若雷、唐振柱、洪坤学、任莉、王铮、郝彦玲

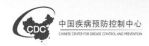
序号	年份	奖项及等级	项目名称	完成单位	完成人
9	2016	中华医学科技奖三等奖	我国艾滋病重点地区综合防治适宜技术创新性研究与应用	中国疾病预防控制中心性病艾滋病预防控制中心、四川省疾病预防控制中心、四川大学、凉山彝族自治州疾病预防控制中心、中国疾病预防控制中心妇幼保健中心、凉山州第一人民医院	刘中夫、吴尊友、张灵麟、张福杰、栾荣生、马烨、龚煜汉、蒋岩、王爱玲、柔克明、赖文红、毛宇嵘、王启兴、张石则、叶少东
10	2015	中华预防医学会科学技术奖二等奖	30年中国艾滋病流行特征与防控对策研究	中国疾病预防控制中心性病艾滋病预防控制中心、中国疾病预防控制中心病毒病预防控制所、中国疾病预防控制中心、云南省疾病预防控制中心、河南省疾病预防控制中心、四川省疾病预防控制中心、天津市疾病预防控制中心	吴尊友、曾毅、王宇、王陇德、郑锡文、贾曼红、王哲、汪宁、张灵麟、朱效科
11	2015	北京市科学技术奖二等奖	重大公共卫生疾病药品供给模式的研究及应用	中国疾病预防控制中心性病艾滋病预防控制中心、中国疾病预防控制中心妇幼保健中心、北京市疾病预防控制中心、云南省艾滋病关爱中心、四川省疾病预防控制中心	刘中夫、晋灿瑞、张福杰、王强、赵燕、吴尊友、刘霞、崔岩、马春涛、刘世亮
12	2013	中华医学科技奖二等奖	中国艾滋病重大疫情与关键技术研究及应用	中国疾病预防控制中心、河南省疾病预防控制中心、云南省疾病预防控制中心、四川省疾病预防控制中心、湖南省疾病预防控制中心、广东省疾病预防控制中心	吴尊友、王宇、王哲、汪宁、吕繁、曾毅、贾曼红、毛宇嵘、刘中夫、张灵麟
13	2013	中华预防医学会科学技术奖二等奖	我国HIV耐药检测技术平台的建立及推广应用	中国疾病预防控制中心性病艾滋病预防控制中心、北京大学、复旦大学	邵一鸣、马丽英、邢辉、刘俊义、廖玲洁、王孝伟、汪宁、姜世勃、阮玉华、赵全璧
14	2013	北京市科学技术奖三等奖	我国HIV耐药检测技术平台的建立及推广应用	中国疾病预防控制中心性病艾滋病预防控制中心、北京市朝阳区疾病预防控制中心、北京大学、复旦大学	邵一鸣、马丽英、邢辉、刘俊义、廖玲洁、王孝伟、汪宁、姜世勃、阮玉华、赵全璧
15	2012	中华医学科技奖卫生管理奖	中国艾滋病综合防治实践与对策研究——全国艾滋病综合防治示范区	中国疾病预防控制中心性病艾滋病预防控制中心、中国疾病预防控制中心性病控制中心、中国疾病预防控制中心妇幼保健中心	韩孟杰、陈清峰、孙江平、刘康迈、张福杰、吕繁、吴尊友、王晓春、刘中夫、汪宁、王冬梅、张国成、王临虹、蒋岩、高燕
16	2011	中华预防医学会科学技术奖三等奖	我国艾滋病早期感染检测策略及其应用研究	中国疾病预防控制中心性病艾滋病预防控制中心、云南省疾病预防控制中心、中国疾病预防控制中心妇幼保健中心、德宏傣族景颇族自治州疾病预防控制中心、新疆维吾尔族自治区疾病预防控制中心	蒋岩、贾曼红、肖瑶、潘品良、姚均、邱茂锋、王临虹、汪宁
17	2010	中华医学科技奖三等奖	我国艾滋病早期感染检测策略及其应用研究	中国疾病预防控制中心性病艾滋病预防控制中心、云南省疾病预防控制中心、中国疾病预防控制中心妇幼保健中心、重庆市疾病预防控制中心、四川省疾病预防控制中心	蒋岩、陆林、肖瑶、姚均、潘品良、邱茂锋、王临虹、汪宁

（续表）

序号	年份	奖项及等级	项目名称	完成单位	完成人
18	2009	中华医学科技奖二等奖	我国艾滋病高危人群基数估计方法及其在流行形势分析中应用的研究	中国疾病预防控制中心性病艾滋病预防控制中心、湖南省疾病预防控制中心、黑龙江省疾病控制中心、广东省疾病预防控制中心、云南省疾病预防控制中心、四川大学	吕　繁、张大鹏、陈　曦、吴玉华、贾曼红、栾荣生、林　鹏、王　岚、王丽艳、吴尊友
19	2009	中华预防医学会科学技术奖二等奖	我国艾滋病高危人群基数估计方法及其在流行形势分析中应用的研究	中国疾病预防控制中心性病艾滋病预防控制中心、湖南省疾病预防控制中心、黑龙江省疾病预防控制中心、云南省疾病预防控制中心、广东省疾病预防控制中心、四川大学	吕　繁、张大鹏、陈　曦、吴玉华、贾曼红、栾荣生、林　鹏、王　岚、王丽艳、吴尊友
20	2008	中华医学科技奖一等奖	我国既往有偿供血人群艾滋病流行病学与控制策略研究	中国疾病预防控制中心性病艾滋病预防控制中心、中国疾病预防控制中心病毒病预防控制所、安徽省疾病预防控制中心、安徽省阜阳市疾病预防控制中心、河南省疾病预防控制中心	吴尊友、曾　毅、柔克明、计国平、徐　臣、庞　琳、徐　杰、郑锡文、王　哲、汪　宁、张福杰、王　岚、高　玉、吕　繁、施小明
21	2008	北京市科学技术奖二等奖	我国既往有偿供血人群艾滋病流行病学与控制策略研究	中国疾病预防控制中心性病艾滋病预防控制中心、中国疾病预防控制中心病毒病预防控制所、安徽省疾病预防控制中心、安徽省阜阳市疾病预防控制中心、河南省疾病预防控制中心	吴尊友、曾　毅、柔克明、计国平、徐　臣、庞　琳、徐　杰、郑锡文、王　哲、汪　宁
22	2007	国家科技进步奖二等奖	全国主要HIV毒株的基因变异和流行特征研究及数据库建立	中国疾病预防控制中心性病艾滋病预防控制中心、中国医科大学附属第一医院、上海市疾病预防控制中心、新疆维吾尔自治区疾病预防控制中心、河南省疾病预防控制中心、四川省疾病预防控制中心、广东省疾病预防控制中心、江苏省疾病预防控制中心	邵一鸣、邢　辉、洪坤学、冯　毅、陈健平、尚　红、钟　平、张　伟、王　哲、秦光明
23	2007	中华预防医学会科学技术奖三等奖	HIV感染诊断的替代检测策略	中国疾病预防控制中心性病艾滋病预防控制中心、新疆维吾尔族自治区疾病预防控制中心、四川省疾病预防控制中心、上海市疾病预防控制中心、北京市疾病预防控制中心	蒋　岩、汪　宁、董永慧、梁　姝、郑晓虹、强来英、黑发欣、傅继华、刘　伟、颜苹苹、崔为国、邢爱华、赵宏儒、王冬莉、刘　波
24	2006	中华医学科技奖一等奖	全国主要HIV毒株的基因变异和流行特征研究及数据库建立	中国疾病预防控制中心性病艾滋病预防控制中心、中国医科大学附属第一医院、上海市疾病预防控制中心、新疆维吾尔自治区疾病预防控制中心、河南省疾病预防控制中心、四川省疾病预防控制中心、广东省疾病预防控制中心、江苏省疾病预防控制中心	邵一鸣、邢　辉、洪坤学、冯　毅、陈健平、尚　红、钟　平、张　伟、王　哲、秦光明
25	2002	中华人民共和国国际科学技术合作奖二等奖	非侵入性HIV病毒感染诊断新技术的引进和应用	中国疾病预防控制中心性病艾滋病预防控制中心	曹韵贞

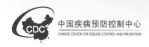
序号	年份	奖项及等级	项目名称	完成单位	完成人
26	2001	中华医学科技奖国际科学技术合作奖二等奖	非侵入性 HIV 毒感染诊断新技术的引进和应用及艾滋病治疗的规范化	中国疾病预防控制中心性病艾滋病预防控制中心	曹韵贞
27	1999	卫生部科学技术进步奖三等奖	全国范围艾滋病病毒分子流行病学研究	卫生部艾滋病预防与控制中心、新疆维吾尔自治区卫生防疫站、云南省卫生防疫站、四川省卫生防疫站、其余 27 省、市、自治区卫生防疫站	邵一鸣、苏 玲、邢 辉、沈 洁、孙新华等

中国疾病预防控制中心慢性非传染性疾病预防控制中心科技成果一览

序号	年份	奖项及等级	项目名称	完成单位	完成人
1	2021	中华预防医学会科学技术奖三等奖	基于医疗机构的全国伤害监测体系构建与应用推广研究	中国疾病预防控制中心慢性非传染性疾病预防控制中心、中国标准化研究院、浙江省疾病预防控制中心	段蕾蕾、吴　凡、王临虹、吴　静、汪　媛、邓　晓、叶鹏鹏、耳玉亮
2	2020	中华医学科技奖二等奖	中国人群慢性病疾病负担及危险因素研究与应用	中国疾病预防控制中心慢性非传染性疾病预防控制中心	周脉耕、殷　鹏、王丽敏、王黎君、张　梅、王临虹、黄正京、赵振平、张　笑、刘江美
3	2020	华夏奖三等奖	中国慢性病及危险因素监测关键技术创新与应用	中国疾控中心慢病中心	王丽敏、张　梅、王临虹、吴　静、黄正京、赵振平、张　笑、李纯
4	2020	华夏奖三等奖	大气颗粒物对人群健康危害的流行病学研究及其应用	中国疾病预防控制中心慢性非传染性疾病预防控制中心、复旦大学	周脉耕、殷　鹏、阚海东、陈仁杰、王黎君、刘江美、齐金蕾、刘韫宁
5	2019	中华医学科技奖一等奖	中国慢性病及危险因素监测技术体系构建与应用研究	中国疾病预防控制中心慢性非传染性疾病预防控制中心、上海市内分泌代谢病研究所	王临虹、吴　凡、赵文华、王丽敏、宁　光、周脉耕、张　梅、姜　勇、李镒冲、黄正京、毕宇芳、赵振平、王志会、尹香君
6	2019	华夏奖一等奖	中国人群疾病负担研究与应用	中国疾病预防控制中心慢性非传染性疾病预防控制中心、中国疾病预防控制中心、中国医学科学院基础医学研究所	周脉耕、杨功焕、王临虹、梁晓峰、王黎君、殷　鹏、曾新颖、刘韫宁、刘江美、齐金蕾、李镒冲、刘世炜、万　霞、由金玲、王丽敏

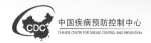
中国疾病预防控制中心营养与健康所科技成果一览

序号	年份	奖项及等级	项目名称	完成单位	完成人
1	2021	中华预防医学会科学技术奖三等奖	中国人群血脂规范化监测、营养干预及管理关键技术研究与应用	中国疾病预防控制中心营养与健康所、深圳市慢性病防治中心	张 坚、赵文华、徐 健、宋鹏坤、满青青、倪文庆、贾珊珊、王春荣
2	2020	内蒙古自治区科学技术进步一等奖	基于中国母乳成分的婴幼儿配方奶粉创制关键技术与产业化	中国疾病预防控制中心营养与健康所（第四完成单位）	荫士安等
3	2018	中国食品科学技术学会科技创新奖-技术进步奖一等奖	中国农村儿童营养干预关键技术及食品产业集成创新研究	中国疾病预防控制中心营养与健康所、国际生命科学学会中国办事处	陈君石、丁钢强、张 兵、霍军生、孙 静、王惠君、黄 建、王志宏、王丽娟、张继国
4	2017	中华预防医学会科学技术奖三等奖	预包装食品营养标签和技术支撑体系的建立及推广应用	中国疾病预防控制中心营养与健康所、国家食品安全风险评估中心、北京市营养源研究所	杨月欣、韩军花、何 梅、王 竹、陆 颖、王国栋、门建华、杨晶明、沈 湘
5	2017	华夏奖一等奖	食物营养和健康效应评价关键技术及其推广应用	中国疾病预防控制中心营养与健康所、国家食品安全风险评估中心、北京市营养源研究所、北京四海华辰科技有限公司、哈尔滨医科大学	杨月欣、王 竹、韩军花、向雪松、何 梅、李利明、陆 颖、潘洪志、朱 婧、徐维盛、杨晶明、张雪松、王国栋、门建华、沈 湘
6	2017	中国营养学会科学技术奖一等奖	中国营养标签系统技术和标准研究推广	中国疾病预防控制中心营养与健康所	杨月欣、韩军花、王 竹、何 梅、陆 颖、杨晶明、门建华、沈 湘、王国栋、邓陶陶
7	2014	中国营养学会科学技术奖二等奖	中国成人膳食能量、蛋白质参考摄入量研究	中国疾病预防控制中心营养与健康所、四川大学、深圳市慢性病防治中心	杨晓光、朴建华、黄承钰、刘小立、卓 勤、李 敏、孙 锐
8	2014	中国营养学会科学技术奖三等奖	中国居民水摄入状况调查及其适宜摄入量制定	中国疾病预防控制中心营养与健康所	马冠生、胡小琪、杜松明、张 倩、潘 慧
9	2013	中华预防医学会科学技术奖三等奖	我国城市儿童少年饮食行为及健康影响的研究	中国疾病预防控制中心营养与食品安全所	马冠生、胡小琪、刘爱玲、张 倩、潘 慧、段一凡、杜松明
10	2013	中华预防医学会科学技术奖三等奖	中国食物频率法（CFFQ）的建立及其在国家慢性病防控中的应用	中国疾病预防控制中心营养与食品安全所、中国疾病预防控制中心	赵文华、陈君石、何 丽、张 馨、杨正雄、孟丽苹、张 坚、王俊玲
11	2012	中华医学科技奖二等奖	化学污染物分析技术与暴露评估及其食品安全监控标准	中国疾病预防控制中心营养与食品安全所、国家食品安全风险评估中心、中国科学院生态环境研究中心、浙江省疾病预防控制中心	吴永宁、李敬光、周群芳、任一平、章 宇、闻 胜、刘稷燕、赵云峰、李筱薇、苗 虹

序号	年份	奖项及等级	项目名称	完成单位	完成人
12	2012	中国营养学会科学技术奖三等奖	我国儿童肥胖防控技术研究及应用	中国疾病预防控制中心营养与食品安全所、广州市疾病预防控制中心、山东大学公共卫生学院、复旦大学公共卫生学院、北京大学儿童青少年卫生研究所、哈尔滨医科大学公共卫生学院、重庆医科大学附属儿童医院	马冠生、胡小琪、刘爱玲、张倩、杜松明、李艳平、潘慧、杜琳、徐贵法、郭红卫
13	2012	中国营养学会科学技术奖三等奖	0-6岁儿童早期营养、饮食行为及喂养评价方法研究	中国疾病预防控制中心营养与食品安全所、四川大学华西公共卫生学院、北京市海淀区妇幼保健院	赖建强、曾果、滕越、马冠生、李增宁、孙要武、李鸣、荫士安、段一凡、闫玲
14	2011	北京市科学技术奖二等奖	食品化学污染物限量标准与检测技术	中国疾病预防控制中心营养与食品安全所、中国科学院生态环境研究中心	吴永宁、李敬光、赵云峰、史建波、阴永光、苗虹、尚晓虹、周萍萍、李筱薇、张磊
15	2011	福建省科技进步二等奖	典型食品中氯丙醇污染的检测、评估和控制技术研究与应用	福建省疾病预防控制中心、中国疾病预防控制中心营养与食品安全所	
16	2011	中华预防医学会科学技术奖二等奖	饮茶对癌症、心血管疾病和糖尿病的预防作用	中国疾病预防控制中心营养与食品安全所	韩驰、李宁、贾旭东、宋雁、张坚、周宇红、张晓鹏、王伟、刘泽钦、张馨
17	2011	中华预防医学会科学技术奖三等奖	中国小麦粉营养强化关键技术及应用推广研究	中国疾病预防控制中心营养与食品安全所、兰州市疾病预防控制中心、南阳市宛城区疾病预防控制中心、围场满族蒙古族自治县卫生监督所、兰州市粮食局	霍军生、孙静、李文仙、黄建、王丽娟、于波、万丽萍、王安绪
18	2010	中华医学科技奖三等奖	中国食物资源营养评价指标体系及应用研究	中国疾病预防控制中心营养与食品安全所、北京优识行视资讯中心	杨月欣、王竹、何梅、潘兴昌、门建华、杨晓莉、王国栋、杨晶明、韩军花、李建文、沈湘、吉朋松
19	2010	中国营养学会科学技术奖一等奖	经济高速增长时期中国居民营养变迁的队列研究	中国疾病预防控制中心营养与食品安全所	葛可佑、翟凤英、张兵、王惠君、王志宏、何宇纳、刘爱东、于文涛、于冬梅、张继国、杜文雯、李婕
20	2010	中国营养学会科学技术奖二等奖	食物血糖生成机制及其体外预测模型的研究	中国疾病预防控制中心营养与食品安全所	杨月欣、王竹、刘静、何梅、王宏伟、李建文、杨晓莉、杨晶明、王国栋、门建华、刘兰
21	2009	中国标准创新贡献奖二等奖	GB2760-2007食品添加剂使用卫生标准	中国疾病预防控制中心营养与食品安全所	王茂起、王竹天、陈君石、张俭波、李晓瑜、陈瑶君、罗雪云、樊永祥

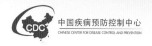

（续表）

序号	年份	奖项及等级	项目名称	完成单位	完成人
22	2009	中华医学科技奖三等奖	中国居民营养与健康状况调查	中国疾病预防控制中心营养与食品安全所、中国疾病预防控制中心、中国医学科学院阜外心血管病医院、卫生部统计信息中心、首都医科大学附属北京安贞医院	杨晓光、李立明、饶克勤、翟凤英、朴建华、赵文华、何宇纳、张　坚
23	2009	中华医学科技奖三等奖	重要食品安全事件原因的快速确证技术及其分析毒理质谱库建立	中国疾病预防控制中心营养与食品安全所、北京市疾病预防控制中心、中国科学院生态环境研究中心、中国人民解放军军事医学科学院附属医院	吴永宁、邵　兵、赵云峰、涂晓明、周群芳、苗　虹、李敬光、张　晶
24	2009	中华预防医学会科学技术奖一等奖	中国学龄儿童少年BMI超重/肥胖筛查标准的建立和应用	北京大学公共卫生学院、中国疾病预防控制中心营养与食品安全所	季成叶、马冠生、陈天娇、胡小琪、王海俊、李艳平、杜松明、胡佩瑾
25	2009	中华预防医学会科学技术奖一等奖	中国居民营养状况调查	中国疾病预防控制中心营养与食品安全所、中国疾病预防控制中心	杨晓光、翟凤英、朴建华、赵文华、何宇纳、张　坚、金水高、马冠生、荫士安、赖建强、付　萍、王建生、李艳平、王京钟、田　园
26	2009	中华预防医学会科学技术奖二等奖	食品安全快速检测系列方法与设备研究	中国疾病预防控制中心营养与食品安全所、中国计量科学研究院、山东省疾病预防控制中心、吉林省疾病预防控制中心、河北省疾病预防控制中心、广州绿洲生化科技有限公司、北京艺卓恒信科贸有限公司	王　林、王　晶、孙景旺、陈庭君、周景洋、陈金东、卢　新、江　涛、王　凤、计　融
27	2009	中华预防医学会科学技术奖三等奖	我国儿童少年钙营养状况及干预研究	中国疾病预防控制中心营养与食品安全所、北京市西城区中小学卫生保健所、北京市怀柔区雁栖学校、北京市怀柔区第三中学	马冠生、胡小琪、张　倩、刘爱玲、杜维婧、李艳平、潘　慧、张必科
28	2009	中华预防医学会科学技术奖三等奖	富硒大蒜的开发及其安全性和临床前应用研究	中国疾病预防控制中心营养与食品安全所、北京大学临床肿瘤学院暨北京市肿瘤防治研究所、北京中新蕾傲生物科技有限公司、中国疾病预防控制中心环境与健康相关产品安全所	杨文婕、邓大君、林少彬、孙　杰、毛德倩、李卫东、陈　竞、谷连坤、杨艳华、杨志勇
29	2008	中国标准创新贡献奖二等奖	GB15193.1-15193.21-2003食品安全性毒理学评价程序和方法21项系列标准	中国疾病预防控制中心营养与食品安全所、四川大学华西公共卫生学院	严卫星、何来英、徐海滨、张立实、高　芃、耿桂英、余　强、孙　明
30	2008	天津市科学技术进步二等奖	常见生物毒素与化学毒素快速检测方法及装置的研究	中国疾病预防控制中心营养与食品全所（第二完成单位）	李凤琴等

序号	年份	奖项及等级	项目名称	完成单位	完成人
31	2008	天津市科学技术进步二等奖	中国成年男子元素膳食摄入量、人体含量和辐射防护应用	中国医学科学院放射医学研究所、北京大学公共卫生学院、中国辐射保护研究院、中国原子能科学研究院、中国疾病控制中心营养与食品安全所、吉林大学地球探测科学与技术学院、吉林大学公共卫生学院	高俊全等
32	2008	吉林省科学技术进步三等奖	异丙甲草胺残留量检测技术研究	吉林省疾病预防控制中心、中国疾病预防控制中心食品营养与安全所、白城市疾病预防控制中心	李青、侯祥、杨大进、方赤光、刘虹涛、宋玉平、周春梅、张勇华
33	2008	中华医学科技奖三等奖	中国儿童肥胖研究：流行现状、健康危害、影响因素及其干预	中国疾病预防控制中心营养与食品安全所、广州市疾病预防控制中心、北京市疾病预防控制中心、北京市东城区中小学卫生保健所、北京市崇文区疾病预防控制中心	马冠生、胡小琪、李艳平、刘爱玲、杜松明、王京钟、张倩、潘慧
34	2008	中国食品科学技术学会科技创新奖-技术进步奖二等奖	食品中有机锡超痕量检验用设备的改造	中国疾病预防控制中心营养与食品安全所、中国科学院生态环境研究中心	吴永宁、周群芳、赵云峰、刘稷燕、赵孔祥、李敬光、张琪、翟广书
35	2008	中国食品科学技术学会科技创新奖-技术进步奖二等奖	食物营养评价应用载体研究	中国疾病预防控制中心营养与健康所	杨月欣、潘兴昌、吉朋松、王竹、门建华、韩军花、何梅
36	2008	中国营养学会科学技术奖三等奖	儿童少年饮食行为及影响因素现状调查	中国疾病预防控制中心营养与食品安全所	马冠生、胡小琪、刘爱玲、李艳平、张倩、潘慧、王京钟、王筱桂
37	2007	中国标准创新贡献奖一等奖	GB2762-2005食品中污染物限量	中国疾病预防控制中心营养与食品安全所、卫生部卫生监督中心	吴永宁、王绪卿、杨惠芬、赵丹宇
38	2007	中国标准创新贡献奖二等奖	GB/T 5009.1—2003食品卫生检验方法理化部分总则、GB/T 5009.2—2003食品的相对密度的测定、GB/T 5009.3—2003食品中水分的测定等203项标准	中国疾病预防控制中心营养与食品安全所、北京市疾病预防控制中心、江苏省疾病预防控制中心	王竹天、杨大进、韩宏伟、涂晓明、仓公敖、王永芳、梁春穗
39	2007	中华医学科技奖三等奖	儿童微量营养素缺乏的预防与控制措施研究	中国疾病预防控制中心营养与食品安全所、浙江省医学科学院保健食品研究所、青岛大学医学院	荫士安、葛可佑、王茵、汪之顼、赵显峰、赖建强、孟晶、靳雅笙、潘丽莉
40	2007	中华医学科技奖三等奖	生物毒素和中毒控制中常见毒物快速检测技术研究	中国疾病预防控制中心营养与食品安全所、中国人民解放军军事医学科学院卫生学环境医学研究所、江苏省微生物研究所、北京市营养源研究所、中国海洋大学	李凤琴、高志贤、计融、赵晓联、路戈、宫庆礼、焦新安、钟文辉

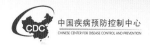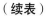

序号	年份	奖项及等级	项目名称	完成单位	完成人
41	2007	中华预防医学会科学技术奖二等奖	应用铁强化酱油控制中国铁缺乏和缺铁性贫血	中国疾病预防控制中心营养与食品安全所、江苏省疾病预防控制中心、河北省疾病预防控制中心、贵州省疾病预防控制中心、卫生部卫生监督中心、广东省疾病预防控制中心、吉林省卫生厅卫生监督所	陈君石、霍军生、孙静、黄建、于波、袁宝君、王跃进、汪思顺、常素英、朴建华
42	2007	中华预防医学会科学技术奖二等奖	我国食物资源营养分析和应用技术研究	中国疾病预防控制中心营养与食品安全所、北京市营养源研究所、北京市疾病预防控制中心	杨月欣、潘兴昌、王竹、何梅、门建华、杨晓莉、王国栋、边立华、沈湘、韩军花、杨晶明、唐华澄、薛颖、周瑞华、吉朋松
43	2007	中华预防医学会科学技术奖三等奖	儿童微量营养素缺乏的预防与控制措施研究	中国疾病预防控制中心营养与食品安全所、浙江省医学科学院、青岛大学医学院	荫士安、葛可佑、王茵、汪之顼、赵显峰、赖建强、孟晶、靳雅笙、潘丽莉
44	2007	中华预防医学会科学技术奖三等奖	生物毒素和中毒控制中常见毒物快速检测技术研究	中国疾病预防控制中心营养与食品安全所、军事医学科学院卫生学环境医学研究所、江苏省微生物研究所、北京市营养源研究所、中国海洋大学	李凤琴、计融、高志贤、赵晓联、路戈、宫庆礼、焦新安、钟文辉
45	2006	国家科学技术进步奖二等奖	动物性食品中药物残留及化学污染物检测关键技术与试剂盒产业化	中国农业大学、中国疾病预防控制中心营养与食品安全所、北京望尔生物技术有限公司	沈建忠、吴永宁、何方洋、丁双阳、李敬光、江海洋、苗虹、肖希龙、张素霞、万宇平
46	2006	中国标准创新贡献奖二等奖	GB 7718-2004预包装食品标签通则	中国疾病预防控制中心营养与食品安全所（第四完成单位）	陈瑶君等
47	2006	浙江省科学技术三等奖	补充多种微量营养素对学龄儿童营养与健康状况的影响	浙江省医学科学院、中国疾病预防控制中心营养与食品安全所、杭州市卫生局卫生监督所	王茵、荫士安、朱染枫、陈永壮、来伟旗、陈建国、梅松
48	2006	中华医学科技奖二等奖	食源性疾病监测体系与监控技术的研究	中国疾病预防控制中心营养与食品安全所、浙江省疾病预防控制中心、江苏省疾病预防控制中心、广西壮族自治区疾病预防控制中心、广东省疾病预防控制中心、福建省疾病预防控制中心、河南省疾病预防控制中心	刘秀梅、王茂起、丛黎明、袁宝君、唐振柱、严纪文、计融、陈艳、郭云昌、冉陆
49	2006	中国营养学会科学技术奖一等奖	第四次全国营养调查	中国疾病预防控制中心营养与食品安全所	杨晓光、翟凤英、朴建华、赵文华、何宇纳、张坚、马冠生、荫士安、赖建强、付萍
50	2006	中国营养学会科学技术奖二等奖	食物成分分析方法的建立与应用研究	中国疾病预防控制中心营养与食品安全所	杨月欣、王竹、门建华、韩军花、何梅、杨晓莉、王国栋、沈湘、李建文、周瑞华

序号	年份	奖项及等级	项目名称	完成单位	完成人
51	2006	中国营养学会科学技术奖三等奖	儿童几种主要微量营养素缺乏的预防与控制策略研究	中国疾病预防控制中心营养与食品安全所	荫士安、葛可佑、王茵、汪之顼、赵显峰、赖建强、靳雅笙、孟晶、潘丽莉
52	2005	北京市科学技术奖三等奖	北京公共健康安全体系资源调查、现状及其应急体系和机制建设研究	北京市预防医学研究中心、北京市卫生局、军事医学科学院、中国疾病预防控制中心等七单位	刘秀梅等
53	2005	中华医学科技奖二等奖	二噁英、多氯联苯和氯丙醇的痕量与超痕量检测技术的研究	中国疾病预防控制中心营养与食品安全所、中国科学院生态环境研究中心、深圳市疾病预防控制中心、北京大学	吴永宁、李敬光、郑明辉、吴文忠、付武胜、张建清、赵云峰、陈左生、庄志雄、邵兵
54	2005	中华医学科技奖三等奖	中国居民膳食结构与营养状况变迁的追踪研究	中国疾病预防控制中心营养与食品安全所、中国疾病预防控制中心公共卫生监测与信息服务中心、湖北省疾病预控制中心、河南省疾病预防控制中心、湖南省疾病预防控制中心	翟凤英、葛可佑、金水高、杜树发、王惠君、何宇纳、王志宏、马林茂
55	2004	中华医学科技奖二等奖	食品污染物监测及其对健康影响评价的研究	中国疾病预防控制中心营养与食品安全所	王茂起、王竹天、吴永宁、冉陆、李宁、杨大进、韩宏伟、赵云峰、樊永祥、蒋定国
56	2004	中华医学科技奖三等奖	食品真菌安全性检测及评价技术研究	中国疾病预防控制中心营养与食品安全所、江南大学、北京市疾病预防控制中心	计融、李凤琴、罗雪云、许赣荣、李玉伟、江涛、赵珊、陈蕴
57	2004	中华医学科技奖三等奖	茶叶防癌有效成分及作用机制研究	中国疾病预防控制中心营养与食品安全所、中国农业科学院茶叶科学研究所、南京医科大学、首都医科大学附属北京口腔医院、中国人民解放军军事医学科学院放射医学研究所	韩驰、陈君石、程启坤、李宁、贾旭东、徐耀初、孙正、朱茂祥
58	2003	中华医学科技奖二等奖	我国主粮中伏马菌素污染及串珠镰刀菌分子生物学研究	中国疾病预防控制中心营养与食品安全所	刘秀梅、邱茂锋、王晓英、郭云昌、王志刚、刘江、丛黎明、李秀芳、廖兴广、魏桂兰
59	2003	中华医学科技奖二等奖	我国食物碳水化合物营养学分类及血糖生成指数的基础和应用研究	中国疾病预防控制中心营养与食品安全所、北京协和医院、辽宁省朝阳市第二医院、四川省疾病预防控制中心、宁夏回族自治区疾病预防控制中心、北京市第六医院、湖北省黄石市疾病预防控制中心	杨月欣、王竹、王光亚、江骥、张印法、崔红梅、王岩、向仕学、马中亮、边立华
60	2003	中华医学科技奖三等奖	食物残留物的检测技术研究	中国疾病预防控制中心营养与食品安全所	王茂起、王竹天、冉陆、计融、吴永宁、杨大进、韩宏伟、李业鹏

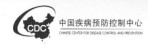

序号	年份	奖项及等级	项目名称	完成单位	完成人
61	2002	中华医学科技奖二等奖	微量营养素补充对孕妇健康及胎儿和儿童生长发育的影响	中国预防医学科学院营养与食品卫生研究所、北京大学医学部、华中科技大学同济医学院	荫士安、葛可佑、唐仪、朱清华、林晓明、孙秀发、徐青梅、龙珠、黄连珍、赵显峰
62	2000	北京市科学技术进步奖三等奖	应用无色散 - 氢化物 - 原子荧光光谱法分析食品中其中元素的研究	北京市卫生防疫站、北京市卫生检疫所、卫生部食品卫生监督检验所、四川省食检所	杨慧芬等
63	1999	国家科技进步奖三等奖	克山病的病理、病因与发病机制研究	中国预防医学科学院营养与食品卫生研究所	
64	1999	卫生部科学技术进步奖三等奖	儿童营养监测与改善	中国预防医学科学院营养与食品卫生研究所、河北省卫生防疫站食品卫生监督检验所、陕西省卫生防疫站食品卫生监督检验所、内蒙古自治区妇幼保健院、辽宁省卫生防疫站食品卫生监督检验所、吉林省卫生防疫站食品卫生监督检验所、黑龙江省卫生防疫站食品卫生监督检验所、江苏省卫生防疫站食品卫生监督检验所、浙江省卫生防疫站食品卫生监督检验所、安徽省卫生防疫站食品卫生监督检验所	
65	1999	卫生部科学技术进步奖三等奖	茶叶防癌有效成分及其作用机理研究	中国预防医学科学院营养与食品卫生研究所、中国农业科学院茶叶研究所、首都医科大学北京口腔医院、南京医科大学流行病教研室、军事医学科学院放射医学研究所	
66	1999	河北省科学技术进步奖三等奖	食品中诱惑红的测定国家标准	卫生部食品卫生监督检验所	
67	1998	卫生部科学技术进步奖二等奖	低硒及其有关因素在克山病病因与发病机制中的作用	白求恩医科大学、中国预防医学科学院营养与食品卫生研究所、哈尔滨医科大学	
68	1998	卫生部科学技术进步奖三等奖	食品中农药多残留系统分析方法的研究	卫生部食品卫生监督检验所、中国预防医学科学院营养与食品卫生研究所	
69	1997	国家科技进步奖三等奖	椰毒假单胞菌酵米面亚种食物中毒病原及预防的研究	中国预防医学科学院营养与食品卫生研究所	孟昭赫、刘秀梅、王淑真、胡文娟、白竞玉、文卫华、杨宝兰
70	1996	国家科委国家科技成果证书	我国妇女儿童锌缺乏及其防治的研究	中国预防医学科学院营养与食品卫生研究所	
71	1996	卫生部科学技术进步奖一等奖	中国膳食、生活方式与死亡率——65个县的调查研究	中国预防医学科学院营养与食品卫生研究所、美国康奈尔大学、中国医学科学院肿瘤研究所、美国牛津大学	陈君石、T. Colin Campbell、黎钧耀、Richard Peto 等

（续表）

序号	年份	奖项及等级	项目名称	完成单位	完成人
72	1996	卫生部科学技术进步奖二等奖	椰毒假单胞菌酵米面亚种食物中毒病原及预防的研究	中国预防医学科学院营养与食品卫生研究所、卫生部食品卫生监督检验所	孟昭赫、刘秀梅、王淑真、胡文娟、白竟玉、文卫华、杨宝兰
73	1996	卫生部科学技术进步奖二等奖	出版《食品卫生检验方法注解　微生物学部分》	中国预防医学科学院营养与食品卫生研究所、卫生部食品卫生监督检验所	孟昭赫、刘宏道、刘秀梅
74	1996	卫生部科学技术进步奖二等奖	食品安全性毒理学评价程序和方法	卫生部食品卫生监督检验所、中国预防医学科学院营养与食品卫生研究所	
75	1996	预科院科学技术进步奖 二等奖	《卫生研究》杂志	中国预防医学科学院营养与食品卫生研究所	
76	1996	预科院科学技术进步奖三等奖	食品中农药残留限量研究	卫生部食品卫生监督检验所	
77	1996	预科院科学技术进步三等奖	中国居民每日摄铝量和面制食品中铝限量卫生标准的研究	卫生部食品卫生监督检验所	
78	1995	国家科学技术进步奖三等奖及国家科技成果证书	中国总膳食研究	中国预防医学科学院营养与食品卫生研究所	陈君石、高俊全、王绪卿
79	1995	卫生部科学技术进步奖三等奖	我国妇女儿童锌缺乏及其防治的研究	卫生部科技进步奖获奖单位：中国预防医学科学院营养与食品卫生研究所、北京市东单儿童医院、辽宁省朝阳市第二医院、山东省聊城市妇幼保健所、江苏省太仓市妇幼保健所、湖北省武汉市妇幼保健所、广西南宁市妇幼保健所、哈尔滨市南岗区妇产医院、北京市房山区妇幼保健所、宁夏吴忠市妇幼保健所	
80	1995	卫生部科学技术进步奖三等奖	杂色曲霉素与人类癌症的关系	中国预防医学科学院营养与食品卫生研究所、北京大学生命科学学院	
81	1995	卫生部科学技术进步奖三等奖	农药杀虫双代谢毒理学研究	中国预防医学科学院营养与食品卫生研究所	
82	1994	国家科技成果证书	人体硒需要量及安全摄入量范围的研究	预防医学科学院营养与食品卫生研究所	
83	1994	预科院促进科学技术进步奖三等奖	学龄前儿童营养监测与改善及基层营养工作人员的培训	中国预防医学科学院营卫所、湖北、湖南、江西、四川、广东、贵州及甘肃省食检所	

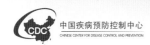
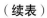
序号	年份	奖项及等级	项目名称	完成单位	完成人
84	1993	国家科委促进科学技术进步奖二等奖	我国中长期食物发展战略总体研究	中国预防医学科学院营养与食品卫生所等	
85	1993	国家科委促进科学技术进步奖三等奖	我国食物营养成分的研究	中国预防医学科学院营养与食品卫生研究所等	
86	1993	卫生部科学技术进步奖二等奖	中国总膳食研究	中国预防医学科学院营养与食品卫生研究所	陈君石、高俊全、王绪卿
87	1993	卫生部科学技术进步奖三等奖	变质甘蔗中毒的预防、病原毒素代谢以及发病机理的研究	中国预防医学科学院营养与食品卫生研究所、中国预防医学科学院劳动卫生与职业病研究所	
88	1993	卫生部科学技术进步奖三等奖	农用稀土的食品卫生研究	卫生部食品卫生监督检验所	
89	1992	国家科学技术进步奖二等奖	人体硒需要量及安全摄入量范围的研究	预防医学科学院营养与食品卫生研究所	
90	1992	卫生部科学技术进步一等奖	我国食物营养成分的研究	卫生部科技进步奖获奖单位：中国预防医学科学院营养与食品卫生研究所、北京市卫生防疫站、甘肃省卫生防疫站、山东省青岛医学院、福建省卫生防疫站、武汉市卫生防疫站、湖北省卫生防疫站、上海市卫生防疫站、安徽省卫生防疫站、浙江省卫生防疫站、浙江省医学科学院、湖北省卫生防疫站、广东省食品卫生监督检验所、哈尔滨市卫生防疫站、陕西省卫生防疫站、河南省卫生防疫站、江苏省卫生防疫站、江西省分析测试研究所、内蒙古自治区卫生防疫站、重庆市卫生防疫站	
91	1992	卫生部科学技术进步奖二等奖	谷物及制品中呕吐毒素等四种霉菌毒素分析方法的研究	卫生部食品卫生监督检验所	
92	1992	卫生部科学技术进步奖三等奖	北京市城乡乳母的营养状况、乳成分、乳量及婴儿生长发育关系的研究	中国预防医学科学院营养与食品卫生研究所	
93	1992	预科院促进科学技术进步奖三等奖	卫生学系列刊物	《卫生研究》、《国外医学卫生学分册》、《中国医学文摘卫生学分册》编辑部	

（续表）

序号	年份	奖项及等级	项目名称	完成单位	完成人
94	1991	卫生部"七五"期间国家标准奖特等奖	食品添加剂使用卫生标准（GB2760-86）	卫生部食品卫生监督检验所	
95	1991	"七五"科技攻关重大成果奖	补硒能预防克山病	中国预防医学科学院营养与食品卫生研究所	
96	1991	卫生部"七五"期间国家标准优秀奖	银耳卫生标准（GB11675-89）	中国预防医学科学院营卫所	
97	1991	卫生部"七五"期间国家标准优秀奖	食品营养成分测定方法（GB12388~12399-90）	中国预防医学科学院营卫所	
98	1991	卫生部"七五"期间国家标准奖优秀奖	果蔬类罐头卫生标准（GB11671-89）	卫生部食品卫生监督检验所	
99	1991	卫生部科学技术进步奖一等奖	人体硒需要量及安全摄入量范围的研究	中国预防医学科学院营养与食品卫生研究所	
100	1991	卫生部科学技术进步奖二等奖	肉毒梭菌食物中毒的研究	卫生部食品卫生监督检验所、新疆塔城地区卫生防疫站、新疆石河子医学院附属医院、卫生部兰州生物制品研究所	
101	1991	北京市推动科学技术进步奖二等奖	测定编制北京地区食物成分表研究	北京市卫生防疫站、中国预防医科院营养与食品卫生研究所，北京食品工业协会	
102	1990	国家科委国家科技成果证书	1982年全国营养调查	中国预防医学科学院营养与食品卫生研究所、中国预防医学科学院等	
103	1990	卫生部科学技术进步二等奖	楚雄克山病综合性科学考察	哈尔滨医科大学克山病研究所、白求恩医科大学地方病研究所、辽宁基础医学研究所、中国科学院地理研究所、云南省楚雄州克山病防治研究所、中国科学院生物物理研究所、中国科学院林业土壤研究所、西安医科大学克山病研究所、中国预防医学科学院营养卫生研究所	
104	1990	卫生部科学技术进步奖三等奖	不同膳食特点地区中老年人群综合性营养调查研究	中国预防医学科学院营养与食品卫生研究所、新疆医学院、上海市食检所、山东省食检所、中国预防医科院计算机室	陈孝曙、赵熙和、闻芝梅、薛安娜、白锦、范文洵、张月明、吴其乐、李文辉、何武
105	1990	卫生部科学技术进步奖三等奖	茶叶防癌作用的研究-茶叶对N-亚硝基化合物形成及致癌作用的影响	中国预防医学科学院营养与食品卫生研究所	

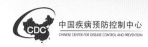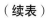

序号	年份	奖项及等级	项目名称	完成单位	完成人
106	1990	中国预防医学科学院科技奖三等奖	椰毒假单胞菌酵米面亚种血清学研究及其应用	卫生部食品卫生监督检验所、中国预防医学科学院营养与食品卫生研究所	白竟玉、刘秀梅、付萍、孟昭赫
107	1990	中国预防医学科学院科技奖三等奖	铁强化固体饮料"血宝"的研制及推广使用	营养与食品卫生研究所	
108	1990	中国预防医学科学院科技奖三等奖	食品卫生检验方法（理化部分）注释	卫生部食品卫生监督检验所	
109	1989	"七五"国家重点科技攻关专题执行优异成绩奖	硒预防克山病的机理、硒的药物代谢动力学以及补硒的剂量控制	中国预防医学科学院营养卫生研究所	
110	1989	卫生部科学技术进步奖三等奖	小麦中呕吐毒素和玉米赤霉烯酮测定方法和污染调查的研究	卫生部食品卫生监督检验所	
111	1989	卫生部科学技术进步奖三等奖	饮用天然矿泉水国家标准（GB8537-87）及标准检验方法（GB8538.1-63-87）	中国预防医学科学院环境卫生监测所、卫生部食品卫生监督检验所	
112	1988	国家促进科学技术进步奖二等奖	一九八二年全国营养调查	全国营养调查协作组	
113	1988	国家促进科学技术进步奖二等奖	新型防霉防腐药剂RQA及AF-1型防腐保鲜药纸的研制	预防医科院营养与食品卫生研究所等	
114	1988	国家促进科学技术进步奖三等奖	变质甘蔗中毒的病因研究	预防医科院营养与食品卫生研究所等	
115	1988	卫生部科学技术进步奖一等奖	变质甘蔗中毒的病因研究	中国预防医学科学院营养与食品卫生研究所、卫生部食品卫生监督检验所、中国医学科学院药物研究所、中国预防医学科学院劳动卫生与职业病研究所	
116	1988	卫生部科学技术进步奖一等奖	新型防霉防腐药剂（RQA）及AF-1型防腐保鲜纸（袋）的研制	卫生部科技进步奖获奖单位：中国预防医学科学院劳动卫生与职业病研究所、营养与食品卫生研究所	
117	1988	卫生部科学技术进步奖一等奖	1982年全国营养调查	卫生部科技进步奖获奖单位：中国预防医学科学院营养与食品卫生研究所、二十九省、市、区营养调查队等	

（续表）

序号	年份	奖项及等级	项目名称	完成单位	完成人
118	1988	卫生部科学技术进步奖二等奖	中华人民共和国国家标准GB4789.1-4789.28-84食品卫生检验微生物学方法的研究	中国预防医学科学院营养与食品卫生研究所、卫生部食品卫生监督检验所、江西卫生防疫站、南京卫生防疫站、北京卫生防疫站、上海食品卫生监督检验所、兰州生物制品研究所	
119	1988	预科院促进科学技术进步奖一等奖	人的地方性硒中毒和我国高硒地区的发现	营养与食品卫生研究所、食品卫生监督检验所、环境卫生与卫生工程研究所、恩施地区防疫站、恩施地区人民医院	
120	1988	预科院促进科学技术进步奖三等奖	学龄前儿童锌缺乏及其防治的研究	营养与食品卫生研究所、北京东城区儿童保健所	
121	1987	国家促进科学技术进步奖三等奖	辐射食品卫生学安全评价研究	中国预防医学科学院营养与食品卫生研究所等	
122	1986	卫生部科学技术成果荣誉证书（部甲级）	辐射食品卫生学安全评价研究	卫生部食品卫生监督检验所、华西医科大学、中国预防医学科学院营养与食品卫生研究所、上海市放射医学研究所、青岛医学院、四川省卫生防疫站、上海医科大学、中山医科大学、上海市食品卫生检验所、成都军区后勤部军事医学研究所、河南医学院等	
123	1985	国家科学技术进步奖二等奖	食物中有机氯农药残留及其毒性研究	中国预防医学中心卫生研究所	
124	1985	中央爱国卫生运动委员会、卫生部科研课题三等奖	马坝地区镉污染及流行病学的研究	广东省卫生防疫站、中国预防医学中心卫生研究所等五单位	韩　驰等
125	1984	北京市科学技术成果奖二等奖	婴儿营养食品	中国医科院卫研所儿童营养组、北京市第一食品厂	
126	1984	北京市科学技术成果奖三等奖	碱式氯化铝饮水除氟效果	中国预防医学中心卫生研究所、北京医学院公卫系、北京市园林局小汤山苗园	
127	1984	河南省科技成果奖三等奖	微生物微量快速生化鉴定系统E-15的研制	开封市医学科学研究所、中国预防医学中心卫生研究所、天津卫生检疫所、山东省卫生防疫站、开封拖拉机电机电器厂、福州市卫生防疫站、周口地区卫生防疫站、吉林省卫生防疫站	李福田、孟洪德、刘家骐、孟昭赫、葛在义、毕延庚、严瑞琪、付烈均、陈其辉、李　霖、林桂生、张瑞骞、李兆普、周　哲、朱雪梅、王佩芳、胡国良、程晓霞
128	1983	国家标准科技成果奖一等奖	食品添加剂使用卫生标准	卫生部食品卫生监督检验所	

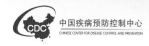

序号	年份	奖项及等级	项目名称	完成单位	完成人
129	1983	国家标准科技成果奖四等奖	蒸馏酒及配制酒卫生标准	中国医学科学院食品卫生检验所	
130	1983	国家标准科技成果奖四等奖	食品中黄曲霉毒素B1允许量标准	中国预防医学中心卫生研究所	
131	1983	卫生部科学技术成果荣誉证书（部甲级）	食物中有机氯农药残留及其毒性研究	中国预防医学中心卫生研究所	
132	1983	北京市科学技术成果奖三等奖、轻工业部科技成果奖四等奖	《宝宝福》儿童补血饮料的配方及工艺	中国医科院卫生研究所、北京宣武区妇幼保健院、北京饮料厂	
133	1983	广东省科技成果四等奖	马坝地区镉污染及流行病学的研究	广东省卫生防疫站、中国预防医学中心卫生研究所等五单位	韩　驰等

中国疾病预防控制中心环境与健康相关产品安全所科技成果一览

序号	年份	奖项及等级	项目名称	完成单位	完成人
1	2021	中华预防医学会科学技术奖二等奖	空气污染健康影响监测与风险评估技术及应用	中国疾病预防控制中心环境与健康相关产品安全所、中国人民解放军军事科学院军事医学研究院、华中师范大学	徐东群、徐东刚、杨旭、王秦、陈明清、夏文戎、邢微微、徐春雨、韩京秀、刘悦
2	2021	华夏医学科技奖二等奖	高温热浪健康风险早期预警和社区综合干预体系研究及应用	中国疾病预防控制中心环境与健康相关产品安全所、深圳市疾病预防控制中心、江苏省疾病预防控制中心、哈尔滨市疾病预防控制中心、重庆市疾病预防控制中心	金银龙、李永红、程义斌、彭朝琼、汪庆庆、兰莉、罗书全、余淑苑、杨超、周连
3	2019	中华预防医学会科学技术奖三等奖	高温热浪健康风险早期预警体系和应对关键技术研究及应用	中国疾病预防控制中心环境与健康相关产品安全所、深圳市疾病预防控制中心、江苏省疾病预防控制中心、哈尔滨市疾病预防控制中心、重庆市疾病预防控制中心	金银龙、程义斌、李永红、彭朝琼、汪庆庆、兰莉、罗书全、余淑苑
4	2018	中华医学科技奖二等奖	高龄老人重要健康相关指标的流行病学研究与应用	中国疾病预防控制中心、北京大学、国家卫生计生委北京老年医学研究所	施小明、曾毅、杨泽、吕跃斌、雷晓燕、孙亮、殷召雪、陆杰华、朱小泉、石文惠
5	2008	中国标准创新贡献奖一等奖	《生活饮用水卫生标准》（GB 5749-2006）	中国疾病预防控制中心环境与健康相关产品安全所、中国城镇供水排水协会、中国水利水电科学研究院、国家环境保护总局环境标准研究所	金银龙、鄂学礼、张岚、陈西平、陈昌杰、陈亚妍、宁瑞珠、刘文朝、胡林林、刘凡
6	2007	中华预防医学会科学技术奖一等奖	室内空气重点污染物人群健康危害控制技术	中国疾病预防控制中心环境与健康相关产品安全所、北京人人康空气净化技术有限公司、山东雪圣科技股份有限公司	金银龙、刘凡、李亚栋、雷学军、周希刚、张流波、洪燕峰、李涛、雷强林、程义斌、姚孝元、胡国华、郭亚菲、陈逊、祝加铧
7	2007	中华预防医学会科学技术奖二等奖	居住环境监测与对人体健康影响研究	中国疾病预防控制中心环境与健康相关产品安全所、中国疾病预防控制中心辐射防护与核安全医学所、中国人民解放军军事医学科学院卫生学环境医学研究所	徐东群、尚兵、袭著革、曹兆进、金银龙、白雪涛、戚其平、刘凡、孙全富
8	2004	北京市科学技术奖三等奖	粪尿分集式生态卫生厕所在中国应用与推广可行性研究	中国疾病预防控制中心环境与健康相关产品安全所	王俊起、刘家义、孙凤英、王友斌、吴良有、潘顺昌
9	2002	北京市科学技术奖二等奖	我国煤烟型大气污染对人体健康危害的定量研究	中国预防医学科学院环境卫生与卫生工程研究所、太原市卫生防疫站	金银龙、何公理、刘凡、赵宝新、洪燕峰、程义斌、王汉章、邓晓为、李亚栋
10	1999	中华医学科技奖三等奖	五氯酚钠对环境污染和人体健康影响研究	中国预防医学科学院环境卫生监测所、四川省卫生防疫站、江苏省卫生防疫站、福建省卫生防疫站、江西省卫生防疫站	郑星泉、冯亚平、江夕夫、吕华东、万勇、方亚群、李延平、黄心宜

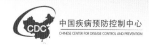
序号	年份	奖项及等级	项目名称	完成单位	完成人
11	1998	四川省科学技术进步奖三等奖	确定恶臭污染企业卫生防护距离的方法研究	中国医学科学院卫生研究所、四川省卫生防疫站	邵　强、洪燕峰、付文召
12	1996	卫生部杰出科技著作科学技术进步奖三等奖	《乡镇企业职业危害控制手册》	中国预防医学科学院环境卫生与卫生工程研究所	邵　强、彭泰瑶、郭文宏
13	1996	中华医学科技奖一等奖	《中国生活饮用水地图集》(中英文版)	中国预防医学科学院环境卫生监测所、中国预防医学中心卫生研究所、中国科学院地理所	陈昌杰、黄承武、王子石、甘德坤、刘　岳、戚其平、鄂学礼
14	1996	中国预防医学科学院科技奖二等奖	毒物中毒信息系统	中国预防医学科学院环境卫生监测所	徐丽娟、霍本兴、黄　巍、陈秀芬、周铁生、王　燕、宋艳梅、王　华、李云涛
15	1995	卫生部科学技术进步奖二等奖	室内空气污染和个体接触量成套监测（仪）器的研制	中国预防医学科学院环境卫生监测所、中国预防医学科学院环境卫生与卫生工程研究所	崔九思、宋瑞金、曲建翘、史黎薇、韩克勤、林少彬、周淑玉、周金鹏、戚其平
16	1995	卫生部科学技术进步奖三等奖	人体接触环境污染物的评价研究	中国预防医学科学院环境卫生监测所、北京市卫生防疫站、江苏省卫生防疫站	郑星泉、宋瑞金、宋华琴、陈守建、蔡士林、刘建荣、高　晖、江夕夫、姜丽娟、于慧芳
17	1994	卫生部科学技术进步奖三等奖	乡镇企业环境污染对人群健康影响的经济分析和对策研究	中国预防医学科学院环境卫生监测所、北京医科大学、江苏省卫生防疫站、山东省卫生防疫站、辽宁省卫生防疫站、贵州省劳动卫生职业病防治研究所、武汉市卫生防疫站、广东医药学院、中国预防医学科学院计算机和卫生统计研究室、农业部乡镇企业司、枣庄市卫生防疫站、吴江县卫生防疫站、高邮县卫生防疫站、汉阳县卫生防疫站	徐　方、王华敏、曹兆进、王黎华、陈晓东、刘晓媛、唐子安、赵东哲、王少松、刘景兰
18	1994	全国爱国卫生运动委员会、卫生部科学技术进步奖二等奖	村镇规划卫生标准	中国预防医学科学院环境卫生监测所	徐　方、戴玉林、庄爱民、徐东方、李孟春、王冠群、宋伟民
19	1994	全国爱国卫生运动委员会、卫生部科学技术进步奖二等奖	农村实施《生活饮用水卫生标准》准则	中国预防医学科学院环境卫生监测所、北京市卫生防疫站、辽宁省卫生防疫站、宁夏回族自治区卫生防疫站、湖北省卫生防疫站、四川省卫生防疫站、浙江省卫生防疫站、河北省卫生防疫站	王子石、刘景兰、陈西平、盛金妹、安秉歧、戴恩光、熊兆鑫、周华人、茅培登、李桐梓
20	1994	全国爱国卫生运动委员会、卫生部科学技术进步奖二等奖	农村饮用水卫生监测	中国预防医学科学院环境卫生监测所	陈亚妍、陈昌杰、鄂学礼、张岚、王倩、吕锡芳、赵月朝、闫慧珍、王红伟、杨利奎、林少彬

序号	年份	奖项及等级	项目名称	完成单位	完成人
21	1994	全国爱国卫生运动委员会、卫生部科学技术进步奖三等奖	三种卷烟成分及其对健康影响的研究	中国预防医学科学院环境卫生与卫生工程研究所	陆宝玉、陈宝生、赵炳成、谢大英、周世伟、李亚栋
22	1994	全国爱国卫生运动委员会、卫生部科学技术进步奖三等奖	适宜、安全水氟浓度及总摄氟量	中国预防医学科学院环境卫生监测所、首都医科大学附属北京口腔医院、河北省地方病防治所、河北省阜城县地方病办公室、河北省衡水地区卫生防疫站、河北省保定地区卫生防疫站、河北省徐水县卫生防疫站	刘原、林少彬、王倩、陈昌杰、杨世明、赵正荣、程淑、吴银海、韩永成、刘相民
23	1993	卫生部科学技术进步奖二等奖	全球环境监测系统——我国五城市大气污染动态观察及对人群健康影响的研究（1981—1992）	中国预防医学科学院环境卫生监测所、北京市环境卫生监测站、上海市环境卫生监测站、沈阳市环境卫生监测站、西安市环境卫生监测站、广州市环境卫生监测站	崔九思、陈宝生、赵炳成、谢大英、周世伟、李亚栋
24	1993	卫生部科学技术进步奖二等奖	乡镇企业工厂防尘技术措施最优化设计及综合评价	中国预防医学科学院环境卫生与卫生工程研究所	钮式如、刘光铨、邵强、岳岚、刘江、郭文宏、周辰
25	1993	农业部科学技术进步奖二等奖	地热水水质及排放后的卫生学评价	中国预防医学科学院环境卫生监测所	陈亚妍、陶勇、王子石、林少彬、丘茹惠、闫慧珍、王红伟、刘景兰
26	1992	国家科学技术进步奖二等奖	长江三峡地区燃煤污染氟中毒防治措施研究	中国预防医学科学院环境卫生与卫生工程研究所、中国地方病防治研究所、哈尔滨医科大学	曹守仁、汤瑞琦、李承泽、王志成、孙玉富、孙淑庄、富德、吉荣娣、滕国兴
27	1992	国家科学技术进步奖三等奖	中国人群体内有害物质蓄积水平的动态监测	中国预防医学科学院环境卫生监测所等38个单位	郑星泉、郭彩霞、刘建荣、张静宜、陈昌杰、王庭栋、吉荣娣、蔡士林、陈辰、闫慧珍
28	1992	卫生部科学技术进步奖三等奖	建立有毒化学品资料数据检索和咨询系统	中国预防医学科学院环境卫生监测所、中国预防医学科学院计算机与统计研究室	霍本兴、陈秀芬、程刚、蒋莹、沈慧芳、徐丽娟、王公昊
29	1991	国家科学技术进步奖三等奖	全球环境监测系统——长江、黄河、珠江及太湖水质动态研究	中国预防医学科学院环境卫生监测所、湖北省环境卫生监测站、山东省环境卫生监测站、广东省环境卫生监测站、江苏省环境卫生监测站	鄂学礼、徐幼云、丁鄄、陈守建
30	1991	国家科学技术进步奖三等奖	室内燃煤空气中苯并（a）芘与人群肺癌剂量-反应关系的研究	中国预防医学科学院环境卫生监测所与卫生工程研究所	何兴舟、曹守仁、杨儒道、陈威、李学明、陈宝生、余淑懿、赵炳成、D.B. Harris、梁超轲、R.S. Chapman、黄朝富、J.L. Mumford、刘青、徐崇旺

（续表）

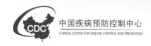

序号	年份	奖项及等级	项目名称	完成单位	完成人
31	1991	国家技术监督局科技进步奖四等奖	具铅镉标准值的全血标准物的研制	中国预防医学科学院环境卫生监测所	郑星泉、吉荣娣、刘建荣、王宇生
32	1991	国家技术监督局计量科技进步奖四等奖	玉米和煤飞灰中氟成分分析标准物质的研制	中国预防医学科学院环境卫生与卫生工程研究所、中国计量科学研究院国家标准物质研究中心	吉荣娣、杨瑞康、曹守仁、全笑江、史乃捷、应　波、秦　耘
33	1991	卫生部科学技术进步奖一等奖	中国人群体内有害物质蓄积水平的动态监测	中国预防医学科学院环境卫生监测所等 38 个单位	郑星泉、郭彩霞、刘建荣、张静宜、陈昌杰、王庭栋、吉荣娣、蔡士林、陈　辰、闫慧珍
34	1991	卫生部科学技术进步奖二等奖	长江三峡地区燃煤污染氟中毒防治措施研究	中国预防医学科学院环境卫生与卫生工程研究所、中国地方病防治研究所、哈尔滨医科大学	曹守仁、汤瑞琦、李承泽、王志成、孙玉富、孙淑庄、富　德、吉荣娣、滕国兴
35	1991	卫生部科学技术进步奖三等奖	具多种元素保证值的牛血清标准参考物质的研制	中国预防医学科学院环境卫生监测所	郑星泉、陈　辰
36	1990	卫生部科学技术进步奖一等奖	室内燃煤空气中苯并（a）芘与人群肺癌剂量 - 反应关系的研究	中国预防医学科学院环境卫生监测所与卫生工程研究所	何兴舟、曹守仁、杨儒道、陈　威、李学明、陈宝生、余淑懿、赵炳成、D.B. Harris、梁超轲、R.S. Chapman、黄朝富、J.L. Mumford、刘　青、徐崇旺
37	1990	卫生部科学技术进步奖二等奖	全球环境监测系统——长江、黄河、珠江及太湖水质动态研究	中国预防医学科学院环境卫生监测所、湖北省环境卫生监测站、山东省环境卫生监测站、广东省环境卫生监测站、江苏省环境卫生监测站	鄂学礼、徐幼云、丁　郾、陈守建
38	1990	卫生部科学技术进步奖三等奖	乡镇企业尘毒危害及其控制技术研究	中国预防医学科学院环境卫生与卫生工程研究所工业通风研究室	钮式如、邵　强、彭泰瑶、郭文宏、刘彦昌
39	1989	国家科学技术进步奖一等奖	全国生活饮用水水质与水性疾病调查	中国预防医学科学院环境卫生监测所、环境卫生与卫生工程研究所及全国 29 个省、直辖市、自治区卫生防疫站等单位	陈昌杰、黄承武、王子石、甘德坤、刘　岳、戚其平、鄂学礼、黄　巍、金雪英
40	1989	国家科学技术进步奖二等奖	化妆品卫生标准系列	中国预防医学科学院环境卫生监测所等	秦钰慧、郑星泉、周淑玉、徐凤丹、刘燕华、姜正德、贺锡文、尹先仁、沈　文
41	1989	国家科学技术进步奖三等奖	农村饮用水除氟技术及设备	中国预防医学科学院环境卫生与卫生工程研究所等	黄承武、傅玉治
42	1989	卫生部科学技术进步奖三等奖、轻工业部科技进步奖二等奖	饮用天然矿泉水国家标准（GB8537-87）及标准检测方法（GB8538.1-63-87）	中国预防医学科学院环境卫生监测所、卫生部食品卫生监督检验所等	徐　方、陈亚妍、许延聪、陈昌杰、艾有年

序号	年份	奖项及等级	项目名称	完成单位	完成人
43	1988	卫生部科学技术进步奖三等奖	高碑店污灌区环境生物污染及其对人体健康的影响	中国预防医学科学院环境卫生与卫生工程研究所、环境卫生监测所等	蔡诗文、周淑玉、王俊起、李士英、薛金荣、祝学礼、王京京
44	1988	卫生部科学技术进步奖三等奖	个体恒流可吸入颗粒物采样器的研制	中国预防医学科学院环境卫生监测所	李　霞、马天朗、葛电虹、曲建翘、王桂芳
45	1988	卫生部科学技术进步奖三等奖	恒温恒流空气采样器的研制	中国预防医学科学院环境卫生与卫生工程研究所、中国预防医学科学院环境卫生监测所	李宝成、曲建翘、宋瑞金、赵光礼
46	1988	全国爱国卫生运动委员会、卫生部科学技术进步奖二等奖	农村饮用水卫生快速检测设备	中国预防医学科学院环境卫生与卫生工程研究所等	黄承武、傅玉治
47	1988	中国预防医学科学院科技奖三等奖	大气中铅及其无机化合物卫生标准	中国预防医学科学院环境卫生监测所	尹先仁、李文华、刘允青、李成华、尚翠娥
48	1988	中国预防医学科学院科技奖三等奖	水质分析质量保证工作体系的建立与效益	中国预防医学科学院环境卫生监测所等	鄂学礼、陈昌杰、陈守健、庄　丽
49	1986	卫生部乙级科学技术成果奖	我国26个城市大气污染与居民死亡情况调查	中国预防医学科学院环境卫生与卫生工程研究所等	何兴舟、曹守仁、陆宝玉、肖汉屏、史济德
50	1985	卫生部乙级科学技术成果奖	《生活饮用水卫生标准》（GB 5749-85）和《生活饮用水标准检验法》（GB 5750-85）	中国预防医学中心环境卫生监测所、环境卫生与卫生工程研究所等	王子石、陈昌杰、秦钰慧、孙淑庄
51	1985	卫生部乙级科学技术成果奖	空气中几种有害物理因素测定仪的研制：动压平衡型等速烟尘测试仪	中国预防医学中心卫生研究所	李赞和等
52	1985	卫生部乙级科学技术成果奖	空气中几种有害物理因素测定仪的研制：热辐射校正装置及辐射热计	中国预防医学中心卫生研究所、中国预防医学中心环境卫生监测所	张希仲、苏晓虎等
53	1985	全国爱国卫生运动委员会、卫生部科研课题二等奖	农村自来水工艺系统和净化构筑物的调查与卫生学评价	中国预防医学中心卫生研究所	李树猷、凌　波、何淑敏、樊荣涛、张魁太
54	1985	北京市科学技术奖三等奖	碱式氯化铝饮水降氟效果	中国预防医学中心卫生研究所	李树猷等

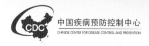
序号	年份	奖项及等级	项目名称	完成单位	完成人
55	1982	卫生部乙级科学技术成果奖	温度梯度型热流计	中国预防医学中心卫生研究所	戴自祝、张希仲
56	1982	卫生部乙级科学技术成果奖	中小型磷肥厂大气污染调查研究	中国预防医学中心卫生研究所等	钮式如等

中国疾病预防控制中心职业卫生与中毒控制所科技成果一览

序号	年份	奖项及等级	项目名称	完成单位	完成人
1	2021	中华预防医学会科学技术奖一等奖	三氯乙烯药疹样皮炎的发现、病因及防治研究	中国疾病预防控制中心职业卫生与中毒控制所、广东省职业病防治院、深圳市职业病防治院	戴宇飞、郑玉新、黄汉林、李来玉、黄先青、李海山、夏丽华、贾强、周伟、段化伟、黄永顺、牛勇、易娟、沈美丽、陈慈珊
2	2021	中华预防医学会科学技术奖三等奖	中国蘑菇中毒防控技术体系构建及应用研究	中国疾病预防控制中心职业卫生与中毒控制所、中国科学院昆明植物研究所、湖南师范大学、楚雄彝族自治州人民医院、云南省疾病预防控制中心	孙承业、杨祝良、陈作红、余成敏、闵向东、邓旺秋、图力古尔、李海蛟
3	2016	中国医疗保健国际交流促进会、华夏医学科技奖三等奖	国家职业健康监护与职业病诊断制度研究及应用	中国疾病预防控制中心职业卫生与中毒控制所、深圳市职业病防治院、浙江省医学科学院、湖北省职业病医院、广西壮族自治区职业病防治研究院	李涛、王焕强、李智民、张幸、凌瑞杰、葛宪民、张建余、邵华
4	2009	中华预防医学会科学技术奖二等奖	基于生物标志物的多环芳烃致癌危险度评价	中国疾病预防控制中心职业卫生与中毒控制所、本溪钢铁(集团)有限责任公司职业病防治所、鞍山钢铁集团公司劳动卫生研究所	郑玉新、冷曙光、潘祖飞、梁学邈、程娟、段化伟、戴宇飞、王溪鸿、林菌、黄传峰
5	2007	中华预防医学会科学技术奖二等奖	职业病防治技术标准研究	中国疾病预防控制中心职业卫生与中毒控制所、中国疾病预防控制中心辐射防护与核安全医学所、复旦大学公共卫生学院、北京大学医学部、华中科技大学同济医学院、福建省职业病与化学中毒预防控制中心、广东省职业病防治院	李涛、苏旭、张敏、郑玉新、周安寿、何凤生、李德鸿、闫慧芳、陈永青、黄金祥
6	2007	中华预防医学会科学技术奖三等奖	毒鼠强中毒控制技术研究	中国疾病预防控制中心职业卫生与中毒控制所、中国医学科学院药物研究所、山东省立医院、宁夏回族自治区平罗县人民医院、江苏省徐州市第三人民医院	孙承业、李晓华、吴宜群、张寿林、张宏顺、魏金锋、姬景堂、王海石
7	2006	中华医学科技奖三等奖	尘肺高危人群健康监护、诊断技术和危害控制技术研究	中国疾病预防控制中心职业卫生与中毒控制所、浙江省医学科学院、华中科技大学同济医学院公共卫生学院、煤炭工业职业医学研究所、中国疾病预防控制中心环境与健康相关产品安全所、山东省职业卫生与职业病防治研究院、鞍山钢铁集团公司劳动卫生研究所、首都医科大学附属北京朝阳医院、黑龙江省第二医院	李德鸿、余晨、张幸、杨磊、李涛、刘江、关砚生、徐孝华、夏玉静、刘锡诚、齐放、周华仕、张钧岳、王秋水、马骏、刘北辰、侯强、李霖、刘悦歧
8	2003	国家科学技术进步奖二等奖	职业性急性化学物中毒诊断的应用研究	上海交通大学附属第六人民医院、中国预防医学科学院劳动卫生与职业病研究所、上海市杨浦区中心医院、广东省职业病防治院、山西医科大学第二医院、上海市化工职业病防治院、北京大学第三医院	任引津、张寿林、倪为民、陈秉炯、穆进军、李思慧、赵金垣、冯克玉、赵金铎、何凤生

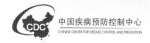
序号	年份	奖项及等级	项目名称	完成单位	完成人
9	2001	中华医学科技奖二等奖	混配农药中毒的防治研究	中国预防医学科学院劳动卫生与职业病研究所、南京医科大学、北京大学第三医院、复旦大学附属华山医院、江苏省疾病预防控制中心、山东省劳动卫生职业病防治研究所、上海市疾病预防控制中心	何凤生、陈曙旸、黄金祥、孙金秀、吴宜群、鲁锡荣等
10	1999	国家科学技术进步二等奖	云锡矿工肺癌病因学研究	中国预防医学科学院劳动卫生与职业病研究所等	刘玉堂、陈　珍等
11	1997	卫生部科学技术进步奖三等奖	甲基丙烯酸环氧丙酯致癌性及其机理研究	中国预防医学科学院劳动卫生与职业病研究所、中国医学科学院基础医学研究所	
12	1996	卫生部科学技术进步奖三等奖	矽肺治疗措施及疗效评价研究	中国预防医学科学院劳动卫生与职业病研究所、北京医科大学公共卫生学院、上海市劳动卫生职业病防治研究所、沈阳市劳动卫生职业病防治研究院、华西医科大学公共卫生学院、南京胸科医院、浙江省劳动卫生职业病防治研究所、山西医学院卫生系	邹昌淇、李德鸿等
13	1995	卫生部科学技术进步奖一等奖	苯中毒与白血病的流行病学及发病机制研究	中国预防医学院科学院劳动卫生与职业病研究所、黑龙江省劳动卫生与职业病防治所、上海市卫生防疫站等	尹松年、李桂兰、黄明芳、田凤润、富振英、金　淬、王耀祖、叶培正、王春光、尹牛山
14	1995	卫生部科学技术进步奖三等奖	劳动卫生毒物监测的环境和生物材料标准物质的研制	中国预防医学科学院劳动卫生与职业病研究所、西安市中心医院	吴宜群、鲁雁飞、王敢峰、闫慧芳、黄雪祥等
15	1994	卫生部科学技术进步奖三等奖	二硫化碳对男工和雄性动物生殖损伤的研究	中国预防医学科学院劳动卫生与职业病研究所、北京医科大学公共卫生学院劳动卫生教研室	蔡世雄、保毓书、黄美媛、赵树芬、于振庆、王贻家、崔志刚、卢庆生、罗玉姝、谢榜德
16	1994	卫生部科学技术进步奖三等奖	三硝基甲苯（TNT）生物标志物的研究（三等）	中国预防医学科学院劳动卫生与职业病研究所	刘玉瑛、方家龙、姚　明、缐引林、马兆阳
17	1993	国家科学技术进步奖三等奖	车间空气中有毒物质监测规范的研究	中国预防医学科学院劳动卫生与职业病研究所、上海市卫生防疫站、湖北省卫生防疫站、广东省职业病防治院、辽宁省劳动卫生研究所、四川省卫生防疫站、陕西省卫生防疫站、北京市劳动卫生职业病防治研究所	杭世平等
18	1993	卫生部科学技术进步奖三等奖	厂矿职业卫生信息管理系统的研究	中国预防医学科学院劳动卫生与职业病研究所、邮电部成都电缆厂科研所、中国预防医学科学院计算机室	吴维皑、苏　江等

序号	年份	奖项及等级	项目名称	完成单位	完成人
19	1992	卫生部科学技术进步奖三等奖	急性一氧化碳中毒及迟发脑病与慢性二硫化碳中毒的诊断与机理研究	中国预防医学科学院劳动卫生与职业病研究所、解放军海军总医院、上海医科大学、解放军总医院	何凤生、吕伯钦、张寿林等
20	1992	卫生部科技进步奖三等奖	全国职业病报告及监测	中国预防医学科学院劳动卫生与职业病研究所、中国预防医学科学院信息中心	陈曙旸、李德鸿、陆家瑛、富振英、黄金祥
21	1992	卫生部科学技术进步奖三等奖	尘肺综合诊断指标的研究——高电压摄胸片对尘肺诊断质控的作用	中国预防医学科学院劳动卫生与职业病研究所、北京医科大学第一医院、中国医科大学第三医院、沈阳市劳动卫生职业病研究所、山东泰安煤矿劳动卫生职业病防治研究所、鞍山钢铁公司劳动卫生研究所、上海市劳动卫生职业病防治研究所、四川省劳动卫生职业病防治研究所、华西医科大学职业病院、江苏省镇江市卫生防疫站	丁茂柏等
22	1991	卫生部科学技术进步奖一等奖	全国职业性肿瘤流行病学调查研究	全国职业性肿瘤调查协作组、中国预防医学科学院劳动卫生与职业病研究所、上海市卫生防疫站、四川省卫生防疫站、四川省工业卫生研究所、成都市卫生防疫站、重庆市卫生防疫站、黑龙江省劳动卫生职业病研究所、辽宁省沈阳市职业病防治院、锦州市职业病防治所、天津市卫生防疫站、河南省职业病防治所、江西省工业卫生研究所、南昌市卫生防疫站、广州市职业病防治所	尹松年、李桂兰、田凤调、富振英、金　淬、陈因文、杨士兴、王耀祖、罗黄俊、张万友、戴弹容、曹心杰、叶培正、姜凤云、张静珍、樊英华、丁澄宇、王光重、蒋钟链、张西川、英昌奇、英惠能、周捷森、盈娟菲、钟秋桂
23	1991	卫生部科学技术进步奖一等奖	全国尘肺流行病学调查研究	中国预防医学科学院劳动卫生与职业病研究所、辽宁省劳动卫生研究所以及全国及29个省（市、自治区）尘肺流行病学调查办公室	邹昌淇、刘占元、程玉海、李德鸿、金水高、符绍昌、朱惠兰、李朝林、邢春生
24	1991	卫生部科学技术进步奖三等奖	生物样品中有毒物质或其代谢物测定方法规范	中国预防医学科学院劳动卫生与职业病研究所、上海市卫生防疫站、辽宁省劳动卫生研究所、广东省职业病防治院、湖北省卫生防疫站、上海医科大学公共卫生学院、山东省劳动卫生职业病防治研究所、北京市劳动卫生职业病防治研究所、上海市劳动卫生职业病防治研究所	线引林等
25	1991	卫生部科学技术进步奖三等奖	甲基丙烯酸环氧丙酯诱变性及其机理研究	中国预防医学科学院劳动卫生与职业病研究所、中国医学科学院基础医学研究所	

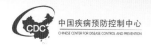
序号	年份	奖项及等级	项目名称	完成单位	完成人
26	1991	卫生部科学技术进步奖三等奖	矽肺发病机理研究	中国预防医学科学院劳动卫生与职业病研究所、山东省劳动卫生职业病研究所、黑龙江省劳动卫生职业病研究所、暨南大学医学院、清华大学生物科学与技术系	李玉瑞等
27	1991	国家科委表彰（奖）	尘肺综合诊断		丁茂柏、卢世璇、张翠娟、刘平生
28	1990	卫生部科技进步奖三等奖	丙烯酰胺中毒的诊断及发病机制研究	中国预防医学科学院劳动卫生与职业病研究所	何凤生、张寿林、贺锡雯
29	1990	卫生部科学技术进步奖三等奖	溴氰菊酯及氰戊菊酯的监测、中毒诊断及流行病学研究	中国预防医学科学院劳动卫生与职业病研究所、河北省职业病防治所	何凤生、陈曙旸、孙金秀、姚佩佩、吴宜群等
30	1988	国家科技进步奖二等奖	新型防霉防腐药剂RQA 及 AF-1 保鲜纸研制	中国预防医学科学院劳动卫生与职业病研究所	莫长耕、秦锡元、赵学文等
31	1988	卫生部科学技术进步奖一等奖	新型防霉防腐药剂RQA 及 AF-1 型防腐保鲜纸（袋）的研制	中国预防医学科学院劳动卫生与职业病研究所、营养与食品卫生研究所	莫长耕、秦锡元、赵学文等
32	1987	国家科学技术进步奖二等奖	烯丙基氯（氯丙烯）卫生标准及慢性中毒诊断标准研究	中国预防医学科学院劳动卫生与职业病研究所	何凤生、吕伯钦、张寿林、虞爱如、贺锡雯
33	1987	国家发明奖三等奖	治疗矽肺新药汉防己甲素	中国预防医学科学院劳动卫生与职业病研究所、天津市医药工业研究所、天津劳动卫生研究所、上海市劳动卫生职业病研究所	李玉瑞、林木彬、邹昌淇、张传兴、顾荣生、李宝路
34	1985	卫生部甲级科学技术成果奖一等奖	烯丙基（氯丙烯）卫生标准及慢性中毒诊断标准的研究	中国预防医学中心卫生研究所职业病临床研究室、劳动卫生研究室、山东省劳动卫生职业病防治研究所	何凤生、吕伯钦、张寿林、虞爱如、贺锡雯等

注：部分内容参考《中国疾病预防控制中心职业卫生与中毒所所志（1954—2014）

中国疾病预防控制中心辐射防护与核安全医学所科技成果一览

序号	年份	奖项及等级	项目名称	完成单位	完成人
1	2020	中国辐射防护学会科学技术奖二等奖	放射工作人员个人剂量监测登记系统的建立与应用推广	中国疾病预防控制中心辐射防护与核安全医学所	孙全富、邓 君、岳保荣、范胜男、郭 文、王 拓、李梦雪、傅颖华、郝述霞、王燕君、马剑锋、刘晓惠、安晶刚
2	2013	中华医学科技奖三等奖	核辐射突发事件医学应急关键技术研究及其推广应用	中国疾病预防控制中心辐射防护与核安全医学所、中国医学科学院放射医学研究所	苏、旭、刘青杰、刘建香、吉艳琴、拓 飞、秦 斌、张 伟、周 强
3	2013	中华预防医学会科学技术奖二等奖	核辐射突发事件医学应急关键技术研究及其推广应用	中国疾病预防控制中心辐射防护与核安全医学所、中国医学科学院放射医学研究所	苏 旭、刘青杰、刘建香、吉艳琴、拓 飞、秦 斌、张 伟、周 强、杨昌跃、范瑶华
4	2013	中华预防医学会科学技术奖三等奖	氡-220的测量方法、水平和分布特征及剂量估算研究	中国疾病预防控制中心辐射防护与核安全医学所、清华大学工程物理系、广西壮族自治区卫生监督所	尚 兵、崔宏星、武云云、毕 垒、陆有荣、王宏涛、曹吉生、张庆召
5	2013	北京市科学技术奖三等奖	核和辐射事故公众防护与医学应急系列科普作品	中国疾病预防控制中心辐射防护与核安全医学所、科学普及出版社	苏 旭、刘 英、侯长松、秦 斌、李凤藻、马卫东
6	2007	中华预防医学会科学技术奖二等奖	职业病防治技术标准研究	中国疾病预防控制中心职业卫生与中毒控制所、中国疾病预防控制中心辐射防护与核安全医学所、复旦大学公共卫生学院、北京大学医学部、华中科技大学同济医学院、福建省职业病与化学中毒预防控制中心、广东省职业病防治院	李 涛、苏 旭、张 敏、郑玉新、周安寿、李德鸿、闫慧芳、陈永青、黄金祥
7	2007	中华预防医学会科学技术奖二等奖	居住环境监测与对人体健康影响研究	中国疾病预防控制中心环境与健康相关产品安全所、中国疾病预防控制中心辐射防护与核安全医学所、中国人民解放军军事医学科学院卫生学环境医学研究所	徐东群、尚 兵、袭著革、曹兆进、金银龙、白雪涛、戚其平、刘 凡、孙全富
8	2006	中华医学科技奖二等奖	高本底辐射地区流行病学研究	中国疾病预防控制中心辐射防护与核安全医学所、广东省职业病防治院、湖南省劳动卫生职业病防治所、日本国京都体质研究会	魏履新、查永如、陶祖范、陈德清、袁镛龄、孙全富、邹剑明
9	2004	国家科学技术进步奖二等奖	稀土铁共生矿矿工吸入钍尘对矿工健康影响与防治措施系列研究	中国疾病预防控制中心辐射防护与核安全医学所	陈兴安、肖慧娟、程永娥、董智华、杨英杰、龙升长、冯国栋、包向春、邓云晖、冯志良、侯庆梅、李文元、吕慧敏、甄 荣、许金奎
10	2004	中华医学科技奖二等奖	X射线诊断的系列防护标准与相关放射防护用品的研制及推广应用	中国疾病预防控制中心辐射防护与核安全医学所、青岛长江辐射防护设备有限公司、辽宁省卫生监督所、辽宁省医疗器械产品质量监督检验所、中国科学院放射医学研究所	郑钧正、张式琦、张志兴、夏连季、王维忠、卢正福

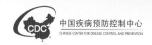
序号	年份	奖项及等级	项目名称	完成单位	完成人
11	2004	北京市科学技术奖二等奖	呼吸道吸入天然钍（ThO_2）和稀土矿尘联合作用的研究	中国疾病预防控制中心辐射防护与核安全医学所、包钢白云鄂博铁矿职工医院	陈兴安、高凤鸣、王玉珍、肖慧娟、程永娥、陈莲、杨英杰、甄荣、韩轩茂、冯志良、包向春、国体建
12	2004	北京市科学技术奖三等奖	肺癌危险度与室内氡关系研究	中国疾病预防控制中心辐射防护与核安全医学所、美国国立癌症研究所	王作元、Jay Lubin、王陇德、Ruth Kleinerman、张守志、John Boice、崔宏星、Alina Brenner、张淑荣、夏英、尚兵、雷苏文、曹吉生、雷淑杰
13	2002	中华医学科技奖三等奖	"九五"期间全国医疗照射水平调查研究	卫生部工业卫生实验所及17省、自治区、直辖市放射卫生业务机构	郑钧正、李述唐、岳保荣、王琪、张建峰
14	2001	海南省科学技术进步三等奖	海南省医疗照射应用频率与剂量水平调查研究	海南省疾病预防控制中心、卫生部工业卫生实验所	郑钧正（2）
15	2000	解放军总装备部后勤部科学技术进步奖三等奖	我国核试验受过量照射人员远期效应医学研究	卫生部工业卫生实验所	纪桂云、王永孝、白玉书、周藕良、金璀珍、傅宝华、刘文丽、姚永明、叶肯、金家美
16	2000	北京市科学技术进步二等奖	中国食物和环境氚水平及其所致居民剂量研究	卫生部工业卫生实验所、上海市放射医学研究所、浙江省卫生防疫站、深圳市卫生防疫站、四川省放射卫生防护所、甘肃省放射卫生防护监督监测所	任天山、赵秋芬、陈炳如、高平印、陈佳慎、邓国伦、匡云谷、刘岩、王伟华、刘祖森、付小华、张永红、朱国英
17	1999	解放军总后勤部卫生部三等奖	国家标准：放烧、放冲复合伤诊断标准及处理原则	第三军医大学预防医学系、卫生部工业卫生实验所	谭绍智（3）、王玉珍（4）、黄绮龙（6）
18	1998	卫生部科学技术进步三等奖	核辐射事故受照人员生物剂量估算的研究与应用	卫生部工业卫生实验所	白玉书、关树荣、黄绮龙、张秀霞
19	1998	解放军总后勤部卫生部三等奖	低温核供热堆辐射防护安全准则的研制	卫生部工业卫生实验所	耿秀生、周舜元、陈金娣、秦斌、杨英杰
20	1996	卫生部科学技术进步奖三等奖	放疗剂量测量仪的研制	卫生部工业卫生实验所、中国原子能科学研究院、北京市计量科学研究所、辽宁省劳动卫生研究所	李开宝、程金生、赵招罗、罗英信、田华阳、刘德成、卢清斌、姜庆寰、张宏威、胡逸民
21	1994	广东省科学技术进步奖二等奖	广东省大亚湾核电站周围区域放射性水底水平调查（1988.7－1992.3）	卫生部工业卫生实验所	任天山、朱昌寿、赵秋芬、苏琼、张淑蓉、潘京全、徐翠华、李允兴、刘岩、景宇、朱桂兰、宋海青

（续表）

序号	年份	奖项及等级	项目名称	完成单位	完成人
22	1993	卫生部科学技术进步奖三等奖	我国历次核试验中受过量照射人员远期辐射效应研究	卫生部工业卫生实验所、军事医学科学院放射医学研究所、解放军第五四六医院、河南省职业病防治所、四川省放射卫生防护所、空军第四研究所、山东省医学科学院放射医学研究所、同济医科大学国防科工委后勤部军事医学研究所、河北省放射医学研究所	纪桂云、徐秀凤、王永孝、白玉书、周藕良、金璀珍、傅宝华、刘文丽、刘任远、金家美
23	1992	卫生部科学技术进步奖三等奖	白云鄂博铁稀土共生矿矿工肺内钍沉积量及其对健康影响的研究	卫生部工业卫生实验所	陈兴安、冯国栋、邓云晖、肖慧娟、程永娥、董智华、杨英杰、陈莲、郝京芳、贺秋晨
24	1992	卫生部科学技术进步三等奖	我国核试验场下风向酒泉地区居民受照剂量与健康状况调查研究	甘肃省放射卫生防护监督监测所、卫生部工业卫生实验所	毛兴俭、任天山、雷尊成、白玉书、孙立志、王玉珍、徐碧荣、张淑蓉、李复增、杨子文
25	1991	国家科学技术进步三等奖	急性照射后骨髓间质和实质变化规律的研究及其在辐射损伤防治中的应用	卫生部工业卫生实验所	常世琴、王玉珍、王秀娥、黄绮龙、张家钰、谭绍智、张守志、夏英、傅颖华、张京
26	1991	卫生部科学技术进步奖三等奖	中国食品和水中天然放射性核素水平及其对居民所致内照射剂量研究	卫生部工业卫生实验所及全国28个省、自治区、直辖市放射卫生防护机构	朱昌寿、刘玉兰、徐宁、胡爱英、寇太禄、史忠信
27	1990	卫生部科学技术进步二等奖	急性照射后骨髓间质和实质变化规律的研究及其在辐射损伤防治中的应用	卫生部工业卫生实验所	常世琴、王玉珍、王秀娥、黄绮龙、张家钰、谭绍智、张守志、夏英、傅颖华、张京
28	1990	卫生部科学技术进步三等奖	HB－6A大气气溶胶采样仪	卫生部工业卫生实验所、辽宁省鞍海核防护研究所	王作元、蔡鸿达、张金鼎
29	1990	卫生部科学技术进步三等奖	辐射诱发小鼠粒细胞白血病动物瘤株L801和其体外细胞系L833的建立及其生物学特性的研究	卫生部工业卫生实验所	李新兰、赵乃坤、杜维霞、王文惠、刘秀敏、高凤鸣、蒋涵英
30	1990	中国解放军总后勤部卫生部科学技术进步三等奖	电离辐射事故干预水平及医学处理原则	军事医学科学院放射医学研究所、卫生部工业卫生实验所	张明、郭力生、常世琴、谭绍智等
31	1989	国家科学技术进步奖三等奖	氚相对生物效应的实验研究及遗传危害的估计	卫生部工业卫生实验所	周湘艳、董金婵、周舜元、陈金娣、郭芙蓉、耿秀生、姚素艳、章于平、沈文雅

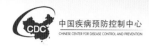

（续表）

序号	年份	奖项及等级	项目名称	完成单位	完成人
32	1989	卫生部科学技术进步奖三等奖	我国土壤中放射性核素的水平及分布	卫生部工业卫生实验所和29个省、市、区放射卫生防护单位	张淑荣、潘京全、李允兴、徐翠华、朱昌寿
33	1988	卫生部科学技术进步奖二等奖	氚相对生物效应的实验研究及遗传危害的估计	卫生部工业卫生实验所	周湘艳、董金婵、周舜元、陈金娣、郭芙蓉、耿秀生、姚素艳、章于平、沈文雅
34	1988	卫生部科学技术进步三等奖	CR－39塑料反冲径迹个人中子剂量计	卫生部工业卫生实验所	冯玉水、李俊雯、林治凯、乔东亮
35	1988	中国预防医学科学院科技奖二等奖	白云鄂博铁矿矿工肺内天然钍沉积量及其对健康影响调查研究六年总结，高灵敏度呼出气中气活度测量系统	卫生部工业卫生实验所	陈兴安、肖慧娟、董智华、龙升长、胡雅琴、王济中
36	1988	中国预防医学科学院科技奖三等奖	环境放射性分析的γ能谱技术及其应用	卫生部工业卫生实验所	潘京全、张淑荣、李允兴、徐翠华、王　欣、赵招罗
37	1987	国家科学技术进步奖三等奖	我国天然环境电离辐射外照射剂量的调查和评价	卫生部工业卫生实验所及全国29省、市、自治区有关单位	王其亮、何苗挺、崔广志、尉可道、朱昌寿、宣小兰、舒　奇、赵士庵
38	1987	卫生部科学技术进步三等奖	环境和生物样品中钍同位素联合分析方法的研究及其应用	卫生部工业卫生实验所	侯庆梅、李文元、吕慧敏、魏宗源、董智华、郭芙蓉
39	1986	卫生部甲级科学技术成果奖	我国天然环境电离辐射外照射剂量的调查和评价	卫生部工业卫生实验所及全国29省、市、自治区有关单位	王其亮、何苗挺、崔广志、尉可道、朱昌寿、宣小兰、舒　奇、赵士庵
40	1985	卫生部甲级科学技术成果奖	广东阳江天然放射性高本底地区居民健康状况的调查研究	中国预防医学中心工业卫生实验所、广东省职业病防治院、湖南省劳动卫生实验所、广东省阳江县卫生防疫站、广东省恩平县卫生防疫站、广东省台山县卫生防疫站、广东省肿瘤防治办公室、广东省人民医院、广东省妇幼保健站、白求恩医科大学、苏州医学院、上海市工业卫生研究所、中山大学、中国科学院生物物理所、中国医学科学院放射医学研究所、北京市卫生防疫站、河北省放射医学研究所、哈尔滨医科大学、浙江医科大学、浙江省卫生实验院、浙江省卫生防疫站	魏履新、陶祖范、陈德清、查永如、何伟辉、袁镛龄
41	1983	卫生部乙级科学技术成果奖	放射性碘核素对大鼠远后效应的研究	中国预防医学中心工业卫生实验所	刘忠厚、傅昌绍、李占魁、迟永春等 指导：魏履新、高凤鸣

中国疾病预防控制中心农村改水技术指导中心科技成果一览

序号	年份	奖项及等级	项目名称	完成单位	完成人
1	2013	中华预防医学会科学技术奖三等奖	中国农村饮水安全与环境卫生现状及影响因素研究	中国疾病预防控制中心农村改水技术指导中心	张　荣、付彦芬、李洪兴、姚　伟、张　琦、魏海春、樊福成、张　娟

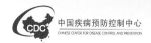

中国疾病预防控制中心妇幼保健中心科技成果一览

序号	年份	奖项及等级	项目名称	完成单位	完成人
1	2021	全国妇幼健康科学技术奖（科技成果奖）一等奖	艾滋病、梅毒和乙肝感染妇女及暴露儿童健康管理策略研究及应用	中国疾病预防控制中心妇幼保健中心、云南省妇幼保健院、中国疾病预防控制中心艾防中心、四川省妇幼保健院、新疆维吾尔自治区妇幼保健院、首都儿科研究所、浙江大学附属妇产科医院、广西壮族自治区妇幼保健院、中国疾病预防控制中心、广东省妇幼保健院	王爱玲、王潇滟、张燕、王前、乔亚萍、姚均、何丹、王磊、李志新、张彤、张晓辉、姚慧、屈水令、夏建红、王付曼
2	2017	北京市科学技术奖三等奖	预防艾滋病、梅毒和乙肝母婴传播关键技术与整合策略研究	中国疾病预防控制中心妇幼保健中心、中国疾病预防控制中心性病艾滋病预防控制中心、中国医学科学院皮肤病研究所、北京妇幼保健院、云南省妇幼保健院、首都医科大学附属佑安医院	王爱玲、金曦、张彤、王临虹、尹跃平、王潇滟、王前、乔亚萍
3	2017	中华医学科技奖三等奖	预防艾滋病、梅毒和乙肝母婴传播关键技术与整合策略研究	中国疾病预防控制中心妇幼保健中心、中国疾病预防控制中心性病艾滋病预防控制中心、中国医学科学院皮肤病研究所、云南省妇幼保健院、首都医科大学附属佑安医院	王爱玲、金曦、张彤、王临虹、尹跃平、王潇滟、王前、乔亚萍
4	2017	全国妇幼健康科学技术奖（科技成果奖）一等奖	妇幼保健机构规范化建设和管理研究	中国疾病预防控制中心妇幼保健中心、河北省妇幼保健中心、广东省妇幼保健院、湖南省妇幼保健院、山西省妇幼保健院	金曦、罗荣、闫承生、赵庆国、王坤、胡文玲、何致敏、张国强、杜其云、范惠霞、杨琦、汪金鹏、吴久玲、王惠珊、白晶
5	2016	中华医学科技奖三等奖	我国艾滋病重点地区综合防治适宜技术创新性研究与应用	中国疾病预防控制中心性病艾滋病预防控制中心、四川省疾病预防控制中心、四川大学、凉山彝族自治州疾病预防控制中心、中国疾病预防控制中心妇幼保健中心、凉山州第一人民医院	刘中夫、吴尊友、张灵麟、张福杰、栾荣生、马烨、龚煜汉、蒋岩、王爱玲、柔克明、赖文红、毛宇嵘、王启兴、张石则、叶少东
6	2016	华夏医学科技奖二等奖	儿童睡眠模式及相关健康问题的预防策略和关键技术研究	中国疾病预防控制中心妇幼保健中心、首都医科大学附属北京儿童医院、青岛市妇女儿童医院、柳州市妇幼保健院、南京市妇幼保健院、湖南省妇幼保健院、四川省妇幼保健院	黄小娜、王惠珊、许志飞、刘玺诚、冯围围、宫丽敏、徐韬、张风华、李红辉、曲红明
7	2016	华夏医学科技奖二等奖	我国艾滋病重点地区综合防治适宜技术创新性研究与应用	中国疾病预防控制中心性病艾滋病预防控制中心、四川省疾病预防控制中心、四川大学、凉山彝族自治州疾病预防控制中心、中国疾病预防控制中心妇幼保健中心、凉山彝族自治州传染病医院	刘中夫、吴尊友、赖文红、马烨、栾荣生、蒋岩、柔克明、龚煜汉、王爱玲、张福杰
8	2015	全国妇幼健康科学技术奖（科技成果奖）二等奖	儿童睡眠模式及相关健康问题的预防策略和关键技术研究	中国疾病预防控制中心妇幼保健中心、首都医科大学附属北京儿童医院、青岛市妇女儿童医院、四川省妇幼保健院、柳州市妇幼保健院	王惠珊、黄小娜、许志飞、金曦、冯围围、蒋竞雄、刘玺诚、张风华、王红、李红辉

（续表）

序号	年份	奖项及等级	项目名称	完成单位	完成人
9	2015	全国妇幼健康科学技术奖（科技成果奖）二等奖	孕产妇危重症评审方法在中国的建立与推广应用研究	中国疾病预防控制中心妇幼保健中心、北京大学人民医院、北京市妇产医院、北京大学第三医院、江西省妇幼保健院、重庆市妇幼保健院	吴久玲、宋　波、王山米、范　玲、赵扬玉、金　曦、熊玮仪、舒宽勇、余友霞、侯　娟
10	2015	北京市科学技术奖二等奖	重大公共卫生疾病药品供给模式的研究及应用	中国疾病预防控制中心性病艾滋病预防控制中心、中国疾病预防控制中心妇幼保健中心、北京市疾病预防控制中心、云南省艾滋病关爱中心、四川省疾病预防控制中心	刘中夫、晋灿瑞、张福杰、王　强、赵　燕、吴尊友、刘　霞、崔　岩、马春涛、刘世亮
11	2012	中华医学科技奖卫生管理奖	中国艾滋病综合防治实践与对策研究—全国艾滋病综合防治示范区	中国疾病预防控制中心性病艾滋病预防控制中心、中国疾病预防控制中心性病控制中心、中国疾病预防控制中心妇幼保健中心	韩孟杰、陈清峰、孙江平、刘康迈、张福杰、吕　繁、吴尊友、王晓春
12	2011	中华预防医学会科学技术奖二等奖	我国艾滋病母婴传播模式及综合预防策略的研究	中国疾病预防控制中心妇幼保健中心、中国疾病预防控制中心性病艾滋病预防控制中心、云南省妇幼保健院、新疆维吾尔自治区疾病预防控制中心、广西壮族自治区妇幼保健院、河南省疾病预防控制中心	王临虹、方利文、张　燕、张　伟、莫　云、孙丁勇、王　前、姚　均、王　芳、王爱玲
13	2010	中华医学科技奖三等奖	艾滋病早期感染检测技术及检测策略应用研究	中国疾病预防控制中心性病艾滋病预防控制中心、云南省疾病预防控制中心、中国疾病预防控制中心妇幼保健中心、重庆市疾病预防控制中心、四川省疾病预防控制中心	蒋　岩、陆　林、肖　瑶、姚　均、潘品良、邱茂锋、王临虹、汪　宁
14	2009	中华预防医学会科学技术奖二等奖	中国女性生殖道感染流行状况及综合防治研究	北京大学第一医院、中国疾病预防控制中心妇幼保健中心、北京大学深圳医院	王临虹、赵更力、吴久玲、张小松、郭素芳、樊尚荣、刘小平、周　敏、陈丽君、狄江丽
15	2007	中华预防医学会科学技术进步三等奖	中国妇幼保健信息系统标准研究	中国疾病预防控制中心妇幼保健中心、首都医科大学附属北京妇产医院、重庆市妇幼保健院、湖南省妇幼保健院、云南省妇幼保健院	张　彤、汤学军、金　曦、聂　妍、丁　辉、周晓军、杜其云、郭光萍

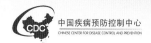

中国疾病预防控制中心总部科技成果一览

序号	年份	奖项及等级	项目名称	完成单位	完成人
1	2021	华夏医学科技奖一等奖	中国成人病毒性肺炎诊疗及防控体系构建和技术创新	中日友好医院、中国医学科学院、武汉金银潭医院、中国疾病预防控制中心、中国医学科学院病原生物学研究所、武汉市肺科医院	曹　彬、王　辰、张定宇、王健伟、李中杰、冯录召、黄朝林、任丽丽、李　辉、彭质斌、王一民、郭　丽、王业明、周　飞、杜荣辉
2	2019	中华预防医学会科学技术二等奖	防控儿童伤害策略及关键技术研究	中国疾病预防控制中心、中国疾病预防控制中心慢性非传染性疾病预防控制中心、中南大学、江苏省疾病预防控制中心、北京市疾病预防控制中心、江西省疾病预防控制中心	梁晓峰、吴　静、殷召雪、胡国清、武　鸣、曾晓芃、范为民、段蕾蕾、郭　欣、周金意
3	2019	中华预防医学会科学技术三等奖	海外重大传染病疫情紧急应对援外创新模式建立与实践	中国疾病预防控制中心	梁晓峰、李中杰、施国庆、尹遵栋、王晓春、安志杰、郑灿军、孙校金
4	2019	华夏医学科技奖三等奖	境外输入性疟疾疫情特征及本地传播风险研究与防控应用	中国疾病预防控制中心、中国疾病预防控制中心寄生虫病预防控制所、广西壮族自治区疾病预防控制中心	李中杰、肖　宁、周　升、孙军玲、丰　俊、夏志贵、王多全、张　倩、杨益超
5	2019	广东省科技进步奖一等奖	结核病防治技术集成与应用研究	广东省结核病控制中心、中国疾病预防控制中心、中山大学附属第五医院、广州迪奥生物科技有限公司、深圳市第三人民医院	周　琳、赵雁林、钟　球、陈　亮、吴惠忠、郭卉欣、张国良、陈　涛
6	2018	中华医学科技奖二等奖	高龄老人重要健康相关指标的流行病学研究与应用	中国疾病预防控制中心、北京大学、国家卫生计生委北京老年医学研究所	施小明、曾　毅、杨　泽、吕跃斌、雷晓燕、孙　亮、殷召雪、陆杰华、朱小泉、石文惠
7	2018	中国防痨协会科学技术奖一等奖	中国结核病流行规律及防控策略研究	中国疾病预防控制中心	王黎霞、刘剑君、成诗明、张　慧、何广学、黄　飞、夏愔愔、刘小秋、杜　昕、成　君、陈　伟、徐彩红、姜世闻、阮云洲、李　涛
8	2018	北京市科学技术奖三等奖	援塞拉利昂高等级生物安全实验平台的构建及应用	中国疾病预防控制中心、中国疾病预防控制中心病毒病预防控制所、中国建筑科学研究院	高　福、梁晓峰、武桂珍、王子军、蒋晋生、董小平、王　鑫、马立东、刘　军、魏　强、赵赤鸿、张　勇、薄珊珊、陈杰云
9	2018	北京市科学技术奖三等奖	援塞拉利昂高等级生物安全实验平台的构建及应用	中国疾病预防控制中心、中国疾病预防控制中心病毒病预防控制所、中国建筑科学研究院有限公司、北京城建集团有限责任公司	高　福、梁晓峰、武桂珍、王子军、蒋晋生、董小平
10	2017	中华医学科技奖三等奖、中华预防医学会科学技术奖三等奖	应对输入脊髓灰质炎野病毒关键技术体系的研究及其应用	中国疾病预防控制中心、中国疾病预防控制中心病毒病预防控制所、新疆维吾尔自治区疾病预防控制中心、新疆生产建设兵团疾病预防控制中心、山东省疾病预防控制中心	罗会明、杨维中、王华庆、余文周、张　勇、王　宇、冯玉明、严冬梅

序号	年份	奖项及等级	项目名称	完成单位	完成人
11	2017	中华医学科技奖三等奖	中国结核病信息融合分析技术及应用研究	中国疾病预防控制中心	王黎霞、成诗明、张慧、陈伟、夏愔愔、黄飞、杜昕、成君
12	2017	中华预防医学会科学技术奖二等奖	中国烟草流行监测体系的建立及应用	中国疾病预防控制中心、北京市疾病预防控制中心、河南省疾病预防控制中心	姜垣、杨焱、肖琳、冯国泽、梁晓峰、南奕、王继江、王立立、刘秀荣、周刚、冯薇薇、王聪晓、屠梦吴、熙子、谢莉
13	2017	中华预防医学会科学技术奖二等奖	中国新生儿乙肝疫苗预防接种关键技术的研究和应用	中国疾病预防控制中心	梁晓峰、崔富强、杨维中、王宇、王富珍、张国民、郑徽、缪宁、孙校金、尹遵栋、周玉清、龚晓红、吴振华
14	2017	中华预防医学会科学技术奖三等奖	中国疫苗上市后不良反应监测体系的建立和应用研究	中国疾病预防控制中心	王华庆、刘大卫、李克莉、杨维中、武文娣、李黎、许涤沙、梁晓峰、冯子健、王宇、郑景山、曹雷、曹玲生、刘燕敏、叶家楷
15	2017	中华预防医学会科学技术奖三等奖	中国疫苗上市后不良反应监测体系的建立和应用研究	中国疾病预防控制中心	王华庆、刘大卫、李克莉、杨维中、武文娣、李黎、许涤沙、梁晓峰等
16	2017	华夏医学科技奖二等奖	中国结核病信息融合分析技术与流行规律的研究	中国疾病预防控制中心	王黎霞、成诗明、张慧、陈伟、夏愔愔、黄飞、杜昕、成君、李涛、徐彩红、刘小秋、阮云洲、赵飞、姜世闻、陈卉
17	2017	华夏医学科技三等奖	"全民健康生活方式行动"的技术研究与应用推广	中国疾病预防控制中心	吴静、梁晓峰、王静雷、张晓畅、赵文华、李园、翟屹、殷召雪
18	2016	北京市科学技术奖二等奖、中华医学科技奖二等奖	人感染 H7N9 禽流感流行病学关键参数和防控措施评价研究	中国疾病预防控制中心	余宏杰、冯录召、廖巧红、赖圣杰、秦颖、姜慧、郑建东、李昱、李中杰、王丽萍
19	2016	北京市科技奖二等奖	急性传染病预警技术体系的建立与应用	中国疾病预防控制中心、四川大学、中国科学院地理科学与资源研究所、上海市浦东新区疾病预防控制中心、广西壮族自治区疾病预防控制中心	杨维中、兰亚佳、王劲峰、马家奇、孙乔、李中杰、赖圣杰、廖一兰
20	2016	北京市科学技术奖二等奖	急性传染病预警技术体系的建立与应用	中国疾病预防控制中心	杨维中、李中杰、王劲峰、赖圣杰、廖一兰、胡茂桂、兰亚佳、马家奇、金连梅、周鼎伦

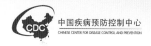
序号	年份	奖项及等级	项目名称	完成单位	完成人
21	2016	中华医学科技奖二等奖	肥胖及相关慢性病防治关键技术研究与应用	中国疾病预防控制中心、中国医学科学院阜外医院、北京大学、上海市第六人民医院、国家体育总局体育科学研究所	陈春明、赵文华、翟屹、杨正雄、施小明、武阳丰、李可基、贾伟平、王梅、魏民
22	2016	中华医学科技奖三等奖	急性传染病预警技术体系的建立与应用	中国疾病预防控制中心、四川大学、中国科学院地理科学与资源研究所、上海市浦东新区疾病预防控制中心、广西壮族自治区疾病预防控制中心	杨维中、兰亚佳、王劲峰、马家奇、孙乔、李中杰、赖圣杰、廖一兰
23	2015	中华医学科技奖三等奖	流感传播动力学、疾病负担和疫苗保护效果研究	中国疾病预防控制中心、北京市疾病预防控制中心	余宏杰、王全意、冯录召、杨鹏、姜慧、段玮、杨娟、张莉
24	2015	北京市科学技术奖一等奖	流感时空变化规律、疾病负担和干预措施效果研究	中国疾病预防控制中心、北京市疾病预防控制中心	余宏杰、杨鹏、冯录召、王全意、彭质斌、吴双胜、杨娟、张代涛、郑建东、张奕、姜慧、张莉、秦颖、段玮、叶楠
25	2015	中华预防医学会科学技术二等奖（华夏医学科技奖二等奖）	中国成人肥胖控制策略及干预适宜技术的研究与应用	中国疾病预防控制中心、中国医学科学院阜外心血管病医院、北京大学、上海市第六人民医院、中日友好医院	陈春明、赵文华、翟屹、杨正雄、施小明、武阳丰、李可基、贾伟平、王梅、魏民
26	2015	中华预防医学会科学技术奖三等奖	我国耐药结核病流行状况及关键防治技术的研究	中国疾病预防控制中心、博奥生物集团有限公司、首都医科大学附属北京儿童医院、清华大学、广州市胸科医院	何广学、程京、王宇、赵雁林、申阿东、逄宇、邢婉丽、王胜芬
27	2015	中华预防医学会科学技术三等奖	云南不明原因猝死病因和干预评价研究	中国疾病预防控制中心、云南省地方病防治所、中国科学院昆明植物研究所、中国医学科学院阜外心血管病医院、中国医学科学院医学实验动物研究所	曾光、黄文丽、刘吉开、施国庆、张健、赵红、申涛、高虹
28	2015	北京市科学技术奖一等奖	流感时空变化规律、疾病负担和干预措施效果研究	中国疾病预防控制中心、北京市疾病预防控制中心	余宏杰、杨鹏、冯录召、王全意、彭质斌、吴双胜、杨娟、张代涛、郑建东、张奕、姜慧、张莉、秦颖、段玮、叶楠
29	2014	国家科学技术进步奖一等奖	我国首次对甲型H1N1流感大流行有效防控及集成创新性研究	中国疾病预防控制中心、首都医科大学附属北京朝阳医院、中国疾病预防控制中心病毒病预防控制所、北京市疾病预防控制中心、浙江大学医学院附属第一医院、中国医学科学院病原生物学研究所、中国检验检疫科学研究院、中国人民解放军军事医学科学院、中国中医科学院	侯云德、王宇、王辰、王永炎、李兰娟、赵铠、李兴旺、杨维中、刘保延、舒跃龙、金奇、高福、胡孔新、梁晓峰、钟南山

序号	年份	奖项及等级	项目名称	完成单位	完成人
30	2014	中华医学科技奖二等奖	我国耐药结核病流行状况及关键防治技术的研究	中国疾病预防控制中心、首都医科大学附属北京胸科医院、中国医学科学院病原生物学研究所、博奥生物集团有限公司、清华大学	赵雁林、许绍发、何广学、逄宇、王宇、程京、金奇、高微微、邢婉丽、郭永
31	2014	中华医学科技奖三等奖	人感染高致病性禽流感 H5N1 的流行病学研究及应用	中国疾病预防控制中心、北京大学人民医院、中国疾病预防控制中心病毒病预防控制所、湖南省疾病预防控制中心、浙江省疾病预防控制中心	余宏杰、王宇、杨维中、冯子健、高占成、廖巧红、高立冬、陈恩富
32	2014	北京市科学技术奖二等奖	结核病诊疗关键技术的创新研究与应用	中国疾病预防控制中心	赵雁林
33	2014	北京市科技奖三等奖	人感染高致病性禽流感 H5N1 的流行病学研究及应用	中国疾病预防控制中心、北京大学人民医院、中国疾病预防控制中心病毒病预防控制所、湖南省疾病预防控制中心、浙江省疾病预防控制中心	余宏杰、王宇、杨维中、冯子健、高占成、廖巧红、高立冬、陈恩富
34	2014	北京市科学技术奖三等奖	人感染高致病性禽流感 H5N1 的流行病学研究及应用	中国疾病预防控制中心、北京大学人民医院、中国疾病预防控制中心病毒病预防控制所、湖南省疾病预防控制中心、浙江省疾病预防控制中心	余宏杰、高占成、冯录召、廖巧红、彭质斌、姜慧
35	2013	中华医学科技奖二等奖	中国艾滋病重大疫情与关键技术研究及应用	中国疾病预防控制中心、河南省疾病预防控制中心、云南省疾病预防控制中心、四川省疾病预防控制中心、湖南省疾病预防控制中心、广东省疾病预防控制中心	吴尊友、王宇、王哲、汪宁、吕繁、曾毅、贾曼红、毛宇嵘、刘中夫、张灵麟
36	2013	中华医学科技奖三等奖	我国 2009 年甲型 H1N1 流感大流行的流行病学和防控策略研究及应用	中国疾病预防控制中心、北京大学人民医院	杨维中、冯子健、余宏杰、高占成、冯录召、廖巧红、向妮娟、许真
37	2013	中华医学科技奖三等奖	我国甲型 H1N1 流感大流行的流行病学和防控策略研究及应用	中国疾病预防控制中心、北京大学人民医院	杨维中、冯子健、余宏杰、高占成、冯录召、廖巧红、向妮娟、许真
38	2013	中华预防医学会科学技术奖二等奖	鞘内注射甲氨蝶呤、阿糖胞苷患者发生群体性截瘫事件的病因学研究	中国疾病预防控制中心、中国食品药品检定研究院	曾光、马会来、李波、江滨、王向波、闫慧芳、沈连忠、徐昌、万新华、刘慧慧
39	2013	中华预防医学会科技奖二等奖	我国 2009 年甲型 H1N1 流感大流行的流行病学和防控策略研究及应用	中国疾病预防控制中心、北京大学人民医院	杨维中、冯子健、余宏杰、高占成、冯录召、廖巧红、向妮娟、许、真
40	2013	中华预防医学会科学技术二等奖	我国 2009 年甲型 H1N1 流感大流行的流行病学和防控策略研究及应用	中国疾病预防控制中心、北京大学人民医院	杨维中、冯子健、余宏杰、高占成、冯录召、廖巧红、周蕾、郑建东、李群、李中杰

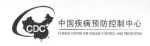
序号	年份	奖项及等级	项目名称	完成单位	完成人
41	2013	中华预防医学会科学技术奖三等奖	耐多药肺结核的流行特征和治疗管理策略研究	中国疾病预防控制中心、北京市结核病胸部肿瘤研究所、山东大学、天津市疾病预防控制中心	王黎霞、张　慧、李仁忠、成　君、阮云洲、赵　津、王胜芬、谢　彤
42	2013	中华预防医学会科学技术奖三等奖	结核菌／艾滋病病毒双重感染防控策略的研究	中国疾病预防控制中心	成诗明、周　林、赖钰基、刘二勇、王冬梅、李　涛、王　倪、王黎霞
43	2013	中华预防医学会科学技术三等奖	土源性、食源性寄生虫病防控策略与应用成效	中国疾病预防控制中心、中国疾病预防控制中心寄生虫病预防控制所、四川省疾病预防控制中心、广东省疾病预防控制中心、江西省寄生虫病防治研究所	王　宇、陈颖丹、李华忠、许隆祺、杨维中、田洪春、汤林华、方悦怡
44	2013	中华预防医学会科学技术三等奖	耐多药肺结核流行特征和治疗管理策略研究	中国疾病预防控制中心、北京市结核病胸部肿瘤研究所、山东大学、天津市疾病预防控制中心	王黎霞、张　慧、李仁忠、成　君、阮云洲、赵　津、王胜芬、谢　彤
45	2013	华夏医学科技奖三等奖	结核分枝杆菌及艾滋病病毒双重感染防控策略的研究	中国疾病预防控制中心	成诗明、周　林、赖钰基、刘二勇、王冬梅、李　涛、王　倪、王黎霞
46	2001	中华医学科技奖一等奖	中国实现无脊髓灰质炎——国家防制体系建立、策略研究与实施	中国预防医学科学院、中华人民共和国卫生部疾病控制司	王克安、张礼璧、于竟进、张兴录、张荣珍、王　钊、王晓军、朱　徐、侯晓辉、徐　涛、吴沪生、连文远、李　杰、曹　雷、王莉霞
47	2011	中华医学科技奖二等奖	中国吸烟流行病学、健康危害与干预措施研究	中国疾病预防控制中心、北京市呼吸疾病研究所—首都医科大学附属北京朝阳医院、香港大学公共卫生学院、中国医学科学院基础医学研究所、华中科技大学同济医学院附属同济医院、卫生部北京医院	王　辰、杨功焕、林大庆、翁心植、徐永健、肖　丹、杨　杰、刘先胜、庞宝森、万　霞、谢俊刚、周脉耕、黄克武、陈　航、钮式如
48	2011	中华预防医学会科学技术奖二等奖	我国乙型病毒性肝炎流行规律和防治对策研究	中国疾病预防控制中心、中国疾病预防控制中心病毒病预防控制所、宁波市疾病预防控制中心、甘肃省疾病预防控制中心、广东省疾病预防控制中心	梁晓峰、崔富强、毕胜利、董红军、龚晓红、陈园生、王富珍、郑　徽、李　黎、王华庆
49	2011	中华预防医学会科学技术奖二等奖	三峡库区以生物媒介传播疾病为重点的人群健康监测与评估（1997—2009）	中国疾病预防控制中心、重庆市疾病预防控制中心、湖北省宜昌市疾病预防控制中心	杨维中、张　静、汪诚信、王豫林、徐　勇、毛德强、潘会明、汪新丽、苏崇鳌、贾庆良
50	2011	中华预防医学会科学技术奖三等奖	我国应对突发公共卫生事件的骨干人才培养新模式及应用	中国疾病预防控制中心	曾　光、吕　梅、施国庆、马会来、王　宇、雷　杰、罗会明、张丽杰
51	2009	中华预防医学会科学技术奖三等奖	创建无烟环境的综合干预模式和评估体系研究	中国疾病预防控制中心、中国医学科学院基础医学研究所	杨功焕、马少俊、万　霞、陈爱平、杨　杰、周久顺、刘世炜、吴岚艳

（续表）

序号	年份	奖项及等级	项目名称	完成单位	完成人
52	2009	中华预防医学会科学技术奖三等奖	中国结核病防治效果监测及影响因素研究	中国疾病预防控制中心	刘剑君、么鸿雁、张 慧、陈 伟、黄 飞、王晓梅、陈 诚、孙谨芳
53	2007	中华预防医学会科学技术奖二等奖	国家传染病与突发公共卫生事件网络直报信息系统建设项目	中国疾病预防控制中心	王陇德
54	2007	中华预防医学会科学技术奖二等奖	国家传染病与突发公共卫生事件网络直报信息系统建设项目	中国疾病预防控制中心、卫生部统计信息中心	王陇德、金水高、马家奇、姜 韬、饶克勤、齐小秋、于竞进、杨维中、沈 洁、王才有、胡建平、王俊玲、刘冬云、傅 罡、许桂华
55	2001	中华医学科技奖一等奖	中国实现无脊髓灰质炎 - 国家防制体系建立、策略研究与实施	中国预防医学科学院、中国医学科学院、北京生物制品研究所、中国药品生物制品检定所	王克安、张礼璧、于竞进、张兴录、张荣珍、王 钊、王晓军、朱 徐、侯晓辉、徐 涛、吴沪生、连文远、李 杰、曹 雷、王莉霞

跋

2022 年初，为庆祝中国疾病预防控制中心成立 20 周年，我中心组织人员编撰了这部《科技支撑疾病防控——中国疾病预防控制中心科技成果汇览》。书中收录的奖项按照国家级、省部级、社会科技奖励的顺序进行排列，每个奖项的项目名称、完成单位和完成人均来自实际获奖证书。历时一年，尽管疫情延缓了出版进程，这本书终于付梓面世，在此感谢中心有关处室、中心各直属单位的付出和努力，以及刘海灿、王沛文、李真、刘梦驰、赵艳芳、李孜孜、罗嵩、阎瑞雪、王宏涛、王付曼、刘世炜为本书做出的贡献。

由于搜集的项目时间跨度较大，个别奖项的项目完成人因各种原因难以取得联系，不能完整呈现，由此为本书编纂带来遗憾，希望本书出版后仍能尽量搜集相关资料，以备未来再版时全璧推出。

编写组